JN313106

医学スーパーラーニングシリーズ

呼吸器病学

編集…金澤　實／永田　真／前野敏孝

丸善出版

呼吸器疾患を学ぶ人たちに（初版の序にかえて）

いま呼吸器疾患は

　わが国の人口は 2005 年から減少に転じ，2010 年の推定人口の 12,549 万人から，2050 年には 8,800 万人程度まで減少すると予想されます．一方，65 歳以上の人口は 2010 年の 2,885 万人から 3,438 万人に増加し，人口に対する割合は 39％ にも及ぶと予想されます．そのなかで患者数の増える診療科と減る診療科ははっきりと区別され，呼吸器系は幸か不幸か，著しい増加が予想されています．肺癌は 20 年で 1.9 倍になるといわれ，肺炎，喘息，COPD，間質性肺炎などの疾患も高齢者の増加に伴い 2050 年には現在の 1.5 倍から 2 倍の患者数の増加が推定されています．

　一方，医師の増員は簡単には進みません．各地で医療崩壊という言葉が聞かれますが，産科や小児科医の不足はとくに深刻とされます．しかし，上述の患者数の予測からすると今後医師不足は内科に及ぶのは避けられないようです．その中で呼吸器内科は患者の大幅な増加が予測される反面，今日の専門医数でいえば，2011 年で 4,595 名であり，消化器の 17,105 名や循環器の 12,166 名にはるか少ない状態です．2050 年といえばこれから 35 〜 40 年先ですが，この間ずっと呼吸器医の需要は増えるばかりと考えられます．今後呼吸器領域に興味を持ち，専門医としてこの領域を担ってくれる医師を一人でも増やしたい思いです．

本書は何を目指したか

　私が学生のころに教えられたのは，「教科書は一番薄い本を，最初から最後まで読みさない」ということで，武見太郎先生（1904 〜 1983，医師会長に 25 年間在籍し「けんか太郎」と呼ばれた）の教えだとされました．学生にとっても，臨床医にとっても，医学知識というのは 100％ 確実な知識をどれだけ持っているかが大切です．患者さんを前にすれば，たとえ本を開いてでも確実な知識に基づいて治療すべきでしょうし，コアになる確かな知識があればその先は応用が効くからです．

　埼玉医科大学で呼吸器の系統講義は 65 分授業が 56 回あり，その他に BSL のクルズス，国家試験のための講義，基礎医学における呼吸器系の講義があります．講義では熱心な先生ほど最新の知識を漏れなく伝えようとするため，パワーポイントのスライドを 60 枚から 100 枚も提示しています．医学生は呼吸器系だけを学ぶわけではないので，講義スライドのプリントアウトをもらったとしても，覚えきれるものではなく，実践に使える知識には到底なりません．その結果 3 年で講義した内容はすっかり忘れて 5 年生の BSL に参加するということになります．

　3 〜 4 年前から私自身は 65 分の講義スライドを 30 〜 40 枚に減らしました．またそれぞれのスライドに A, B, C のランクをつけて，A は必須，絶対に覚える，試験ではここだけで合格できる，B は学生としては大切な知識で，6 年生国家試験までには覚える，C は参考にするもので，試験には出さないとして講義をしています．本書で

は必須，ポイント，Step up の3段階に分けて執筆をお願いしました．つまり国家試験で考えれば，必須は絶対，ポイントは必要，Step up は補足の知識であり，実地臨床では基礎となるコア知識，呼吸器科医として必要な知識，補足となる知識に分類されます．文章は箇条書きとし，重要な項目は表にまとめ，図を増やして理解の助けとしました．本書の想定する読者はまず医学生ですが，呼吸器内科を回る研修医や，呼吸器に関心の高いパラメディカルの方にも呼吸器のコア知識を学んでいただけるものと思います．

埼玉医科大学から

埼玉医科大学は3つの急性期病院を有し，呼吸器内科教授4名，呼吸器外科教授2名がおり，内科スタッフは准教授以下10名，外科5名がいます．本書では関連する放射線科，感染症科，救急救命科の先生方にも執筆者に入っていただきました．それぞれが担当している講義を執筆することにして，おおよそ65分の講義を，図表を含めて6ページでまとめてもらいました．それぞれが呼吸器の中でも最も得意とする領域で執筆をお願いしています．

埼玉医科大学の呼吸器グループは学閥もなく，執筆者の出身校は全国15校にも及びます．また呼吸器病センターとして内科・外科の垣根を取り外して patient oriented という姿勢で診療を行っています．

本書は計画から上梓まで4年近くかかってしまいましたが，私としてはあわてず上質の書籍を提供する気持ちで作成に当たりました．編集に協力いただいた永田真教授，昨年から群馬大学に異動になられた前野敏孝講師には特に感謝します．また当初から，ともすれば計画通りに進まない原稿集めに協力いただき，叱咤激励をいただいたシュプリンガー・ジャパンのスタッフに深謝します．

埼玉医科大学
大学病院呼吸器内科
金澤　實

執筆者一覧

石田博徳……………埼玉医科大学 国際医療センター 呼吸器外科
植松和嗣……………埼玉医科大学 総合医療センター 呼吸器内科
臼井　裕……………埼玉医科大学 大学病院 呼吸器内科
江口圭介……………埼玉医科大学 総合医療センター 呼吸器外科
金澤　實……………埼玉医科大学 大学病院 呼吸器内科
古田島　太…………埼玉医科大学 国際医療センター 救命救急科
児玉圭司……………埼玉医科大学 大学病院 急患センター
小林国彦……………埼玉医科大学 国際医療センター 呼吸器内科
小山信之……………埼玉医科大学 国際医療センター 呼吸器内科
酒井文和……………埼玉医科大学 国際医療センター 画像診断科
坂口浩三……………埼玉医科大学 国際医療センター 呼吸器外科
鈴木朋子……………埼玉医科大学 大学病院 呼吸器内科
杣　知行……………埼玉医科大学 大学病院 呼吸器内科
坪地宏嘉……………埼玉医科大学 国際医療センター 呼吸器外科
中込一之……………埼玉医科大学 大学病院 呼吸器内科
永田　真……………埼玉医科大学 大学病院 呼吸器内科
中山光男……………埼玉医科大学 総合医療センター 呼吸器外科
二反田博之…………埼玉医科大学 国際医療センター 呼吸器外科
萩原弘一……………埼玉医科大学 大学病院 呼吸器内科
平間　崇……………埼玉医科大学 大学病院 呼吸器内科
本田憲業……………埼玉医科大学 総合医療センター 核医学・画像診断科
前崎繁文……………埼玉医科大学 大学病院 感染症科・感染制御科
前野敏孝……………群馬大学附属病院 呼吸器・アレルギー内科
村山芳武……………埼玉医科大学 国際医療センター 呼吸器内科
山崎庸弘……………埼玉医科大学 国際医療センター 呼吸器外科

（五十音順）

図 4.3f

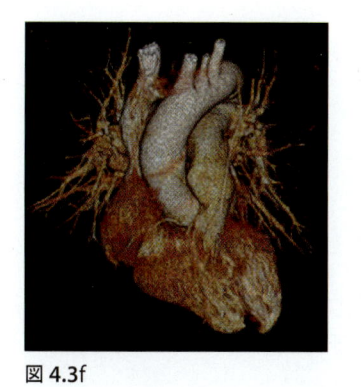

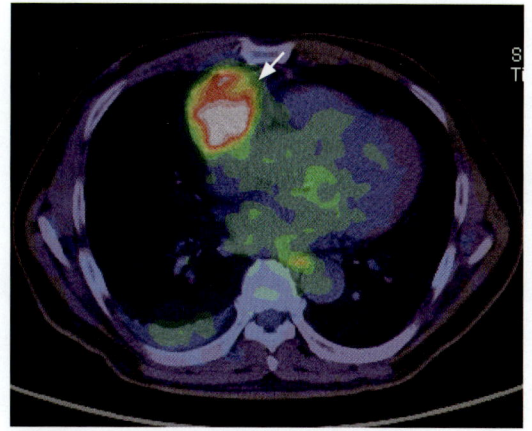

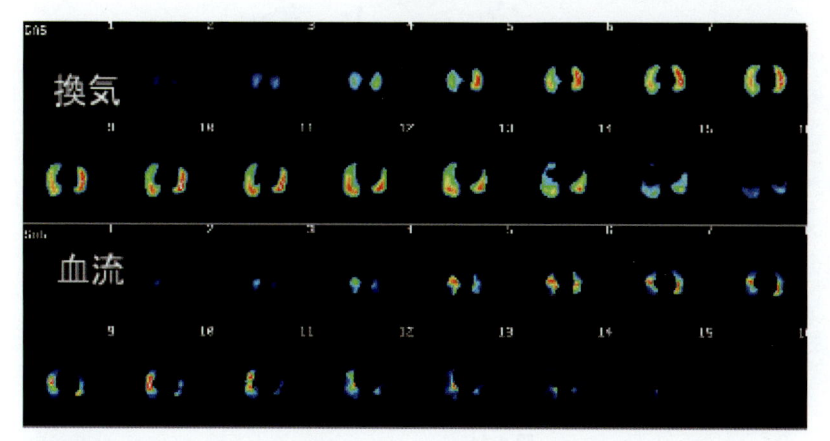

図 4.5b

図 4.42f

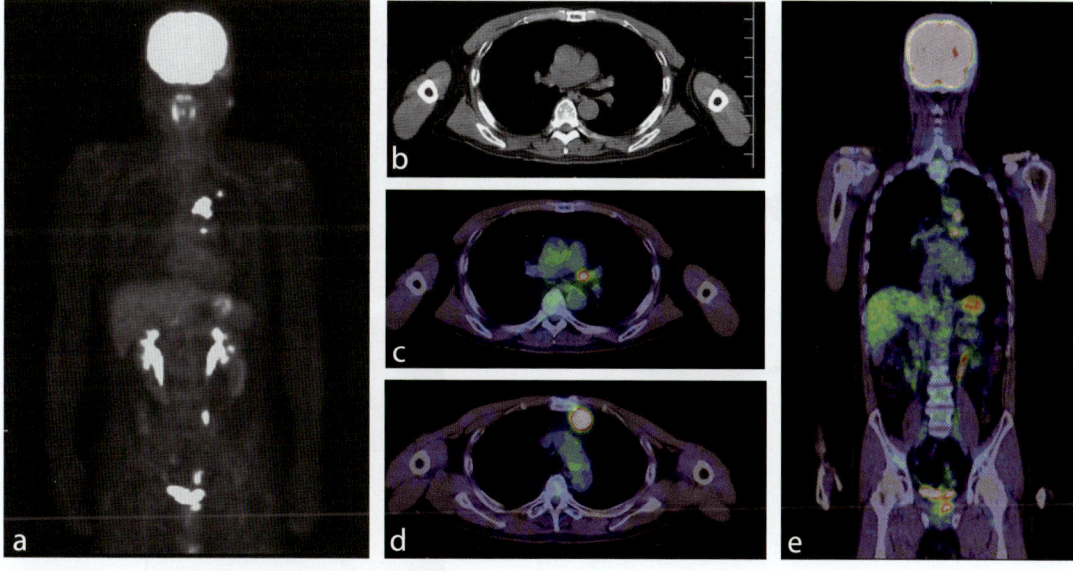

図 4.43a-e

呼吸器病学

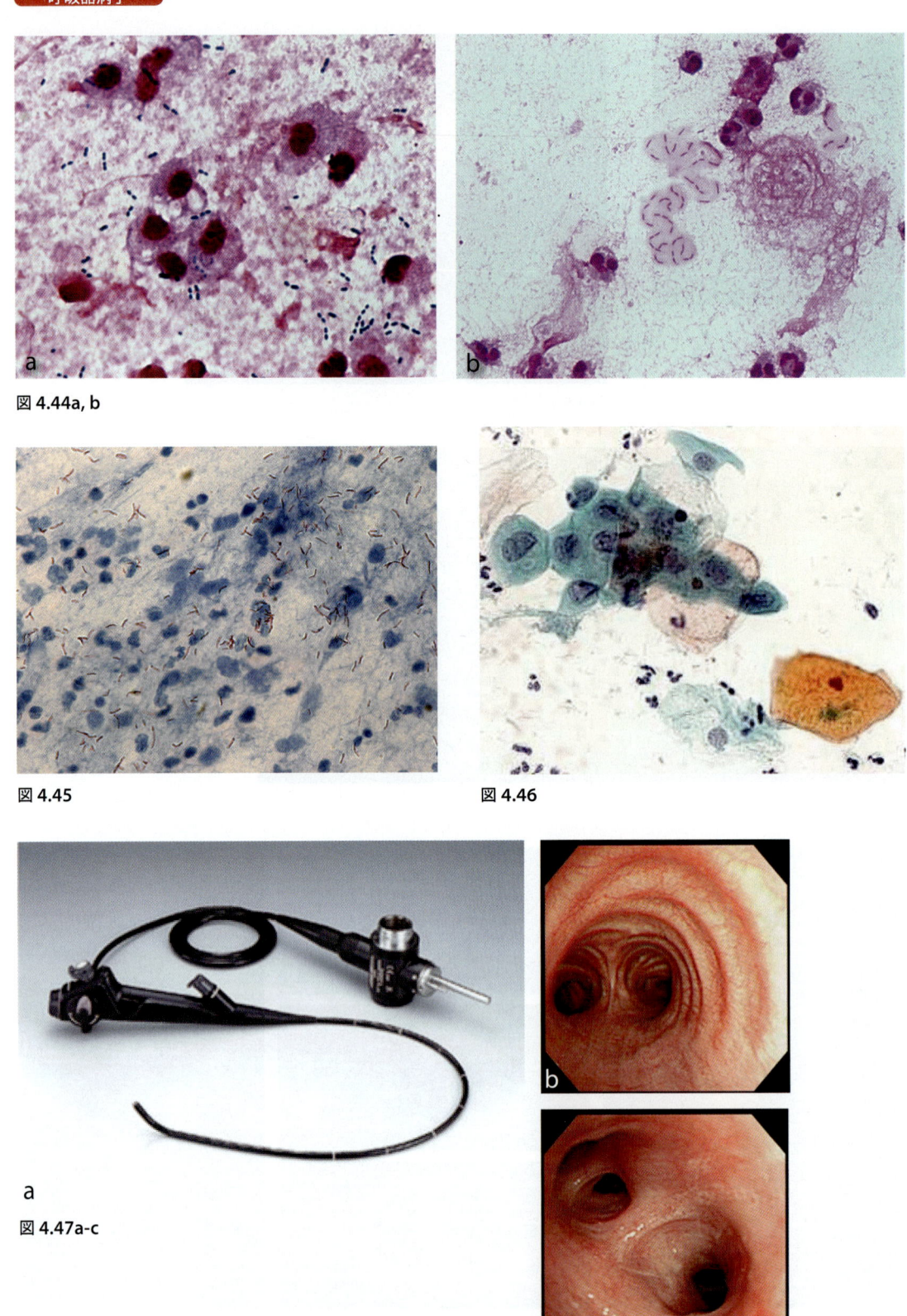

図 4.44a, b

図 4.45

図 4.46

図 4.47a-c

図 4.48a-c

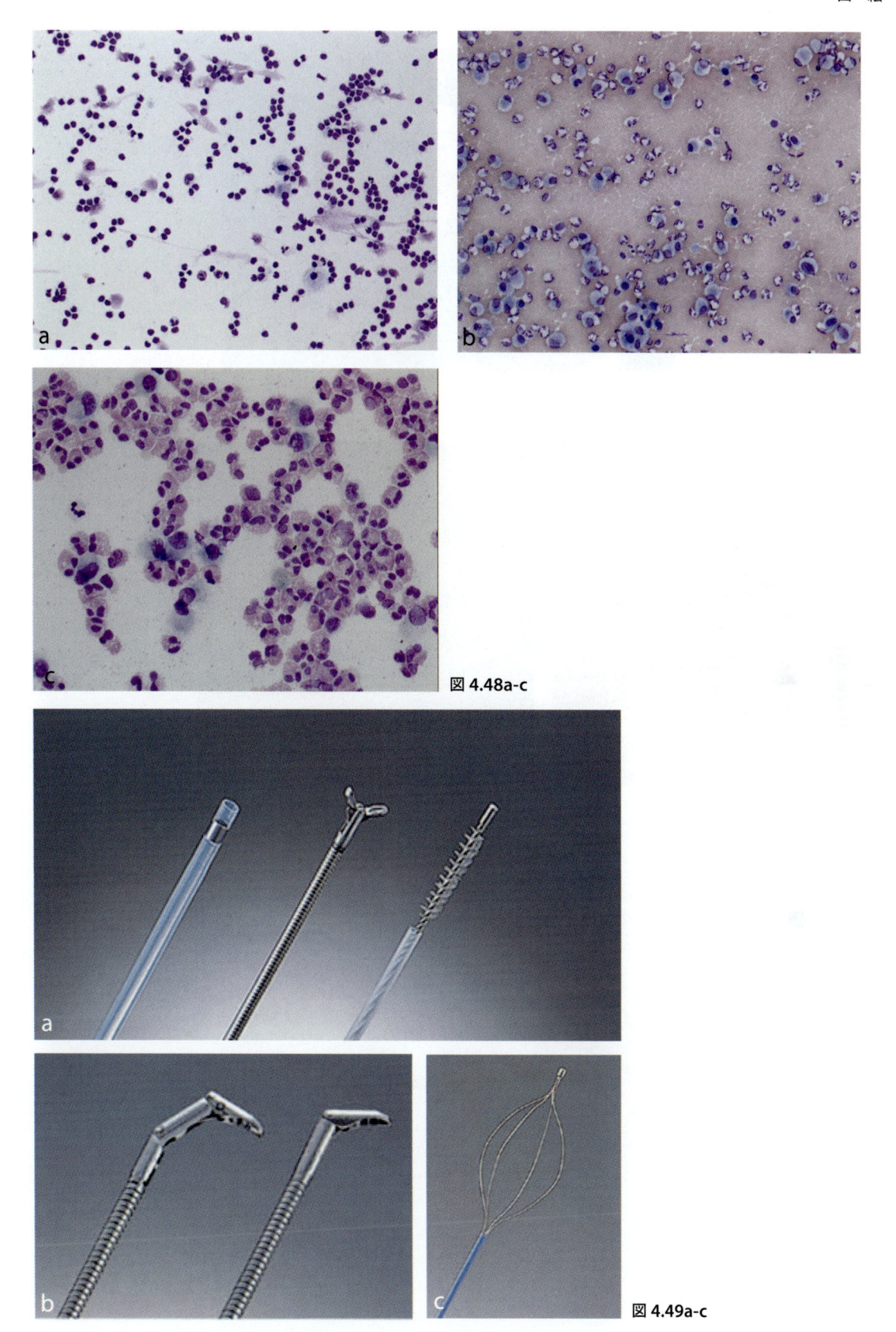

図 4.49a-c

呼吸器病学

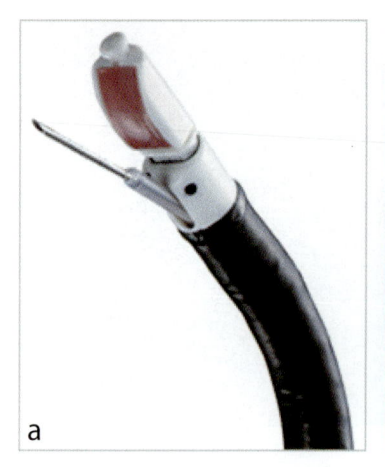

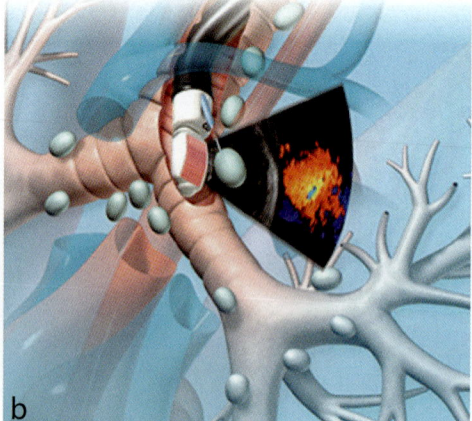

図 4.50a, b

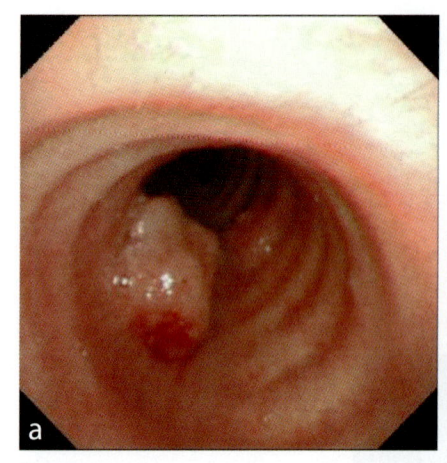

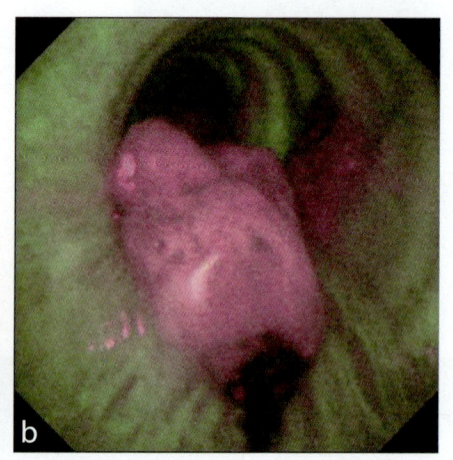

図 4.51a, b

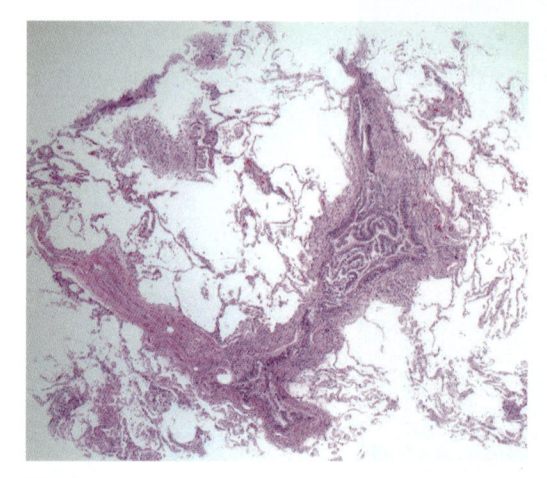

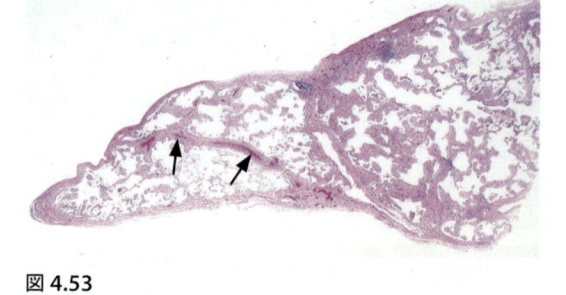

図 4.52

図 4.53

口絵

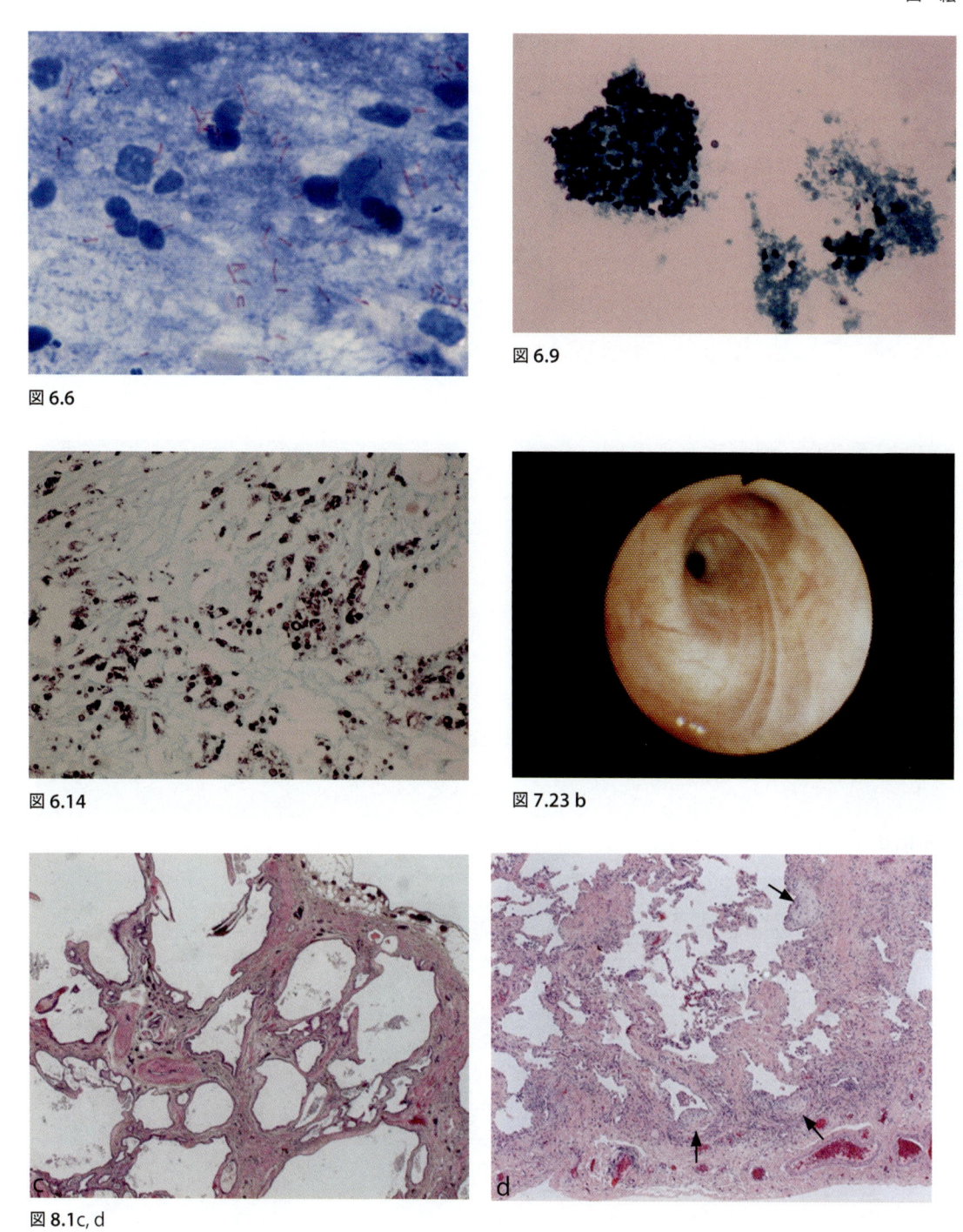

図 6.6

図 6.9

図 6.14

図 7.23 b

図 8.1 c, d

呼吸器病学

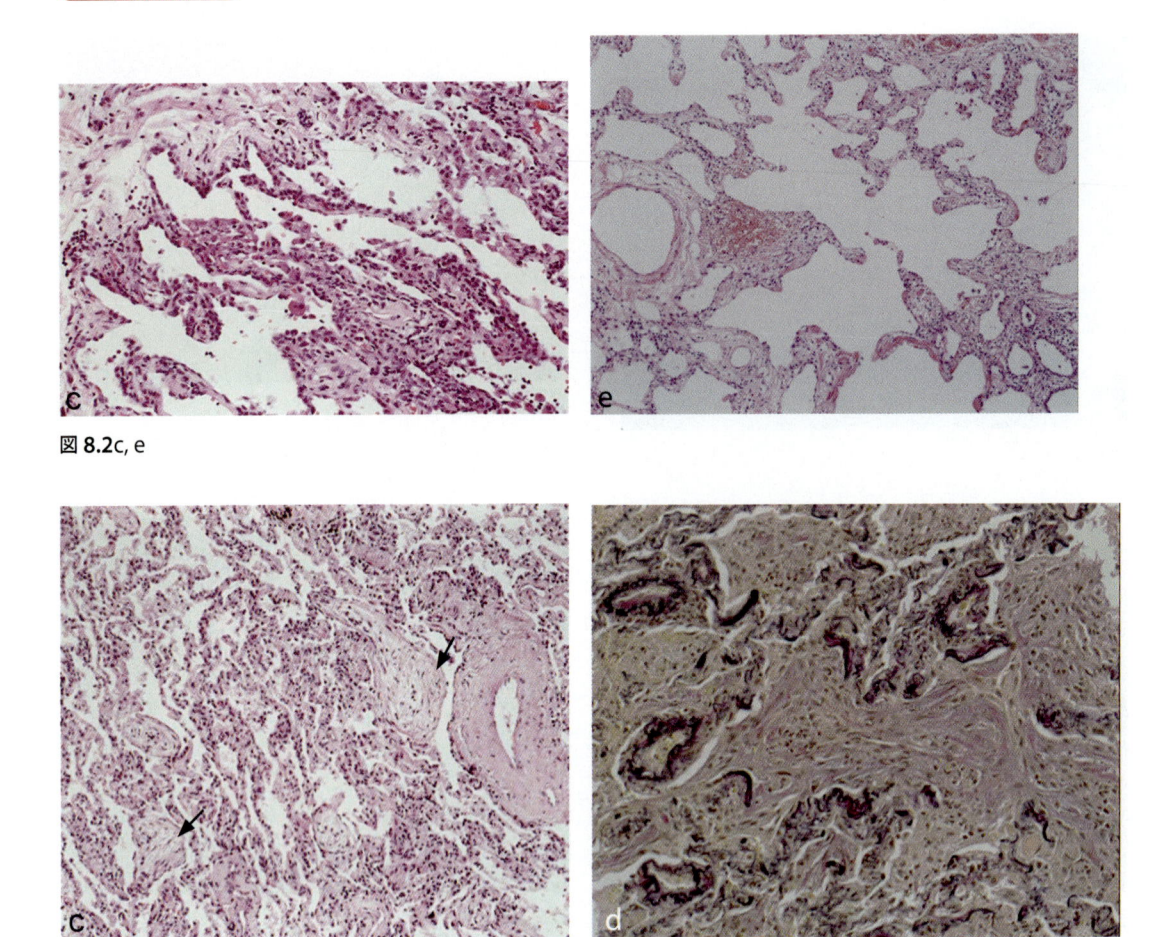

図 8.2c, e

図 8.3c, d

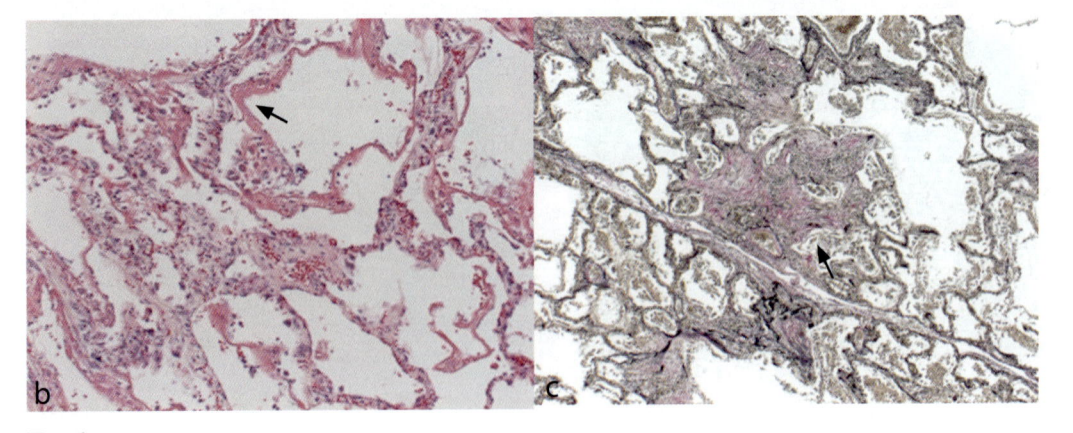

図 8.4b, c

口絵

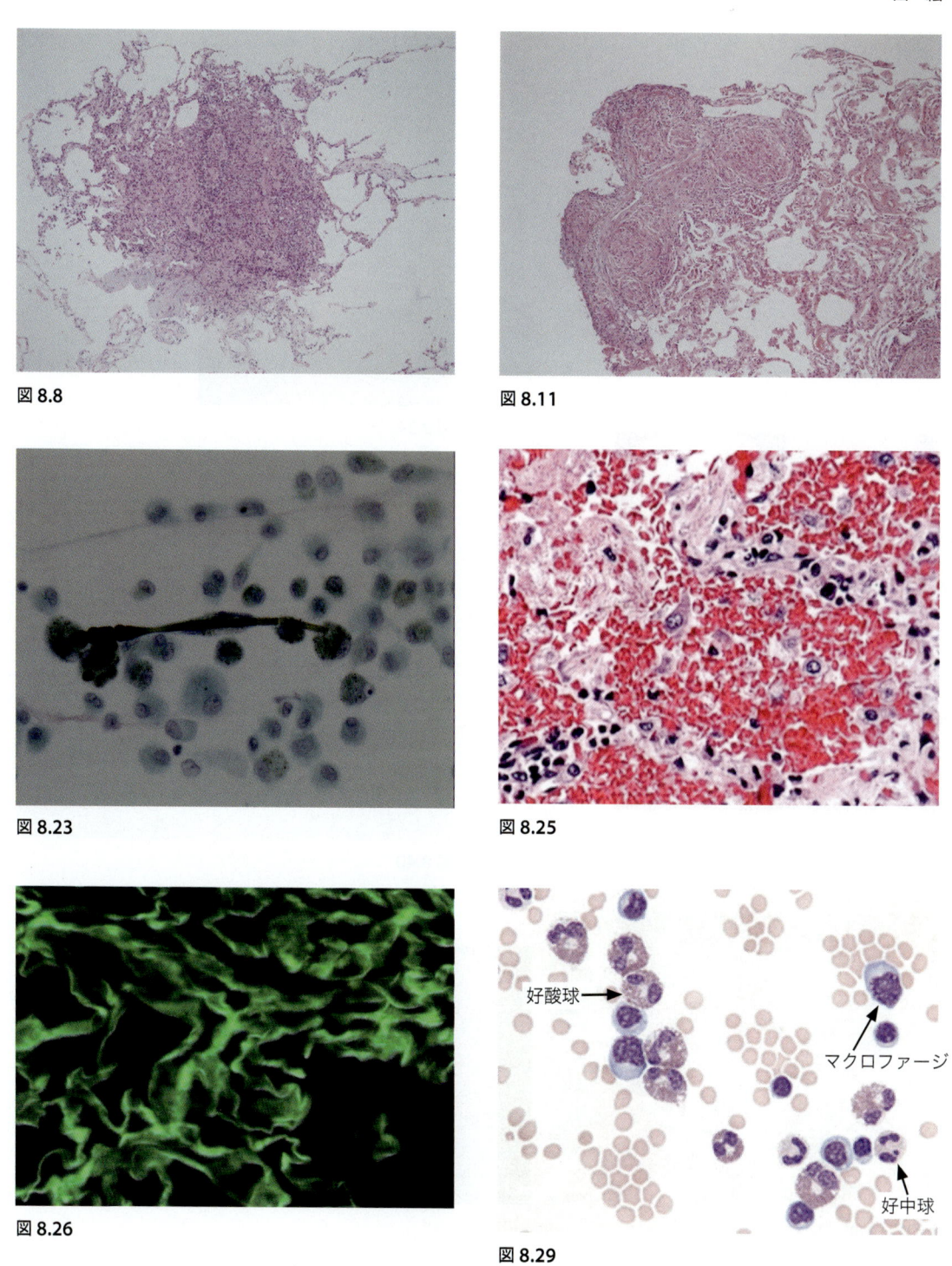

図 8.8

図 8.11

図 8.23

図 8.25

図 8.26

図 8.29

好酸球

マクロファージ

好中球

呼吸器病学

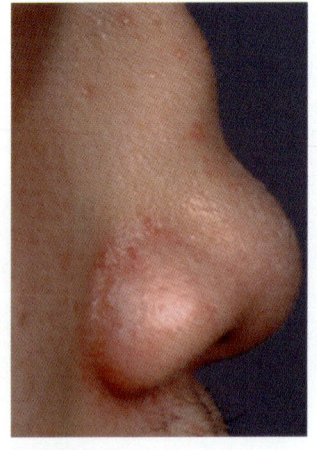

図 8.30 （好酸球）

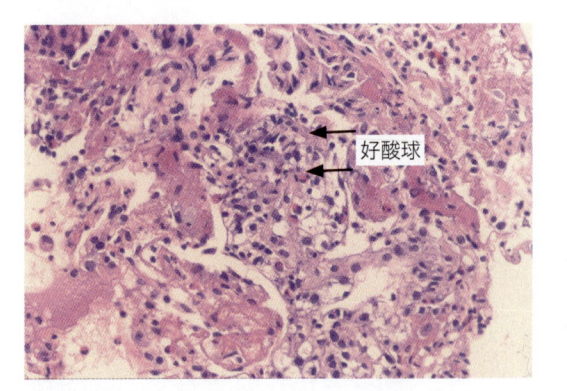

図 8.34

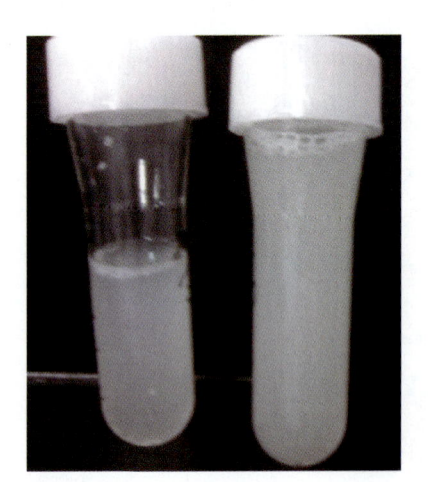

図 8.39

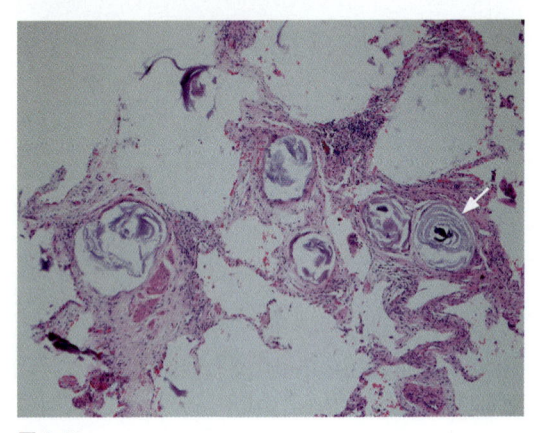

図 8.40

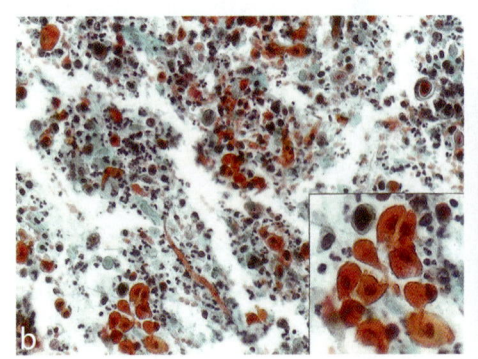

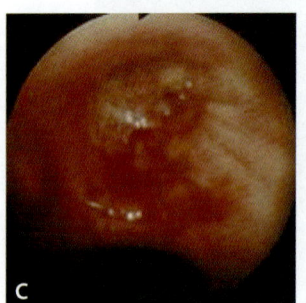

図 12.1b, c

口 絵

図 12.2b

図 12.10

図 13.11

図 13.12

図 13.13

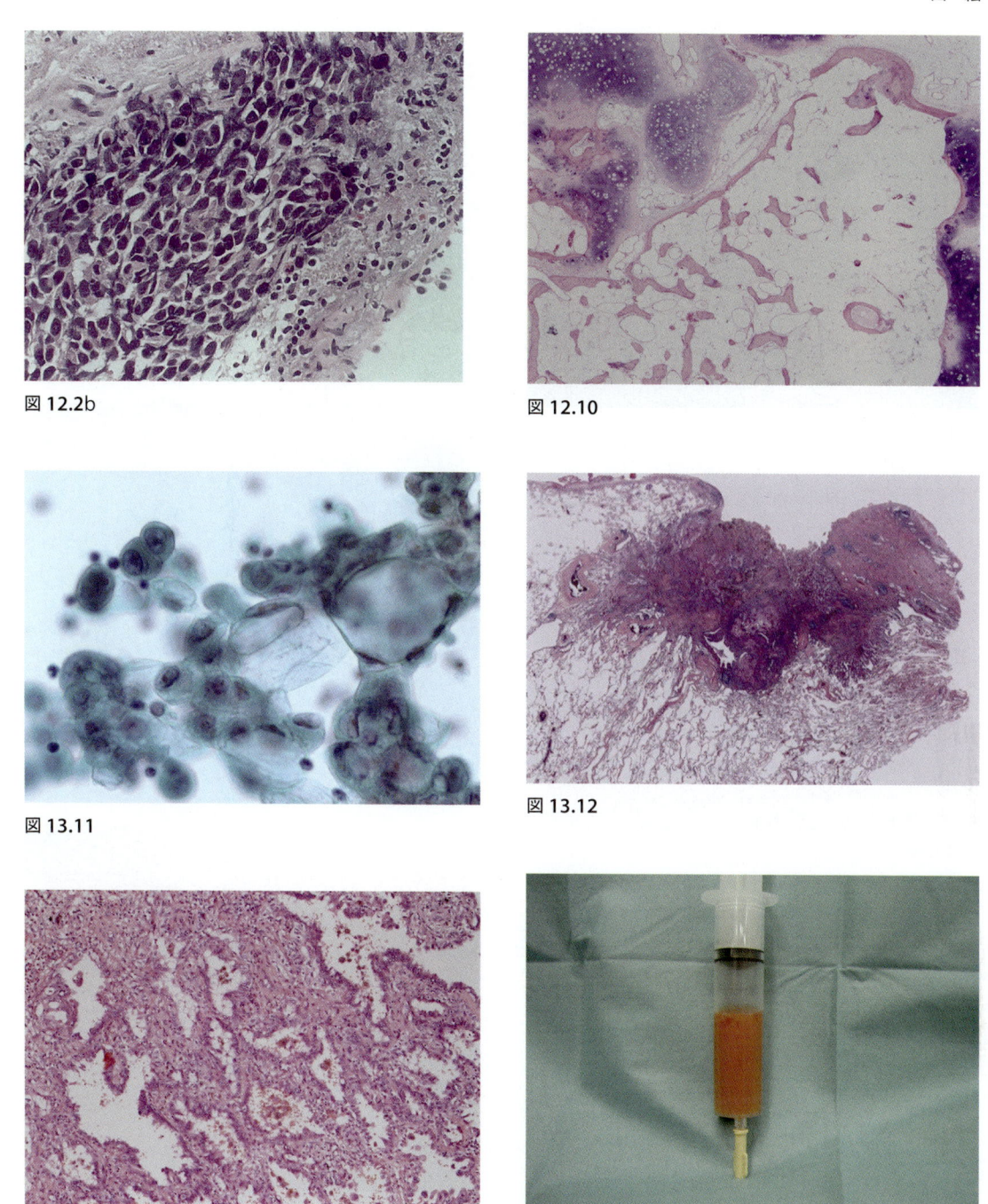

図 13.14

xiii

呼吸器病学

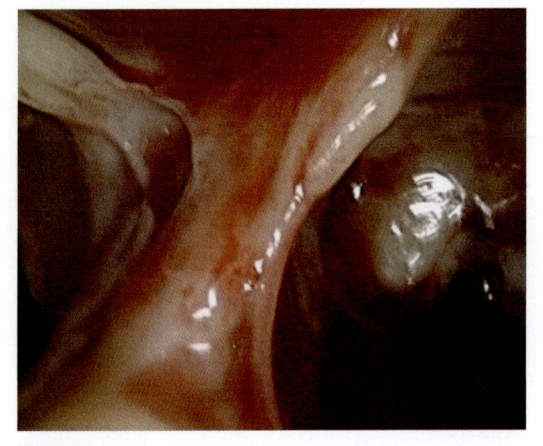

図 13.15

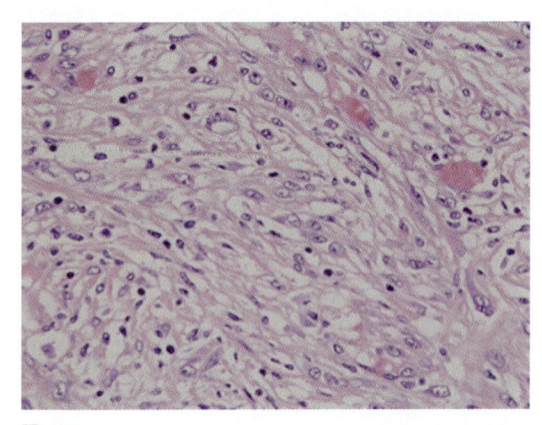

図 13.19

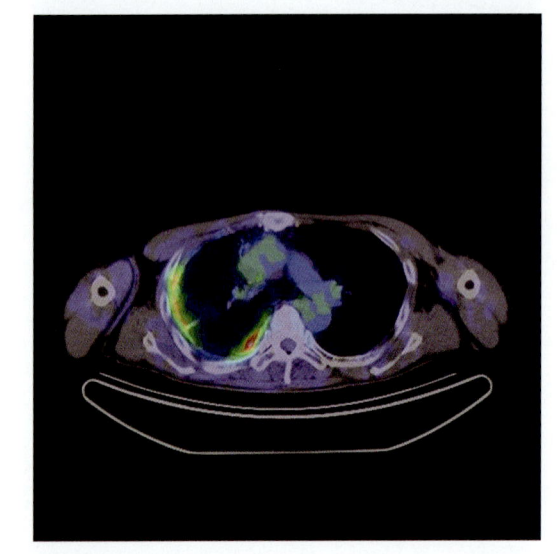

図 13.22

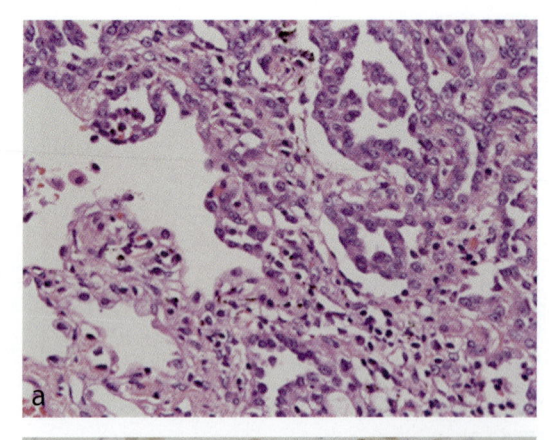

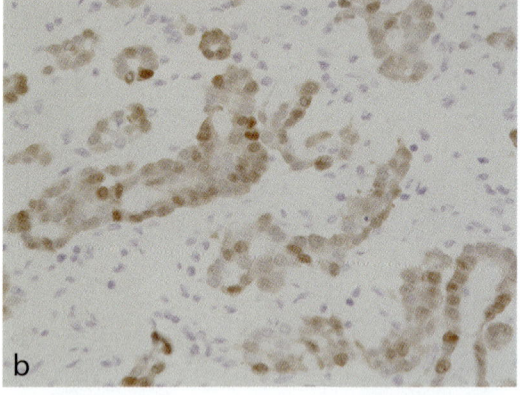

図 13.18a, b

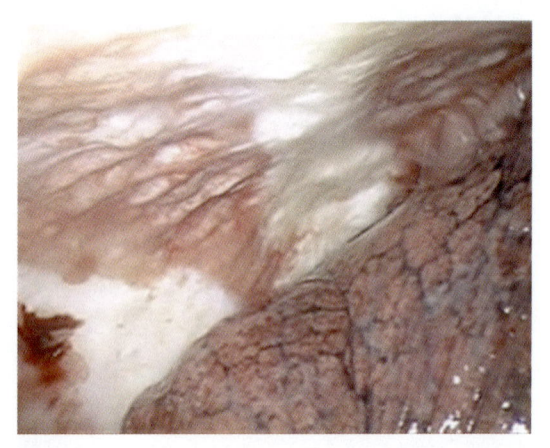

図 13.23

口　絵

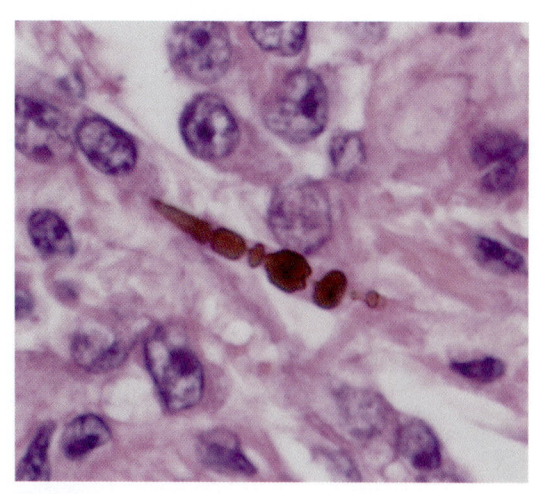

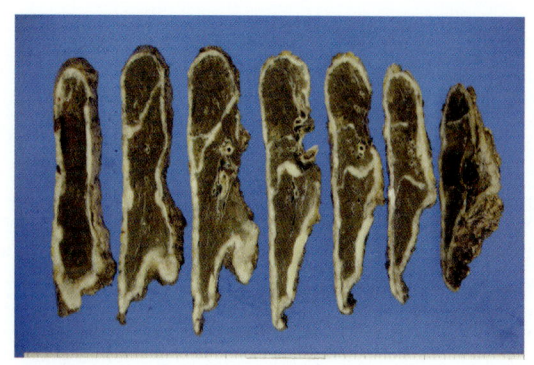

図 13.24

図 13.25

目 次

呼吸器疾患を学ぶ人たちに（初版の序にかえて） ……………………………………………… i
執筆者一覧 ……………………………………………………………………………………… iii
口 絵 …………………………………………………………………………………………… v

I. 基礎編

第1章　構造と機能

1. 上気道，下気道 ……………………………………………………………………… 4
2. 肺葉，肺区域 ………………………………………………………………………… 7
3. 肺血管，神経系 ……………………………………………………………………… 9
4. 胸壁，胸腔，縦隔 …………………………………………………………………… 11

第2章　症　候

1. 咳嗽 …………………………………………………………………………………… 20
2. 喀痰，血痰，喀血 …………………………………………………………………… 24
3. 胸痛 …………………………………………………………………………………… 27
4. 呼吸困難 ……………………………………………………………………………… 29
5. 異常呼吸 ……………………………………………………………………………… 30
6. チアノーゼ …………………………………………………………………………… 32

第3章　身体所見

1. 胸部の診察 …………………………………………………………………………… 34

第4章　検　査

1. 胸部単純エックス線検査，CT検査 ………………………………………………… 38
2. 磁気共鳴画像 ………………………………………………………………………… 68

3. 血管造影検査，核医学検査 ………………………………………………………… 71
4. 喀痰検査 …………………………………………………………………………… 75
5. 内視鏡検査 ………………………………………………………………………… 79
6. 生検 ………………………………………………………………………………… 85
7. 呼吸機能検査 1 …………………………………………………………………… 86
8. 呼吸機能検査 2 …………………………………………………………………… 91
9. 動脈血ガス分析 …………………………………………………………………… 94
10. 気道過敏性検査，吸入誘発検査 ………………………………………………… 101

第5章　治療総論

1. 内科薬物治療総論 ………………………………………………………………… 106
2. ワクチン療法 ……………………………………………………………………… 112
3. 外科治療総論 ……………………………………………………………………… 114
4. 届け出を行う呼吸器疾患 ………………………………………………………… 119

II. 疾患編

第6章　感染性肺疾患

1. かぜ症候群，急性気管支炎 ……………………………………………………… 128
2. 肺炎 ………………………………………………………………………………… 133
3. 肺化膿症，膿胸 …………………………………………………………………… 141
4. 肺結核症 …………………………………………………………………………… 145
5. 非結核性抗酸菌症 ………………………………………………………………… 151
6. 肺真菌症 …………………………………………………………………………… 154

第7章　気道系疾患

1. 気管支喘息 ………………………………………………………………………… 162
2. 慢性閉塞性肺疾患 ………………………………………………………………… 172
3. びまん性汎細気管支炎，閉塞性細気管支炎 …………………………………… 180
4. 気管支拡張症 ……………………………………………………………………… 184
5. 肺分画症 …………………………………………………………………………… 186

6. 無気肺 189
　　　7. 気管支閉鎖症 192

第8章　びまん性肺疾患

　　　1. 特発性間質性肺炎 196
　　　2. 膠原病による間質性肺炎 207
　　　3. 過敏性肺炎 210
　　　4. サルコイドーシス 212
　　　5. 医原性肺疾患 216
　　　6. 塵肺 221
　　　7. Goodpasture 症候群 223
　　　8. 好酸球性肺炎 225
　　　9. アレルギー性気管支肺アスペルギルス症 228
　　10. Wegener 肉芽腫症，アレルギー性肉芽腫性血管炎（Churg-Strauss 症候群） 230
　　11. Langerhans 細胞肉芽腫症（肺好酸球性肉芽腫症） 233
　　12. 肺リンパ脈管筋腫症 234
　　13. 肺胞蛋白症 236
　　14. 肺胞微石症 237

第9章　呼吸不全

　　　1. 急性呼吸不全，急性呼吸促（窮）迫症候群 242
　　　2. 慢性呼吸不全 249

第10章　呼吸機能障害

　　　1. 睡眠時無呼吸症候群 254
　　　2. 過換気症候群 257
　　　3. 肺胞低換気症候群 259

第11章　肺循環障害

　　　1. 肺塞栓症 264
　　　2. 特発性肺動脈性肺高血圧症 271
　　　3. 肺動静脈瘻 276

第 12 章　肺腫瘍

1. 肺癌 ··· 280
2. 転移性肺腫瘍 ··· 292
3. 良性肺腫瘍 ·· 295

第 13 章　胸膜・縦隔疾患

1. 気胸 ··· 300
2. 胸水，胸膜炎 ··· 303
3. 胸膜中皮腫 ·· 311
4. 縦隔腫瘍 ·· 315
5. 縦隔気腫 ·· 318
6. 縦隔炎 ··· 320

呼吸器疾患に関する主なガイドライン ·· 323
索　引 ·· 325

基礎編

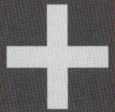

第1章 構造と機能

1. 上気道，下気道
2. 肺葉，肺区域
3. 肺血管，神経系
4. 胸壁，胸腔，縦隔

第1章 構造と機能

1 上気道，下気道
upper respiratory tract, lower respiratory tract

1.1 ➕ 気道（図1.1）

- 鼻腔，口腔から声門までを上気道，以下を下気道という．
- 気管が分岐して気管支になり，約23分岐で肺胞になる．
- 気管の断面積は約 2.5 cm^2 であるが，呼吸細気管支の断面積の総和は 1.2 m^2 に達する．肺胞の総面積は 100〜140 m^2 になる．生理学的には声門が最も断面積が小さく，最も気流抵抗が大きい．

◆ ポイント
- 気管，気管支などの太い気道には軟骨があり，導管としての構造を支えている．細気管支より末梢では気道壁に軟骨がない．

1.2 ➕ 気道上皮（図1.2, 1.3）

- 気道上皮は多列線毛上皮で，線毛細胞と杯細胞が主な細胞である．線毛は口腔の方向へと粘液を運び，肺内に入った異物を粘液とともに対外へ排出する働きをする（粘液線毛輸送 [mucociliary transport]）．

◆ ポイント
- 末梢へ行くにつれ上皮の高さは減少し，呼吸細気管支では線毛細胞は消失する．

1.3 ➕ 肺胞（図1.4）

- 肺胞腔の大部分は扁平なI型細胞が占める．立方型をしたII型細胞は表面活性物質（サーファクタント）を分泌するとともに，I型細胞が損傷を受けたときには分裂してI型細胞へと分化する．

◆ ポイント
- 肺胞にはKohn孔があり，肺胞腔はこの穴を通じて隣の肺胞腔と連絡している．肺炎時には，この穴を通じて炎症が隣接する肺胞へと波及する．

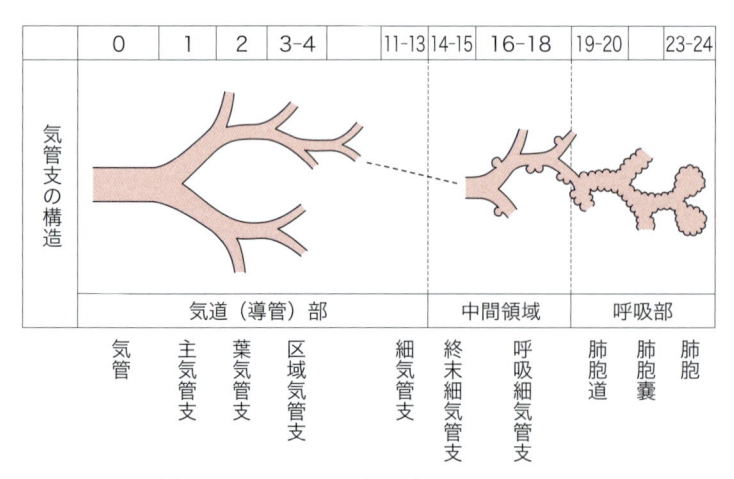

図1.1 気道各部位の名称．Weibel ER(1963)The Morphometry of the Lung, Springer より改変引用．

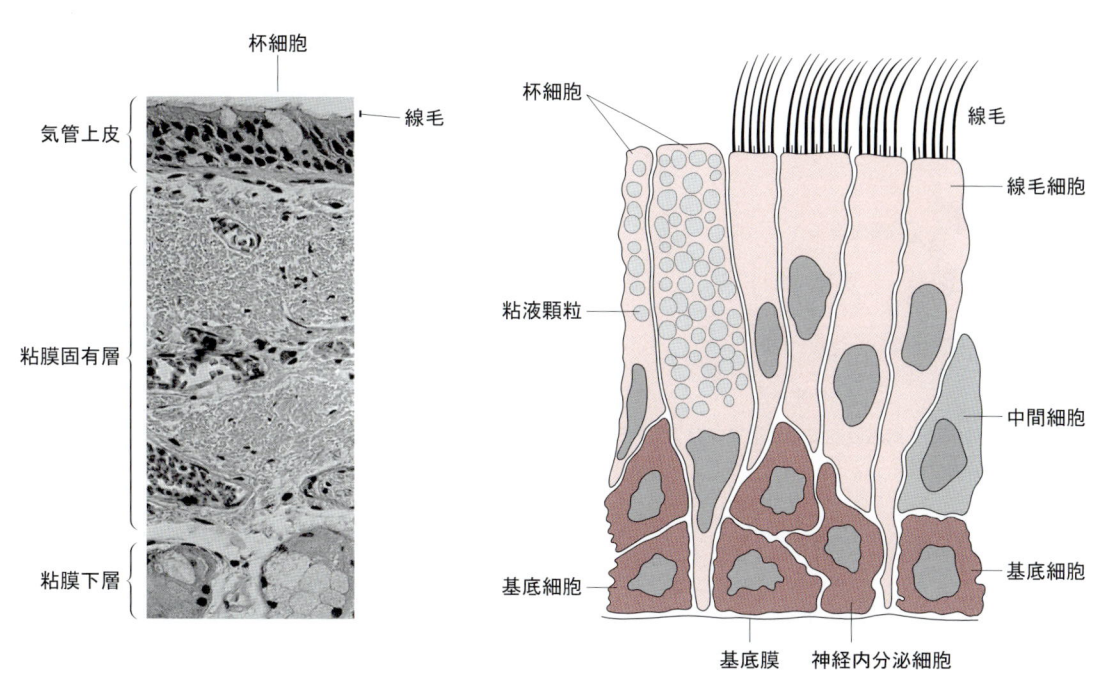

図 1.2 気道上皮．右図は岡田慶夫，他（1975）呼吸器疾患とその微細構造，医学書院より改変引用．

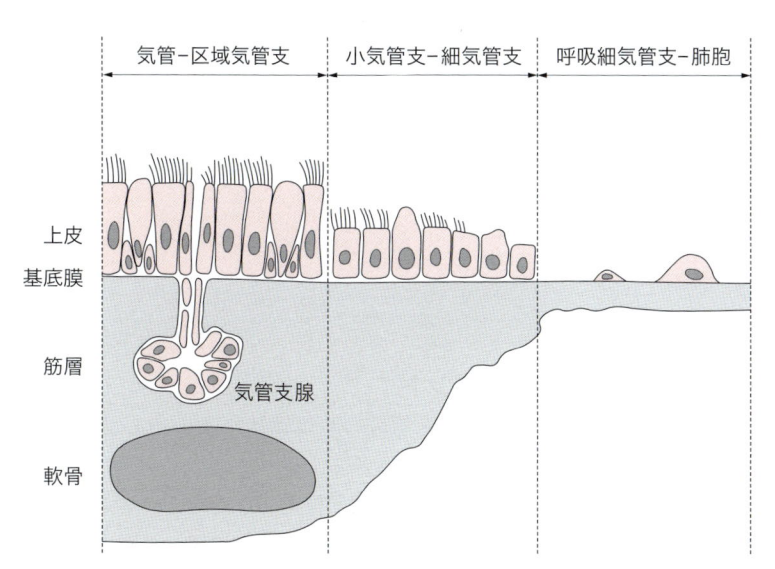

図 1.3 気管支の部位による気道上皮の変化．森憲二（1999）新呼吸器病学，文光堂より改変引用．

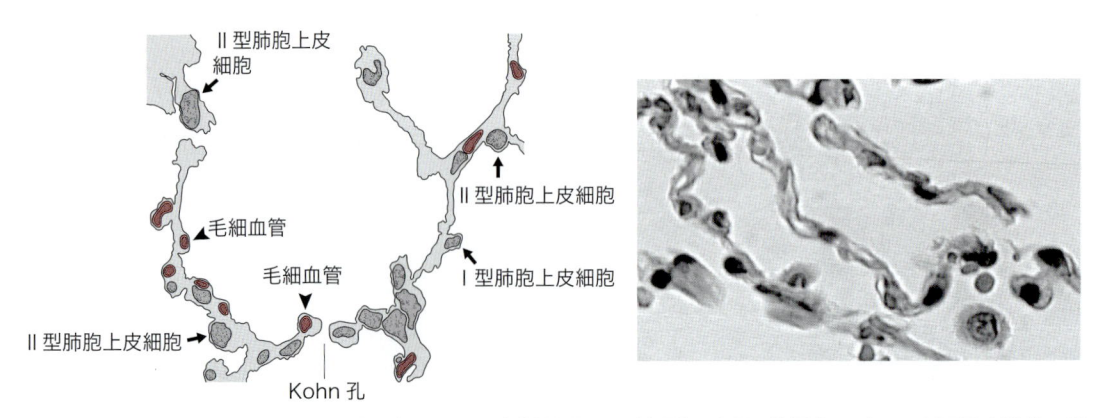

図 1.4 肺胞の構造．肺胞腔内には肺胞マクロファージが認められる（右図）．本間，他編（1990）NIM 呼吸器病学 第 3 版，医学書院より改変引用．

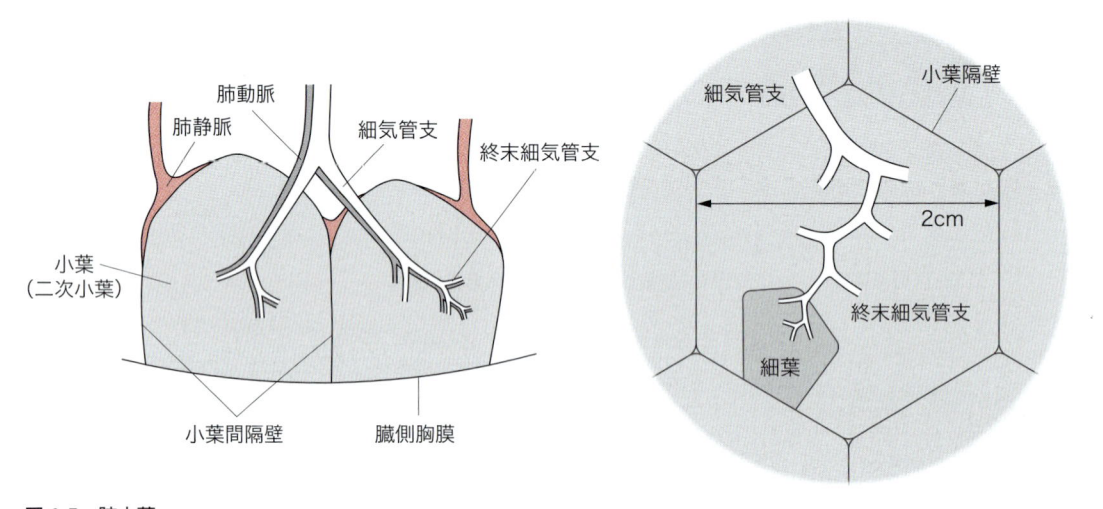

図 1.5 肺小葉．

1.4 ✚ 肺小葉（図 1.5）

- 小葉間隔壁で囲まれる径 1～2 cm の立方体の領域を肺小葉（lobule）または二次小葉とよび，終末細気管支 3～5 本を含む．
- CT などの画像診断は肺小葉を単位として評価されることが多い．
- 終末細気管支で支配される径 5～6 mm の領域を細葉（acinus）とよぶ．

◆ ポイント

- 細気管支領域の病変は肺小葉の中心部の病変として認められる．
- 肺動脈は気管支と伴走するため，小葉中心部へ流入する．肺静脈は小葉周辺部から流出する．

✚ 萩原弘一

2 肺葉, 肺区域
lobe of lung, lung segments

2.1 ➕ 概念

- 右肺は3つの肺葉（上葉, 中葉, 下葉）からなる. 左肺は2つの肺葉（上葉, 下葉）からなる. 肺葉の間は葉間胸膜で分かれている.
- 右肺は10個の肺区域, 左肺は8個の肺区域からなる. 左肺では, 右肺のS^1とS^2に相当する部分がS^{1+2}として1つの区域になっている. また, S^7に相当する部分には心臓があるため, 左肺にS^7はない.
- 肺区域は, 区域（Segment）の頭文字をとってS^1, S^2のように, また区域に通じる気管支は, 気管支（Bronchus）の頭文字を取ってB^1, B^2のようによばれる.

➕ Step up
- それぞれの区域の正式名称は表1.1のとおりである.

2.2 ➕ 肺区域図

- 肺区域は呼吸器学診療で頻繁に使うため, しっかり覚えておかねばならない.

2.2.1 体表投影図（図1.6）
◆ ポイント
- 深吸気時でも, 肺の下端は剣状突起より上にある. 肋骨の1/3は腹部を覆っている.
- 背部では胸腔はより下の方まで続いている. このため胸水は背部に貯留しやすい.

2.2.2 空間占有図（図1.7）
◆ ポイント
- 右肺と左肺の異なる点に注意する.
  ➤ 右肺では上葉はS^1, S^2, S^3, 左肺ではS^{1+2}, S^3.

表1.1 肺区域.

a. 右肺
- i) 右上葉（3区域）
  1. 肺尖枝（B^1）− 肺尖区（S^1）
  2. 後上葉枝（B^2）− 後上葉区（S^2）
  3. 前上葉枝（B^3）− 前上葉区（S^3）
- ii) 右中葉（2区域）
  4. 外側中葉枝（B^4）− 外側中区（S^4）
  5. 内側中葉枝（B^5）− 内側中区（S^5）
- iii) 右下葉気管支〜右下葉（5区域）
  6. 上下葉枝（B^6）− 上下葉区（S^6）
  7. 内側肺底枝（B^7）− 内側肺底区（S^7）
  8. 前肺底枝（B^8）− 前肺底区（S^8）
  9. 外側肺底枝（B^9）− 外側肺底区（S^9）
  10. 後肺底枝（B^{10}）− 後肺底区（S^{10}）

b. 左肺
- i) 左上葉気管支〜左上葉（4区域）
  1+2. 肺尖後枝（B^{1+2}）− 肺尖後区（S^{1+2}）
  3. 前上葉枝（B^3）− 前上葉区（S^3）
  4. 上舌枝（B^4）− 上舌区（S^4）
  5. 下舌枝（B^5）− 下舌区（S^5）
- ii) 左下葉気管支〜左下葉（4区域）
  6. 上下葉枝（B^6）− 上下葉区（S^6）
  8. 前肺底枝（B^8）− 前肺底区（S^8）
  9. 外側肺底枝（B^9）− 外側肺底区（S^9）
  10. 後肺底枝（B^{10}）− 後肺底区（S^{10}）

➤ 左肺ではS^4とS^5は上葉に含まれ（舌区）, 上下の関係にあるが, 右肺では後前の関係にある.
➤ 左肺ではS^7がない.

2.2.3 肺表面投影図（図1.8）
◆ ポイント
- 図1.7と図1.8を比べて頭の中で再構成すること.

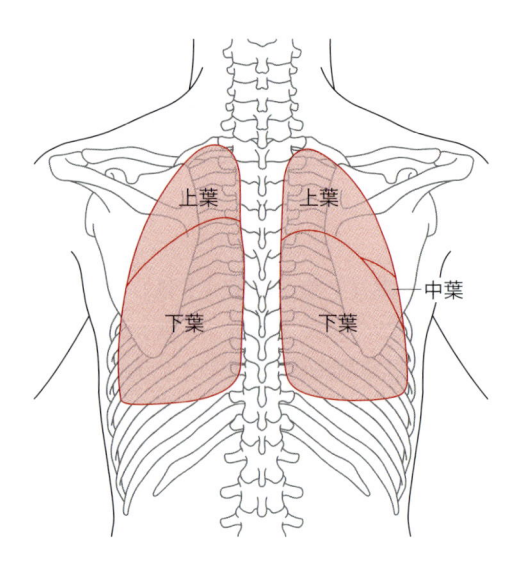

第1章 構造と機能

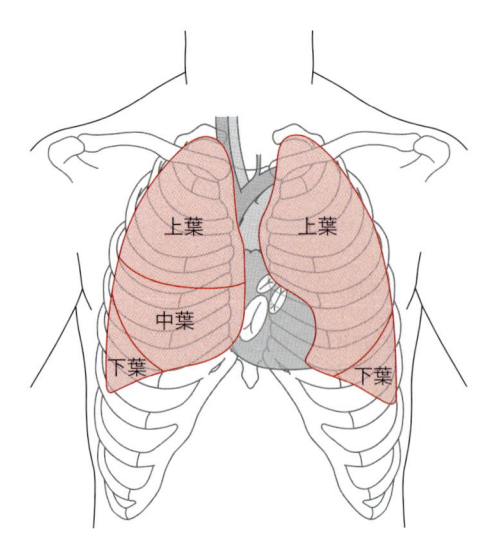

図1.6 体表投影図.

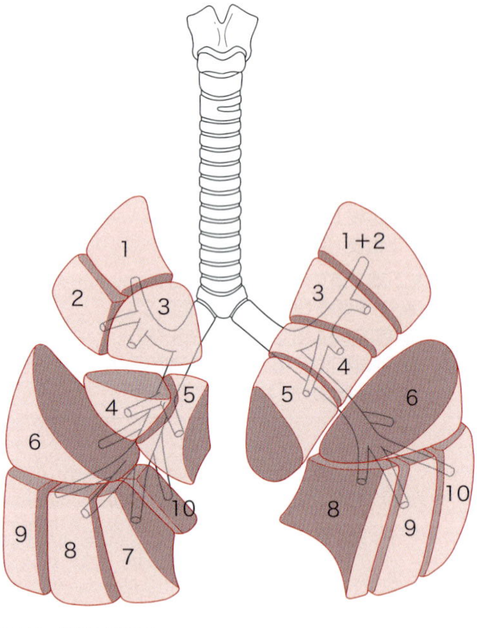

図1.7 空間占有図.

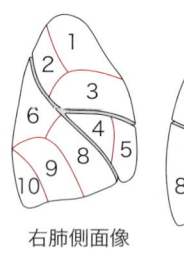

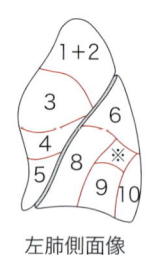

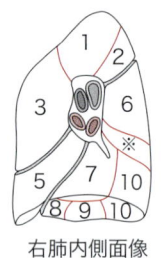

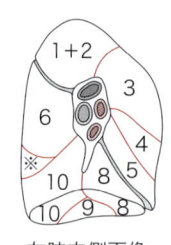

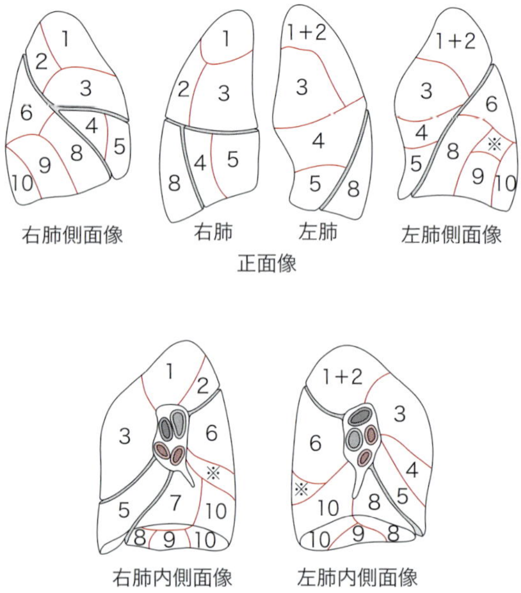

図1.8 肺表面投影図.
※上枝下，下葉区．2/3の人では欠如する．

2.3 ✚ 肺実質，肺間質

> **✚ Step up**
> - 実質とは臓器本来の機能を営む場で，通常基底膜で境される．
> - 肺実質は肺胞上皮と肺胞気腔を指す．毛細管内皮を含める場合もある．
> - 肺間質は肺胞上皮と毛細管内皮の基底膜により囲まれる腔で，肺構造の支持組織，リンパ管などを含む．

✚ 萩原弘一

3 肺血管,神経系
pulmonary vessels, nervous system

3.1 ✚ 胸部血管(図1.9)

- 大動脈,肺動脈を中心とした各血管を記憶しておく必要がある.
- 大動脈は高圧系(体循環系),肺動脈は低圧系(肺循環系)である.
- 肺動脈の正常値は収縮期血圧 30〜15 mmHg,拡張期血圧 8〜2 mmHg,平均血圧 18〜9 mmHg である.
- 安静臥位で平均肺動脈圧が 25 mmHg を超える場合,また肺疾患,睡眠時無呼吸症候群では平均肺動脈圧が 20 mmHg を超える場合に,肺高血圧症と診断される.

3.2 ✚ 気管支動脈(図1.10)

- 体循環系と肺循環系は分離されているが,ごく一部の血液は体循環系から肺循環系へ流入する.これをシャントという.
- 気管支動脈は体循環系に属し,気管支や肺動脈

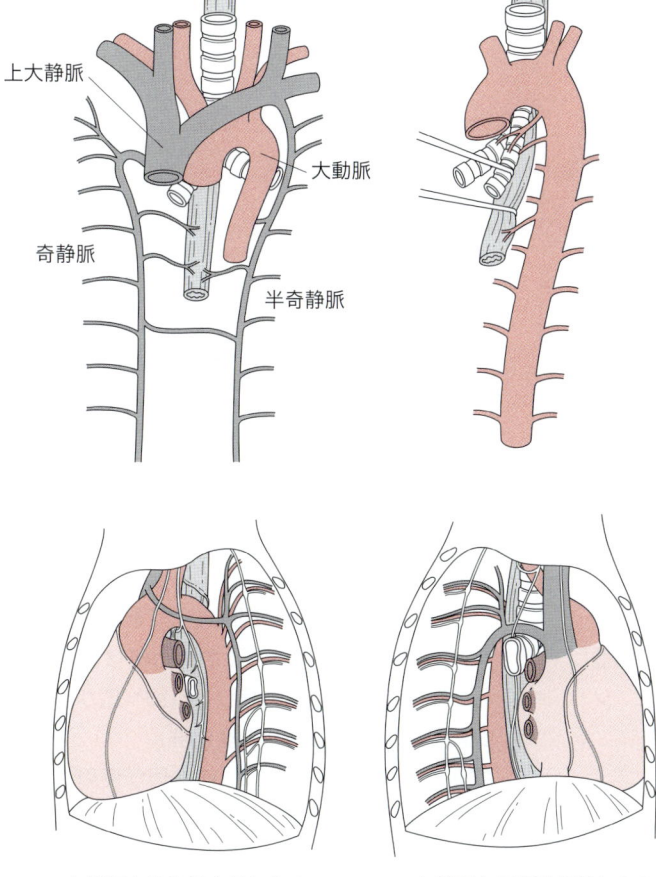

左側面より胸腔を見たもの　　右側面より胸腔を見たもの

図1.9　胸部血管.

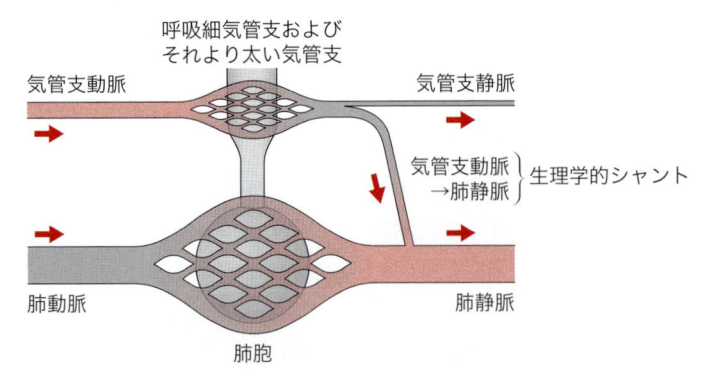

図 1.10　気管支動脈．気管支動脈より流入した血液の一部は肺静脈に流れ込み，生理学的シャントを形成する．

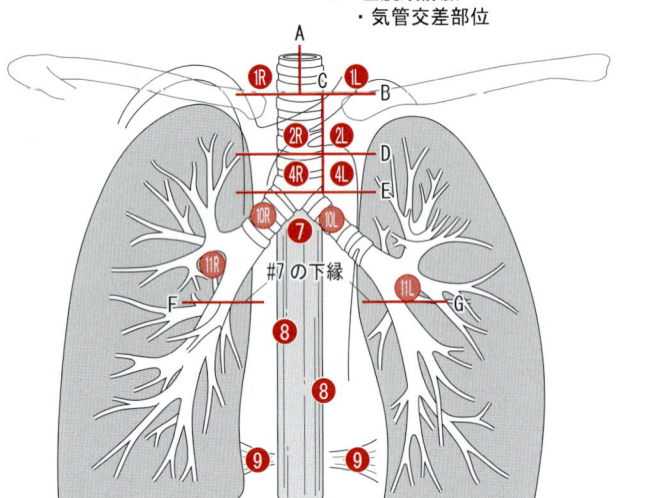

図 1.11　リンパ節番号．成毛の図より改変引用．

の栄養血管であるが，一部が肺静脈に流入する（生理学的シャント）．
- 気管支の慢性炎症部位（気管支拡張症の拡張した気管支など）では気管支動脈が拡張し，シャント量が増大することがある．
- 喀血の多くは気管支動脈から起こる．

3.3 ✚ リンパ節（図1.11）

- 肺内リンパ節，肺門リンパ節，縦隔リンパ節がある．
- リンパ節は肺癌の転移経路として重要である．
- 肺結核では，肺内に吸入された結核菌が分裂し，肺門リンパ節，縦隔リンパ節へ広がってリンパ節が腫脹する（初期変化群）．
- 臨床では図1.11のリンパ節番号が使用される．1桁のリンパ節番号は縦隔リンパ節，2桁のリンパ節番号は肺門リンパ節，肺内リンパ節である．

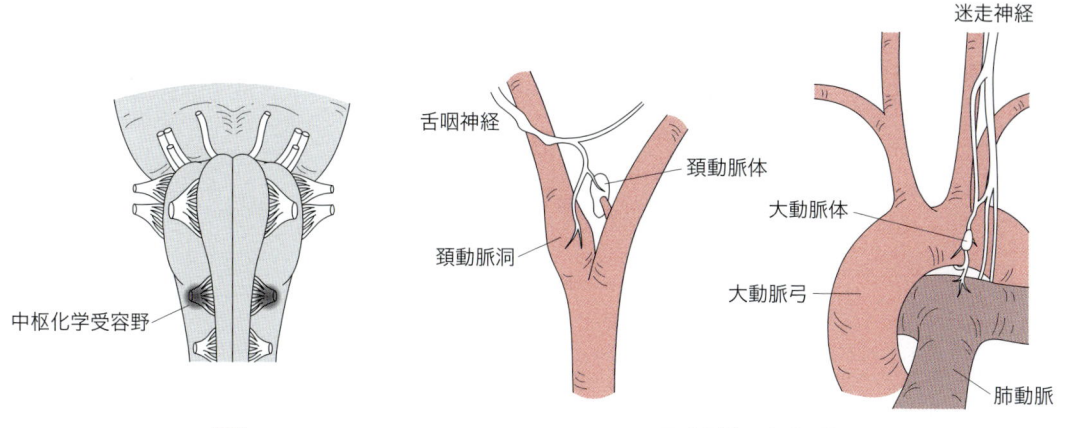

図 1.12　延髄中枢化学受容野，頸動脈体，大動脈体．森憲二（1999）新呼吸器病学，文光堂より改変引用．

3.4 ✚ 延髄中枢化学受容野，頸動脈体，大動脈体（図 1.12）

- 血液ガス（酸素，二酸化炭素）を正常に保つための受容体である．
- 延髄中枢化学受容野は二酸化炭素の変化に敏感である．
- 頸動脈体，大動脈体は酸素の変化に敏感であるが，頸動脈体が主な役割を担う．

3.5 ✚ 咳嗽反射

◆ ポイント

- 気道の刺激により延髄の咳中枢が刺激されて咳が起こる．
- 咳嗽は様々な刺激（機械的刺激，化学的刺激，伸展刺激）で引き起こされる．
- 咳嗽を起こす代表的な物質としてカプサイシン，サブスタンスPなどの化学物質，またアンジオテンシン変換酵素阻害薬などの薬剤が挙げられる．

✚ 萩原弘一

✚ 4　chest wall, pleural cavity, mediastinum　胸壁，胸腔，縦隔

4.1 ✚ 胸壁

- 胸壁は皮膚，筋，骨，神経，血管，リンパ管などからなり，胸腔を囲み，心臓，肺，および肝臓，脾臓を保護し，呼吸運動に関わっている．
- 軟性胸壁は多数の筋群で構成される．前方は大胸筋，小胸筋，前鋸筋など，背部は僧帽筋，広背筋，大菱形筋などからなり，肋骨および肋軟骨間には外肋間筋，内肋間筋，最内肋間筋がある（図 1.13）．
- 骨性胸郭は 12 対の肋骨と肋軟骨，12 個の胸椎，胸骨からなり，第 1 肋骨〜第 10 肋骨は肋軟骨

第1章 構造と機能

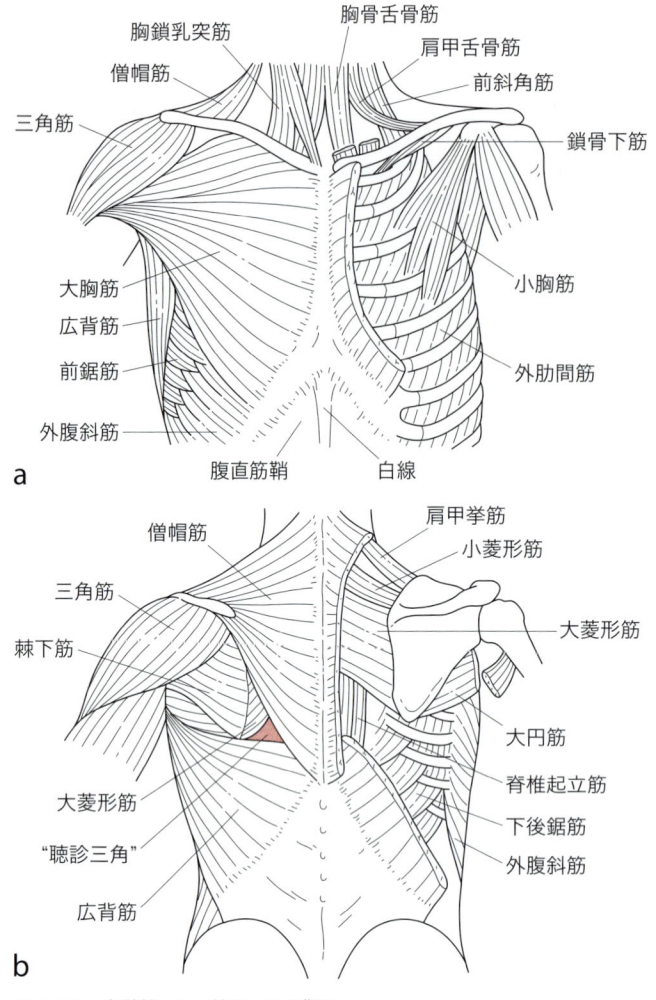

図1.13 胸壁筋. (a) 前面, (b) 背面.

を介して胸骨に連結するが，第11，12肋骨の腹側端は浮遊している（図1.14）．
- 胸骨は，柄，体，剣状突起からなる．柄と体の結合部を胸骨角とよび，第2肋骨が付着する（図1.14）．

◆ ポイント

- 胸壁の動脈は，胸部大動脈から分枝する9対の肋間動脈と鎖骨下動脈から分枝する内胸動脈である．
- 静脈は，肋間静脈，内胸静脈，右側の奇静脈，左側の半奇静脈である．
- 神経はほとんど肋間神経に支配されているが，鎖骨下の前胸壁は C_4 の分枝に支配されている．
- 胸郭（thorax）とは，胸骨，肋骨，肋軟骨，胸椎で構成される胸部の籠状骨格のことであり，胸郭の壁を胸壁とよび，胸壁と横隔膜で囲まれた内部空間を胸腔とよぶ．

+Step up

- 背側の肩甲骨下縁で，僧帽筋，広背筋，大菱形筋で囲まれる筋層の乏しい領域を，肺野の聴診に適しているため「聴診三角」とよぶ．また，同部の皮膚を切開し，筋肉を温存した開胸法を聴診三角切開という．

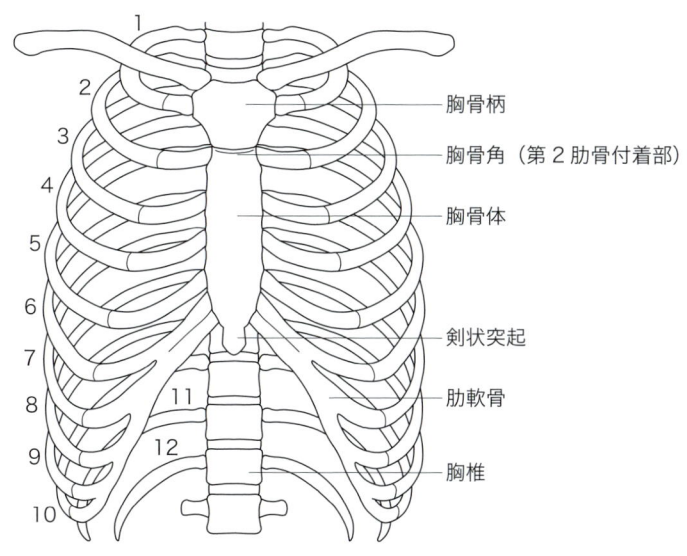

図 1.14　骨性胸郭.

4.2 ➕ 胸腔（胸膜腔）

- 胸壁の内面を覆う壁側胸膜（parietal pleura）と肺表面を覆う臓側胸膜（visceral pleura）からなる空間である．
- 胸腔内圧は，安静時呼吸時には $-5 \sim -8\,cmH_2O$ の陰圧である．
- 正常時には 5〜10 ml の胸水が存在し，肺と胸壁の摩擦を和らげている．

◆ ポイント

- 壁側胸膜には痛覚がある．
- 壁側胸膜は，胸壁内面を覆う肋骨胸膜，縦隔を覆う縦隔胸膜，横隔膜を覆う横隔胸膜，頚に伸び出した胸膜頂からなる．

➕ Step up

- 広義の胸腔（thoracic cavity）は胸郭内部の空間のことで，胸膜，肺，縦隔を含む．胸腔内圧とよぶ場合は，正確には胸膜腔内圧のことである．

4.3 ➕ 縦隔

- 左右の胸膜に挟まれた胸腔（thoracic cavity）の中央部である．前方の胸骨から後方の胸椎まで，上は胸郭入口から下は横隔膜まで，左右は縦隔胸膜に囲まれる．
- 心臓，大血管，気管，食道，胸腺，リンパ組織，神経が含まれる（図 1.15）．
- 縦隔の区分に関して，左腕頭静脈下縁と気管正中と交差する点を含む水平面（CT 画像）より上方を縦隔上部と呼び，その面より下方で心嚢後縁より前方を前縦隔，心嚢後縁から椎体前縁 1 cm までの間（食道および気管，主気管支を含む）を中縦隔，椎体前縁 1 cm より後方で横突起外縁までを後縦隔とよぶ．

◆ ポイント

- 横隔神経：$C_3 \sim C_5$ の枝で，前斜角筋の上を斜めに走り，鎖骨下動脈の前方を下って胸腔に入り，壁側心膜と縦隔胸膜の間で，肺門気管支や肺動静脈の前方中縦隔を通り，横隔膜に分布する．
- 右迷走神経：気管側方を通って肺門背側で肺枝や食道枝を出しながら，食道側方を下行し腹部

第1章 構造と機能

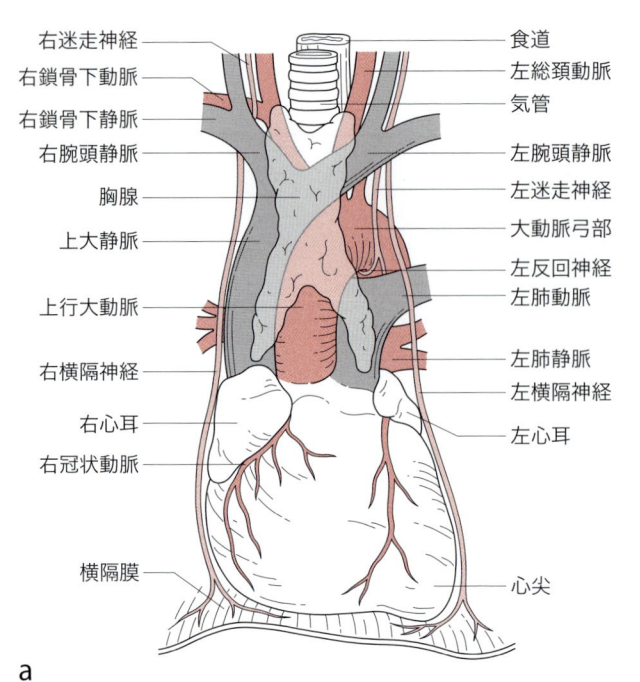

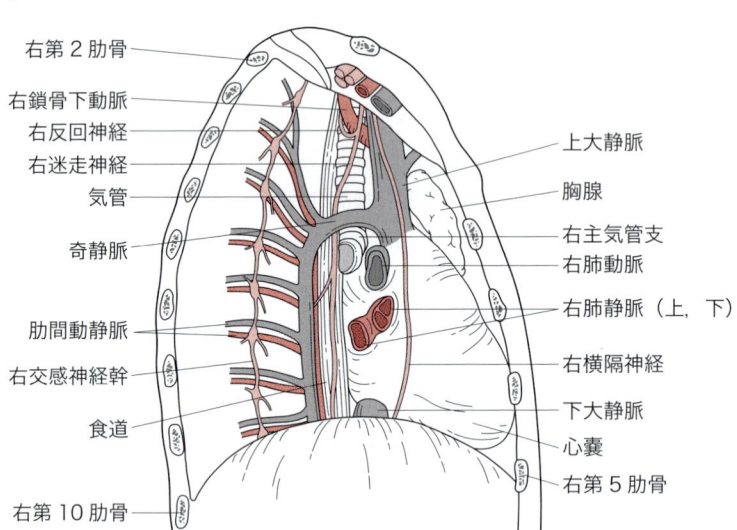

図1.15 縦隔の解剖．(a) 正面から，(b) 右側から．

4. 胸壁，胸腔，縦隔

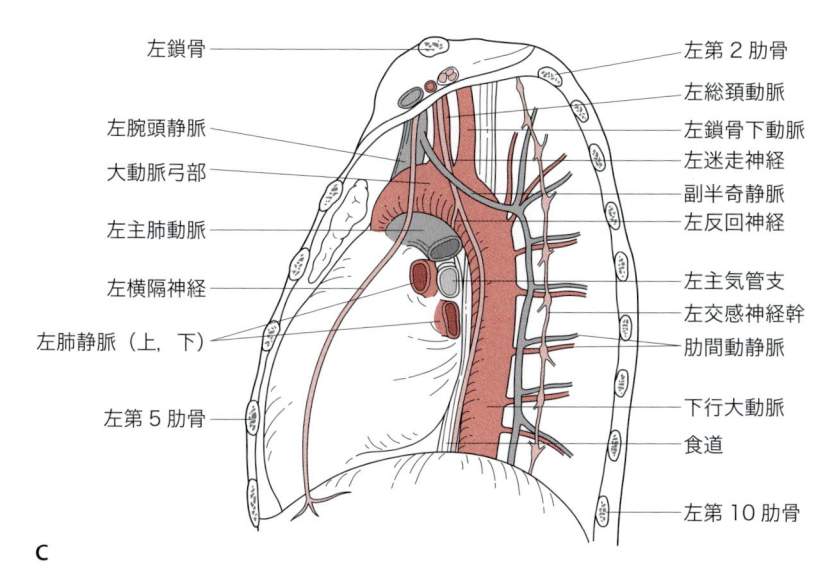

図1.15 縦隔の解剖．**(c)** 左側から．

に入る．
- 左迷走神経：横隔神経の背側を走行し，ボタロー靭帯の背側で大動脈を越えたところで反回神経を分枝し，肺門の背側で肺枝や食道枝を出しながら下行大動脈の前面を下行する．
- 反回神経：迷走神経の運動線維であり，右側は右鎖骨下動脈，左側は大動脈弓をそれぞれ前下方から後上方にまたいで上行し，喉頭筋に分布する．
- 胸管：横隔膜部にて乳び槽から起こり，椎体の前面で大動脈の右後方を上行し，第5胸椎の高さで食道の左後方・大動脈の右壁を上行し，内頸静脈と左鎖骨下静脈が作る静脈角へと開く．
- 右肺門：右主気管支は最も上部にあり，その前下方に右主肺動脈，さらに下方に右上肺静脈がある．右肺門の最下方，右上肺静脈の後下方に右下肺静脈がある．
- 左肺門：左主肺動脈が最も上部にあり，その前下方に左上肺静脈，左主肺動脈の下方に左主気管支がある．左下肺静脈は左肺門の最下方にある．

+Step up

- 奇静脈：後腹壁の右上行腰静脈に始まり，横隔膜を貫いて胸腔内に入り胸椎体前面を上行し，右側後胸壁の血液を集めて，第3胸椎の高さで上行大静脈に入る．
- 半奇静脈：後腹壁の左上行腰静脈に始まり，胸腔内に入ると左側後胸壁の血液を集めて，左第7～8胸椎あたりで胸椎を横切って奇静脈に入る．

4.4 ➕ 呼吸筋（respiratory muscle），呼吸運動（respiratory movement）

- 呼吸のときに働く筋群の主なものは，横隔膜，外肋間筋，内肋間筋である（図1.16, 1.17）．
- 肺の伸展と収縮は，横隔膜と肋骨の動きにより胸腔内圧が変化することで受動的に生じる．
- 安静時の吸気は横隔膜と外肋間筋（吸息筋）の収縮により起こる．横隔膜は下がり胸郭は広がるため，胸腔内圧は低下し肺は膨張する（図1.18）．
- 安静時の呼気は吸息筋が弛緩することにより

第1章 構造と機能

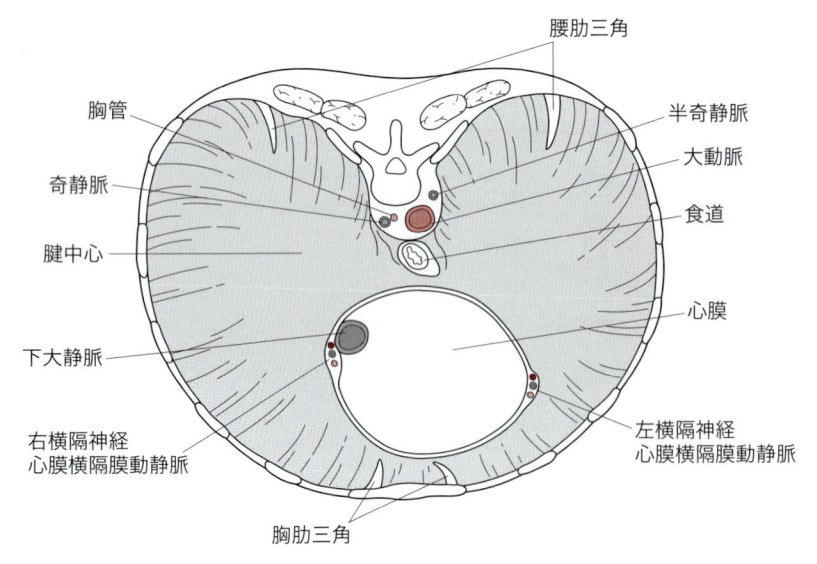

図 1.16 頭側から見た横隔膜.

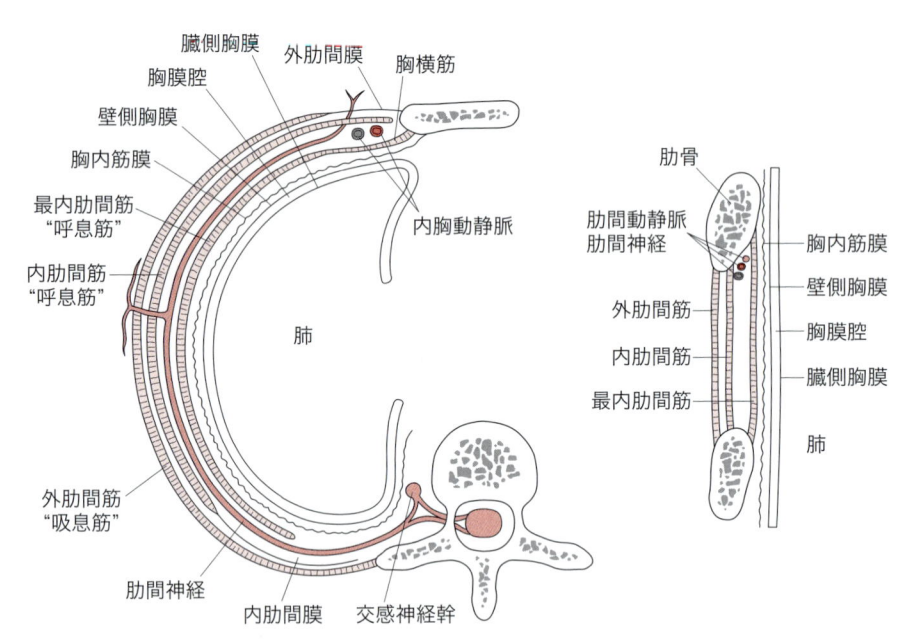

図 1.17 胸壁の解剖（水平断と前額断）.

4. 胸壁，胸腔，縦隔

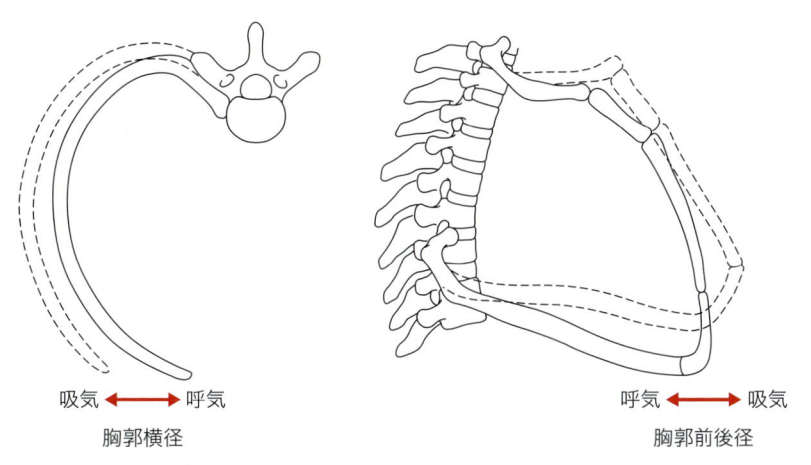

吸気 ←→ 呼気
胸郭横径

呼気 ←→ 吸気
胸郭前後径

図1.18 呼吸と胸郭の動き．

起こる．内肋間筋（呼息筋）も働くが，ほとんど受動的である．
- 深呼吸や運動時の吸気には，斜角筋（第1, 2肋骨を引き上げる），胸鎖乳突筋（胸骨を引き上げる），大胸筋（胸郭を広げる）も働く．
- 深呼吸や運動時の呼気には，外腹斜筋，内腹斜筋，腹横筋，腹直筋（腹圧の上昇は胸腔内圧を高める）なども働く．

◆ ポイント
- 横隔膜は安静時呼吸の主役であり，1回換気量（およそ500 ml）の約80%を担っている．
- 横隔膜は，中心部の腱中心とそれを取り巻く骨格筋からなり，大静脈孔（下大静脈），食道裂孔（食道，左右の迷走神経），大動脈裂孔（下行大動脈，胸管，奇静脈）の3つの裂孔が存在する．
- 深吸気時の立位正面エックス線写真では，横隔膜の高さは頂上部近傍では通常第10肋骨から第10肋間あたりで，右のほうがやや高い．

+Step up
- 胸部エックス線写真で，横隔膜が挙上する要因としては，横隔膜麻痺や横隔膜弛緩症以外にも無気肺，肺線維症や，腹圧上昇をきたす腹水，腸管ガス貯留，気腹，肝腫大などがある．また横隔膜が下降する要因としては，胸水，気胸，肺嚢胞，肺気腫などが挙げられる．

石田博徳

第2章

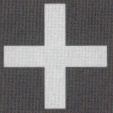

症　候

1. 咳嗽
2. 喀痰，血痰，喀血
3. 胸痛
4. 呼吸困難
5. 異常呼吸
6. チアノーゼ

1 咳嗽 cough (がいそう)

第2章 症候

1.1 ➕ 概念

- 気道から異物を排出しようとする気道・呼吸筋の反射的な収縮運動である．
- 喀痰を伴わない乾性咳嗽と，喀痰を伴う湿性咳嗽に大別される．
- 通常，気道粘膜の刺激が誘因となって生じる．

◆ ポイント

- 気道への異物吸入や誤嚥，また気道の感染時などに見られる．
- 異物を排除しようとする生体の防御反応ではあるが，長期にわたると体力を消耗する．

1.2 ➕ 疫学

- 咳嗽は日本人の医療機関への受診理由で最も多いものの1つである．
- 発症から3週間以内のものを急性咳嗽とよぶ．ウイルス感染などの気道感染に伴うものが多い．
- 3週間以上持続するものを遷延性咳嗽とよぶ．基礎疾患が存在する可能性がある．
- 8週間以上持続するものを慢性咳嗽とよぶ．アレルギー機序によるものが多いが，器質的疾患によるものが混在するので注意を要する（後述）．

◆ ポイント

- 長期間続く咳嗽では，臨床的には患者の苦痛を考慮し，3週間を目安として，基礎疾患の存在を想定して治療を行うことが多い．

➕ Step up

- 乾性咳嗽と湿性咳嗽を英語で一般にはnon-productive cough, productive coughという．

1.3 ➕ 病因

- 急性咳嗽の病因としては気道感染が多い．
- ウイルス感染などの気道感染によるものは通常3週間以内に改善する．
- 急性上気道炎後に咳嗽だけが持続することがありpost-infectious cough（感染症後の咳嗽）とよぶ．自然経過で徐々に軽快し3〜12週間以内に消失することが多い．喫煙者で多い．他の原因による咳嗽もしばしば上気道炎で悪化，顕在化するので注意が必要である．
- 3週間以上持続する乾性咳嗽では咳喘息の可能性が高い．その他にアトピー咳嗽，アンジオテンシン変換酵素（ACE）阻害薬による咳嗽，胃食道逆流，心因性咳嗽などがある．
- 3週間以上持続する湿性咳嗽では副鼻腔気管支症候群（sinobronchial syndrome: SBS）や後鼻漏が多い．次いで，慢性閉塞性肺疾患（COPD）や気管支拡張症など，気道の慢性疾患が挙げられる．

◆ ポイント

- 咳喘息では，喘鳴や呼吸困難を伴わないことが気管支喘息と異なる点である．通常，乾性の咳嗽が特に夜間から明け方に悪化し，3週間以上持続する．気管支拡張薬が有効なことが特徴である．気管支喘息と同様に気道過敏性が亢進しており，しばしば典型的喘息に移行するが，吸入ステロイド療法でそのリスクを軽減できる．
- 副鼻腔気管支症候群は慢性副鼻腔炎と下気道の慢性炎症性病変を合併する症候群で，下気道病変はびまん性汎細気管支炎，気管支拡張症，また湿性咳嗽を示すが構造的変化が乏しいものなど，様々な形式を示す．
- 肺癌や肺炎，間質性肺炎などの器質性疾患で

は一般に胸部エックス線で陰影を認めるので，注意を要する．

+ Step up

- アトピー咳嗽：いわゆるアトピー素因を有し，喘鳴・呼吸困難を伴わない咳嗽が持続する．呼吸機能は正常で，咳喘息と異なり気道過敏性はなく，喘息への移行もないが，咳感受性が亢進している．気管支拡張薬は無効であるが，ヒスタミン H_1 拮抗薬が有効である．吸入ステロイド薬も有効である．
- アトピー咳嗽は日本で提唱された疾患概念であり，本稿執筆時点で国際的に十分に浸透しているとはいえない．臨床像は欧米の論文などで見られる非喘息性好酸球性気管支炎（non-asthmatic eosinophilic bronchitis）とほぼ合致する．

1.4 ➕ 病理

- 咳喘息の気道では気管支喘息と同様に好酸球，T細胞特にTh2細胞，マスト細胞などの炎症細胞浸潤が見られ，一部には気道組織の構造的な改変（気道リモデリング）所見が見られる．
- 副鼻腔気管支症候群では上・下気道のいずれも好中球やマクロファージを主体とした慢性炎症性病変を示す．しばしばインフルエンザ桿菌（*Hemophilus influenzae*）などが持続的に存在（定着）する．

◆ ポイント

- アトピー咳嗽でも咳喘息と同様のアレルギー性炎症像が認められるが，その病変は比較的中枢部の気道に限局している．
- ACE阻害薬や心因性によるものは，単独では気道に器質的変化はないが，咳喘息などが基礎にあって悪化要因となっている場合には炎症像を示す．

1.5 ➕ 病態生理

- 気道の咳受容体が刺激を受けると，迷走神経を介して延髄の咳中枢に伝達され，大脳皮質の影響を受けて呼吸筋に至る（図2.1）．
- 咳嗽は各種の刺激，気道炎症の存在，心因など様々な要因によって増悪する．
- 炎症細胞から産生されるメディエーターや，過剰な分泌物の存在などを含む機械的・化学的刺激が気道の咳受容体を刺激する．

◆ ポイント

- 心因が脳を介して咳嗽を増悪させることがある．逆に中枢神経系の抑制はこの反応を減弱させる．
- 上記のような修飾を受けたのちに，咳刺激は迷走神経遠心路を介して呼吸筋・喉頭筋に伝達されて咳嗽が生じる．
- 神経・筋疾患はしばしば咳嗽の反応を減弱させる．

+ Step up

- 脳血管障害などによる咳反射の抑制は，病原微生物を含む異物の排除機構という咳嗽の生体にとっての防御効果を減弱させてしまい，いわゆる誤嚥性肺炎などの原因ともなる．

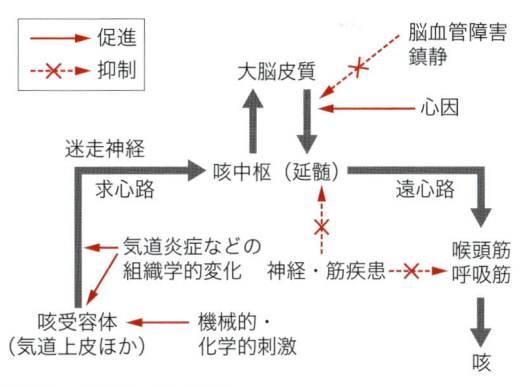

図2.1 咳嗽のメカニズム．

1.6 症状

- 喀痰を伴わないのが乾性咳嗽であり，喀痰を伴うのが湿性咳嗽である．後者は気道分泌物の過剰や喀出困難に起因する．
- 咳喘息などのアレルギー機序によるものでは乾性咳嗽であることが多く，夜間から明け方に悪化することが多い．
- 副鼻腔気管支症候群や後鼻漏では湿性咳嗽であり，鼻症状を伴うことが多い．

◆ ポイント

- 咳嗽が強固であれば睡眠困難，胸痛，ときに肋骨骨折などをきたし，患者に苦痛を与える．
- 咳嗽1回で約2 kcalのエネルギーを消費するとされ，長期にわたると患者は衰弱し，体重減少や抑うつ気分などをもたらす．
- 胃食道逆流に伴うものでは，げっぷや胸やけなどを伴うことが多いが，咳嗽が唯一の症状のこともある．
- 心因性咳嗽は人目につくときに多く，夜間睡眠中には症状が乏しい傾向がある．

1.7 身体所見

- 各基礎病態に固有の所見が観察されるが，咳嗽のみの場合には身体所見に乏しいことが多い．
- 副鼻腔気管支症候群の一部で断続性ラ音が聴取されることがある．

◆ ポイント

- 咳喘息・アトピー咳嗽ではしばしばアレルギー性鼻炎・結膜炎や蕁麻疹，アトピー性皮膚炎などを伴う．
- 間質性肺炎・肺線維症では両側下肺野を中心にfine cracklesが聴取される．
- 心因性咳嗽では身体所見は乏しい．また重症感を欠くことが多い．

1.8 胸部画像所見

- 肺癌や結核，間質性肺炎などを見逃さないため，3週間以上持続する症例では胸部エックス線写真を撮影する．

◆ ポイント

- 急性のもので発熱や呼吸困難を伴うような場合は，肺炎などの急性感染症や他の呼吸器疾患を鑑別するために胸部エックス線写真を撮影する．
- 慢性咳嗽の場合，多くの症例で胸部エックス線所見は正常である．
- 異常所見が見られた場合，病的であるか否か，特に咳嗽との関連性が高いか否かを判断することが重要である．

1.9 一般検査所見

- アレルギー機序によるものでは好酸球増加や，吸入性アレルゲンに対する特異的IgE抗体が見られる．

◆ ポイント

- 咳喘息・アトピー咳嗽ではときに総（非特異的）IgEが高値を示し，ダニやペット，花粉類，真菌類などの吸入アレルゲンに対する特異的IgE抗体がしばしば検出される．また血中，喀痰中の好酸球比率が増加する．
- 間質性肺炎・肺線維症ではLDH（乳酸脱水素酵素），KL-6（シアル化糖鎖抗原），SP-D（サーファクタント蛋白D）などの上昇が見られる．

1.10 呼吸機能検査

- 咳喘息では通常の気管支喘息と同様に気道過敏性の亢進が見られるが，アトピー咳嗽を含む他の疾患では原則として見られない．
- 咳喘息では，β_2刺激薬の吸入前後で1秒量改善が見られなくとも咳嗽自体が改善することが特徴的で，診断の決め手となる．

◆ ポイント

- 一般に，咳嗽のみのケースでは呼吸機能検査成績は正常のことが多い．
- 呼吸機能検査成績はそれぞれの基礎疾患の性質を反映するので，閉塞性・拘束性障害やPaO_2低値などが見られた場合には，呼吸器疾患あるいは心疾患の存在を考えて精査する．
- 咳喘息では気道過敏性が亢進している．

+ Step up

- アトピー咳嗽では咳感受性が亢進している．一般臨床では行われておらず研究レベルではあるが，カプサイシン（唐辛子に含有される咳嗽誘発物質）などによる吸入試験で検査は可能である．

1.11 ✚ 診断，鑑別診断

- 遷延化しているケースでは，喫煙，ACE阻害薬使用の有無の確認と，胸部エックス線による癌・間質性肺炎等の除外ののちに，頻度の多い咳喘息（乾性），副鼻腔気管支症候群（湿性）をまず念頭において鑑別を進める．
- 乾性の遷延性咳嗽ではまず咳喘息を考える．夜間，早朝に悪化し，日中は軽減することが多い．患者が軽度の呼吸困難や喘鳴を自覚していることがある．しばしば小児喘息の既往や喘息の家族歴がある．
- アトピー咳嗽も夜間悪化傾向があり，しばしば咽喉頭部のかゆみ，違和感を訴える．アレルギー疾患の既往・合併，好酸球増加，血清総IgE値の上昇，特異的IgE陽性などのアトピー素因を示唆する所見が見られる．
- 受診前の薬物投与歴が参考になる．$β_2$刺激薬やロイコトリエン受容体拮抗薬で改善が認められたならば咳喘息，ヒスタミンH_1受容体拮抗薬が有効ならアトピー咳嗽の可能性が高い．ステロイドは両者に有効である．

◆ ポイント

- 問診で判断がつかない場合，$β_2$刺激薬を投与して診断的治療を行う．効果があれば咳喘息である．
- 副鼻腔気管支症候群では咳嗽はしばしば湿性である．副鼻腔炎に伴う自・他覚所見（後鼻漏や鼻汁，咽頭の粘液性分泌物），副鼻腔炎を示唆する画像所見，慢性副鼻腔炎の既往のいずれかを認める．
- 胃食道逆流症では胸やけ，げっぷなどが見られる．内視鏡で逆流性食道炎の証明がなされるか，プロトンポンプ阻害薬（PPI）を試験投与して，有効であれば診断可能である．
- かぜ症候群後の咳嗽では感冒様症状の先行と他疾患の除外診断が重要であるが，感冒に伴い既存の疾患が顕在化するケースがあるので注意を要する．
- 心因性咳嗽では他疾患が該当しないこと，咳嗽や気道炎症に対する治療が無効であること，大きな咳嗽をするが一般に元気で重症感がないこと，睡眠中は消失するなどが特徴である．

1.12 ✚ 治療

- 禁煙は咳嗽に苦しむすべての患者の治療の基本的原則であり，これが遵守されなければ治療は奏功し難い．
- 中枢性鎮咳薬は疾病の経過を修飾するものではなく，効果も不確実である．原疾患の治療効果が不十分な段階の乾性咳嗽には適応がある．
- 湿性咳嗽は喀痰中の異物を排出しようとする生体の防御反応であるため，中枢性鎮咳薬は原則として用いない．去痰薬や気管支拡張薬は用いてもよい．

◆ ポイント

- 咳喘息では吸入ステロイド療法が基本であるが，単独でコントロールが不十分な場合にはロイコトリエン受容体拮抗薬や気管支拡張薬の併用を考慮する．

- アトピー咳嗽にはヒスタミン H_1 受容体拮抗薬が有効であるが，不十分なら吸入ステロイド薬を併用する．
- 副鼻腔気管支症候群には14員環マクロライド系抗菌薬の低用量長期投与が有効である．
- 胃食道逆流ではPPIを用いる．
- かぜ症候群後の咳嗽では病態・病像に対応して対症的に各種の薬物投与を試みてよいが，改善したら速やかに中止する．
- 心因性咳嗽では抗不安薬などが有効なことがあるが，基本的に薬物に抵抗性である．深刻な病態ではないことをよく理解させ，治療薬投与は最小限度にとどめる．

永田 真

2 喀痰，血痰，喀血
sputum, bloody sputum, hemoptysis

2.1 概念

- 喀痰は，気道組織の気管支腺等から分泌された粘液を主体とする液体成分が外界に喀出されたものである．
- 痰は気道を保護する生体の防御物質である．
- 痰は健常人ではその90％以上が気道分泌腺から，数％は杯細胞から分泌され，1日100 m*l* 程度産生されている．
- 血痰・喀血は気管および気管支の出血に由来する．血痰は痰の中に血液成分が混じる程度，喀血は血液が主成分のもので，通常一度に2〜5 m*l* 以上の血液を喀出する状態を指す．

◆ ポイント

- 痰の成分はサイトカインなどの免疫活性物質を含む蛋白，免疫グロブリン，脂質などを含む水が主成分のゲルであり，吸入された微細な異物や剥離した細胞などが取り込まれている．
- 気道に病的変化が生じると痰の量的・質的変化が生じ，喀痰として体外に排出されるようになる．

Step up

- 高度の喀血は呼吸不全やショックをきたしうる．原因疾患の鑑別と救急処置を理解することは重要である．

2.2 病因

- 喀痰は下気道を病変の主座とする急性・慢性の疾患において広く見られる．血痰・喀血の原因では，肺癌，結核，気管支拡張症などが多いが，呼吸器疾患の重要な症候であるので，表2.1の諸疾患を念頭に置く必要がある．

表2.1 血痰・喀血をきたす主要な疾患．

1. 肺癌（特に中枢型肺癌）
2. 肺結核，非結核性抗酸菌症
3. 気管支拡張症
4. 特発性／原因不明（咽頭，歯茎など）／気管支炎
5. 急性肺血栓塞栓症，肺梗塞
6. 肺アスペルギルス症
7. 肺水腫
8. 肺炎，肺化膿症
9. 肺胞出血・肺血管炎症候群
10. 出血傾向のため
11. 肺動静脈瘻，血管腫，肺分画症，気管支結石症
12. 気管支鏡後

- 喫煙者では喀痰はしばしば見られる症候であり，慢性閉塞性肺疾患（COPD）の存在を示唆する．
- 急性上気道炎が気管支炎に進展すれば症状が1週間以上に遷延し，ときに喀痰を伴う．通常3週間以内で改善するが，8週間を超える例もある．

◆ ポイント

- 喀痰は慢性閉塞性肺疾患（COPD），気管支拡張症，びまん性汎細気管支炎など，気道系疾患でよく見られる症状である．
- 血痰・喀血では肺癌，結核（あるいは非結核性抗酸菌症），気管支拡張症をまず念頭におく．その他では特発性／原因不明（咽頭，歯茎など）／気管支炎，急性肺血栓塞栓症・肺梗塞，肺アスペルギルス症，肺水腫，肺炎・肺化膿症，肺胞出血・肺血管炎症候群，出血傾向と関連するもの，肺動静脈瘻，血管腫，肺分画症，気管支結石症，気管支鏡検査に伴うものなどがある．
- 肺癌で血痰・喀血をきたしやすいのは中枢型肺癌であり，特に気管支内腔に結節・ポリポイド形成をしたり，表層浸潤を生じやすい扁平上皮癌で最も多い．小細胞癌は通常粘膜下浸潤形式をとるため初期には血痰を生じにくいが，進展期では見られる．

> **+ Step up**
> - 肺癌のなかで，細気管支肺胞上皮癌では1日数百 ml 以上にも及ぶ大量の喀痰排出が見られることがある．
> - 肺胞出血・肺血管炎症候群は肺循環系毛細血管由来の出血であり，びまん性肺胞出血を呈して重篤化しやすい．主な疾患としてGoodpasture症候群（グッドパスチャー），Wegener肉芽腫症（ウェゲナー），顕微鏡的多発血管炎（microscopic polyangiitis），膠原病，特に全身性エリテマトーデス，特発性肺胞出血（肺ヘモジデローシス）などがある．

2.3 ➕ 病態・病理

- 喀痰は，気道の炎症などの病的変化に伴う分泌構造の増生や活性化によって，量的・質的変化がもたらされた結果生じる．
- 血痰・喀血は気管・気管支の粘膜や肺実質の傷害により血管が損傷して生じる．一般に気管支動脈系からの出血である．
- 喀痰を呈する急性疾患では感染症が多い．感冒罹患中に咳嗽が強く遷延性となれば気管支炎への進展を示唆する．
- 慢性的に喀痰を呈する疾患では，気道分泌腺の増生や杯細胞の過形成など，分泌構造の改変（リモデリング）に相当する病的変化が生じている．
- 持続的にあるいは反復して喀痰を排出する疾患は気道の慢性疾患が多く，COPD，気管支拡張症，気管支喘息（特に重症例），びまん性汎細気管支炎，嚢胞性線維症，膠原病の気道病変などが含まれる．

◆ ポイント

- 血痰・喀血をきたす気道粘膜や肺実質傷害の原因は多岐にわたり，腫瘍や真菌症などは単独で喀血を生じうる．
- 喫煙刺激や，基礎疾患による持続性の炎症病態，気管支・肺動脈吻合（気管支拡張症などで見られる），また出血性素因などがあると，感染，咳嗽による刺激，腫瘍の浸潤，異物などが血痰・喀血の誘因となる．
- 肺癌，肺結核，気管支拡張症，肺アスペルギルス症などは主として気管支動脈系からの出血であり，片側性であることが多い．肺胞出血症候群は肺動脈系の主に毛細血管障害による出血で，びまん性肺胞陰影（またはすりガラス様陰影）を呈し，重症呼吸不全に至りやすい．

2.4 ➕ 身体所見

- 喀痰過剰分泌時には断続性ラ音が聞かれる．

- 大量喀血では呼吸不全やショック症状の有無に注意する.
- COPD や喘息の増悪では喘鳴を伴う.
- 発熱や膿性痰があれば感染を考慮する.
- 喀血と吐血の鑑別であるが, 前者は咳嗽とともに喀出され, 鮮血色でときに泡沫状である. 吐血は嘔吐を伴い, 暗赤色〜黒色で食物残渣を含むことがある.

＋Step up

- 喘息や気管支拡張症, 肺胞上皮癌などで卵白様の痰を 1 日数百 ml も喀出する場合があり, ブロンコレア（気管支漏）とよばれる.

2.5 ＋ 検査, 鑑別診断

- 原疾患を問診, 喀痰検査（細胞診, 一般細菌検査, 抗酸菌検査）, 胸部エックス線を含む画像検査, 血液検査などから診断する. 血痰・喀血では気管支鏡による出血源の検索が行われる.
- 喀痰は性状によって, 漿液性, 粘液性, 膿性, 泡沫性などに分類される.
- 粘液性のものは粘稠度が増加したり気道閉塞症状に関係して, 痰の喀出困難の原因となる. 黄色膿性のものは細菌感染を示唆する. 肺化膿症では悪臭を伴うことがある.
- 喀痰の色調は肺炎球菌感染では鉄錆色を示したり, 緑膿菌感染では緑色を示すことがある.
- 喀痰検査の重要な目的は感染症の起炎菌の同定, ならびに癌細胞の検出である. 侵襲度が低い利点がある.
- 喀痰中の好中球の増加は細菌性感染を, 好酸球の増加はアレルギー疾患を, リンパ球の増加はウイルス感染を示唆する.

◆ ポイント

- 細菌学的検査として, 塗抹検査ではグラム染色でグラム陽性と陰性, 球菌と桿菌を判別する. 抗酸菌に対しては Ziehl-Neelsen 染色を行

う. 各々その後培養検査を行う.
- 血痰・喀血では, 頻度あるいは臨床的重要性から肺癌, 結核あるいは非結核性抗酸菌症, 気管支拡張症を念頭において精査を開始する.
- 血痰で突然の胸痛や呼吸困難, 低酸素血症を呈する場合には肺血栓塞栓症を疑い, 確定診断と治療を急ぐ.
- 喀血で両肺びまん性の肺胞陰影を呈する場合には, 肺胞出血が想定される.
- Wegener 肉芽腫症では c-ANCA 陽性や上気道病変の先行, 顕微鏡的多発血管炎では p-ANCA 陽性や急速進行性糸球体腎炎, Goodpasture 症候群では抗糸球体基底膜（GBM）抗体と急速進行性糸球体腎炎などを呈する.

2.6 ＋ 治療

- 喀痰排出困難に対しては原疾患に対する治療が基本であるが, 去痰薬などを用いてもよい. 喀血では救急的処置として止血, 気道確保と酸素化保持が優先される.
- 喀痰に対しては, 原疾患に対する治療を十分に行うのが基本である. 咳嗽を伴っても鎮咳薬は投与するべきでない. 去痰薬, 気管支拡張薬は投与してもよい. 禁煙は必須である.

◆ ポイント

- 軽度の血痰に対しては原疾患精査を行いつつ禁煙, 安静とし, 止血薬を投与し, 感染が誘因であれば抗菌薬投与を行う.
- 喀血に対しての治療目標は, 窒息の防止, 止血, 原疾患の治療である. 大量喀血時の救急・応急処置目標は, ①気道確保・気管内挿管（窒息の防止）, ②酸素化の保持であり, 特に大量喀血（500 ml 以上 /24 hr）に対しては, まず血管の確保と輸血準備を行い, 片側性の出血の場合には気管支鏡による止血, 経皮的動脈塞栓術, ときに外科手術などを考慮する.

＋永田　真

3 chest pain 胸痛

3.1 ➕ 概念

- 気管支および肺実質には知覚神経は存在していないため，肺から痛みが生じることはないが，胸膜，縦隔，横隔膜，骨（肋骨・脊椎）に病変が及ぶと痛みが生じる．

◆ ポイント

- 心臓・大血管疾患，呼吸器疾患，胸膜疾患などが原因となることが多いが，ときに腹部疾患，神経性の疼痛が原因となって胸痛を起こすこともあり，原因は多種多様である．
- 急性肺血栓塞栓症，急性冠症候群，大血管疾患といった致死的な疾患が含まれているため，早急な鑑別が必要とされる．

3.2 ➕ 病因

- 呼吸器系：肺血栓塞栓症，自然気胸，胸膜炎，肺炎，悪性腫瘍など
- 循環器系：急性冠症候群，解離性大動脈瘤，急性心膜炎，急性心筋炎など
- 消化器系：特発性食道破裂，胃十二指腸潰瘍，胆石症，胆嚢炎，急性膵炎，逆流性食道炎など
- その他：帯状疱疹，肋間神経痛，肋骨骨折など

3.3 ➕ 鑑別診断

a. 肺血栓塞栓症

- 突然発症する胸痛，呼吸困難，頻呼吸，ショックなどが特徴である．
- 骨折・外傷・手術などによる長期臥床，妊娠，肥満，血栓性素因，抗リン脂質抗体症候群，経口避妊薬の内服，悪性腫瘍などが誘因となる．
- 深部静脈血栓症と共通の病態を形成し，最近では静脈血栓塞栓症として一括される．
- 「動き出した直後の胸痛」など発症機転が診断の参考になる．
- 主な症状は，頻呼吸，頻脈，胸膜摩擦音，喘鳴，肺動脈第Ⅱ音亢進，右心不全徴候（頸静脈怒張・肝腫大・浮腫），チアノーゼなどである．
- 心電図・心エコーでの右心負荷所見を認める．
- 心電図上，肺性P，右軸偏位，右脚ブロック，S1Q3T3，不整脈を，心エコー上，右室拡張，中隔の奇異性運動，三尖弁逆流などを認めることがある．
- 血液検査上のD-dimerの上昇に注意する．
- 疑わしければ，造影CTを撮り鑑別する．

b. 自然気胸

- 突然発症する一側性の刺すような胸痛を呈する．呼吸困難や「呼吸をしても大きく息が吸えない」といった訴えをすることが多い．
- 患側の呼吸音の減弱，胸部エックス線での肺の虚脱で診断が確定する．
- 血胸を合併することがあり，進行性に胸水が貯留する場合は試験穿刺を行う．

c. 胸膜炎

- 鋭い表在性の切るような痛みを呈し，発熱を伴うことも多い．
- 吸気時や咳嗽時に，より痛みが増強するのが特徴である．
- 癌や結核によるものでは慢性的であり，胸痛を伴わないこともある．

◆ ポイント

呼吸器疾患以外で，鑑別を要する疾患がある．

a. 急性冠症候群：狭心症（特に不安定狭心症）

- 発作性の左前胸部痛，または胸骨中央部の絞扼感，圧迫感が特徴で，左肩，左上肢に放散す

ることもある．通常胸痛は2〜3分で消失する．呼吸によって痛みは不変であり，亜硝酸剤が著効する．
- 運動，労作，食事などの誘因があれば狭心症である．特に誘因がなくとも，安静時や夜間に生じたものは不安定狭心症の可能性が高く，注意が必要である．
- 胸痛の消失とともに，心電図所見（ST上昇・下降，T波平低化や陰性化）は消失する．
- 痛みは「重苦しい，圧迫される，締めつけられる，息が詰まる」などといった訴えのことが多い（チクチクするような痛みではない）．

b. 急性冠症候群：心筋梗塞
- 30分以上続く左前胸部または胸骨中央部周囲の非限局的な激しい絞扼感，圧迫感が特徴で，顎，左肩，左腕に放散することが多い．冷や汗，吐き気，嘔吐などを伴うことがあり，ときにショックを呈する．亜硝酸剤は無効である．
- 上腹部痛，悪心，嘔吐などの胃腸症状で発症することもある（特に下壁梗塞）．
- 梗塞部位に応じた誘導にST上昇とその対側誘導にreciprocal changeを認める．発病の早期にはこれらの典型的所見はなく，T波増高が比較的特徴的である．

c. 解離性大動脈瘤
- 突然発症の胸背部の激痛が長時間持続する．解離の進展に伴い疼痛部位が移動するのが特徴である．ショックを呈することもある．
- 緊急性が高い疾患である．
- 大動脈弁閉鎖不全を伴うと心不全症状を呈することがある．頸動脈の解離により意識障害が生じることもある．
- 意識レベル低下等のショック症状を呈しているにもかかわらず，血圧は正常か高い．血圧の左右差，血管雑音，胸部エックス線上の縦隔陰影の拡大，心エコー上の大動脈の拡大と内膜剥離などが診断に有用となる．
- 造影CTで診断が確定する．

d. 急性心膜炎
- 鋭い前胸部痛で頸・肩に放散することもあり，心筋梗塞の痛みとの鑑別は症状のみでは困難であるが，仰臥位で増強する，呼吸・咳嗽で増強するなどの特徴がある．
- 発熱などの感染症状が先行することがある．
- 聴診上の心膜摩擦音・心音減弱，心電図上の広範囲のST上昇，胸部エックス線での心陰影拡大，心エコー法による心嚢液検出，白血球増多，炎症反応亢進などが参考となる．

➕ Step up
- 胸痛を生じるその他の疾患には以下のようなものがある．
  ① 特発性食道破裂：飲酒後の嘔吐に続いて起こる強烈な胸痛・上腹部痛，その後の呼吸困難が特徴である．
  ② 急性膵炎：吐気・嘔吐，発熱を伴うこともある．心窩部から胸部ないしは左背下部に激痛を生じる．
  ③ 胆石症：激しい右の上腹部痛を呈する．前胸部から背中・左上肢に放散することがある．発熱，黄疸，吐気・嘔吐を伴うこともある．
  ④ 帯状疱疹：表在性で灼熱痛を伴う．皮膚の知覚過敏があり，神経走向に沿って発疹が出現し分布する．

3.4 ➕ 重症度判定のためのチェックポイント

- バイタルサイン：血圧，脈拍，呼吸，意識，体温
- ショック症状の有無：血圧低下，意識低下
- 心不全所見：呼吸困難，起坐呼吸，湿性ラ音，ピンク状の泡沫状喀痰，頸静脈怒張，肝腫大，浮腫
- 血圧異常：高血圧，低血圧，左右四肢の血圧差
- 脈拍異常：頻脈，徐脈，不整脈，四肢の脈拍の左右差

- 胸部所見：心音，心雑音，摩擦音，血管雑音，肺ラ音，呼吸音の左右差
- 腹部所見：圧痛，筋性防御，血管雑音，グル音
- その他：発熱，皮疹などの有無

＋前野敏孝

4 呼吸困難 dyspnea

4.1 ＋定義

- 呼吸運動に際して不快感・苦痛を自覚する状態を意味する．労作性のものの場合，患者自体は「息切れ」と表現することが多い．

4.2 ＋分類

- 呼吸困難の程度を表す分類としては，Fletcher-Hugh-Jones（フレッチャー・ヒュー・ジョーンズ）の分類が主に用いられている．

◆ ポイント

- Fletcher-Hugh-Jones の分類を表 2.2 に示す．

4.3 ＋喘鳴の鑑別

- 喘鳴とは，気道系の狭窄や不完全な閉塞によって発生する，主として呼気に認められる連続性の異常呼吸音（連続性ラ音）である．wheeze または stridor とよばれる．
- 気管支喘息がその代表的な疾患であるが，喘鳴をきたす疾患は他にも存在するため，鑑別が必要である（表 2.3）．

◆ ポイント

- 喘鳴をきたす疾患としては気管支喘息が代表的であるが，他の呼吸器疾患でも喘鳴をきたすため，喫煙歴の聴取，胸部エックス線検査，呼

表 2.2　Fletcher-Hugh-Jones の分類．

Ⅰ度	同年齢の健常者とほとんど同様の労作ができ，歩行，階段昇降も健常者並みにできる．
Ⅱ度	同年齢の健常者とほとんど同様の労作ができるが，坂，階段の昇降は健常者並みにはできない．
Ⅲ度	平地でさえ健常者並みの労作はできないが，自分のペースでなら 1 マイル（1.6 km）以上歩ける．
Ⅳ度	休みながらでなければ 50 ヤード（46 m）も歩けない．
Ⅴ度	会話，着物の着脱にも息切れを自覚する．息切れのため外出できない．

表 2.3　喘鳴をきたす疾患．

1. 気道過敏性のある疾患	気管支喘息
2. 慢性気道系疾患	慢性閉塞性肺疾患（COPD），びまん性汎細気管支炎，気管支拡張症，閉塞性細気管支炎
3. 腫瘍性疾患	肺癌（中枢型），気管支腫瘍（カルチノイドなどによる）
4. 感染症	気管・気管支結核
5. 心疾患	心不全（心臓喘息）

- 吸機能検査，喀痰検査等も検討する．
- 原発性肺癌の初発症状として喘鳴が出現する場合もあり，注意を要する．
- 呼吸器疾患以外でも，心疾患患者における左心不全において喘鳴を生じることがあるため，胸部エックス線，心電図，心エコー検査などの検討も必要となる．

> **Step up**
> - 特に小児において，アデノイド，口蓋扁桃肥大，仮性クループ，気道異物などにより，吸気時に喘鳴を聴取することがある．

━━ 前野敏孝

5 異常呼吸 abnormal breathing

5.1 概念

- 正常呼吸とは，規則正しいリズムで，呼吸数が12〜16回/minで行われている状態をいう．異常呼吸は，呼吸のパターンの異常や数や深さの異常により生じる（表2.4）．また体位の変化を伴うことがある．

5.2 特徴

- 呼吸数の異常により頻呼吸，徐呼吸，深さの異常により過呼吸，低呼吸がある．また，多く深い場合，多呼吸，少なく浅い場合，寡呼吸とよばれる．

- その他の異常呼吸として，起坐呼吸，Kussmaul呼吸，Cheyne-Stokes呼吸，Biot呼吸，過換気症候群，睡眠時無呼吸症候群などが挙げられる（図2.2）．

◆ ポイント

- 起坐呼吸（orthopnea）：呼吸困難のため患者が起坐位をとって行う努力性の呼吸のことである．左心不全による肺水腫，また喘息発作や慢性閉塞性肺疾患（COPD）の増悪のときなどに認められる．左心不全では静脈血のうっ滞が生じている．臥位では静脈還流量が多いため呼吸困難が増強するが，坐位では静脈還流量が減少するため呼吸困難が緩和される．

表2.4 異常呼吸．

呼吸量の異常	呼吸回数の異常	減少	無呼吸・徐呼吸（9回/min以下）	睡眠時無呼吸症候群
		増加	頻呼吸（25回/min以上）	
	1回換気量の異常	減少	低呼吸：低換気	Pickwickian症候群，神経筋疾患
		増加	過呼吸：過換気（Kussmaul呼吸）	代謝性アシドーシス（糖尿病，尿毒症）
呼吸リズムの異常	周期的な異常		Cheyne-Stokes呼吸	心不全，中枢性疾患
	不規則な異常		Biot呼吸（失調性呼吸），あえぎ呼吸（下顎呼吸）	中枢性疾患（脳血管障害，脳腫瘍，髄膜炎）
その他	体位の異常		起坐呼吸	心不全，尿毒症，喘息発作，COPD増悪

5. 異常呼吸

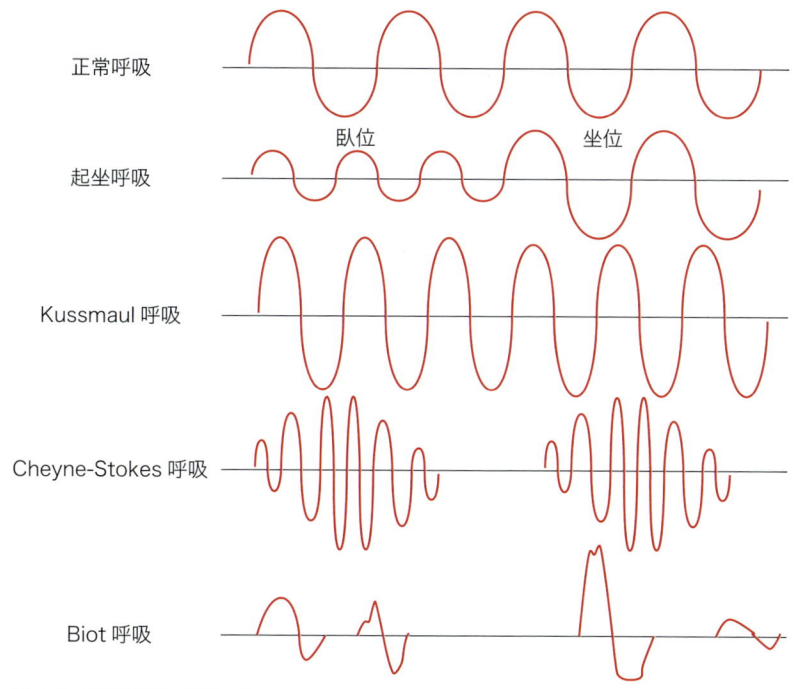

図 2.2 異常呼吸のパターン．

- Kussmaul 呼吸：代謝性アシドーシスなどで見られる深く速い呼吸をいう．過換気により$PaCO_2$を低下させることでアシドーシスの補正を行おうとする，代償性の呼吸である．糖尿病性アシドーシス，尿毒症，重症下痢（特に小児）の際などにも見られる．
- Cheyne-Stokes 呼吸：数十秒間にわたる低換気と，次第に深さと数を増しやがて漸減する過換気が周期的規則的に出現する．重症心不全や呼吸中枢の障害，高齢者の睡眠時などの際に認められる．
- Biot 呼吸：無呼吸と頻呼吸が不規則に繰り返される失調性呼吸である．Cheyne-Stokes 呼吸よりも周期が短く不規則である．呼吸中枢の障害または髄膜炎の末期などで認められる．
- 過換気症候群：精神的な不安などが原因で過換気発作を繰り返す疾患である．若年女性に多く見られ，過換気発作により$PaCO_2$が低下し，呼吸性アルカローシスとなる．症状として，口周囲や四肢のしびれ，テタニー（助産婦の手位），Trousseau 徴候，Chvostek 徴候などが認められる（第 10 章 2 節「過換気症候群」を参照）．
- 睡眠時無呼吸症候群：睡眠中に断続的に無呼吸を繰り返し，中途覚醒，日中の眠気，起床時の頭痛などを呈する．肥満，扁桃肥大，アデノイドなどによる上気道の閉塞による閉塞性睡眠時無呼吸症候群と，呼吸中枢の障害による中枢性睡眠時無呼吸症候群があり，さらに両者の要素を併せ持つ混合性睡眠時無呼吸症候群の 3 群に分類される（第 10 章 1 節「睡眠時無呼吸症候群」を参照）．

＋Step up

- Trousseau 徴候：マンシェットで加圧して 3 分間締めると強直性痙攣が誘発される．
- Chvostek 徴候：顔面神経幹を叩打すると，口角・眼周囲に痙攣が誘発される．
- いずれも過換気症候群の際に認められることがある．

前野敏孝

第2章 症候

+6 チアノーゼ
cyanosis

6.1 + 概念

- 皮膚や粘膜が青紫色を呈する状態である．生体における低酸素状態，あるいは末梢循環障害を示す生体反応の1つである．

◆ ポイント

- 毛細血管中の還元型ヘモグロビンが 5 g/dl 以上で生じる．
- 本来，還元型ヘモグロビンは静脈系から肺に運ばれ，肺で酸素と結合することで酸化ヘモグロビンとなり，動脈系から全身へと運搬される．呼吸器疾患や循環器疾患により還元型ヘモグロビンが増加した際にチアノーゼが出現する．
- ヘモグロビンが低下している貧血や大量出血患者ではチアノーゼは出現しにくく，逆に多血症ではチアノーゼが出現しやすい．

6.2 + 鑑別疾患

- 原因が肺や心臓にある中心性チアノーゼと，循環障害による末梢性チアノーゼに分けられる．原因となる疾患を表2.5に表す．

◆ ポイント

a. 中心性チアノーゼ

- 口唇，眼瞼，爪床でチアノーゼが認められる．原因としては，右→左シャントを有するような先天性心疾患，急性および慢性呼吸不全に至った呼吸器疾患，ヘモグロビンの異常といった疾患が考えられる．

b. 末梢性チアノーゼ

- 循環障害により四肢末端にチアノーゼが生じる．動脈血の酸素分圧は正常だが，末梢での酸素消費量の増加，毛細血管まで到達する血液の減少，毛細血管血液停滞で生じる．

表2.5 チアノーゼの原因となる疾患．

中心性チアノーゼ	末梢性チアノーゼ
1. 呼吸器疾患 　・気管支喘息発作 　・慢性閉塞性肺疾患（COPD） 　・間質性肺炎 　・急性呼吸促迫症候群 　・肺血栓塞栓症 　・肺高血圧症 　・肥満低換気症候群 　・原発性肺胞低換気症候群 　・肺動静脈瘻 　・肝肺症候群　など 2. 先天性心疾患 　・Fallot 四徴症 　・完全大血管転位症 　・Ebstein 奇形 　・Eisenmenger 症候群 　など 3. ヘモグロビンの異常 　・メトヘモグロビン血症	・心不全 ・Raynaud 病 ・動脈閉塞 ・低心拍出量症候群

> **+ Step up**
>
> - メトヘモグロビン血症：血液中にメトヘモグロビンが多い状態である．メトヘモグロビンとは，ヘモグロビンに配位されている2価の鉄イオンが3価になっているものである．メトヘモグロビンは酸素を運搬することができないため，メトヘモグロビン血症でメトヘモグロビンが体内に過剰になると，チアノーゼが生じる．

+ 前野敏孝

第3章
身体所見

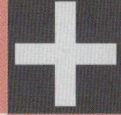

1. 胸部の診察

+1 chest examination 胸部の診察

1.1 ➕ 視診

- 胸郭形態，呼吸の型・数・深さ・規則性を観察し，異常の有無に注目する．
- 胸郭形態異常には，胸骨下部が高度に陥没した漏斗胸，逆に異常突出した鳩胸や，胸前後径の長いビア樽状胸郭がある．
- 成人の正常呼吸数は 12～16/min である．
- 正常呼吸では，横隔膜の収縮（下降）で肺が膨張し，肋間筋の収縮で肋骨が挙上し，胸郭の横径・前後径が拡大することにより吸気が行われる．
- ばち指は，指尖部の軟部組織が増殖し，太鼓ばち状を呈したもの（図 3.1）で，低酸素状態が長期間持続したときなどに起こる．

◆ ポイント

- 努力性呼吸では補助呼吸筋も動員され，呼吸そのものに消費される酸素量が著しく増大する．
- 健常者では呼吸に伴う胸郭の運動はほぼ左右対称である．大葉性肺炎，胸膜炎，胸膜癒着，広汎無気肺，気胸などの場合は患側の運動が制限され，健側の運動は代償性に増加し，左右の運動が非対称性となる．

➕ Step up

- 補助呼吸筋とは胸鎖乳突筋，斜角筋，肩甲挙筋，大胸筋，小胸筋，僧帽筋，大菱形筋などである．

1.2 ➕ 触診

- 発声により生じる胸壁の振動を声音振盪という．

◆ ポイント

- 喉頭で生じた音は気管・気管支を通じて肺胞に至り，胸壁全体が大きな共鳴器として振動する．検者の手の尺側を胸壁に軽く当て，被検者になるべく低い声で「ひとーつ，ひとーつ」と発声させる．
- 均一の構造を持った充実性の物体は，固体と空気からなる有孔性の物体（正常肺）より振動を伝導しやすい．したがって，声音振盪が増強する場合は，大葉性肺炎，広汎な肺結核，大きな肺梗塞などである．
- 声音振盪の増強には病巣部位へ通じる気管支が開通していることが必要である．気管支が閉塞しているときは，声音振盪は減弱または消失する．声音振盪が減弱・消失する場合は，胸水貯留，気胸，胸膜の線維性肥厚，気管支喘息，肺気腫，気管支閉塞などである．

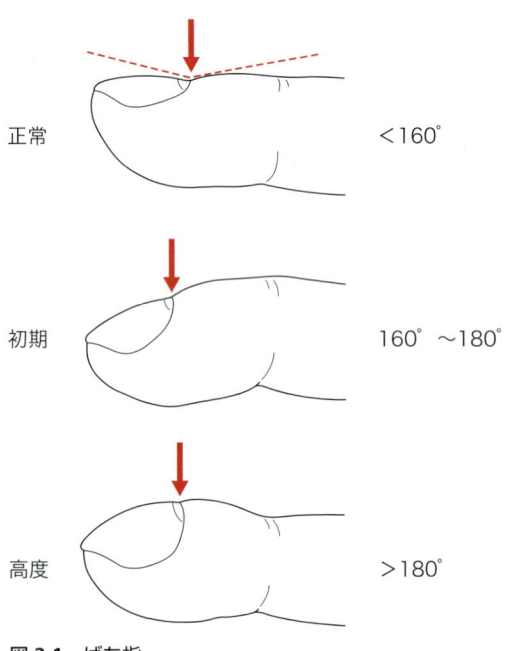

正常　　<160°

初期　　160°～180°

高度　　>180°

図 3.1　ばち指．

+Step up

- 声音振盪の強さは発声の強さとピッチ，気管支と胸壁との距離，胸壁各部の厚さなどが関与する．大きな気管支が胸壁に近く存在する部位では声音振盪は強く，大気管支から遠ざかるに従い減弱する．
- 無気肺の場合，無気肺となった肺葉の位置で減弱・消失となる．片側全体の無気肺なら所見は明らかであるが，肺葉無気肺では所見が必ずしも明瞭でないことが多い．
- 皮下気腫では触診で握雪感，捻髪音を感じる．

1.3 ➕ 打診

- 打診は，左手を体壁に密着させ，ほぼ直角に曲げた右第3指の指先で，左第3指のDIP関節を叩く．肺の打診所見は清音（肺胞共鳴音），比較的濁音，絶対的濁音，鼓音（胃泡の存在による）である．
- 肺下界の呼吸性移動は通常背部で実施する．正常では3〜6cmで左右ほぼ同じになる．胸膜炎，胸膜癒着，高度の肺気腫などで減弱する．

◆ ポイント

- 肺肝境界は右鎖骨中線での高さを記載する．通常，第6肋骨下縁〜第6肋間である．肺気腫では低下する．上昇するのは鼓腸，腹水，腹部腫瘍，妊娠などで横隔膜が挙上しているときである．
- 正常な肺では清音である．
- 過共鳴音は両側性なら肺気腫，気管支喘息急性増悪，片側性なら気胸を疑う．
- 肺野の濁音は肺の浸潤性・硬化性病変（結核，肺炎，肺化膿症，腫瘍など）や無気肺で存在する．胸部エックス線で陰影を認める病態と考えられる．
- 鼓音は胃・腸管のような閉じた嚢状のものの中

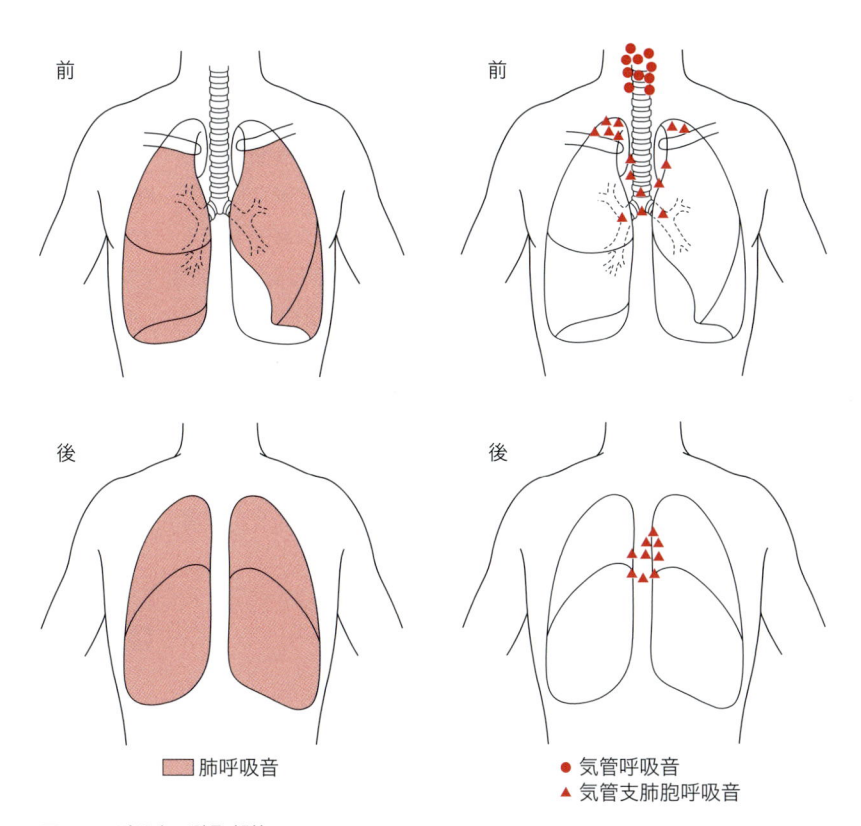

図 3.2 呼吸音の聴取部位．

表 3.1　副雑音の分類.

断続音	粗い断続音（coarse crackles）（水泡音）：肺炎・肺水腫などで吸気に聴取されることが多い．
	細い断続音（fine crackles）（捻髪音）：吸気終末に聴取されることが多い．
	ベルクロ・ラ音：間質性肺炎で聴かれる fine crackles をこうよぶことがある．
連続音	低音性連続音（rhonchus/rhonchi）：気管支喘息，COPD の急性増悪期などで聴取する．
	高音性連続音（wheezes）：気管支喘息，COPD の急性増悪期などで聴取する．
	スクウォーク（squawk）：間質性肺炎などでときに聴かれる吸気性の短い連続音．

に空気が存在するとき生じる．正常胸郭では左前下外側部のみである．
- 胸水貯留では濁音となる．濁音界は Ellis-Damoiseau 曲線とよばれ，その曲線の上は含気量増加による鼓音を呈し，Skoda 鼓音界とよばれる．

1.4 ✚ 聴診

- 正常呼吸音の聴取部位と異常をきたす場合を認識する（図 3.2）．
- 肺胞呼吸音は気管支を通るときの空気の流れの音が肺胞領域を介して聴取される音で，吸気相のほうが呼気相より長く音が強い．一般に柔らかな比較的低調な音で，正常肺野の大部分で聴取される（図 3.2）．
- 肺胞呼吸音の増強は換気量の増大，気流速度の増大で起こる．具体的に換気量が増大する一例は，一側肺の機能障害（胸膜癒着，高度の脊柱弯曲，気胸，胸水貯留，気管支閉塞，肺硬化など）のときで，他側肺で代償性に過剰換気となる．また，気流速度が増大するのは気管支炎，気管支喘息などで，粘膜の腫脹，分泌物貯留，気管支痙攣などで気道内腔が狭小化する場合である．
- 肺胞呼吸音の減弱・消失は呼吸音伝達の妨げや，換気制限のときに起こる（図 3.2）．
- 副雑音とは病的状態で発生する雑音でありラ音ともいう．連続（性ラ）音と断続（性ラ）音（非連続［性ラ］音）がある（表 3.1）．
- 胸膜摩擦音は，胸膜に炎症などがあり，表面が粗くなって呼吸時に両胸膜がこすれ合い発する特有の音である．

◆ ポイント

- 気管呼吸音は空気が鼻腔・口腔・喉頭・気管を通過するために生ずる音で，呼気相のほうが吸気相より長く，強く，高調である．
- 気管支呼吸音は肺胞呼吸音に比し，呼気相が延長，音も大きく，かつ高調である．大気管支などの太い気道が胸壁に近く接近している領域で聴取される（図 3.2）．
- 肺胞呼吸音の気管支呼吸音化とは，肺炎や無気肺で肺胞呼吸音が消失し，気管支呼吸音が認められる場合をいう（図 3.2）．
- 声音伝導とは，声音振盪と同じ原理であり，手で感じるか，聴診器で聞くかの違いだけである．

✚ 村山芳武

第4章

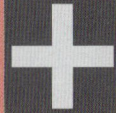

検　査

1. 胸部単純エックス線検査，CT検査
2. 磁気共鳴画像
3. 血管造影検査，核医学検査
4. 喀痰検査
5. 内視鏡検査
6. 生検
7. 呼吸機能検査1
8. 呼吸機能検査2
9. 動脈血ガス分析
10. 気道過敏性検査，吸入誘発検査

第4章 検査

1 胸部単純エックス線検査，CT検査
chest X-ray, CT

1.1 呼吸器疾患診断における画像診断の位置づけ

- 呼吸器疾患の診断，評価においては，病歴や症状，所見などの臨床情報，画像情報，検査所見，病理所見などを総合して判断する必要がある．画像所見は，そのなかで重要な位置を占める．
- 肺は，正常では多量の空気を含むので，エックス線診断のよい適応の1つである．

1.2 胸部画像診断の手法

- 胸部の画像診断を理解するためには，正常の画像解剖と病理形態学に対する理解が必要である．また，画像の特性を理解するためには，その原理のごく簡単な概略も理解しておいたほうがよい．
- 肺には多量の空気が含まれるので，エックス線診断のよい適応になるが，逆に超音波像では良好な音響窓が得づらかったり，MR画像は大量の空気によるsusceptibility effectのために画質が悪化するなどの欠点も存在する．

◆ ポイント

- 画像検査も一般の臨床検査と同様に，検査によって得られる情報とその検査により被験者に与える悪影響を天秤にかけて，適応を決定すべきである．
- 単純エックス線検査のように，患者への負担が少なく，被曝量も少なく，検査料も安価な検査であっても，検査の適応を決定する際には，この態度を忘れてはならない．

1.2.1 胸部画像診断の基礎

- 胸部画像診断の主体は，エックス線を用いた画像である．特に正常肺は多量の空気を含むので，エックス線診断のよい適応である．
- エックス線画像では，組織性状の違いをエックス線吸収度の違いとして表す．
- 組織の厚みが同一とすると，単純エックス線検査では，エックス線吸収度の差によって区別できる（人間の目が白黒の差を認識できる）人体の組織は，わずか4種類（空気，脂肪，水，骨［重金属］）にすぎない．これを組織間コントラストが低いという．

◆ ポイント

- もし，エックス線吸収度が同一の組織がその境界を接している場合には，その境界は人間の目で認識できない（シルエットサイン陽性）．たとえば，心臓の右縁が見えるのは，この部で大量の空気を含む肺と水の濃度を示す心臓が境界を接しているからであり，肺の含気がなくなったり，心臓に接する腫瘍が発生すると，その境界は追えなくなる（図4.1）．このシルエットサインは応用範囲の広いサインであり，読影のいろいろな場面で広く応用が可能である．
- エックス線を使用しない画像，超音波診断やMRIでは全く異なった原理により画像が構成されるが，当然のことながら類似した画像が得られる．

+Step up

- 診断領域で使用されるエネルギーのエックス線では，組織のエックス線吸収度は，その組織を構成する元素の原子番号にほぼ依存する．

1.2.2 胸部単純エックス線（図4.2）

- 胸部画像診断の最も基本となる検査方法である．

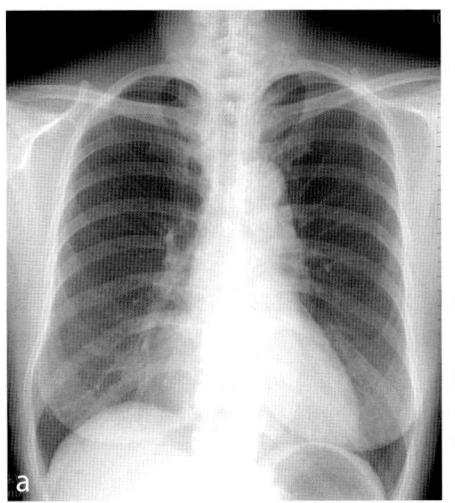

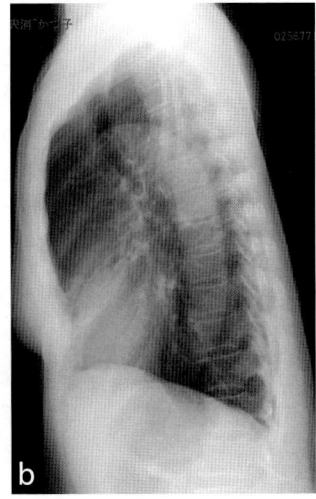

図 4.1 右中葉無気肺．(a) 正面像では，心陰影右縁のシルエットが消失している．(b) 側面像では，心陰影に重なって右中葉無気肺による帯状の陰影が見られる．

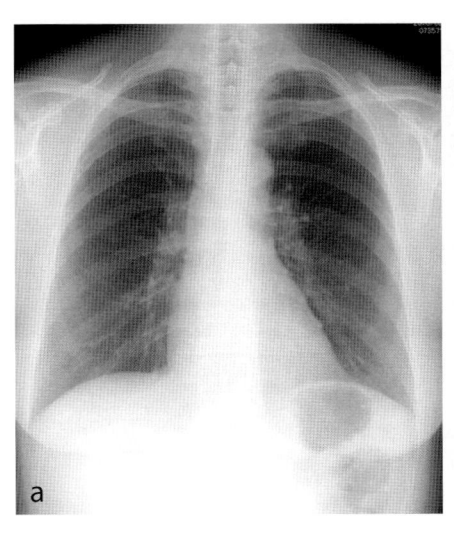

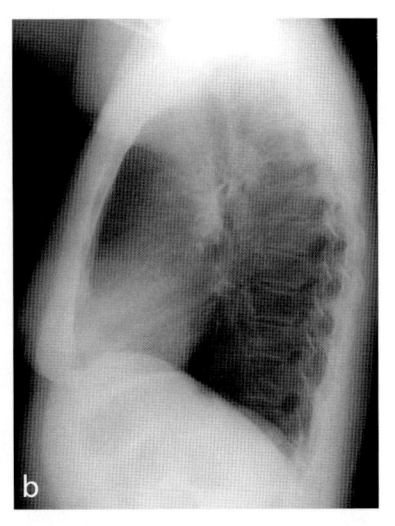

図 4.2 正常の (a) 胸部正面，(b) 側面像．心陰影，横隔膜，大動脈弓部，下行大動脈などのシルエットは明瞭に保たれている．肺門部は中枢部の肺血管とその周囲のリンパ節などから形成されており，左がやや高い位置を占める．肺野には，肺血管による索状ないし線状の陰影が見られ，肺紋理とよばれる．胸部単純エックス線撮影は，人体を構成する組織を，骨（重金属），水（水～軟部組織），脂肪，空気（ガス）の4つの濃度にしか区分して示すことができない．下行大動脈と肺の空気の境界が見える部分を傍大動脈線，椎体の外側縁を傍脊椎線とよぶ．大動脈外側縁や椎体外側縁で胸膜と肺がなす境界によりシルエットが形成される．

- 長所は，手軽に撮影できること，安価であること，また胸部の全体を1枚の画像で表せるために，肺の容積の変化や上下方向の病変の広がりが把握しやすいこと，概観像が得やすくまた経時的比較が行いやすいことなどが挙げられる．
- 欠点は，所見の再現性が悪いこと，肺野の小さな病変や淡い病変が見づらいことなどである．

◆ ポイント

- エックス線源から放射されたエックス線は，人体内を通過する際に種々の原因により減弱する（組織に吸収される）．吸収された残りのエックス線が，フィルムないしフィルムに代わるものに検出される．フィルムを用いる場合は，フィルム面に塗布されたハロゲン化銀が還元

第4章 検査

されるので黒くなる．

> **+ Step up**
> - 最近では，デジタルカメラ同様に，フィルムの代わりにエックス線検出器を用いて直接デジタル化された画像を撮影する方法（computed radiography）が普及している．画像自体はCRT（モニター）で読影するが，フィルムに出力することも可能である．フィルムを用いたカメラとデジタルカメラの相違と考えればよい．

1.2.3 CT（図 4.3）

- CTは，多方向からの投影像を画像処理を加えつつ重ね合わせ（数学的には畳み込み積分の処理を加える），人体の横断面の画像を再構成する方法である．基本的にはエックス線を使用した画像診断法であり，エックス線吸収度の差により画像が構成される．すなわち，単純エックス線で黒く写るものは黒く，単純エックス線で白く写るものは白く表示される．
- CTは，横断面の画像であるために前後の重なりのない画像が得られる点と，組織間コントラストが単純エックス線に比べて高く，水と軟部組織あるいは，正常の軟部組織と病的な組織のわずかなエックス線吸収度の差を人間の眼に見えるように表示できる．
- CT画像においては，その組織のエックス線吸収度は，水を0，空気を-1,000，緻密骨を

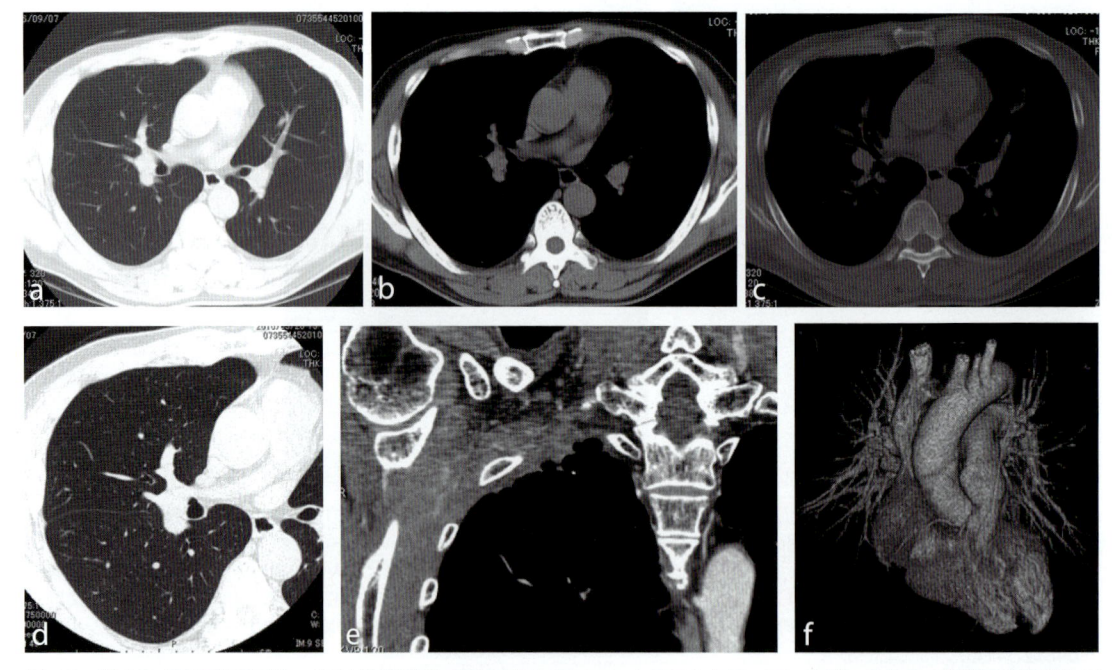

図 4.3 種々のCT画像表示法．CTは単純撮影に比較すると広いコントラストを持っているが，それを1種類の表示条件で示すことはできない．特に胸部では，表現すべき濃度帯域が広いので，いくつかの表示要件を総合して判断しなければならない．**(a)** 肺野条件．肺野の肺血管など肺の内部がよく描出されているが，縦隔や胸壁は真っ白になり十分に評価できない．**(b)** 縦隔条件．縦隔や胸壁の軟部組織内部が評価できるが，肺は真っ黒となり肺野の十分な評価はできない．**(c)** 骨条件．高いCT値を中心に表示しているので，骨の内部がよく描出されている．軟部組織の内部も評価できるが，コントラスト（白黒の濃度差のつき方）が縦隔条件に比べて低く，微妙な濃度差は判別できない．**(d)** 高分解能CT．エックス線ビームの幅の狭い（スライス厚が薄い）条件で撮影し，視野を小さく，かつ空間分解能が高い再構成関数を用いた条件で構成した画像で，肺の病変の詳細を解析するのに重要である．**(e)** 造影冠状断再構成画像．横断画像から種々の方向の画像を再構成でき，病変の上下方向の進展の解析などに有用である．また血管内にヨード造影剤が投与され，コントラストの不足を補っている．**(f)** 3次元立体表示（VR）体積レンダリング法により再構成された肺門部肺血管，大動脈の3次元表示．立体的位置関係はよく表現されている．（カラー口絵参照）

+1,000 として数値化した値（Hounsfield 単位：HU）で表される．
- 多くの軟部組織は −10 〜 80 程度の範囲に入るが，石灰化は 100 以上，脂肪は −30 以下，ガス（空気）は −300 以下の CT 値を示す．

◆ ポイント

- CT 画像は広い範囲の情報量を持っているが，これをすべて 1 枚の画像で表示することができない．すなわち，病変をより明瞭に表示するためには，その臓器を構成する組織あるいは診断を目的とする組織の CT 値を中心にして表示したほうがよい．
- たとえば肺は空気を多く含むために正常肺の CT 値は − 300 以下を示すので，この値を中心にした CT 値のみを表示すれば，肺の病変をよりとらえやすい（肺野条件表示）（図 4.3a）．しかし，この場合は，縦隔の軟部組織はすべて真っ白になってしまい評価できない．
- 逆に縦隔や胸壁の軟部組織の病変を診断するためには，CT 値 0 を中心とする狭い範囲を表示したほうが適している（縦隔条件）（図 4.3b）．この場合は，肺は真っ黒になり評価できない．このような表示条件をウインドウ設定（window setting）とよぶ．
- 胸部 CT 画像においては，縦隔，胸壁，肺野などの多岐にわたる病変を検索する必要があり，通常肺野条件と縦隔条件の 2 種類の画像を作って観察する必要がある．また必要に応じて，高い CT 値を中心に表示する骨条件も必要になる．
- CT でも軟部組織間のコントラストが十分とはいえないので，血管内にヨードを含む造影剤を注射する必要がある場合がある（図 4.3c）（造影 CT）．
- 薄く撮影された CT データから，空間分解能を重視した再構成方法で画像を作成する高分解能 CT（high resolution CT: HRCT）は，肺結節の良悪性診断やびまん性肺疾患になくてはならない方法である（図 4.3d）．

+ Step up

- 最近では，検出器の列数が増加し，最大 320 列までの機器が市販されている．このような多検出器列 CT では，1 枚のスライスを撮影する時間はあまり変わらないが，多数の薄いスライスを同時に短時間で撮影できることから，これを基にして，任意の方向の画像をコンピュータグラフィクスにより再構成できるようになった（図 4.3f）．
- 呼吸器の領域では，吸気時と呼気時に撮影を行い，呼吸に伴う形態の変化をダイナミックに捉えるなど，多くの臨床応用が可能になってきている．

1.2.4 MRI（図 4.4）

- 人体を地磁気の 1 万倍から 6 万倍（0.5 〜 3 Tesla）程度の強力な磁場の中に置き，これに目的とする元素の原子核（臨床機では水素の原子核がほとんどであるが，一部でリンやナトリウムの画像化も行われている）の共鳴周波数に一致する電磁波を照射し，これにより逆に人体内の原子核から放出される電磁波を観測して画像化するものである．
- MR の信号強度に影響を与える要因には，その組織のプロトン密度，緩和時間とよばれる T1，T2 時間，動き，常磁性効果を持つ物質の有無などがある．これらのうちいずれの因子がその画像の信号強度にどの程度の影響を与えるかは，人体に向けて照射する電波の間隔，強さなどにより異なる．

◆ ポイント

- MR の基礎理論は難解である．臨床医は，臨床応用に必要な概略を理解すれば十分である．
- T1（T2）強調画像というのは，その画像における組織の信号強度が T1（T2）値の影響を大きく受けているということを示しているが，もちろん他の因子の影響も受ける．空気のようにプロトン密度が非常に低ければ，どのようにしても信号は得られない．

第4章 検査

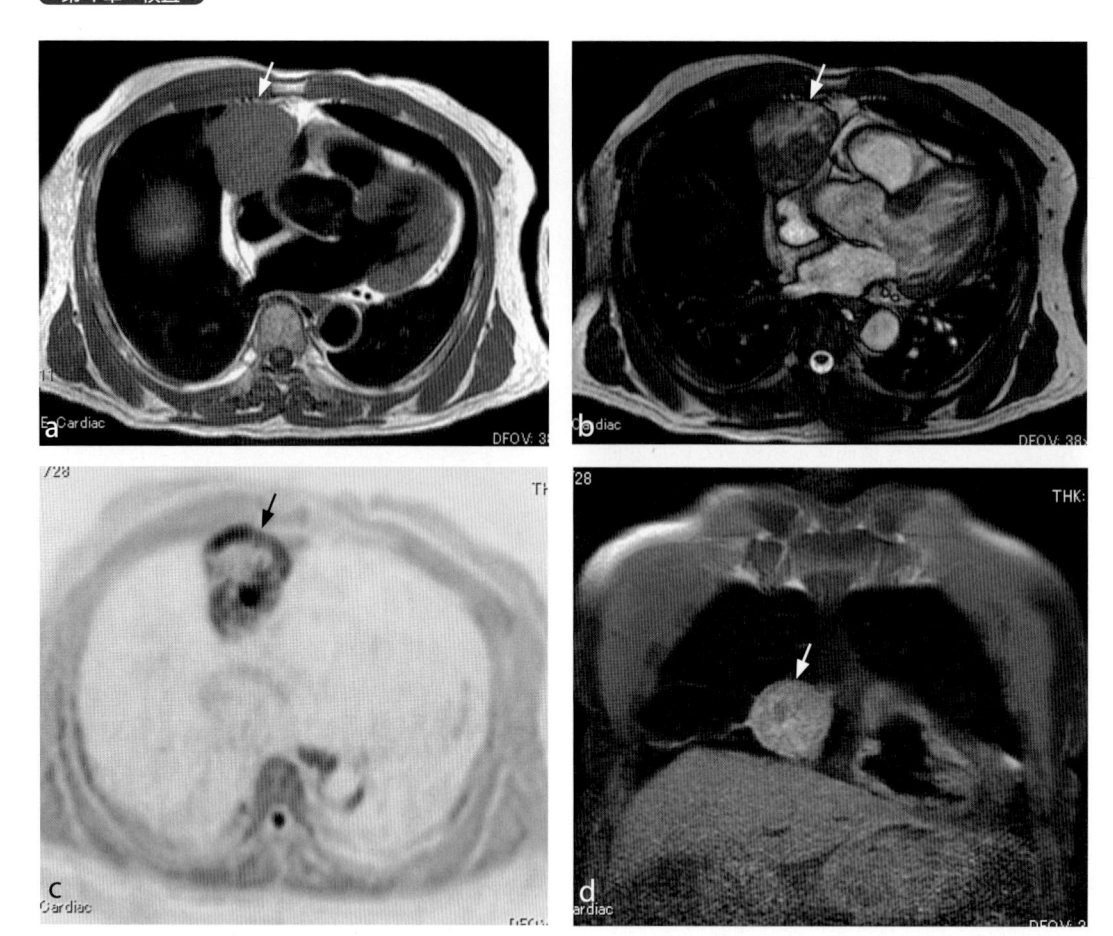

図 4.4 MR 画像の撮影条件（パルス系列）の差による画像コントラストの違い（胸腺腫，矢印）．**(a)** T1 強調画像．脊髄周囲の脳脊髄液（ほぼ純粋水）は低信号（黒）に，脂肪は高信号（白）に描出される．移動する血液は無信号になるので，通常動脈は無信号になる．椎体の骨髄脂肪からの高信号が見られるが，骨梁は無信号である．**(b)** T2 強調画像．脳脊髄液は高信号になる．やはり血管は無信号に描出される．脂肪は，水よりは信号強度は低いが，軟部組織よりは高信号に描出される．**(c)** 拡散強調画像．ブラウン運動の制限される充実性腫瘤などの軟部組織は高信号に描出されるが，ブラウン運動制限されない水は無信号になる．**(d)** 冠状断脂肪抑制 T1 強調画像．脂肪抑制パルスを加えることにより脂肪高信号が消失する．

- MR での白さ黒さ（CT では濃度［density］）は，きわめて比喩的にいうと，物質の水っぽさと柔らかさ固さに依存している．すなわち，水っぽく柔らかい組織は T1 強調画像で低い信号強度（黒く），T2 強調画像では高信号（白く）となる傾向がある．
- 一般に病変部は，浮腫性変化などのために T1 強調画像では低信号に，T2 強調画像では高信号になる傾向にある（図 4.4a，b）．T1 強調画像で高信号を示す病変は，亜急性期の出血や脂肪，高蛋白濃度の液体，T2 強調画像で低信号を示すのは，ヘモジデリンなどの常磁性体や膠原線維などがあり，組織性状を推定するのに役立つことがある．
- 拡散強調画像などを利用すれば，造影剤の使用なしに腫瘤の内容が嚢胞性か充実性かの判断が可能である（図 4.4c）．
- MR の最も大きな長所の 1 つは，組織間コントラストが CT よりさらに高いことにある．
- MR の欠点は，磁性体金属が埋め込まれている患者や心臓ペースメーカー装着者などの禁忌があること，閉所恐怖症では撮影が十分にできないこと，空間分解能が CT に劣ること，石灰化の検出能が劣ることなどである．

1. 胸部単純エックス線検査，CT検査

> **+Step up**
> - MRでは，断層方向が任意に設定できる点がCTより優れている（図4.4d）といわれていたが，最近はMDCT（多列検出器CT）により，CT画像でも任意の方向の断層像の再構成が可能になっている．

1.2.5 超音波

- 超音波は，音響インピーダンスの異なる組織の境界面における超音波の反射を画像化するもので，CTともMRとも異なる原理で画像を構成するが，ほぼ似たような画像が得られる．
- 手軽に撮影でき，また被曝のないこと，比較的組織間コントラストの高い画像を任意の方向から得られるという長所があるが，空気や骨の後方には超音波が伝わりにくく，情報が全く欠落するのが最大の欠点である．

◆ ポイント

- 肺は多量に空気を含み，また骨性胸郭に囲まれ超音波診断には不利な面が多いが，縦隔や胸壁，心臓の病変の評価には有用である．

1.2.6 核医学診断

- 呼吸器疾患の診断に用いられる核医学検査には，肺癌の診断や臨床病期分類に用いられるFDG-PETや骨シンチグラフィー，肺血栓塞栓症の診断に用いられる肺血流シンチグラフィーと肺換気シンチグラフィーがある．
- FDG-PETはfluorodeoxyglucoseに陽電子核種をラベルしたブドウ糖のアナログで，ブドウ糖代謝の多い部分に蓄積する（図4.5a）．
- 肺癌などの腫瘍性疾患では，従来のCTのみの検査に比べて正診率が上がるとともに，その集積の程度は，腫瘍の生物学的悪性度を反映するとされる．
- 骨転移の診断には骨シンチグラフィーが施行されてきたが，FDG-PETが撮影できる施設では，これで代用が可能である．
- 肺血流シンチグラフィー（図4.5a）は，大凝集ヒト血清アルブミン（macroaggregated human serum albumin）に^{99m}Tcをラベルしたものを静注し，正常肺の血管床に微小塞栓を形成して集積するのに対し，血流のない部分ではその集積を欠くことを応用して，肺血栓塞栓症の診断に用いようとするものである．ただし，肺炎などの疾患でも肺動脈血流は減少するので，核医学検査から肺血栓塞栓症を診断するためには，放射性ガスを用いる肺換気シンチグラフィーが正常であること（換気血流ミスマッチ[ventilation perfusion mismatch]）を示さなければならない．

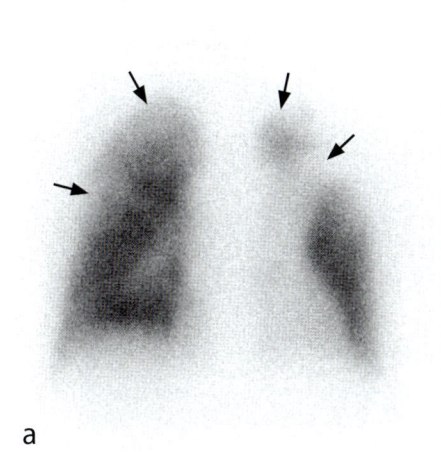

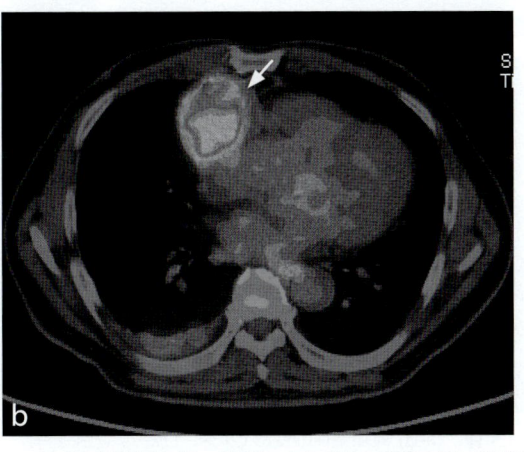

図4.5 核医学検査．(a) 肺血流シンチグラムプラナー像（肺血栓塞栓症）．肺野にくさび状の集積の低い領域が多発している（矢印）．(b) FDG-PET断層像（胸腺腫，矢印）．腫瘍に高い集積が見られる．（カラー口絵参照）

第4章 検査

> **+Step up**
> - 肺換気シンチグラフィーは，放射性ガスのトラップ装置が必要など大きな施設でないと使用しにくいことがあり，実際には，肺血流シンチグラフィーのみ行い，その他に疾患がないことはCTなどで確認する場合が多い．

1.2.7 画像診断による被曝と検査の適応

> **+Step up**
> - 日本に遅れて欧米においても医療被曝の増加が大きな問題になっているが，医療被曝の増大の大きな原因はCT検査の増加にあるといわれている．標準的な胸部CT検査における被曝量は，胸部単純エックス線の200〜800倍程度とされ，少ない被曝量ではないことに留意しなければならない．

1.3 ✚ 正常画像解剖

a. 胸部単純エックス線
- 胸部正面像（図4.2a）
- 側面像（図4.2b）
- 肺尖撮影

b. 胸部CT像
- 縦隔条件（図4.6a-f）
- 肺野条件（図4.6g-l）

c. 胸部MR像（図4.7）

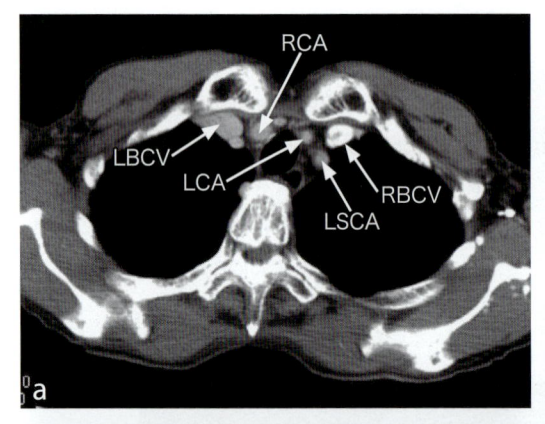

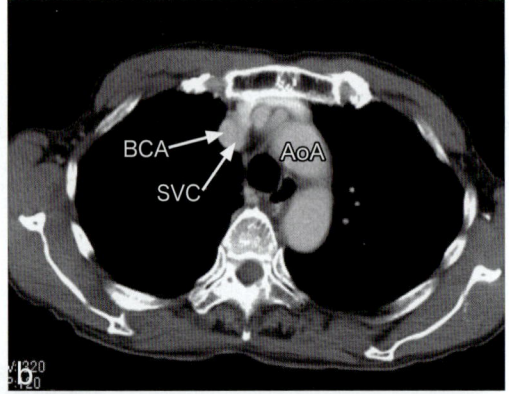

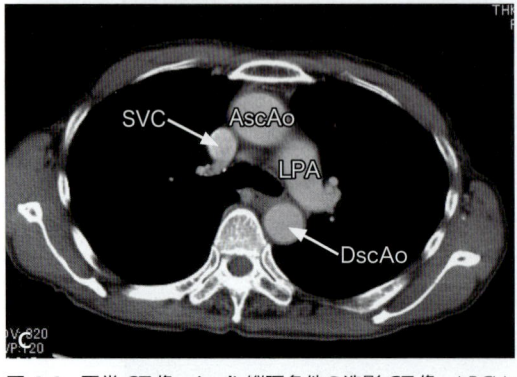

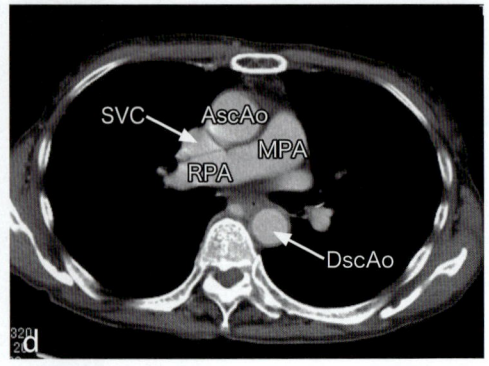

図4.6 正常CT像．(a-d)縦隔条件の造影CT像．LBCV：左腕頭静脈，RBCV：右腕頭静脈，RCA：右総頚動脈，LCA：左総頚動脈，LSCA：左鎖骨下動脈，BCA：腕頭動脈，SVC：上大動脈，AoA：大動脈弓，AscAo：上行大動脈，DscAo：下行大動脈，LPA：左肺動脈，RPA：右肺動脈，MPA：主肺動脈

1. 胸部単純エックス線検査，CT検査

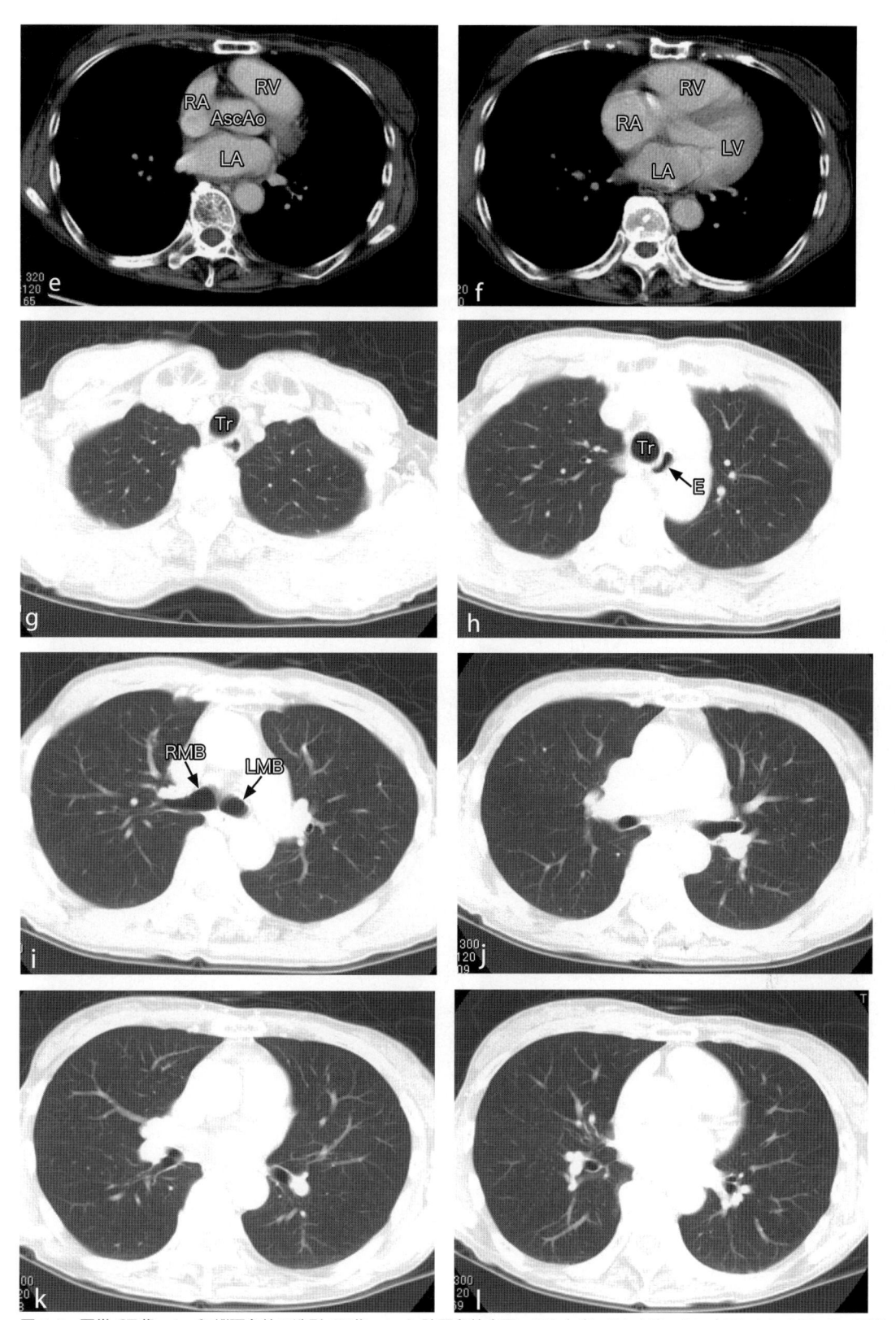

図 4.6 正常 CT 像．(e, f) 縦隔条件の造影 CT 像，(g-l) 肺野条件表示．RV：右室，LV：左室，RA：右房，LA：左房，Tr：気管，E：食道，LMB：左主気管支，RMB：右主気管支

第4章 検査

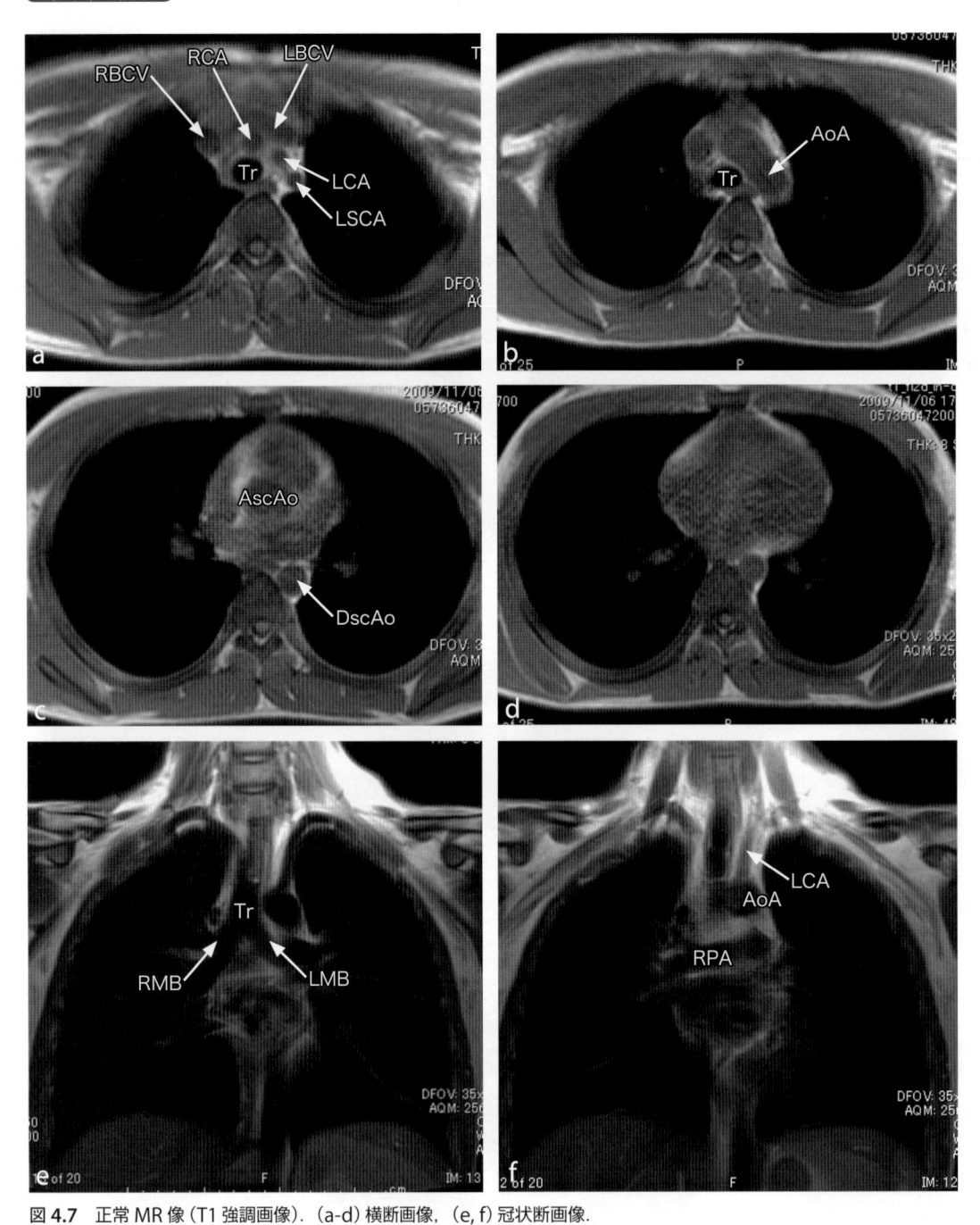

図 4.7　正常 MR 像（T1 強調画像）．(a-d) 横断画像，(e, f) 冠状断画像．

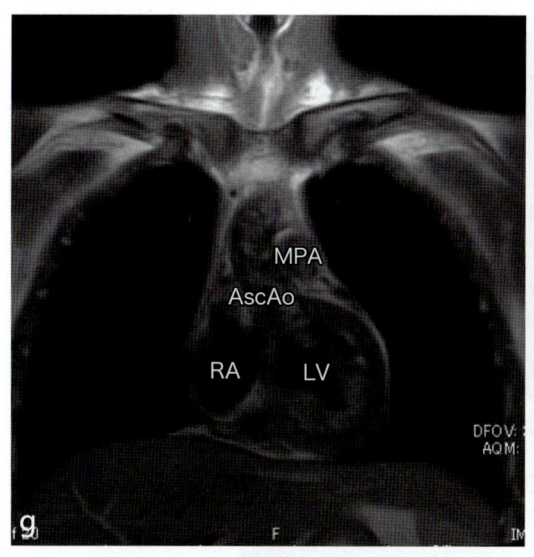

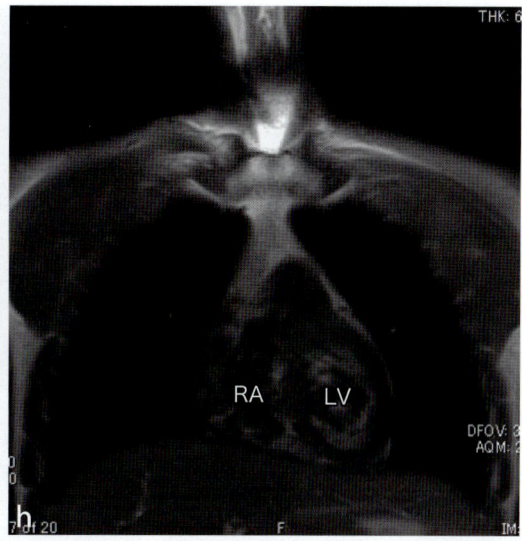

図 4.7　正常 MR 像（T1 強調画像）．**(g, h)** 冠状断画像．

1.4 縦隔疾患の診断に有用なサイン

a. 胸膜外サイン（extrapleural sign）（図 4.8）

- 縦隔や胸壁と肺実質の両者にまたがる異常陰影が見られた場合に，この陰影が肺実質に由来するのか，肺実質外から生じたものかを判断するのに有用なサイン．
- 胸壁ないし縦隔から山の裾野のような広がり（tapering edge）をもって肺に広がる場合には，肺実質外から発生した病変を考える．これは，病変が少なくとも臓側胸膜 1 枚かぶって肺と接するためである．同時に肺に接する部位では，その辺縁が明瞭かつ整，肺血管陰影が透見できるなどの所見が見られる．

b. 頚胸サイン（cervico-thoracic sign）（図 4.9）

- 正面像で，前縦隔腫瘤は，その外側の辺縁が鎖骨の中央付近で追えなくなるのに対して，中縦隔や後縦隔の腫瘤では，その辺縁が明瞭となる．
- 前縦隔は，鎖骨より上部では前後の幅が狭くなるので，前縦隔腫瘤と胸壁の間でシルエットサインが陽性になるためである．中縦隔，後縦隔では，この高さでも十分に肺の空気と接しているためにシルエットサインが陽性にならない．

◆ ポイント

a. 第 3 の丘サイン（third mogul sign）

- いわゆる左第 3 弓の突出を示すサイン．左心耳の拡大，冠動脈瘤，部分心膜欠損，縦隔腫瘍などの疾患で見られる．

b. 氷山の尖端サイン（tip of iceberg sign）

- 縦隔と後腹膜にまたがる大きな腫瘤の場合，縦隔では腫瘤の輪郭が肺の含気のために明瞭であるが，後腹膜部分では腫瘤の輪郭が不明瞭で，ちょうど海面に浮いた氷山のように見える．

1.5 異常陰影の発見評価に有用な軟部組織と肺の境界

◆ ポイント

- 正常胸部単純エックス線で見られる線状陰影や帯状陰影の成り立ち，あるいはこの異常を理解するには，胸部 CT と対比して考えると理解しやすい．

第4章 検査

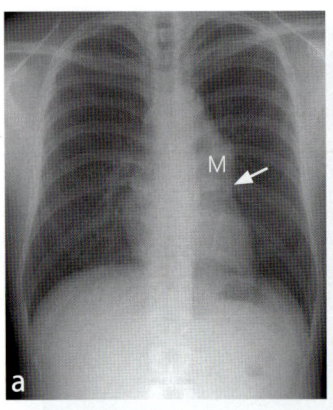

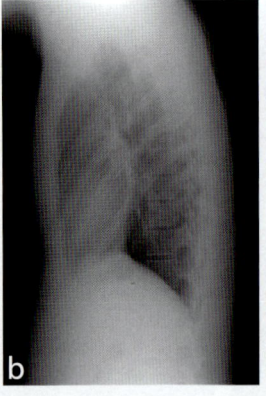

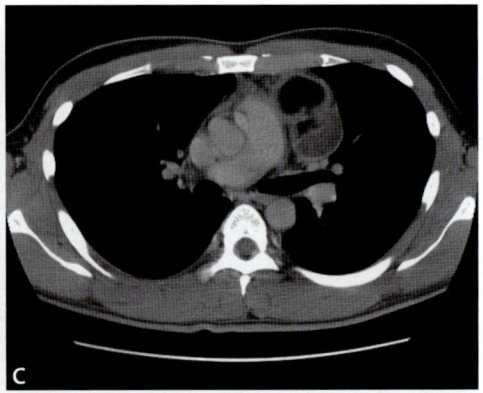

図4.8 胸膜外サイン（extrapleural sign）. 縦隔奇形腫. **(a)** 正面像では，左肺門部に重なる腫瘤陰影（M）は，心陰影の左縁からなめらかに山の裾野のような tapering edge（矢印）を示して立ち上がっている. **(b)** 側面像では，胸骨後部に陰影が見られるが，tapering edge は見られない. **(c)** CTでは，病変が縦隔腫瘍で肺外病変であることがよくわかる.

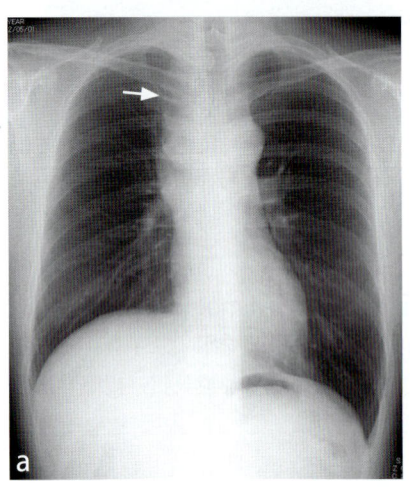

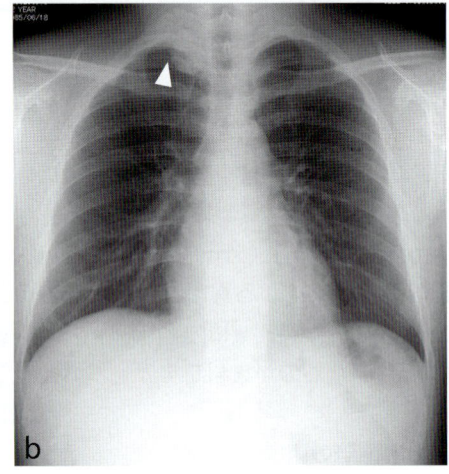

図4.9 頚胸サイン（cervicothoracic sign）. **(a)** 前縦隔腫瘍では，両側に拡大する縦隔陰影の外側縁は，鎖骨の中央部付近で消失している（矢印）. **(b)** 後縦隔腫瘍では，鎖骨の上方まで辺縁が十分に追える（矢頭）.

1.5.1 胸部正面像でのチェック項目

a. 右傍気管線（right paratracheal stripe）
（図4.10）

- 気管内の空気と肺の含気に挟まれ，気管の粘膜面から右肺上葉の臓側胸膜までの軟部組織が帯状の陰影を形成する.
- 正常の帯幅は 3 mm 以下である. 4 mm 以上あれば何らかの軟部組織の肥厚が存在することになるが，最も多い原因は右傍気管リンパ節の腫大である.

b. 右傍食道線（right paraesophageal line）

／食道奇静脈陥凹（azygoesophageal recess）

- 食道の右壁に接して奇静脈が走行するため，奇静脈と食道の右壁とこれに接する肺の空気の境界面が線状陰影として見られる.
- 右傍食道線の偏位は，分岐部リンパ節の腫大や食道奇静脈陥凹に好発する気管支原性嚢胞などで見られる.

c. 傍大動脈線（paraaortic line）（図4.2，4.6）

- 下行大動脈とこれに接する左肺下葉の空気の境界が線状陰影として見られるものである.
- 傍大動脈線の消失（シルエットの消失）は，左

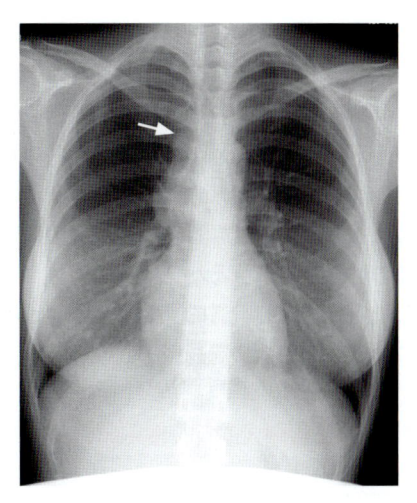

図 4.10 悪性リンパ腫．右傍気管リンパ節腫大（矢印）．右傍気管領域に軟部組織腫瘤が見られる．

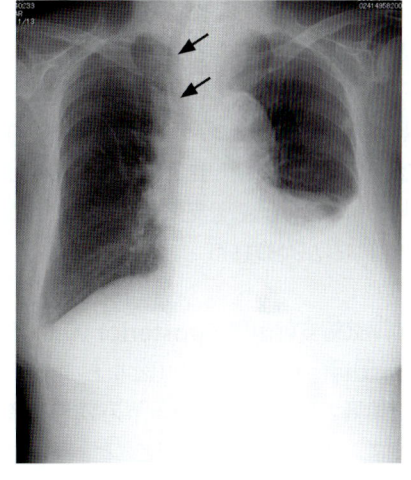

図 4.11 胸郭内甲状腺腫に見られた気管の偏位（矢印）．

肺下葉の含気の消失を示唆する重要な所見である．また下行大動脈に接する腫瘤性病変でも同様に傍大動脈線の消失が見られる．

◆ ポイント

a. 傍脊椎線（paraspinal line）（図 4.2, 4.6）

- 胸椎とこれに接する肺の空気の境界面が線状陰影として見られるものである．椎体に接する肺の含気の低下，あるいは傍椎体領域の軟部組織腫瘤で，傍脊椎線が消失する．また椎体やこの近傍の腫瘤整性病変で傍脊椎線の外側への偏位が見られる．

b. 大動脈肺動脈窓（aorticopulmonary [A-P] window）（図 4.6）

- 下行大動脈と肺動脈主幹部の間に肺が入り込んで，窓のように見えることからこの名がある．大動脈肺動脈窓部は，内方に凸になる．これが外方に凸となったり膨隆する場合は，動脈管索リンパ節の腫大や大動脈瘤などの腫瘤性病変の存在を考える．

c. 気管・主気管支の透瞭像，気管の偏位

- 正面像で，気管・主気管支の透瞭像をチェックすることは重要である．特に縦隔内で，気管・主気管支の透瞭像が限局性に見えにくい場合には，気管や主気管支の腫瘤性病変あるいは狭窄などを疑う．またはびまん性に気管や主気管支の狭窄をきたす疾患である．

- 気管の偏位は，その上部では甲状腺腫（図 4.11）やリンパ節腫大，中部では大動脈の延長蛇行，縦隔腫瘤などにより生じることが多い．

d. 横隔膜の輪郭

- 横隔膜は通常ドーム状の形態を示す．横隔膜の挙上や低位平坦化は，種々の疾患で見られる．

- 正常人では左横隔膜と胃泡の距離が 2 cm を超えることはきわめて稀で，これを超える場合は，肺下胸水や横隔膜近傍の腫瘤性病変が疑われる．

- 立位胸部正面像の横隔膜下のガス像は，腹膜気腫を示す所見であるが，右横隔膜下に結腸が入り込む Chilaiditi 症候群と区別しなければならない．

1.5.2 胸部側面像でのチェック項目

a. 右上葉気管支口と左主気管支（right upper lobe bronchus, left main bronchus）
（図 4.2b, 4.6）

- 正しく整位され斜めになっていない側面像で

は，気管の透瞭像の下部に右上葉気管支口が円形の透瞭像として見られる．これよりやや尾側に円形の左主気管支の透瞭像が見られる．左主気管支の透瞭像の上縁を左葉間肺動脈が後方に走行するのが同定できる．これらの透瞭像が不明瞭な場合は，気管支口を狭窄ないし閉塞する腫瘤などが疑われる．

b. 右中間気管支幹後壁（posterior wall of intermediate bronchus）（図4.2，4.6）

- 右上葉気管支口の後縁から下方に伸びる線状陰影は，中間気管支幹内の空気と，その後壁に接する右下葉の空気に挟まれた後壁の厚みを表している．局所性に肥厚が見られたり，腫瘤性病変が見られる．

◆ ポイント

a. 気管食道線と気管後部帯（tracheoesophageal stripe，retrotracheal stripe）（図4.2，4.6）

- 側面像で，気管の空気と食道内の空気に挟まれて気管後壁と食道前壁およびその間の軟部組織が帯状陰影として同定されるものである．食道が虚脱し内部に空気を含まない場合は，気管後部帯（retrotracheal stripe）とよばれる．気管後壁，食道，ないしこの間にある中縦隔腫瘤で肥厚する．

b. 胸骨後部帯（retrosternal band）

- 胸部側面像で，胸骨の後部に見られる帯状の軟部組織帯である．胸骨の腫瘤や，傍胸骨リンパ節の腫大などで肥厚する．

1.6 ✚ 肺実質疾患で見られる異常所見

- 肺実質疾患で見られる異常陰影には，周辺の正常肺よりも透過性が亢進する場合と低下する場合がある．すなわち病変部で，肺の透過性が亢進して黒く見える場合と，透過性が低下して白く見える場合がある．

- 胸部単純エックス線で，肺野に異常陰影が見られても，それが本当に肺内の病変かどうかの判断は慎重に行わなければならない．肺野の透過性が低下しても，肺内の病変によるものか否かの判断は，1方向のみの画像では判断できない．すなわち，肺野に重なる胸壁や胸膜の病変でも同様の陰影を生じうるからである．

- この項目では，肺実質の異常により生じる陰影について，その性状を述べる．

1.6.1 心臓，縦隔大血管，横隔膜のシルエット
◆ ポイント

- 心臓のシルエットは，これに接する各肺葉の含気の低下や心陰影の接する軟部組織腫瘤性病変により消失する．したがって心陰影を形成する各部分がどの肺葉に接するかを記憶し，異常な陰影を認めた場合に，心陰影のどの部とシルエットを形成しているのか，あるいは形成していないのかを考慮して読影を進める必要がある．

- 右心縁上部から上大静脈は右上葉，右心縁下部は右中葉，右横隔膜は右下葉，大動脈弓部は左上葉上区，左心縁下部は左上葉舌区，下行大動脈と左横隔膜は左肺下葉に接しているので，各々の部位の病変ないし含気の低下でこれらのシルエットが消失する．

1.6.2 肺野の透過性の低下

肺野の透過性の低下を認めた場合，以下の項目のチェックが必要である．

a. 異常陰影の存在部位

- 異常陰影が存在する部位，それが肺内か肺外か，肺内とすれば，解剖学的にどの部位かなどが検討の対象になる．

- 肺内病変であれば，肺葉，区域などが同定できれば最もよいが，1方向のみの単純エックス線では，前後の重なりのためにどの肺葉であるか同定できないことがある．この場合は，正面像で，第2肋骨の尖端の高さより上を上肺野，

第2肋骨尖端と第4肋骨尖端の高さの間を中肺野，第4肋骨尖端の高さより下を下肺野として位置を表現する．また鎖骨より上方を肺尖部と称する．
- 心臓に近い中枢部肺血管とリンパ節などからなる部分を肺門部といい，これ以外の末梢の肺を肺野とよぶ．

b. 異常陰影の濃度
- 異常陰影の白さ黒さ，すなわち透過性の程度を示す．一般に肺実質病変では，病変内部にまだ含気があると淡い陰影を示し，病変内部に含気がないと濃厚な陰影を示す．
- 病変部では血管陰影がマスクされ透見できないような濃厚な陰影をコンソリデーション（図4.12），また病変内部でも背景となる血管陰影が透見できるような淡い陰影をすりガラス様陰影（図4.13）とよぶ．
- 単純エックス線においては，病変部の前後の厚みにより濃厚な陰影でも一見すると淡く見え，前後の肺血管陰影が重なるために血管陰影が透見できるように見えるが，これは前後の重なりによるものであり，単純エックス線診断の限界でもある．多くの場合，すりガラス様陰影でも，

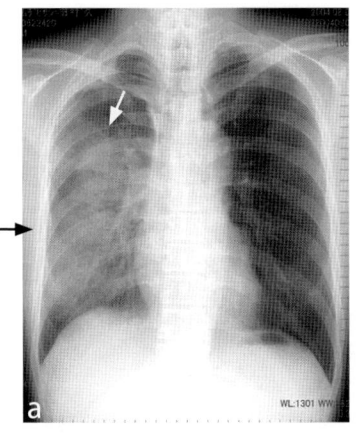

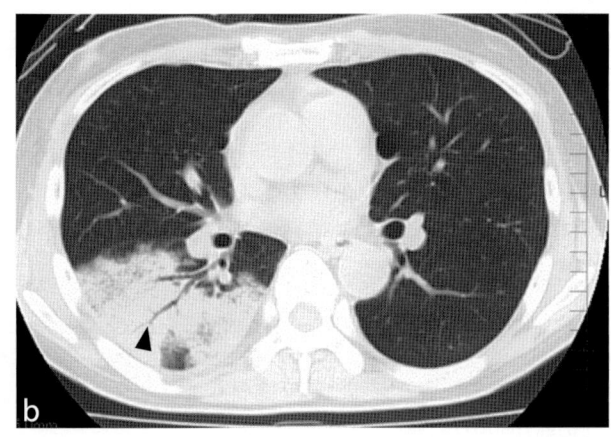

図4.12 コンソリデーション．肺胞性肺炎．**(a)** 胸部単純撮影では，右肺に濃厚な陰影（矢印）が見られる．単純撮影では，前後の正常肺の重なりのために，血管影が重なって見える．**(b)** CTでは，病変部では濃厚な陰影により，血管陰影がマスクされ不明瞭になっている．内部に気管支透瞭像（矢頭）を認める．

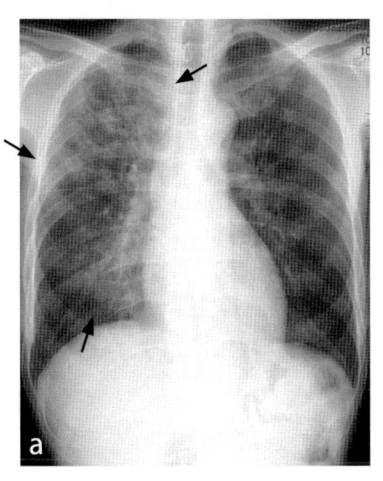

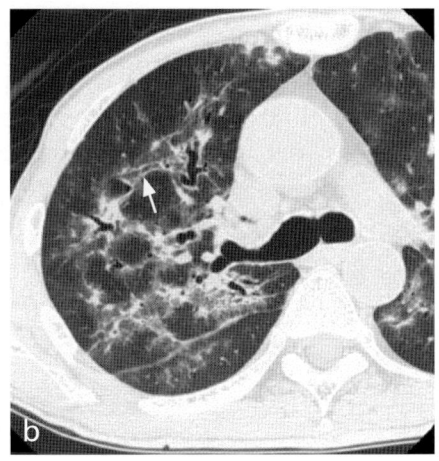

図4.13 すりガラス様陰影．ニューモシスチス肺炎．**(a)** 胸部単純撮影では，異常陰影は淡く（矢印），病変部で空気を含んでいるものと考えられる．**(b)** CTでは，病変部ですりガラス様陰影内部で血管陰影が透見できる（矢印）．

多少なりとも血管陰影の輪郭が不鮮明になる．
- コンソリデーションとすりガラス様陰影は，どこかで線を引いて区別できるものではなく，一種の連続したスペクトラムであり，どちらとも判断がつかない陰影も存在する．

c. 異常陰影の形状，大きさ
- 次に，異常陰影の形状やサイズに着目する．すなわち，陰影の径，できれば直交する2方向での最大径を計測しておく．また形状は，円形，楕円形，不整形，星形，瘢痕状など様々な形容詞で表現される．
- 陰影が多発しているか，単発か，びまん性か斑状かなどが診断の手がかりになる．

d. 異常陰影の内部構造
- 陰影の内部は，均一な白さかそれとも不均一か，空洞や囊胞などの空気を含んでいるか，あるいは石灰化などの透過性のきわめて悪い部分がある，などが代表例である．

e. 異常陰影の辺縁
- 正常部と異常部の境界の性質である．結節性病変であれば，辺縁が明瞭かつ整であればあるほど良性の可能性が高くなる．
- 肺胞性陰影は，間質性陰影に比較して，陰影の辺縁は不明瞭になる傾向がある（図4.12）．これは肺胞間に非気管支性の交通路（Kohn孔やLambert管）が存在し，これを介して病変が連続性に進展するためである．

f. 正常構造の偏位
- 無気肺などで肺の一部に容積減少が起きたり，あるいは逆に腫瘤性病変による圧排などで正常構造が偏位をきたすことがある．右上葉の無気肺で右肺門陰影の挙上が起きるのがその例である．

1.6.3 肺胞性陰影と間質陰影

+ Step up

- 肺陰影を肺胞性陰影と間質陰影に区分する方法はFelsonにより提唱され，いまだに鑑別診断を考えるうえで有力な方法であるが，その限界も明瞭になってきている．
- 肺胞性陰影（図4.12）は，肺実質陰影ともよばれ，その病理学的背景が肺胞腔内の空気を置換するように進展する病変であるのに対して，間質陰影は，その病変の主座が肺胞壁（固有間質または狭義間質）や気管支血管周囲の間質，小葉間隔壁，胸膜下の間質（広義間質）にある病変である．すなわち，肺実質は，正常では空気しか存在しない肺胞腔内を指す概念である．
- 肺胞性陰影は，その辺縁が不明瞭である，融合傾向が強い，気管支透瞭像が見られる，蝶形分布や斑状分布ないし区域性分布など様々な分布をとるなどの特徴がある．辺縁が不明瞭なのは，肺胞間にはKohn孔やLambert管などの気管支を介さない肺胞間の交通があり，肺胞腔内の病変は，これらの交通路を介して容易に隣接する肺胞に進展し，その辺縁が画像上不明瞭になるとともに融合傾向が明瞭であるからである．
- 肺胞性陰影をきたす代表的疾患は，肺胞性肺炎，肺水腫，肺胞上皮癌，肺胞出血，肺胞蛋白症，肺胞微石症などであるが，肺胞を置換する病変が細胞成分か液体かの鑑別は画像上困難である．
- これに対して，肺の間質に病変の主座のある疾患の示す陰影を間質性陰影とよぶが，間質性陰影は，粒状陰影，結節陰影，網状影，線状影など様々である．すなわち病変の進展様式や大きさなどによってかなり多様な陰影を示す．
- すりガラス様陰影は，病変部で肺の基本構造である肺血管陰影が透見できるような淡い陰影を指し，病変部内にまだ含気が残っていることを示す．かつては，すりガラス様陰影は間質陰影とされたが，現在ではきわめて非特異的な陰影で，肺胞性病変でも間質病変でも見られると考えられている．

1.6.4 各種の異常陰影

a. 浸潤影（コンソリデーション，肺硬化影，融合影）（図 4.12）

- 浸潤影は多くの場合，肺胞性病変で見られるが，間質陰影も高度になると浸潤影を示すことがある．
- 病変部で肺血管がマスクされるような濃厚な陰影で，病変部に含気が乏しいことを示す．気管支透瞭像（air bronchogram）を含むことがある．

b. すりガラス様陰影（図 4.13）

- 浸潤影とは対照的に，病変部で肺血管陰影が透見できるような淡い陰影をいい，病変部に含気がまだ残存していることを示す．浸潤影とは程度の問題であり，浸潤影ともすりガラス様陰影とも判断がつかない例も存在する．
- 単純エックス線写真においては，前後に薄い病変では，濃厚な陰影であっても淡く見えるし，前後の血管陰影が重なってすりガラス様陰影に見えてしまうこともあり，注意を要する．
- 病理学的背景は様々であり，肺胞腔内充填性病変が不完全に起きている場合もあるし，肺胞隔壁の肥厚のような間質病変でも生じうる．

c. 結節陰影，腫瘤影，粒状陰影（図 4.14）

- 塊の陰影である．辺縁や内部の性状は様々で，3 cm までのものを結節陰影（図 4.14a），3 cm を超えるものを腫瘤陰影（図 4.14b）ということが多い．結節陰影のうちでも小さいものを粒状陰影とよぶ．また特に 2 mm 程度以下の微細な粒状陰影を粟粒大結節とよぶ（図 4.14c）．
- 結節陰影は，間質性病変でも肺胞性病変でも生じうるが，間質性の結節はその辺縁がより明瞭で，肺胞性結節は不明瞭な辺縁を持つ．
- 結節陰影内に壊死が生じ，その内容が誘導気管支を通じて肺外に排出されると空洞が形成される．
- 結節よりもさらに境界が不明瞭な浸潤影や，比較的広い局面と直線的な境界を持つ浸潤影，すりガラス様陰影を斑状陰影と称することがある．

◆ ポイント

a. 線状影（図 4.15）

- 線状の陰影である．その幅は 2〜3 mm までで，長さは種々様々である．幅が広くなると索状影などとよばれる．
- 代表的な線状陰影は Kerley 線である（図 4.15）．Kerley 線は小葉間隔壁の肥厚に相当するがその幅は 1 mm 程度で，A 線は上肺野で長さが 4

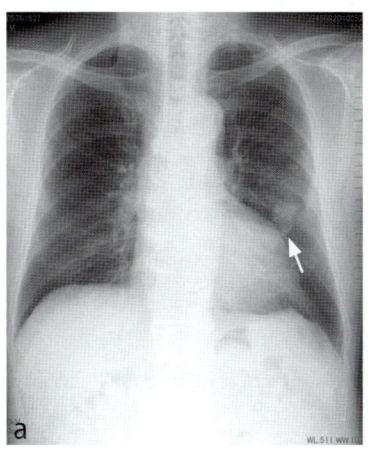

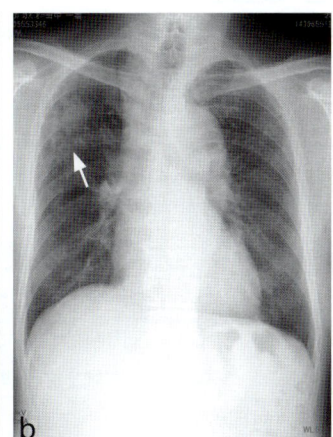

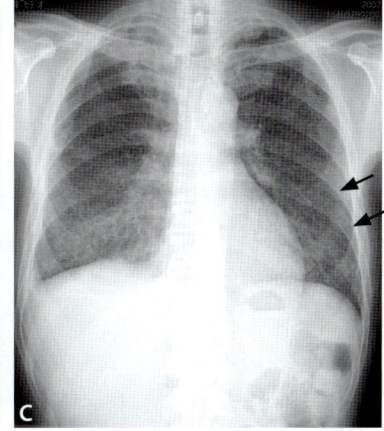

図 4.14 結節陰影．(a) 肺癌による結節陰影（矢印），(b) 塵肺の大陰影（腫瘤陰影，矢印），(c) 粟粒結核（粟粒大の結節陰影，矢印）．

第4章 検査

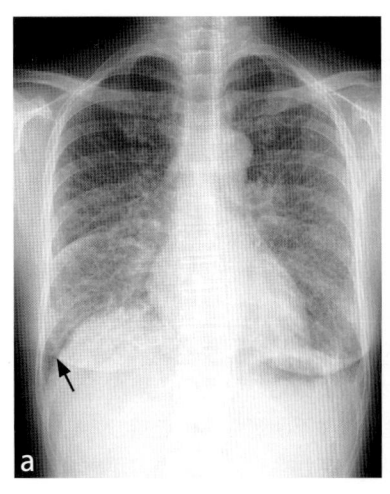

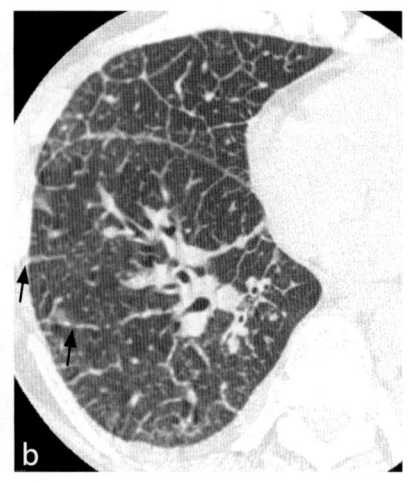

図 4.15 Kerley 線．胃癌，癌性リンパ管症．(a) 胸部単純撮影では，下肺野外側に幅 1 mm 程度，長さ 2～3 cm の線状影が多数認められる（矢印）．(b) HRCT では小葉間隔壁の肥厚が高度である（矢印）．

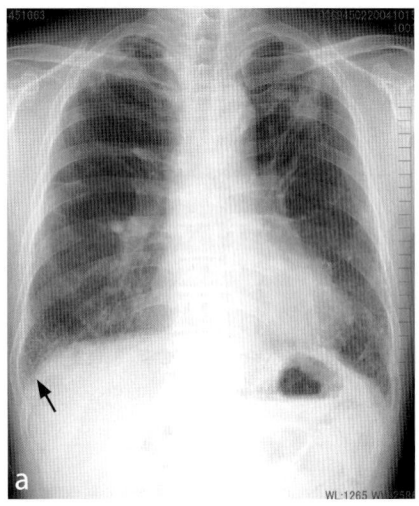

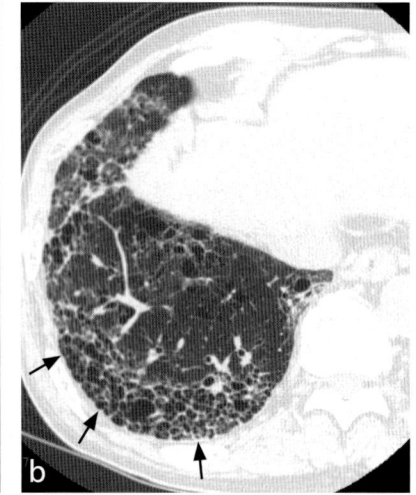

図 4.16 特発性肺線維症．(a) 胸部単純撮影では，下肺野優位に網状影（蜂巣肺，矢印）が見られる．(b) CT 像では，網状影（蜂巣肺）がより明瞭に示される（矢印）．

～5 cm の胸壁に直交するもの，B 線は下肺野外側で長さ 2 cm 程度のもの，C 線はこれらの線状陰影の重積による網状陰影である．肺水腫や癌性リンパ管症などの小葉間隔壁の肥厚する病態で出現する．

b. 網状影（図 4.16）
- 網の目の陰影である．網状影は，実際に病理像においても網状の形態を示すものがあるが，上記のような線状陰影の重なり（重積効果）によるものもある．また網状の構造であっても，重積効果により結節陰影が混じて粒状網状陰影を呈することもある．
- 網状影の代表例は蜂巣肺（honeycomb lung）である．これは間質性肺炎に見られる所見で，肉眼的に多くの孔があき，まるで蜂の巣のように見えるものをいう．所見は非特異的である．

c. 無気肺（図 4.17）
- 肺の容積が減少した状態を無気肺という．肺の

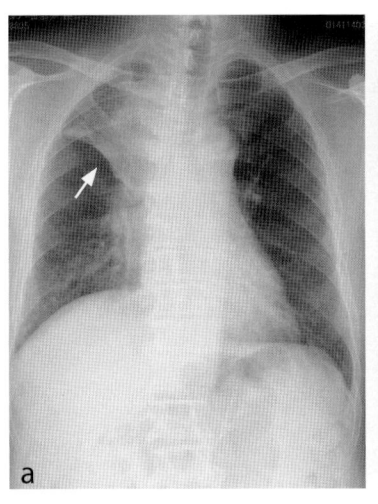

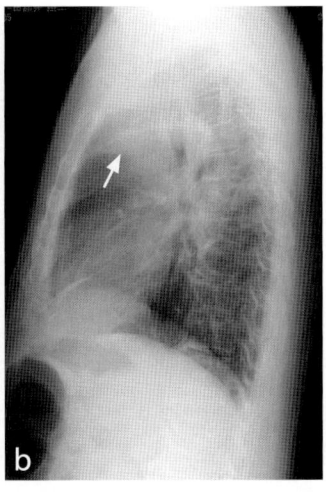

図 4.17 無気肺．**(a, b)** 右上葉無気肺．胸部正面像では，右上肺野にくさび状の無気肺陰影（矢印）が見られ，上大静脈のシルエットが消失（矢印）している．側面像では，縦隔上部に重なって三角形の陰影（矢印）が見られる．

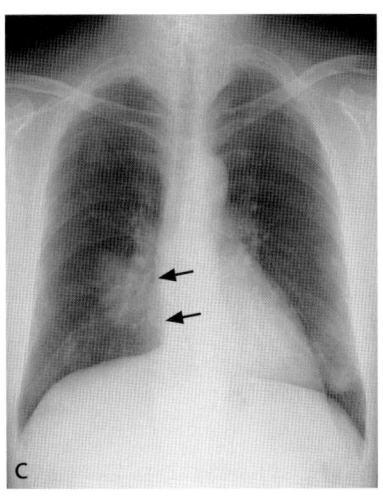

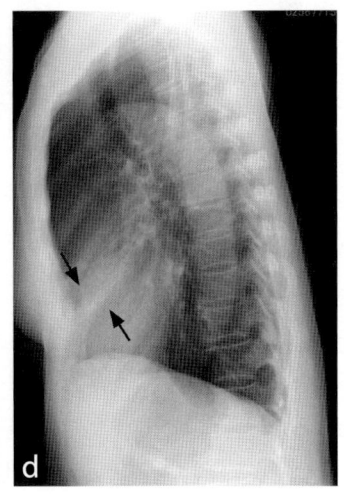

図 4.17 無気肺．**(c, d)** 右中葉無気肺．右心縁下部のシルエットが消失（矢印）し，右肺下部内側寄りに無気肺による陰影を認める．側面像では，無気肺による陰影が心陰影に重なって見える（矢印）．

含気の減少を伴う．
- 無気肺の画像所見は，無気肺に陥った肺がエックス線の透過性が低下した領域として見られる所見と，肺の一部の容積減少による他の肺葉の代償性過膨張や，正常構造の偏位所見の組み合わせとして見られる．
- 無気肺になった肺葉に接する心臓大血管のシルエットは消失する．すなわち，患側には，無気肺陰影とともに，含気の残る肺の過膨張による肺野透過性の亢進，肺門などの偏位が見られる．
- 中枢部気管支の閉塞による無気肺を閉塞性無気肺，中枢部気管支の閉塞がなく，末梢肺の荒廃や胸水などの圧迫によるものを非閉塞性無気肺と称し，無気肺を見た場合はこの両者の鑑別が重要である．閉塞性無気肺の原因の多くは，成人では肺門型肺癌である．
- 閉塞性無気肺は，基本的には，葉単位で起きることが多い．すなわち区域性無気肺は比較的生じにくいことが知られている．これは，区域間には区域間胸膜が存在せず，Kohn 孔や

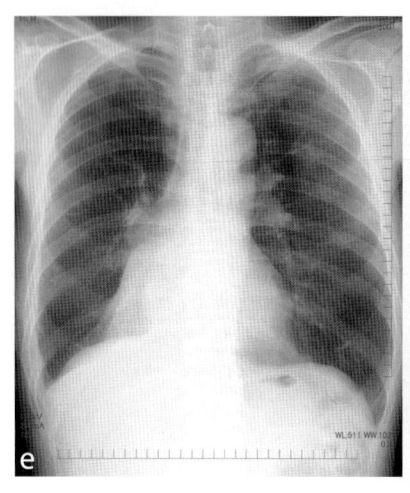

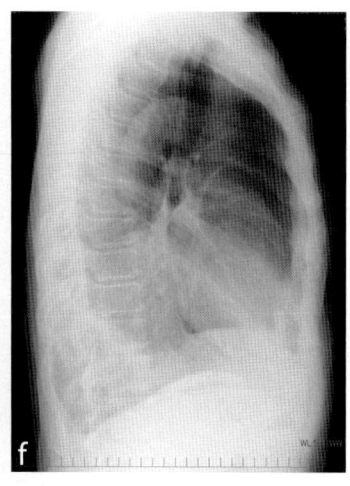

図 4.17 無気肺．(e, f) 右下葉無気肺．正面像，側面像とも右横隔膜陰影がシルエットされ輪郭が不明瞭になっている．正面像では，右下肺野内側に無気肺による濃厚な陰影が見られる．

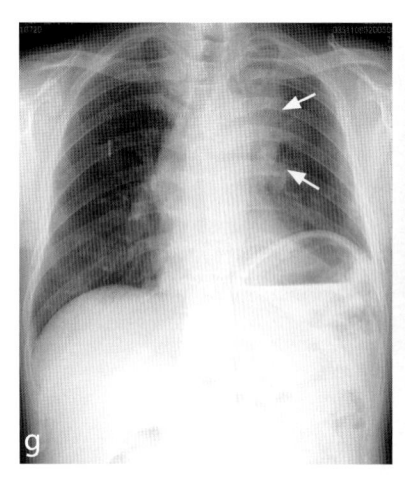

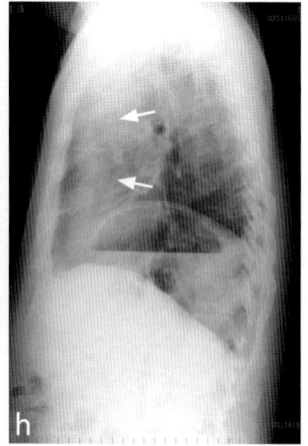

図 4.17 無気肺．(g, h) 左上葉無気肺．正面像では左心縁上部がシルエットされている（矢印）．側面像では心陰影に重なって，前胸壁下に帯状の無気肺陰影を認める（矢印）．

Lambert 管を通じて，隣接する区域の末梢から空気が入り，区域性無気肺は生じにくくなることによる．

- 右上葉無気肺：右上葉は，右心縁上部に接しているために，右心縁上部のシルエットが消失する．また右肺門は挙上し，横隔膜にいわゆる juxtaphrenic peak sign が見られる．右肺門部の腫瘤とその末梢に見られる無気肺の外側縁が逆 S 字状の輪郭を呈するサインを Golden S sign とよぶ．右下葉 S^6 と右中葉が上方に過膨張を示すために，右肺は透過性が亢進する．（図 4.17a, b）
- 右中葉無気肺：右中葉が無気肺になると，正面像では，右心縁下部のシルエットが消失する．側面像では，心臓に重なって帯状の陰影を呈する．また肺尖撮影では，右心縁に接してくさび状の陰影を示す．正面像，側面像で A^3, B^3 が下方に下垂する所見が見られる．（図 4.17c, d）
- 右下葉無気肺：右下葉無気肺では，右横隔膜のシルエットが消失する．右心縁のシルエットは保たれる．右中下葉，右肺門の下方への偏位を認める．また右主気管支の走行はより垂直に近

1. 胸部単純エックス線検査，CT検査

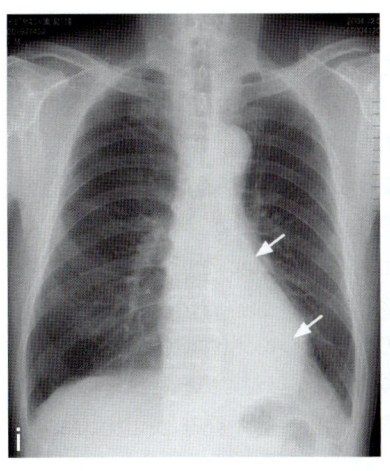

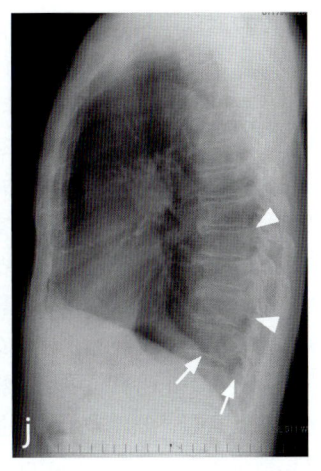

図4.17 (i, j) 左下葉無気肺．正面像では，心陰影に重なって三角形の無気肺陰影（矢印）が見られ，下行大動脈の輪郭が消失している．側面像では，左横隔膜のシルエットが消失し（矢印），胸郭後部下方が無気肺のために透過性が低下している（矢頭）．

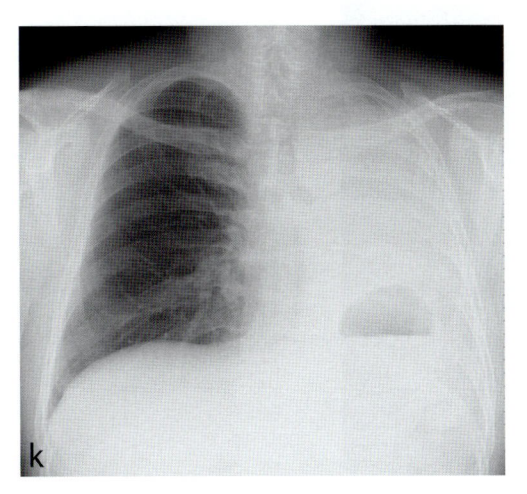

図4.17 (k) 左肺無気肺．正面像で左肺は透過性が低下している．

くなる．側面像では右横隔膜のシルエットが消失し，胸郭の背側下部の透過性が低下する．（図4.17e, f）

- 左上葉無気肺：左上葉無気肺では，左心縁が消失する．左心縁上部は，上葉上区に，下部は舌区に接している．側面像では，前胸壁下部に帯状の軟部組織陰影が見られる．左横隔膜にはjuxtaphrenic peak signによるテント形成が見られる．左S^6の過膨張により，大動脈弓部周囲の肺の透過性が亢進する．（図4.17g, h）
- 左下葉無気肺：左下葉無気肺では，正面像で，下行大動脈のシルエットが消失し，側面像で左横隔膜後部のシルエットが消失する．また無気肺に陥った肺は心陰影に重なったくさび状の陰影として見られる．左肺門陰影は小さく，左主気管支の走行は急峻となり左上葉の過膨張のために左肺野の透過性は亢進する．極端な左下葉の無気肺は，しばしば見落とされる．（図4.17i, j）
- 複数肺葉の無気肺：上記の各肺葉の無気肺所見の組み合わせが見られるが，患側の正常構造の偏位や，残存する肺葉の過膨張による，患側肺野の透過性亢進が高度となりやすい．（図4.17k）

+ Step up

- 高度の無気肺は見落とされやすい．これは，無気肺が高度となると，高度の虚脱のために薄い紙のようになり，一見心大血管，横隔膜などシルエットは保たれて見えるからである．この場合には，患側肺野の透過性亢進と肺門などの偏位所見を発見することが鍵となる．

1.6.5 異常陰影の分布

- 異常陰影の分布は，陰影の成り立ちを解析したり，診断を行うのにきわめて重要である．陰影

第4章 検査

の分布は様々なレベルで検討されなければならない．

a. 単純エックス線における陰影分布

- 単純エックス線では，大きな目で見た，いわばマクロな分布が判断できる．肺野の容積の減少は，主に間質性肺炎（図4.16）や無気肺などで見られる．逆に肺の容積の増加は，肺気腫や細気管支炎による空気とらえ込み現象などで見られることが多い（図4.18）．
- 上下方向別では，上肺野に優位の分布をとるものには，塵肺や結核などの経気道性に散布する疾患が多い（図4.14）．中肺野優位の分布を示す疾患の代表例はサルコイドーシスである（図4.19）．また間質性肺炎は一般に下肺野優位の分布を示す．
- 肺門側と肺野末梢で比較すると，肺門側優位の分布を示す代表例は肺水腫であり，典型的には，蝶形陰影とよばれる蝶が羽を広げたような形態を示す陰影を呈する（図4.20）．また末梢の胸壁下優位の分布は，特発性肺線維症や好酸球性肺炎，器質化肺炎などで見られ，末梢優位に多発浸潤影の見られる所見を photographic negative shadow of pulmonary edema（逆

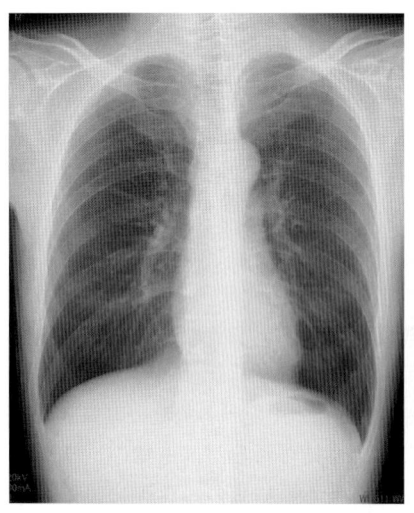

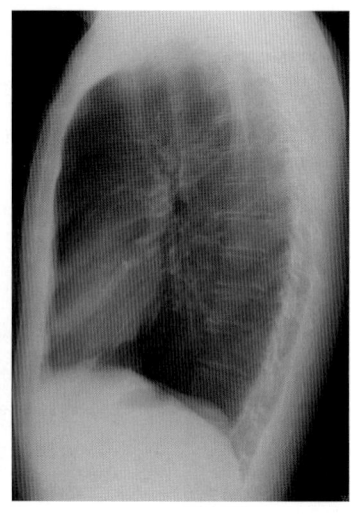

図4.18 閉塞性細気管支炎．肺の容積増加のために，両側の横隔膜は低位をとっている．肺野の透過性は上昇している．

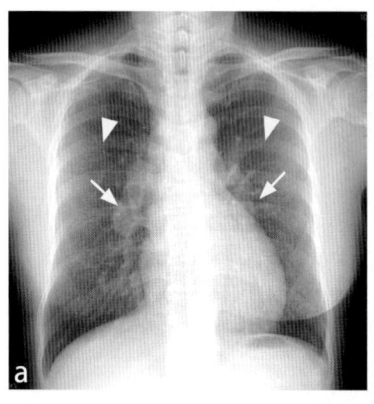

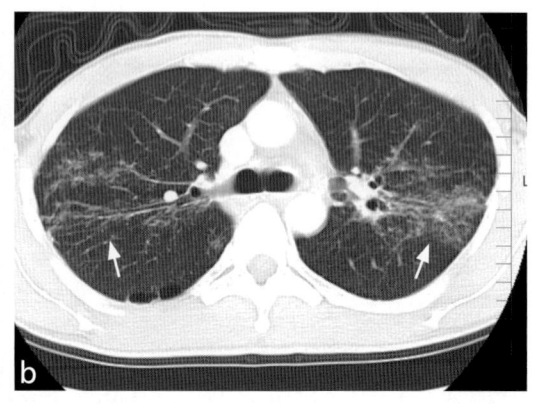

図4.19 サルコイドーシス．**(a)** 胸部正面像では，肺門縦隔のリンパ節腫大（矢印）と肺野の異常陰影が見られる（矢頭）．肺野の異常陰影は中肺野に最も著明である．**(b)** CT像では，気管支血管周囲の，いわゆるリンパ路沿いに小粒状陰影が分布するパターンをとっている（矢印）．

蝶形陰影）とよぶ（図4.21）．

b. CTにおける陰影分布

- CTでは，上下方向の陰影分布はやや判断しにくいが，陰影の気管支血管との関係や，肺門側優位か末梢優位かの判断は容易である．
- HRCT像においては，肺の二次小葉と病変の位置関係を把握することが重要である．肺の二次小葉との関係から，びまん性陰影の分布は，小葉中心性分布（centrilobular distribution），リンパ路沿いの分布（perilymphatic distribution），汎小葉性分布（panlobular distribution），ランダム分布（random distribution）にパターン化される．
- 小葉中心性分布（図4.22）は，胸膜面や肺静脈，小葉間隔壁などの小葉の辺縁をなす構造からやや離れた部位に陰影が分布するもので，多くの場合気道散布性病変に相当する．
- リンパ路沿いの分布（図4.23）は，小葉中心性の分布に加えて，胸膜面や肺静脈，小葉間隔壁などのリンパ管の豊富な部位に陰影が分布するもので，癌性リンパ管症やリンパ腫，サルコイドーシスなどのリンパ路に沿って進展する疾患が示しやすいパターンである．
- 汎小葉性分布は1個あるいは多数の小葉を均一に冒す病態で，小葉に相当する多角形の比較

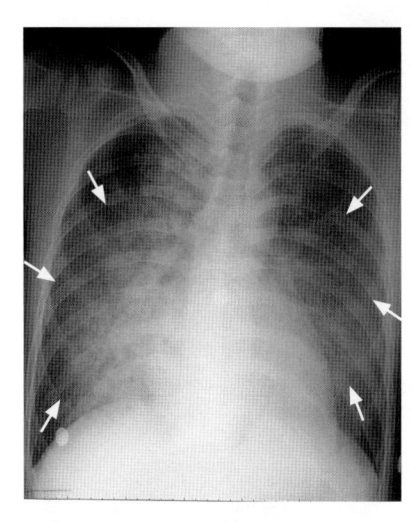

図4.20 肺水腫．肺門周囲優位に水腫陰影が分布（矢印）し，中央陰影が蝶の胴体，水腫による陰影が蝶の羽に類似して見えることから蝶形陰影（butterfly shadow）とよばれる．

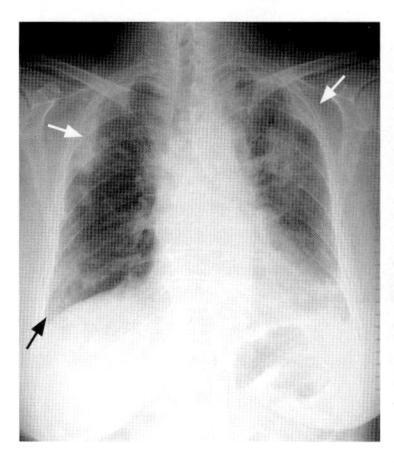

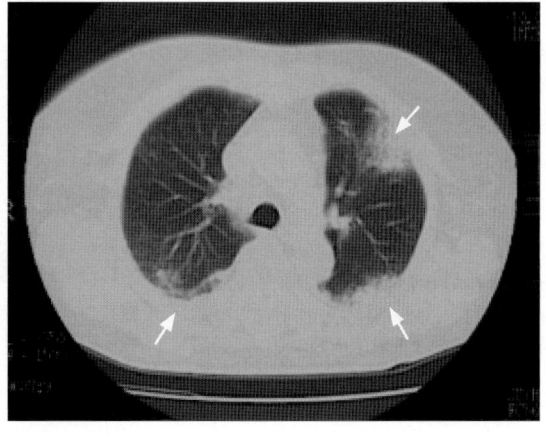

図4.21 特発性器質化肺炎．陰影の分布は，肺水腫とは逆に胸壁直下に優位な分布（矢印）で，photographic negative shadow of pulmonary edema（逆蝶形陰影）とよばれる．

的均一な陰影を示すパターンであり，多くの場合は肺胞充填性病変である（図4.24）．
- ランダム分布は，二次小葉とは全く関係なく，陰影が分布するものであり，血行散布病変に相当する（図4.25）．
- これらのパターンを読んで，病変の肺内の進展パターンを把握することが，鑑別診断上で有用である．

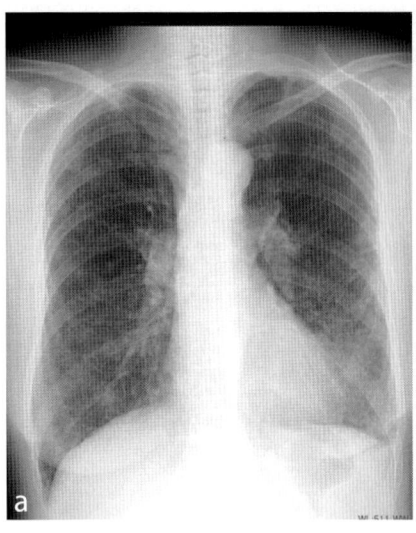

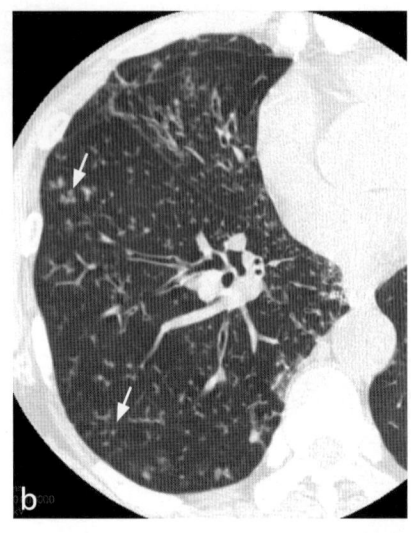

図4.22　びまん性汎細気管支炎．小葉中心性分布．(a) 胸部正面像．下肺野優位に小粒状陰影が見られる．横隔膜は低位をとり肺の容積は増加している．(b) CT像．小葉中心性粒状陰影や細気管支の壁肥厚を認める．小葉中心性分布（矢印）は，気道散布性病変が示されやすいパターンである．

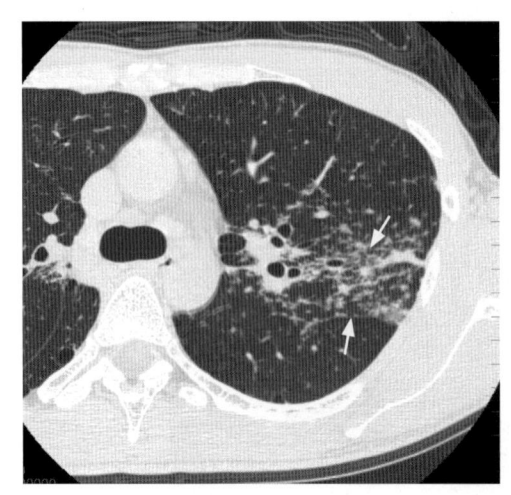

図4.23　サルコイドーシス．リンパ路沿いの分布．サルコイドーシスの病変分布は気管支血管束周囲のリンパ管沿いである（矢印）．

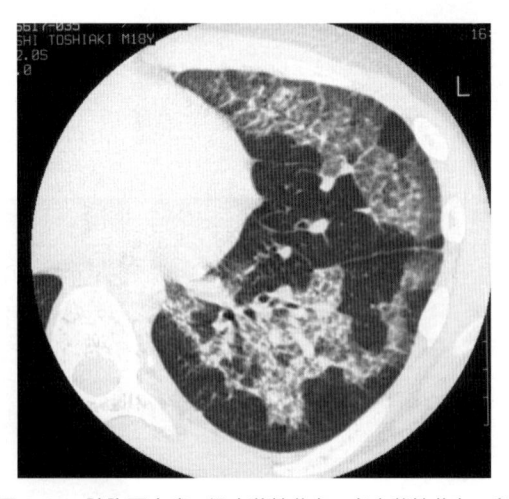

図4.24　肺胞蛋白症．汎小葉性分布，多小葉性分布．多角形の小葉に一致する，あるいは，いくつかの小葉が集合した形態を示す．

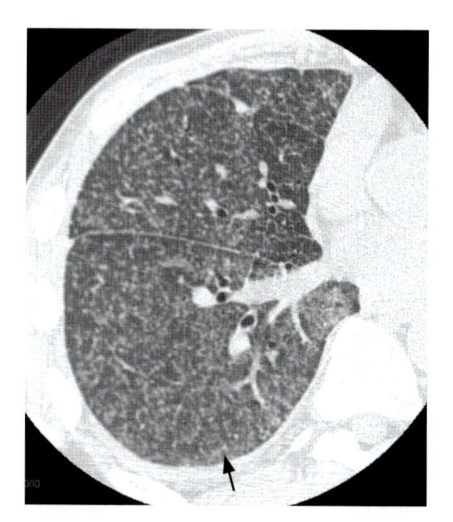

図 4.25　粟粒結核．ランダム分布．粟粒大の結節が，小葉とは全く関係ないランダムな分布を示す（矢印）．血行散布病変の示すパターンである．

1.7 ✚ 肺野の透過性の亢進

- 肺野の透過性が亢進し，黒く見える異常である．その原因としていくつかのものが挙げられる．
- 胸部単純エックス線で肺野が黒く見えても，それが肺に起因するものかどうかの判断は慎重に行う．胸壁の軟部組織の欠損や，撮影時の患者の傾きで肺野が黒く見えることがあるからである．

◆ ポイント

a. 肺の含気増加（overinflation）（図 4.18）

- 一般的に肺野の容積が増加し透過性が亢進した状態を指す．種々の原因で生じるが，無気肺時に見られる残存肺の代償性過膨張のように，肺に器質性病変が見られないものもある．また細気管支炎による空気とらえ込み現象や，肺気腫などの器質性肺疾患でも見られる．

b. 空気とらえ込み現象（図 4.26）

- 気管支に狭窄がある場合，吸気時に肺に空気が流入するが，呼気時に空気が呼出されない，すなわちチェックバルブ機構による肺の含気の増加である．
- 閉塞のある気管支の末梢の含気が増加し，透過性が亢進する．呼気時により明瞭となるのが特徴である．
- 肺門型肺癌や気道異物など局所性に見られるものや，細気管支炎など両側肺野に広範に見られるものなど，様々な部位の気管支病変で空気とらえ込み現象が見られる．

c. 肺気腫（図 4.27）

- 肺実質の構造破壊を伴う含気の増加である．単なる含気増加とは異なる．
- 肺血管陰影が疎になるが，軽度のものでは，胸部単純エックス線では単なる含気増加との区別が難しい．CT でより明瞭に肺の構造破壊が示される．
- 肺気腫は，病理学的に小葉中心性肺気腫，汎小葉性肺気腫，傍隔型肺気腫に分類される．CT で鑑別が可能で，最も頻度が高い小葉中心性肺気腫では，一見健常な肺野に囲まれた壁のない低吸収域として見られる．また汎小葉性肺気腫は，肺の構造の破壊と含気の増加が見られ，高度の小葉中心性肺気腫に類似する．

d. 囊胞（図 4.28）

- 壁のやや厚い低吸収域を囊胞や気腔と称する．内部には空気を含むが，ときに液体が含まれることがある．
- 肺炎後や肺の外傷後に生じるものを気瘤（ニューマトセル），先天性に肺内に見られるものをブラ，胸膜内に見られるものをブレブとよぶが，その画像上での区別は曖昧である．

e. 空洞（図 4.29）

- もともと充実性の病変であったものが組織の壊死に伴い軟化融解し，内容が誘導気管支から体外に排泄されてできた気腔を空洞とよぶ．
- 形成過程が証明されない限りこのようによぶのは厳密には正確でないが，画像上は，壁の厚い囊胞性病変をこのようによぶことが多い．

第4章 検査

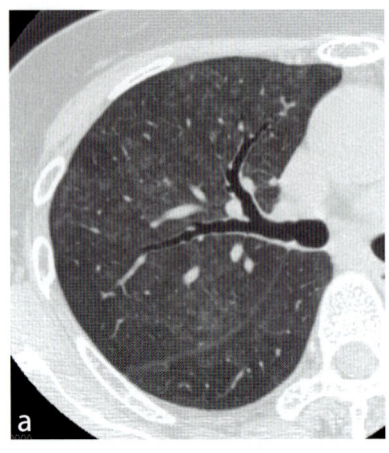

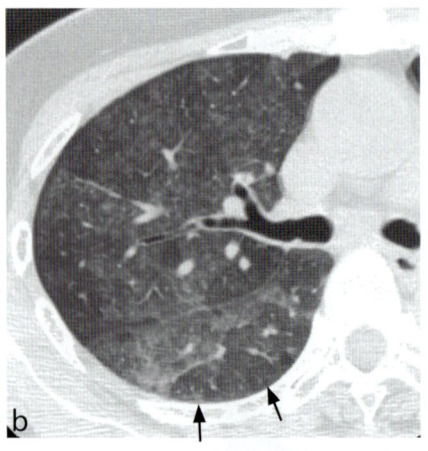

図4.26 過敏性肺炎．吸気呼気CT．**(a)** 吸気時CTでは，小葉中心性小結節陰影と斑状のすりガラス様陰影が見られる．**(b)** 呼気CTでは，透過性の高い（黒い）小葉大の領域（矢印）が見られ，小葉支配気管支の細気管支病変によるair trapが小葉単位に生じているものと考えられる．

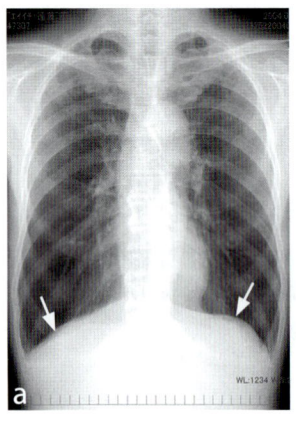

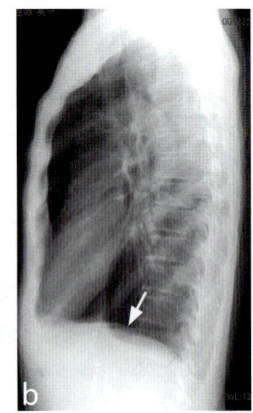

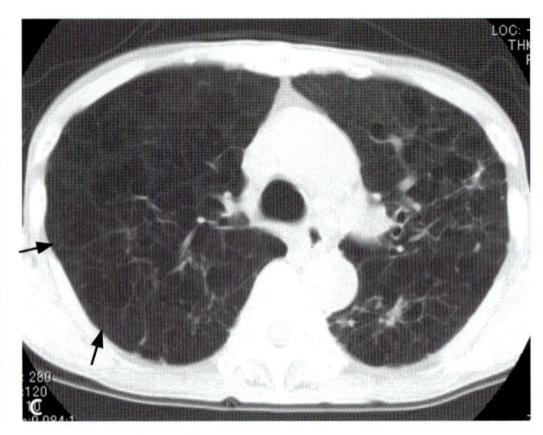

図4.27 小葉中心性肺気腫．**(a)** 胸部正面像では，肺の含気増加，横隔膜の低位平坦化，心陰影の狭小化，肺野の血管陰影の減少を認める．**(b)** 胸部側面像では，胸骨後部の透瞭像の増加，横隔膜の低位平坦化を認める（矢印）．**(c)** CTでは，肺野に肺気腫による低吸収域を認める（矢印）．低吸収域には壁は見られない．

1.8 ✚ 肺門部の異常

- 肺門は，中枢部の肺動脈，肺静脈，肺門部のリンパ節とこれらの周囲の結合組織からなっている（図4.30）．その形態や大きさには，個人差が大きい．
- 右肺門は左に比べてやや低く，上葉に向かう血管（上脚）と中下葉に向かう成分（下脚）からなる．下肺静脈は下肺動脈に比べて水平に近い走行を示すので，肺門下部部近くではこの両者を区別できる．
- 左肺門部は右に比べればやや高く，左主気管支を乗り越えて背側に向かう左肺動脈から各々の区域に，区域動脈分枝が向かう形をとる．

1.8.1 肺門陰影の異常

- 肺門の拡大は，中枢部肺動脈や肺静脈などの血管の拡大（図4.31），肺門部リンパ節の腫大（図4.19），肺門部の腫瘤などで見られる．肺門部が拡大して見える場合には，これらを鑑別しなければならない．
- 肺門陰影の拡大が肺血管陰影の拡大である場合は，肺門近くの肺血管が拡大した肺門陰影に向かって収束してゆく．

1. 胸部単純エックス線検査，CT 検査

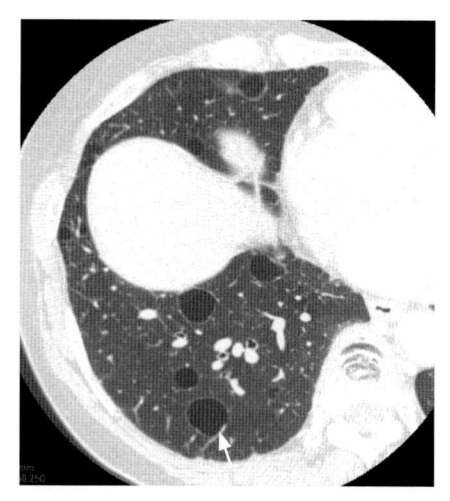

図 4.28 Sjögren 症候群．肺野に多発囊胞を認める（矢印）．囊胞の壁は薄いが存在している．

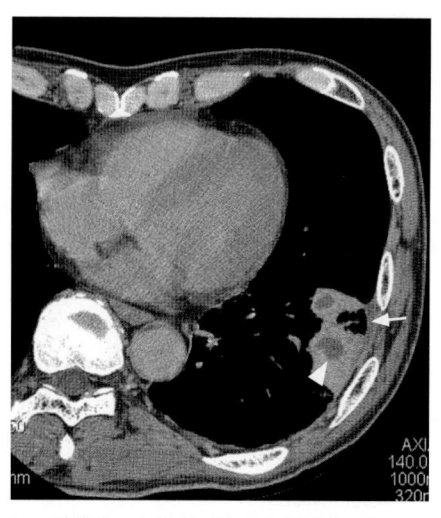

図 4.29 肺膿瘍．空洞（矢印）を含む腫瘤を認める．また空洞に至らない低吸収域（矢頭）も認められる．

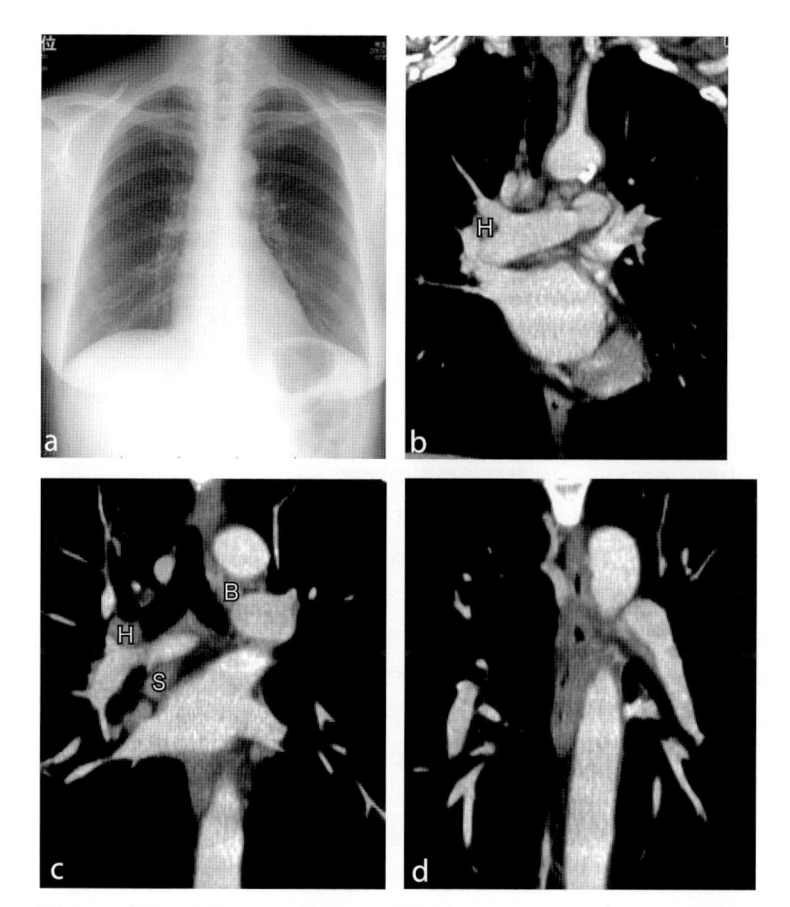

図 4.30 サルコイドーシス．肺門リンパ節腫大．**(a)** H：両側肺門，S：分岐部リンパ節，B：動脈管索リンパ節などの腫大が見られる．**(b-d)** 造影 CT 冠状断再構成像．造影効果の低いリンパ節と高度の造影効果を示す肺血管との位置関係がよくわかる．

第4章 検査

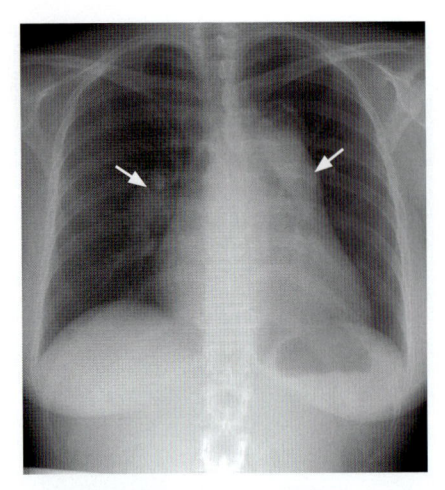

図 4.31 特発性肺高血圧症．肺門部肺動脈の拡張（矢印）．両側肺門部で中枢部肺動脈の拡張を認める．

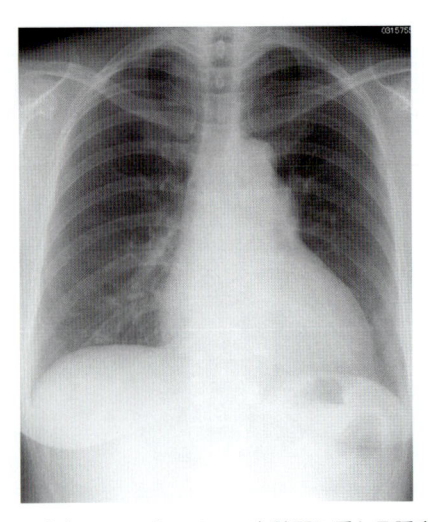

図 4.32 hilum overlay sign．左肺門に重なる腫瘤陰影による hilum overlay sign が見られる．腫瘤陰影に重なって肺門部の肺血管陰影が内側まで透見できる．

- 肺門リンパ節の腫大や肺門部腫瘤では，肺門の拡大が片側性であったり，局所的であったり，腫瘤状であったりするが，単純エックス線では限界があり，正確な鑑別には造影 CT が必要である．

◆ ポイント

a. hilum-overlay sign（図 4.32）

- 肺門部が拡大して見える場合，これが肺門血管陰影の拡大でなく肺門に重なる腫瘤である場合には，肺門腫瘤に重なってその内側にまで肺門血管の輪郭が追えるサインである．

b. hilum convergence sign

- 肺門血管の拡大により肺門陰影が拡大する場合，肺門近くの肺血管が肺門陰影に向かって収束してゆくサインである．

1.9 ✚ 肺血管陰影

a. 正常の肺血管陰影

- 肺野の血管陰影による分岐状の線状陰影を肺紋理とよぶ．この分岐状陰影は，肺末梢の肺動脈と肺静脈分枝に相当する．

- 肺門下部近くでは，肺動脈と肺静脈の走行の角度が異なるので，肺動脈と肺静脈を区別することができるが，肺野の末梢では，肺動脈と肺静脈を区別することはできない．
- 正常の肺血管陰影は，立位撮影の場合，下肺野のほうが上肺野と比べて太い．また胸壁直下 1.5〜2 cm 程度の範囲内では，肺血管陰影は見えないのが正常である．

◆ ポイント

a. 肺血管陰影の異常

- 先天性の左右シャント疾患などで肺血流が増加すると，肺血管陰影が全体に増強し，胸壁直下まで肺血管陰影が追求できるようになる．
- 肺高血圧症（図 4.33）では，肺門部近くの肺血管は拡大するが，末梢肺野の血管陰影は減少する．また Fallot 四徴症のように肺血流が減少する病態では，肺野の血管陰影は減少し狭細化する．
- 局所性の肺血流の減少により肺野の透過性が上昇する病態は，肺血栓塞栓症などで見られる．
- 正常の立位撮影では，上肺野の肺血管は下肺野に比べて細い（これを caudalization という）が，左房圧が上昇してくると上肺の血管陰影が

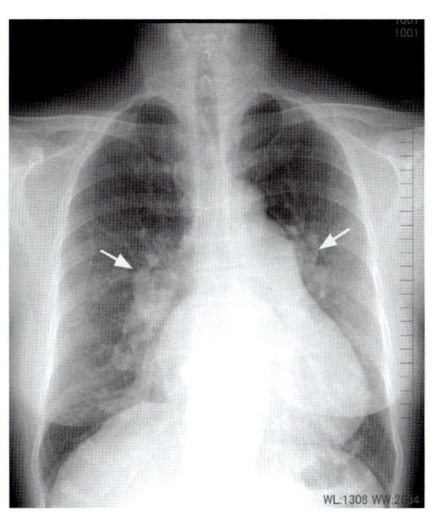

図 4.33 心房中隔欠損症による続発性肺高血圧症．Eisenmenger 化した心房中隔欠損症例である．肺動脈高血圧による中枢部肺動脈陰影の拡大（矢印）が見られるが，末梢肺血管は狭細化している．

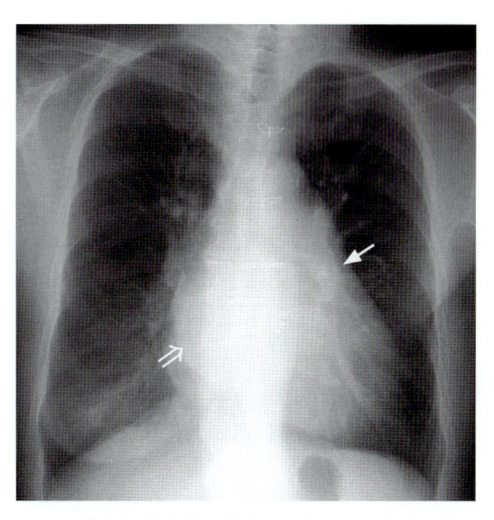

図 4.34 僧帽弁狭窄症．胸部正面像では，左房の拡大により左第 3 弓の拡大（矢印）と右心縁下部の二重輪郭（二重矢印）が見られる．左房圧の上昇により上肺の血管陰影径の拡大が見られる．

拡大する（図 4.34）．

＋Step up

- 上肺の血管陰影と下肺の血管陰影が同等な場合を equalization，下肺に比べて上肺の血管陰影が拡大する状態を cephalization とよぶ．
- 先天性左右シャント性疾患のように肺血流が増加すると，まだ血流が増加しうる上肺で血管陰影が拡大し，eqaulization を示すが，cephalization を示すことはない．

1.10 ＋胸壁胸膜とその異常

- 正常の肋骨胸膜は画像上同定ができないが，葉間胸膜は線状陰影として同定が可能である．
- 胸壁は肋骨を含む軟部組織陰影として見られる．
- 横隔膜は上方に凸のドームを描いて描出される．

◆ ポイント

a. 胸水

- 癒着がない場合，胸水は立位ではメニスカス（液面による三日月様の屈曲）を形成して肺底部近くに貯留する（図 4.35）．心横隔膜は通常鋭角をなしているが，胸水が貯留すると心横隔膜角の鈍化が見られる．癒着があると，被包化された胸水が限局性に貯留する（図 4.36）．
- 胸水が横隔膜と肺底面の間に貯留すると，一見して横隔膜のドームが保たれ，軽度の心横隔膜の鈍化のみが見られる（肺下胸水）（図 4.37）．葉間に胸水が貯留することもある．
- 上中葉間に貯留すると凸レンズ型の陰影を，中下葉間に貯留すると膿盆形の陰影を示す（図 4.38）．少量の胸水の検出には，患側を下にした側臥位撮影が有用で，少量の胸水の検出も可能であるとともに，胸膜癒着や被包化胸水との鑑別も可能である（図 4.39）．
- 臥位撮影では胸水は背側に貯留するので，少量の胸水の検出は困難である．ある程度の量の胸水が貯留すると肺野の透過性が低下するが，肺実質の病変との鑑別が難しい場合がある．

b. 気胸

- 気胸は胸膜腔に空気が貯留した状態であるが，立位呼気撮影が診断しやすい．これは胸膜腔の空気が立位撮影で肺尖部に貯留するためである．
- 胸腔内圧が上昇したほうが気胸が目立つので，

第4章 検査

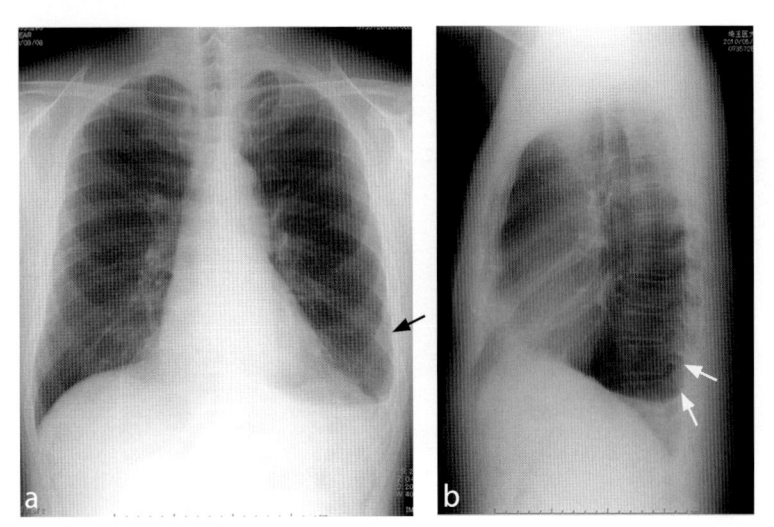

図 4.35 胸水．胸部正面像 (a) では，メニスカスを形成して胸水が貯留（矢印）している．肋骨横隔膜の鈍化が見られる．側面像 (b) では，胸水は後方から貯留し，後部肋骨横隔膜角が鈍化（矢印）する．

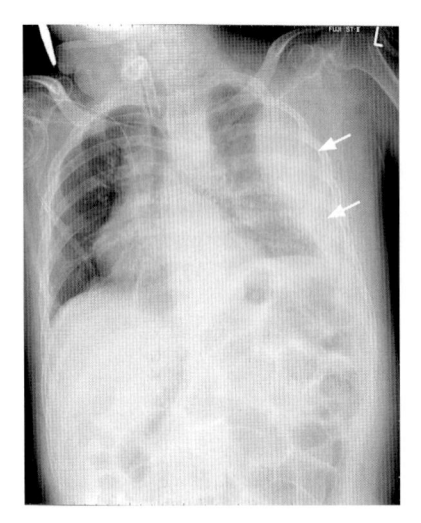

図 4.36 被包化胸水．左側胸壁沿いに被包化され，限局した胸水と思われる腫瘤（矢印）が見られる．

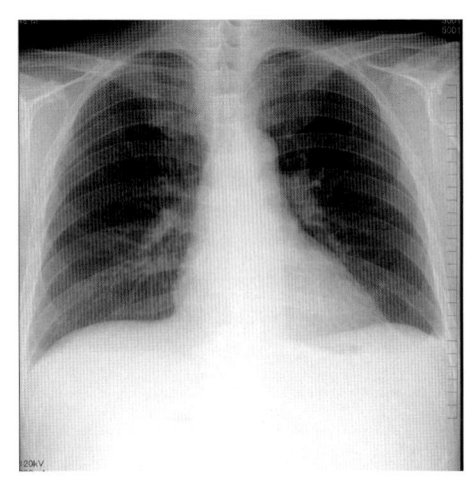

図 4.37 左肺下胸水．肺の下面と横隔膜の間に胸水の貯留が見られる．横隔膜の輪郭は比較的よく保たれている．

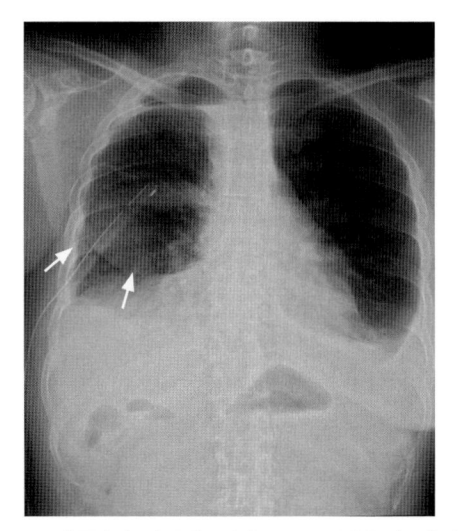

1. 胸部単純エックス線検査，CT検査

呼気撮影が有用である．肺内の空気と，胸膜腔の空気に挟まれて臓側胸膜を線状の陰影（毛髪線）として描出することによって診断が可能である（図4.40a）．

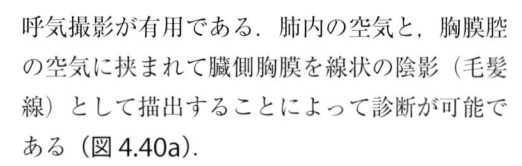

- 臥位撮影では，胸膜腔の空気が胸腔下部の腹側寄りに貯留し，毛髪線が描出しにくいため，少量の気胸は臥位撮影では診断が困難である．臥位撮影での気胸の所見として，肋骨横隔膜角が深く見える deep sulcus sign（図4.40b）がある．

c. 胸膜胸壁腫瘍

- 胸壁や胸膜の腫瘍性病変は，いわゆる胸膜外サイン（extrapleural sign）を示す腫瘍，あるいは胸膜肥厚として見られる．肋骨の破壊を伴うことがある．肋骨破壊を伴う胸壁の軟部組織腫瘍では，転移性腫瘍と骨髄腫の頻度が高く，肋骨破壊を伴わないものでは，脂肪腫の頻度が高い．

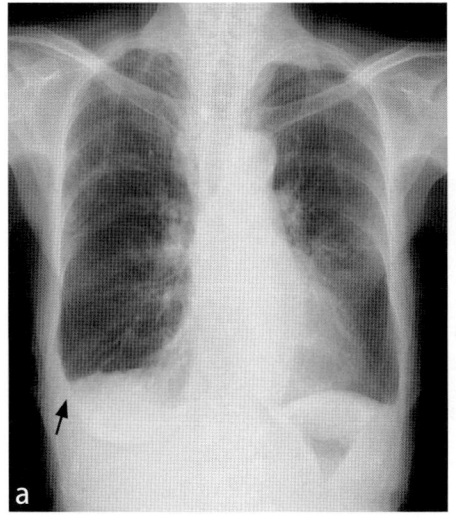

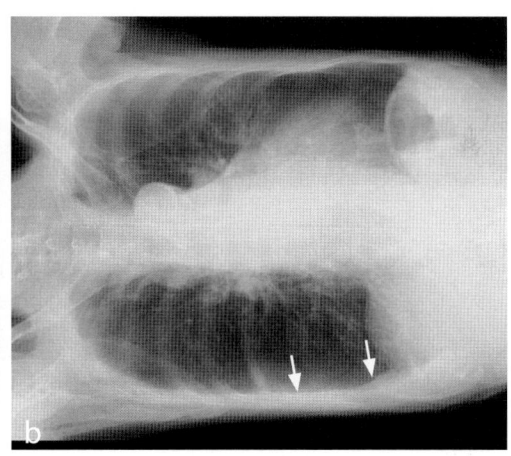

図4.38 葉間胸水．中下葉間胸水のために臍盆形の陰影（矢印）が見られる．

図4.39 胸水診断における側臥位撮影．正面像(a)では，右肋骨横隔膜角の鈍化が見られる（矢印）．右（下）側臥位撮影(b)では，側胸壁沿いに胸水が広がる（矢印）．側臥位撮影は少量の胸水の検出に有用である．

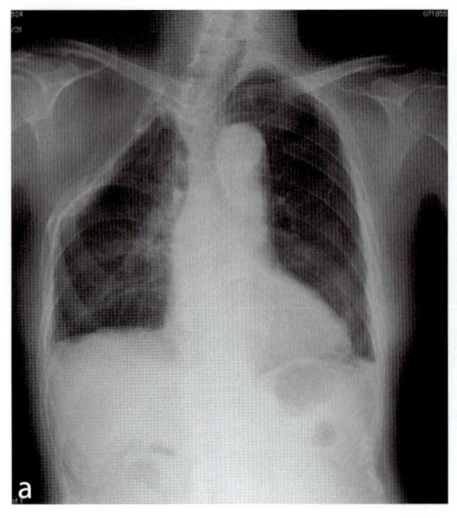

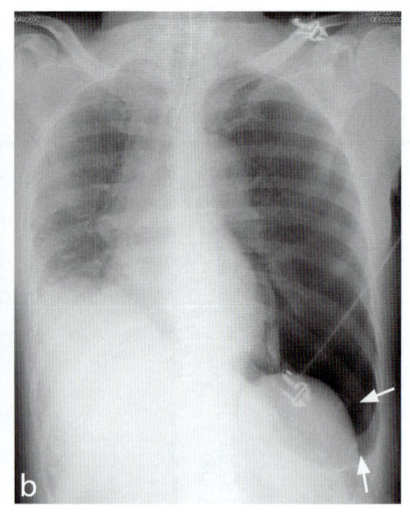

図 4.40　気胸．(a) 立位撮影では，気胸による胸膜腔の空気は肺尖部にたまり，検出しやすい．肺の空気と胸膜腔の空気に挟まれた臓側胸膜を毛髪線として検出すれば気胸と診断できる．(b) 臥位では，胸膜腔の空気は肺底部近くの腹側に貯留するので，毛髪線は証明しにくいが，肺底部の透過性が亢進し，肋骨横隔膜角が深く見える（deep sulcus sign，矢印）．

＋酒井文和

＋2 磁気共鳴画像
magnetic resonance imaging（MRI）

2.1 ＋概念

- 陽子（水素原子核）の核磁気共鳴現象を利用した画像診断法であり，演算によって任意方向の断面での画像を生成する．コンピュータ断層撮影の一種である．

◆ ポイント

- 磁場中におかれた物体に，ラジオ波（RF）（FMラジオ電波と同じ周波数帯にある電磁波）を照射すると，特定の周波数の場合に核磁気共鳴が生じ，物体中の原子核がエネルギーを得る．
- MRI 装置から常時発生している磁場（静磁場）に，RF 照射に際して傾斜磁場を加える．
- RF 照射をやめると，原子核は核磁気共鳴により蓄積されたエネルギーを RF として放射する．放出する速度を規定するのが T1 および T2 時間である．
- RF 照射終了一定時間後（エコー時間）を中心に，放射される RF を収集する．
- 画像値には，画素中の物体の T1 時間，T2 時間，プロトン存在密度，磁性体の存在，流れの存在など，CT がエックス線吸収のみで決定されるのに比べ，多くの因子が影響する．
- T1 時間の長短が画素値の主要決定因子である画像を T1 強調像，T2 時間の長短が画素値の主要決定因子である画像を T2 強調像とそれぞれ称する．
- T1 時間が短縮すると T1 強調像では画素値は増加して高信号となる（通常の表示では白くなる）．T2 時間が短縮すると，T2 強調像では逆に画素値は低下して低信号となる（通常の表示

では黒くなる).
- 強力な磁場が常時発生しているので，検査室内への磁性体（金属）持ち込みは絶対禁忌である．酸素ボンベ，メス，はさみ，シリンジポンプ，ストレッチャーなどは持ち込めない．過去に誤って酸素ボンベを持ち込んだところ，ボンベがMRI装置に引きつけられ，患者の頭部を直撃して死亡した例がある．

＋Step up

- 核磁気共鳴を起こすRF周波数と磁場強度とは比例する．すなわち，
  $$\omega = \gamma B \quad (1)$$
  （ω：角周波数，γ：磁気回転比［核により異なる定数］，B：磁場強度）
- 傾斜磁場の存在下では，局所磁場強度（静磁場＋傾斜磁場）Bは位置に応じて変化する．このため，(1)式からわかるように，収集されたRFの周波数が位置に換算できる．振幅はそのまま画素値になる．

2.2 ＋ 胸部疾患への適応

- びまん性肺疾患の画像診断ではCTが第1選択であり，CTに替えてMRIを行うことは少ない．縦隔疾患で，CTで診断が十分に行えないときに行う．

◆ポイント

- 肺結節の診断においては，造影剤増強効果を可視化できる能力がCTよりも高いことから，結核腫（被包化乾酪巣）の診断に役立つことがある．結核腫では，形成のある時期には辺縁のリング状造影剤増強効果が見られ，肺癌との鑑別に有用である．
- 縦隔疾患での代表例として，CTで充実性病変のように見える気管支嚢胞が挙げられる．嚢胞内容液の蛋白濃度が高いときにはCTで充実性腫瘤と見え，嚢胞と診断できない場合がある．MRIのT1強調像では低から高信号まで症例により様々であるが，T2強調像では均一な高度高信号となり，内容が液体であることがわかる．また，多彩な因子が画素値に影響するため，CTでは認めがたい内部構造を描出できることがあり，病変の性状診断にも有用である（図4.41）．

＋Step up

- 腕神経叢の病巣（Pancoast腫瘍など），気管分岐下の病巣，大動脈弓下方（大動脈肺動脈窓）の病巣，横隔膜近傍の病巣など，横断面での診断が難しい部位の画像診断にMRIによる矢状断像，冠状断像が使用されることがある．これは，多方向断面像が撮影できるMRIの特性を利用したものである．近年はMDCT（多列検出器CT）により横断像から多方向断面の再構成画像の作成が可能となり，MRIの重要度は低下した．

2.3 ＋ MRI画像の読影

- MRIは形態診断を主とするが，位相差画像による流速の測定や細胞機能を利用した造影剤を用いた画像（たとえば，酸化鉄粒子による網内系細胞機能の画像化）など，撮影技法によっては機能画像の性質も有している．

◆ポイント

- 形態診断に際してはMRIの画素値が相対値であることに注意を要する．MRI画像の画素値はCTのように標準に対して校正可能な値（CTでは空気：−1,000，水：0）ではないので，画素値自体は意味を持たない．ただし，MRI画素値の変化は意味を持つ．脂肪抑制撮影で信号が低下すれば脂肪と診断できるのがその一例である．
- 高信号・低信号の判定は，皮下脂肪，筋肉，診断対象臓器の正常部分などと対比して行う．所見の記載の際には比較対象を明示するのが望ましい．

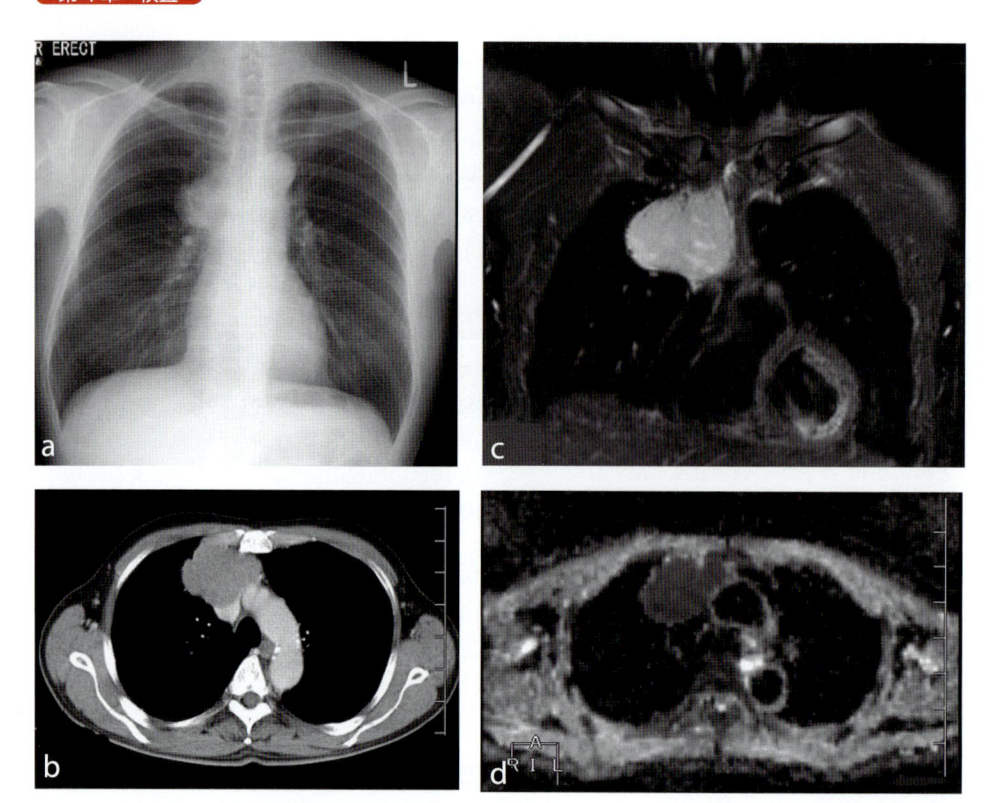

図 4.41 68歳，男性，胸腺神経内分泌癌（非典型胸腺カルチノイド）．**(a)** 胸部エックス線写真では，縦隔右上部の輪郭は外方凸に膨隆し異常である．縦隔の病変であることを示す所見である．**(b)** 造影 CT では腫瘤は前縦隔にあり，内部はほとんど均一に見える．上大静脈が変形しており，浸潤が疑われる．**(c)** MRI T2 強調像では腫瘤は均一ではなく，一部に高信号が散在し，分葉状の形態をとることがわかる．**(d)** ADC（apparent diffusion coefficient）画像では腫瘤は低 ADC であり，細胞間隙の少ないこと，すなわち細胞密度の高いことが示唆され，悪性腫瘍を疑わせる根拠の 1 つになる．

+Step up

- MRI の T1 強調像で高信号になる物質は人体内では限られているので，診断上有用である．脂肪，亜急性期の出血，メラニン，流入効果，蛋白濃度の高い液体，石灰化のある特定時期が，人体で通常認められる T1 強調像での高信号物質である．

2.4 ➕ MR 血管撮影

- MRI の一技法に，血管のみを描出する MR 血管撮影（MR angiography, MRA）がある．胸部疾患における MRA は，CT が施行できないときや，流速測定を目的とする場合などに限定的に使用すべきものである．

◆ ポイント

- 造影剤を使用せず，血液の流入効果を利用する TOF（time-of-flight）法が脳で広く行われている．描出したい血管の走行に直交する撮影断面を選ぶのが普通である．
- 造影剤による T1 短縮効果により血管を高信号として描出する造影 MRA 法もある．この方法では，撮影断面は必ずしも血管走行に直交する必要がないのが利点であり，肺動脈の MRA に利用できる．
- 多くの医療機関で施行可能であること，呼吸・循環状態の不安定な患者での検査施行が容易であることなどの理由から，通常肺動脈の造影 MRA よりは CT 血管撮影が行われる．
- 1990 年代末からは造影剤を使用しない躯幹部の MRA が開発され，肺動脈にも利用されてい

るが，同様の理由でCT血管撮影に替わることはない．

> **+Step up**
> - 位相差MRA法は流速測定が可能であること，静脈のような遅い血流の血管の描出も可能である利点がある．

2.5 ➕ 全身拡散強調像

◆ **ポイント**
- 最近開発され注目を集めている撮影法に，全身拡散強調像がある．悪性腫瘍などは拡散強調像で高信号を示し周囲組織から容易に識別でき，悪性腫瘍病変の拾い上げに有用とされている．悪性腫瘍は細胞密度が高く細胞間液の拡散が制限されるため，拡散強調像での高信号，すなわち拡散の低下を示すと説明されている．
- 悪性腫瘍以外にも全身拡散強調像で高信号を示す正常構造や病変があるので，悪性腫瘍の特異的診断は可能でないことに注意が必要である．
- T2時間が延長する（すなわち，T2強調像で高信号を示す）病変や構造は，それのみで拡散強調像で高信号を呈するので，T2時間延長の効果を相殺し拡散の影響のみの画像にするため，ADC（apparent diffusion coefficient）画像を計算することがある．ADC低下は拡散能低下を示す所見である．拡散強調画像は読影に際し反転画像とすることがある．

―――――― ➕ 本田憲業

➕3 angiography, nuclear medicine 血管造影検査，核医学検査

3.1 ➕ 血管造影

- 胸部疾患診断における血管造影は，CTの多列化などによる性能向上により有用性が低下している．
- 肺血栓塞栓症，肺動静脈瘻，肺分画症においては通常診断のために血管撮影は必要なく，CT血管撮影で診断可能である．他の疾患についても，現在の新鋭CT装置によるCT血管撮影を行えば，診断のための血管造影は必要ない．

◆ **ポイント**
- 血管撮影技術の治療への応用，すなわち，インターベンショナルラジオロジー（画像診断的介入治療：IVR）のための利用は，診断用の血管造影とは異なり勧められる．急性肺血栓塞栓症の血栓吸引・破砕療法，肺動静脈瘻の閉鎖，気管支動脈系からの出血を原因とする重篤な喀血例の止血が主に行われている．

3.2 ➕ 核医学検査

3.2.1 肺血流シンチグラフィー
- 微粒子状の放射性医薬品を静脈注射し，肺毛細管に一過性の塞栓を起こさせる．塞栓部位から放射されるγ線を検出して肺血流分布画像を得る．画素値は局所肺血流に比例する．

◆ **ポイント**
- 使用される放射性医薬品は^{99m}Tc大凝集ヒト血清アルブミン（macroaggregated human serum albumin: MAA）である．
- 検査による肺血管床の閉塞はわずかであること，塞栓は一過性であることから検査の危険は

第4章 検査

ほとんどなく，右-左シャントのある患者でも施行可能である．全身像の撮影によりシャント率の計算が可能である．
- 肺循環は低圧系であるので，投与時の体位と胸腔内圧分布が画像に影響する．立位や坐位での投与では肺尖の集積が減少するので，肺うっ血や肺高血圧による血流再分布を診断したい場合以外は，通常臥位で投与する．
- 呼吸の位相によって分布が変わるので，安静呼吸下でゆっくり静注し，数回の呼吸が投与中に行われるようにして呼吸変動の平均化を図る．

+Step up
- 通常の投与量は 111 MBq（3 mCi）前後である．肺高血圧患者では肺血管床が減少しているので，投与粒子数を減らす必要がある．

3.2.2 肺換気シンチグラフィー
- ガスまたはエアロゾル状の放射性医薬品を吸入させて換気分布の画像を得る．前者には ^{133}Xe ガス，^{81m}Kr ガスが使用でき，後者にはテクネガス（商品名）が使用できる．

◆ポイント
- ^{133}Xe ガスでは1回吸入による画像（肺活量吸気の後の息止めにて撮影），炭酸ガス吸収器と酸素補給装置のついた閉鎖回路を通して呼吸させて平衡相，引き続いて洗い出し相を撮影する．^{81m}Kr ガスは持続吸入させながら撮影する．
- テクネガスは ^{99m}Tc 標識の炭素超微粒子からなるエアロゾルで肺胞に沈着するので，長時間にわたって肺内分布は変化しない．
- テクネガスによる換気シンチグラフィーでは，高度の閉塞性換気傷害では中枢気道に限局性高集積（hot spot）を生じ，この末梢側では肺胞換気の分布を見ることができない．

3.2.3 肺換気・肺血流シンチグラフィーの適応
- シンチグラフィーの撮影にあたっては平面像のみならず，SPECT 撮影を行うべきである．

◆ポイント
a. 急性肺血栓塞栓症（APTE）
- 急性肺血栓塞栓症では，CT 肺動脈造影と，これに連続して行われる CT 静脈造影による診断が主流である．造影剤に対する重篤な副作用の既往がある患者，あるいは腎機能傷害を有する患者では，肺換気と肺血流の両方のシンチグラフィーが適応になる．
- 急性肺血栓塞栓症のシンチグラフィー診断では，換気と血流の両者を同時に行うのが原則である．我が国では肺血流シンチグラフィーのみを行う施設が多いが，診断特異度を上げるには両者が必要である．
- 肺血栓塞栓症のシンチグラフィー診断は，換気と血流のミスマッチ欠損所見（図4.42）に基づいて行う．肺血流シンチグラフィーで欠損を認める部が肺換気シンチグラフィー正常であって，かつ胸部エックス線写真で同部に異常ない場合に血栓塞栓症と診断する．
- 血流欠損は肺表面に達していることが所見の評価に重要で，平面像のみの評価では不十分なことがあり，SPECT 像の観察が必要である．逆に，肺表面と血流欠損との間に放射能が認められるとき（stripe sign）には，肺塞栓症は否定できるとされている．
- 治療経過や効果の判定には肺血流シンチグラフィーのみで十分である．CT 肺動脈造影を繰り返すよりも安全で放射線被曝が少ないうえ，肺血管床の閉塞状態を示せる点で CT をしのぐ利点がある．

b. 慢性肺血栓塞栓性肺高血圧症（CTEPH）
- 慢性肺血栓塞栓性肺高血圧症は動脈性肺高血圧の一原因であるが，特発性肺動脈性高血圧との鑑別は困難である．肺換気と血流の両者を同時に行い，ミスマッチ欠損を認めれば，CT 肺動脈造影の結果にかかわらず慢性肺血栓塞栓症と診断できる（図4.42）．

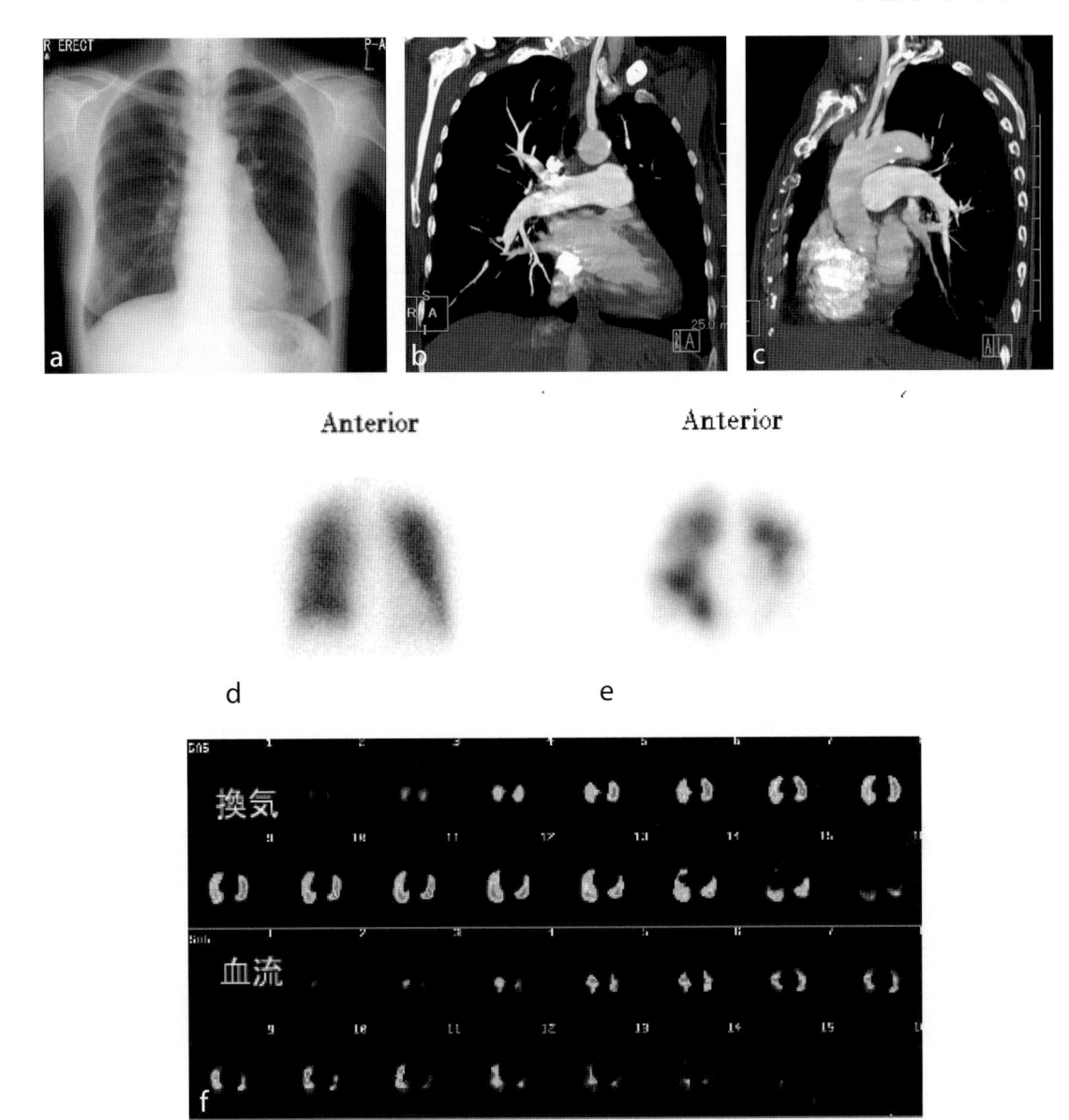

図 4.42 68歳，男性，数ヵ月にわたる進行性の呼吸困難で来院した末梢型慢性肺血栓塞栓症．(a) 胸部エックス線写真では肺門部肺動脈の拡張と右中肺野の浸潤影が認められる．CTにて肺にモザイクパターンと胸膜に接する 2 cm 程度の多角形陰影が数個見られたが，(b, c) CT 肺動脈造影 (b：右肺，c：左肺) では動脈内に塞栓子を認めず，診断に迷う．(d) 肺換気シンチグラフィー，(e) 肺血流シンチグラフィー，(f) SPECT ではミスマッチ欠損が多発している．CT 肺動脈造影の結果と合わせ，慢性肺血栓塞栓症末梢型と迷わず診断できる．（カラー口絵参照）

- CT肺動脈造影を追加すると，慢性肺血栓塞栓症中枢型か末梢型かを鑑別でき，治療方針の決定に寄与する．
- ミスマッチ欠損の最多の原因は急性および慢性肺血栓塞栓症であるが，唯一の原因ではない．高安動脈炎，肺動脈肉腫，肺動脈浸潤を伴う肺門型肺癌でも生じることに注意する．

c. 肺切除術後肺機能の術前予測

- 肺血流シンチグラフィーから以下により，術後の肺機能を予測できる．
  予測術後1秒量＝術前実測1秒量×（切除しない部分の画素値の総和）／（全肺の画素値の総和）
- 肺換気シンチグラフィーを使用してもよいが，肺血流シンチグラフィーのほうが術後実測値との相関がよい．SPECTを利用しても同様に計算できる．

d. 右－左シャントの発見と定量

- 肺血流シンチグラフィーにより右－左シャントの発見と定量が可能である．MAAを投与したのち，全身前面像と後面像を撮影する．
- 肺動静脈瘻や肝肺症候群，右－左シャントを有する心疾患に適応がある．
- 肝硬変患者に原因不明の低酸素血症を認めたら肝肺症候群を考え，肺血流シンチグラフィー全身像の撮影が必要である．この症候群は肺毛細管の拡張による肺内シャントが形成されるため生じるが，CTや肺動脈造影で診断することは困難である．診断できるとしても，肺血流シンチグラフィー全身像で診断したあとで，後方視的に診断可能なことが多い．

3.3 ⊕ ^{18}F-FDG PET，またはPET/CT複合機検査

- ^{18}F-FDGはブドウ糖と同様の機序で細胞内へ取り込まれる放射性医薬品である．これを人体に投与すれば，ブドウ糖代謝の生体内での分布を示す画像を撮影できる．撮影にはPET単独

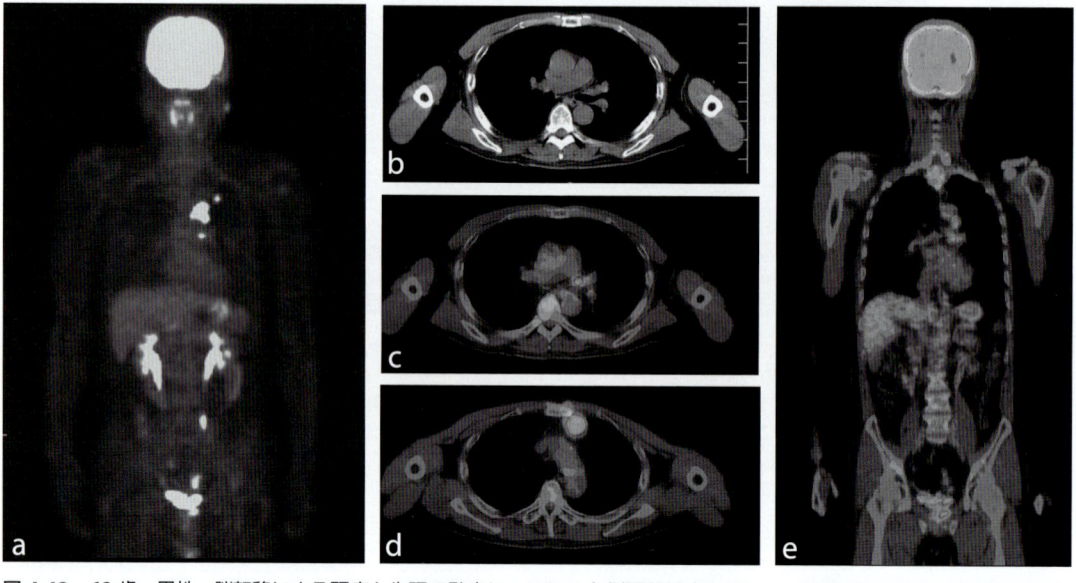

図4.43 63歳，男性，脳転移による頭痛と失語で発症し，MRIで左側頭葉腫瘍を認めた．脳腫瘍の手術にて転移性癌と診断された．原発巣の同定による治療方針決定（化学療法の処方選択）のため，^{18}F-FDG PET/CT複合機検査が施行された．(a) PET画像のMIP処理画像で左上胸部に大きな異常高集積巣と，これの上下に計2個の小円形高集積巣を認める．(b) CTでは診断できないリンパ節転移が (c) FDG高集積巣としてPET/CT融合画像にて診断できる．(d) 原発巣がCTでも，PET画像でも同じ位置に指摘できる．(e) 冠状断の融合画像では，縦隔に2個のリンパ節転移が指摘できるが，脳転移の診断は困難なことも示されている．（カラー口絵参照）

機よりも，解剖学的情報とブドウ糖代謝を同時評価できる PET/CT 複合機の使用が勧められる．

◆ ポイント

- 肺癌を含む多くの癌診療において，^{18}F-FDG PET が有用である．癌診療には不可欠の検査である．
- 症状や腫瘍マーカーなどにて再発が疑われるときも検査適応である．
- 手術後には肺の変形，瘢痕による牽引，手術後の肉芽腫や線維化が生じることがある．このような場合，CT では異常陰影があることが認識できても，それが残存している腫瘍なのか，肉芽腫や線維化であるかの鑑別が困難である．この状況は ^{18}F-FDG PET/CT 複合機検査の適応である．
- 転移で発見された癌の原発巣確定も ^{18}F-FDG PET/CT 複合機検査の適応である（図 4.43）．
- FDG には生理的集積部位があり，診断に注意を要する．脳はブドウ糖のみをエネルギー源として利用する臓器で，FDG も高集積する．このため脳転移の診断には適さない．脳転移は転移巣のブドウ糖代謝の様態に従い，脳に比べ低集積から高集積のいずれにもなりうる．アデノイド，口蓋扁桃，舌根扁桃には高集積が生理的に認められる．尿中に FDG が排泄されるため尿路にも高集積があり，尿路悪性腫瘍の診断には困難が多い．心臓は個人差があり，種々の程度の高集積を認める．

＋ Step up

- PET の現在の解像力では，10 mm 以下の病巣は多くの場合 FDG 集積程度にかかわらず診断できない．

――――――――――――― ＋ 本田憲業

＋4 sputum examination 喀痰検査

4.1 ＋ 喀痰塗沫標本と喀痰培養

4.1.1 概念

- 喀痰塗沫標本は適切な染色により多くの情報をもたらす．
- 喀痰培養は，下気道感染の起因体検索を目的に行われる．
- 喀痰検査では，適切な下気道由来の痰，気道分泌物を十分量採取することが重要である．また，医療従事者がこれを直接確認することが必要である．唾液の採取では口腔内常在菌が検出されるだけで，適切な診断が得られない．

4.1.2 方法

- 喀痰は可能な限り無菌的に採取し，無菌容器に採取する．
- 肺結核など感染性に注意すべき状態もありうるため，院内での採痰は陰圧換気の採痰ブースで行うことが望ましい．

◆ ポイント

- 自己喀出痰に限らず，採取検体の外観を必ず観察する．膿性か血性か，血性の場合新鮮血か凝血主体かなどの情報が得られる．
- 痰の自己喀出が難しい場合は 3％高張食塩水吸入による誘発喀痰が有用な場合がある．喀血患者に対しては施行を控える．

- 気管内挿管されていれば，無菌カテーテルを，直接挿管チューブに挿入し，吸引採取が可能である．
- 経気管的吸引（transtracheal aspiration: TTA）は経皮的に気管を穿刺し，無菌的に直接気管内の分泌物を吸引採取する方法である．

+ Step up

- 気管支内視鏡を使用すれば気道内分泌物を吸引採取することは容易である．可視範囲に採取可能な検体が見られない場合は，生理的食塩水 20〜40 mL 程度を目的部位に注入し，洗浄回収する．この方法は，肺末梢に結節影や散布影を呈する抗酸菌症などの診断にも有用である．

4.1.3 一般細菌

- 喀痰の性状に関する分類があり，培養に適当か否かの判定が可能である（表 4.1，4.2）．

表 4.1 喀痰の肉眼的評価（Miller & Jones 分類）．

M1	唾液，完全な粘性痰
M2	粘性痰の中に膿性痰が少量含まれる
P1	膿性痰で膿性部分が 1/3 以下
P2	膿性痰で膿性部分が 1/3〜2/3
P3	膿性痰で膿性部分が 2/3 以上

- グラム染色は下気道感染の起因菌を判別する最も基本的な染色法である．図 4.44 に，肺炎球菌（グラム陽性球菌）と緑膿菌（グラム陰性桿菌）の塗沫標本のグラム染色像を示す．
- 塗沫検査と併行して必ず培養検査を行う．一般細菌では結果の判定に通常 2〜3 日を要する．結果が出るまでは抗菌薬の経験的治療（empiric therapy）を行う．

◆ ポイント

- レジオネラ菌はグラム陰性桿菌のため，グラム染色では判別されない．疑わしい場合にはヒメネス染色を行う．

表 4.2 Geckler らによる喀痰の分類と培養の意義．

群	1 視野（100 倍）あたりの細胞数		判定
	上皮細胞	好中球	
1	> 25	< 10	−
2	> 25	10〜25	−
3	> 25	> 25	−
4	10〜25	> 25	+
5	< 10	> 25	++
6	< 25	< 25	−〜++

＋＋：培養の意義あり，−：培養の意義なし．

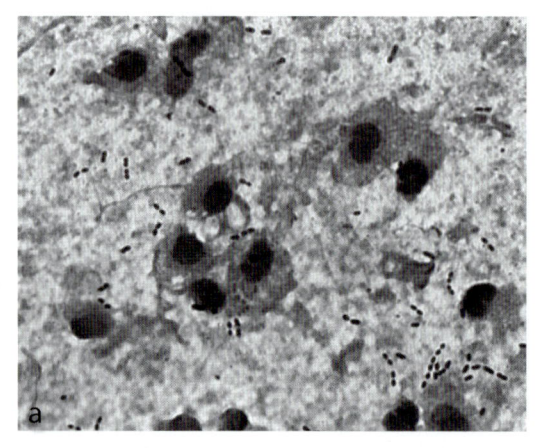

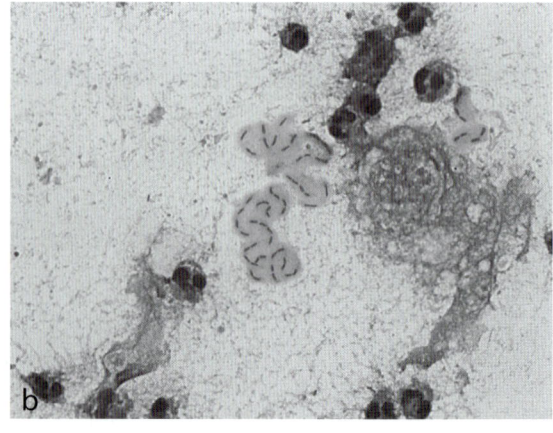

図 4.44 喀痰塗沫標本のグラム染色．(a) グラム陽性双球菌（肺炎球菌）が紫色に染まる．(b) グラム陰性桿菌（ムコイド産生型緑膿菌）は脱色され，赤色を呈する．（カラー口絵参照）

- 喀痰採取前に抗菌薬が投与されていると培養されにくくなるため，可能な限り治療開始前に喀痰採取を行う．
- 肺炎球菌とレジオネラ菌（Ⅰ型）の迅速診断法として尿中抗原検査があり，ベッドサイドで15分程度で感染症（肺炎など）の診断ができる．

> **+Step up**
> - PCR法は，検体から抽出したゲノムDNAを鋳型とし，検出目的の起因体ゲノムの塩基配列に特異的な複数のオリゴヌクレオチド（プライマー）を用いてこれを増幅し，存在診断を行う方法である．最近では，増幅されたゲノムのコピー数を定量的に評価し，定着と感染を判別する試みが行われている．

4.1.4 抗酸菌

- 採取検体の塗沫標本をZiehl-Neelsen（チール・ニールセン）染色，蛍光抗体法で染色し検鏡する．抗酸菌は前者で赤く染まる（図4.45）．
- Ziehl-Neelsen染色では結核菌も非結核性抗酸菌も同様に見えるため，菌種の同定はできない．
- Gaffky（ガフキー）号数は塗沫標本で認められる抗酸菌の半定量的評価法である（表4.3）．
- 塗沫陰性者の感染の判定や抗結核菌薬に対する薬剤感受性試験のために，必ず培養を行う．

◆ ポイント

- 菌量が少ない場合はZiehl-Neelsen染色で偽陰性になる可能性がある．蛍光法は暗い視野の中に結核菌がオレンジ色に光って見えるので，偽陰性が少ないとされる．

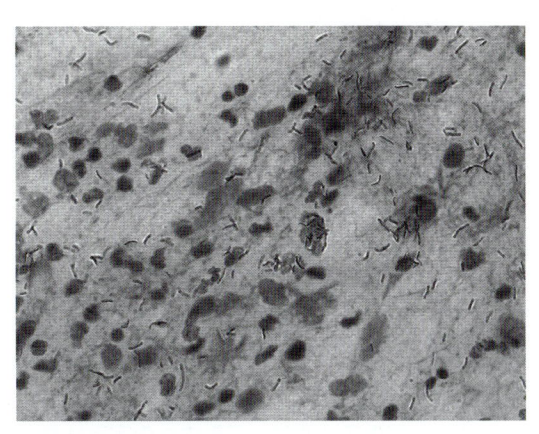

図4.45 喀痰塗沫標本のZiehl-Neelsen染色．赤色に染まる多数の抗酸菌．（カラー口絵参照）

表4.3 Gaffky号数．

Gaffky号数	検出菌数（5～10倍×100倍で検鏡）	簡便記載法
0	全視野に0	陰性（−）
1	全視野に1～4	
2	数視野に1	少数（+）
3	1視野平均1	
4	1視野平均2～3	
5	1視野平均4～6	中等度（++）
6	1視野平均7～12	
7	1視野平均やや多数13～25	
8	1視野平均多数26～50	
9	1視野平均はなはだ多数51～100	多数（+++）
10	1視野平均無数101以上	

第4章 検査

- PCR法は感度が高く，存在診断，菌種の同定（結核菌と非結核性抗酸菌の鑑別）において鋭敏な検査法といえる．
- 抗酸菌は一般細菌に比べて発育速度が遅いので，培養の迅速化のために液体培地が用いられる．しかし液体培地では菌数の測定はできないため，固形培地（小川培地など）培養が併用される．

+ Step up
- 可能なら3日間連続で喀痰採取を行う．
- 結果を急ぐ場合には直接塗沫標本を用いるが，検体の均等化後，遠心集菌材料による塗沫標本作製を併用すると診断感度が向上する．

4.1.5 真菌
- カンジダは口腔内常在菌であるため，喀痰で検出されても下気道感染に関する診断意義はない．口腔内カンジダ症や口腔内汚染を知る契機にはなる．
- アスペルギルスは通常，口腔内への定着は見られないため，喀痰から検出されれば有意と考える．
- クリプトコックスは，播種性に広がっている症例以外では喀痰で検出されることは稀である．

◆ ポイント
- 真菌類を塗沫標本で認識するには，PAS（periodic acid-Schiff）染色，Grocott染色などが適している．喀痰塗沫標本に対して墨汁染色を行うことは少ない．
- ニューモシスチス肺炎の原因となる *Pneumocystis jirovecii* の存在診断としてPCR法が普及している．ただし，常在菌であるため，陽性であっても感染が成立しているとの診断はできない．

+ Step up
- 真菌培養には培地としてサブローデキストロース寒天などが用いられる．
- 一般に，真菌性肺炎を喀痰検査で診断することは困難である．診断確定には血清学的検査や気管支内視鏡による積極診断が必要となることが多い．
- 真菌感染症の指標として血清 β-D-グルカンの定量が用いられる．ニューモシスチス肺炎と侵襲性肺アスペルギルス症の補助診断に用いられる．

4.2 ✚ 喀痰細胞診

- 細胞診検査は主に気管支・肺悪性腫瘍の診断目的で行われることが多いが，非腫瘍性疾患の診断にも適用される．
- 喀痰細胞診では通常，塗沫標本をPapanicolaou（パパニコロー）染色する．核をヘマトキシリンで青藍色に，細胞質をオレンジG，ライトグリーン，エオジンでそれぞれ橙色，緑色，朱色に染め分ける（図4.46）．
- 細胞異型はクラスI，II，III（IIIa，IIIb），IV，Vの5ないし6段階で判定される（表4.4）．IIIaは異型性はあるが良性を考える場合に，IIIbは悪性を否定しきれない場合に用いる．

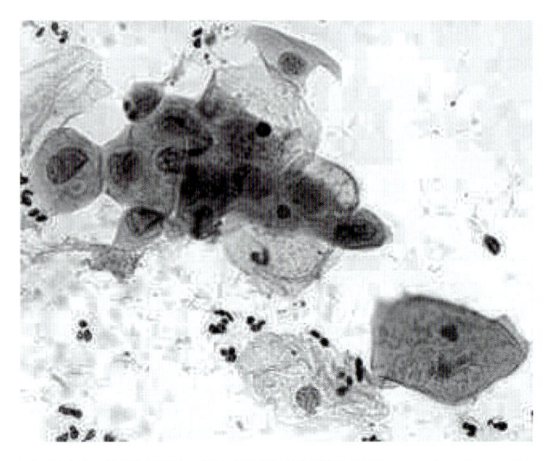

図4.46 喀痰細胞診による塗沫標本のPapanicolaou染色．（カラー口絵参照）

◆ ポイント
- 細胞異型の判定以外にも，喀痰に含まれる炎症細胞の種類（好酸球比率など），石綿小体の存在，真菌の存在，Charcot-Leyden（シャルコー・ライデン）結晶の存在などが判明することがあり，その情報量は少なくない．

表4.4 細胞診のクラス分類．

クラスⅠ	異常細胞なし
クラスⅡ	異常ではあるが悪性ではないと判断する
クラスⅢ	良性か悪性か判断が難しい
クラスⅣ	強く悪性を疑う
クラスⅤ	悪性と診断

+ Step up
- 喀痰採取法として，固定液などを使用せずそのまま検査室に提出する生痰法と，始めから固定液の中に喀出し，2〜3日かけてできるだけ多くの喀痰を採取する集痰法がある．

臼井 裕

5 内視鏡検査 (endoscopy)

5.1 概念

- 呼吸器領域の内視鏡は，気管支内視鏡（fiberoptic bronchoscopy），縦隔鏡（mediastinoscopy），胸腔鏡（thoracoscopy）である．いずれも診断だけでなく，治療的にも用いられる．
- 最近では多くの施設で，内視鏡画像をリアルタイムでモニタ上に描出し，所見を同時に確認できる電子スコープが使用されており，静止画，動画ともにデジタル画像を記録することが可能である．

5.2 気管支内視鏡 (図4.47)

- 咽頭・喉頭に噴霧麻酔を行い，経口的もしくは経鼻的にファイバースコープを挿入する．通常の気管支内視鏡は直径6mm未満で，鉛筆よりも細い．
- 気管支内視鏡の診断手技には内腔観察（図4.47），気管支洗浄，気管支肺胞洗浄，経気管支擦過細胞診，経気管支吸引針細胞診，経気管支肺生検などがある．
- 治療目的で，止血，気道内異物の除去，気道内分泌物の除去（bronchial toilet），気管内挿管，スネアやレーザーによる気道狭窄の改善（腫瘍の焼灼など），光線力学的治療（photodynamic therapy: PDT）による早期肺癌の治療，ステント挿入による気道狭窄の改善，気管・気管支の悪性腫瘍に対する放射線腔内照射，肺胞洗浄（肺胞蛋白症の治療），薬液の注入などを行うことができる．

◆ ポイント

a. 内腔観察
- 胸部異常影（無気肺など），喀血，喀痰細胞診でクラスⅢb以上，肺癌や他臓器癌の気道浸潤の観察，肺癌術後断端再発のチェックなどの様々な理由で行われる．
- 異常所見の有無にかかわらず，可視範囲をすべて観察し，適宜写真撮影する．異常があれば，直視下での組織生検やブラシによる細胞成分の採取などを行う．

第4章 検査

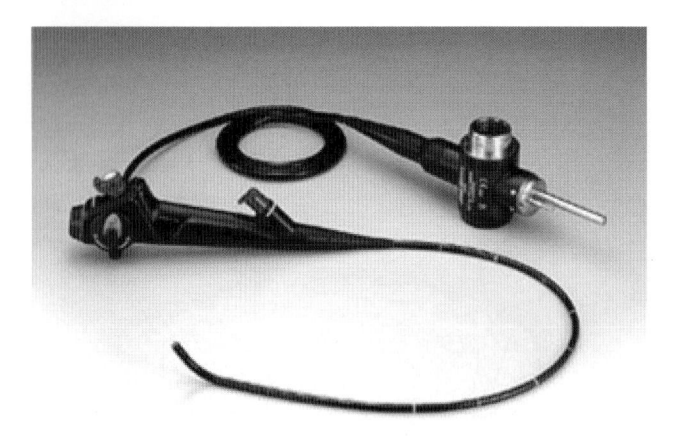

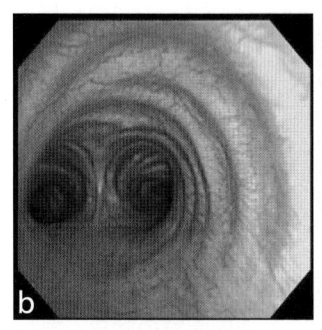

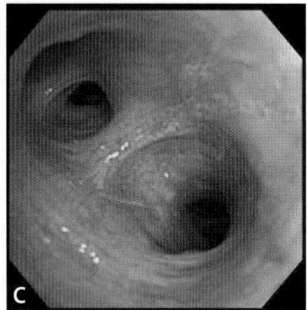

図 4.47 (a) 気管支内視鏡．画像はオリンパスメディカルシステムズ株式会社のご厚意による．(b, c) 気管支内腔所見．(b) 気管から左右の主気管支を見下ろす．(c) 左主気管支から上区枝，舌区枝を見下ろす．気管支は基本的に2分岐を繰り返して肺胞に至る．（カラー口絵参照）

b. 気管支洗浄

- 20〜40 ml 程度の生理食塩水を目的部位の気管支めがけて注入し，その後回収するという検査法である．
- 病変部の細胞成分や病原体を得るための手法で，腫瘍性疾患，非腫瘍性疾患（感染など）いずれの場合にも行われる．

c. 気管支肺胞洗浄（bronchoalveolar lavage: BAL）

- びまん性肺疾患，すなわち間質性肺疾患，悪性腫瘍，感染症などの診断に用いられる．
- BAL の一般的な方法は，目的肺の区域気管枝あるいは亜区域気管枝に内視鏡をしっかりと楔入し，50 ml の生理食塩水をゆっくり注入，低圧吸引でゆっくり回収する．この操作を3回繰り返す．2回目以降の回収液が肺胞成分を反映する．
- びまん性肺疾患で BAL を行う場合，楔入部位として中葉または舌区の区域〜亜区域枝が選択されることが多い．中葉舌区は腹側に位置するので，洗浄液の回収が比較的容易であるという理由による．
- BAL は肺胞レベルの炎症細胞や病原体を採取することが目的である．気管支粘膜を傷つけて血液が混入することのないように行う．
- 健常人の BAL 所見を基準として疾患肺の BAL 所見を解釈する（表 4.5）．
- BAL 所見は疾患によって種々の特徴を示す（図 4.48）．
- BAL が有用なびまん性肺疾患を表 4.6 に，BAL 所見によるびまん性肺疾患の鑑別を表 4.7 に示した．

表 4.5 健常人の BAL 所見.

	総細胞数 ($\times 10^4$/ml)	細胞分画（%）					CD4 陽性／CD8 陽性 T 細胞比
		マクロファージ	リンパ球	好中球	好酸球	肥満細胞	
非喫煙者	10〜20	80〜90	10〜20	1〜2%以下	1〜2%以下	なし	1.5〜2.5
喫煙者	30 前後	90〜95	5〜10	1〜2%以下	1〜2%以下	なし	低下

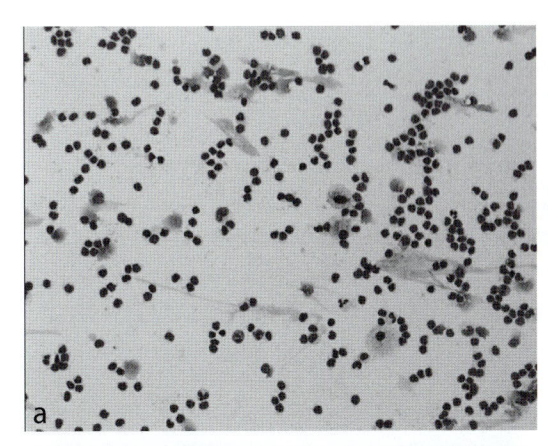

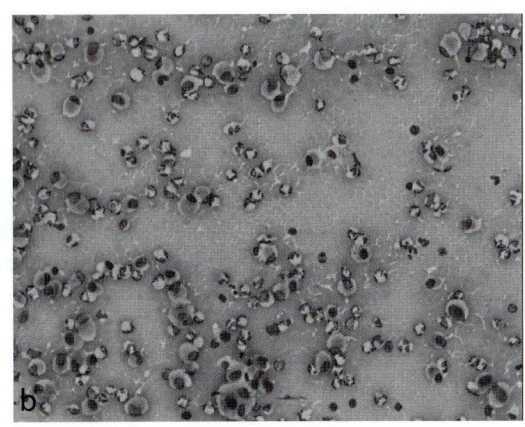

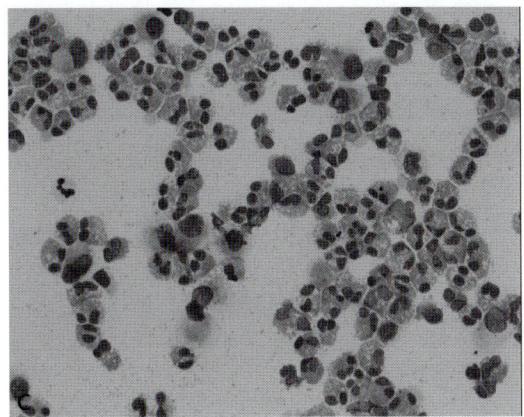

図 4.48 (a) 急性夏型過敏性肺炎の BAL 塗沫標本（Wright-Giemsa 染色）．ほぼ 80〜90％をリンパ球が占める．CD4 陽性／CD 8 陽性 T 細胞比は 0.06 であった．(b) 急性間質性肺炎で見られた BAL 塗沫標本（Wright-Giemsa 染色）．BAL 液は血性，好中球分画が増加している．(c) 慢性好酸球性肺炎の BAL 塗沫標本（Wright-Giemsa 染色）．顕著な好酸球増多を見る．（カラー口絵参照）

表 4.6 BAL が有用なびまん性肺疾患.

	感染性疾患	非感染性疾患
BAL で確定診断できる疾患		肺胞蛋白症，悪性腫瘍
BAL が診断に有用な疾患	サイトメガロウイルス，単純ヘルペスウイルス，一般細菌，結核菌，非結核性抗酸菌，ニューモシスチス肺炎，アスペルギルス，クリプトコックス，カンジダなど	肺胞出血，好酸球増多性肺疾患，サルコイドーシス，過敏性肺炎，石綿肺，肺胞微石症，肺 Langerhans 細胞組織球症
BAL が鑑別に有用な可能性のある疾患		特発性間質性肺炎群，膠原病に伴う間質性肺炎

表4.7 BAL所見によるびまん性肺疾患の鑑別.

リンパ球分画増加なし	リンパ球分画増加あり
1. マクロファージ優位 　　特発性肺線維症 　　石綿肺など 2. 好中球優位 　　細菌性肺炎 　　急性間質性肺炎（AIP） 　　急性呼吸促迫症候群 　　薬剤性肺障害など 3. 好酸球優位 　　寄生虫症 　　薬剤性肺障害 　　化学物質吸入 　　好酸球性肺炎 　　全身性血管炎 　　アレルギー性気管支肺真菌症など	1. CD4陽性T細胞優位 　　サルコイドーシス 　　慢性ベリリウム肺 　　農夫肺 　　薬剤性肺障害 　　膠原病に伴う間質性肺障害 　　マイコプラズマ肺炎 　　リンパ増殖性肺疾患の一部など 2. CD8陽性T細胞優位 　　急性夏型過敏性肺炎 　　薬剤性肺障害 　　膠原病に伴う間質性肺炎 　　非特異性間質性肺炎（NSIP） 　　特発性器質化肺炎（COP） 　　リンパ増殖性肺疾患の一部など

d. 経気管支擦過細胞診

- 気管支内視鏡の吸引孔からブラシやキュレット（先端が少し折れ曲がる鉗子）で，目的部位から細胞成分を採取する検査法である（図4.49）．肺野が対象となる場合はエックス線透視下で行う．

e. 経気管支吸引細胞診（transbronchial aspiration cytology：TBAC），経気管支針吸引（transbronchial needle aspiration：TBNA）

- 気管・気管支外でそれらに隣接する結節・腫瘤病変を穿刺し，細胞成分を吸引採取する検査法である．鉗子孔から側孔の開いた針つきカテーテルを挿入し，壁外の腫大リンパ節などを穿刺する．

f. 気管支腔内超音波断層法（endobronchial ultrasonography：EBUS）

- 気管支腔内に超音波プローブを挿入し，気道壁および壁外の断層像を観察する検査法である．気道内腫瘍の壁浸潤の深達度や，壁外腫瘤，縦隔リンパ節などの様子を観察できる．
- TBNAと組み合わせて行う検査法をEBUS-TBNAという（図4.50）．

g. 蛍光気管支内視鏡

- 気管支に青色光を照射し，気管支内腔の正常部分と病変部からの自家蛍光の差を利用して可視範囲の肺癌や異型上皮などを描出する検査法である．病変組織は暗赤色としてモニタ上に画像化される（図4.51）．

> **+Step up**
>
> - 気管支内視鏡施行にあたっては，その施行が検査リスクに対して明らかに利益をもたらすと考えられる場合に限って行うべきである．呼吸不全，出血傾向などでは細心の注意が必要とされる．虚血性心疾患や脳血管障害の急性期などでは通常行わない．
> - 抗血小板薬，抗凝固薬は検査前1週間程度の休薬が必要となる．
> - 前投薬として，抗コリン薬（唾液や気道分泌抑制），オピオイド（鎮静作用）などを用いるのが一般的である．
> - 出血時は，アドレナリン入り生理食塩水やトロンビンの散布が必要となる場合がある．
> - 気道内異物の除去に際して，籠型に開くバスケット鉗子（図4.49）や開閉部分が長く作られた把持鉗子などの特殊な鉗子が有用である．
> - 可視範囲の気道壁由来良性腫瘍（過誤腫や平滑筋腫など）は，スネアによる通電焼灼で除去できる場合がある．

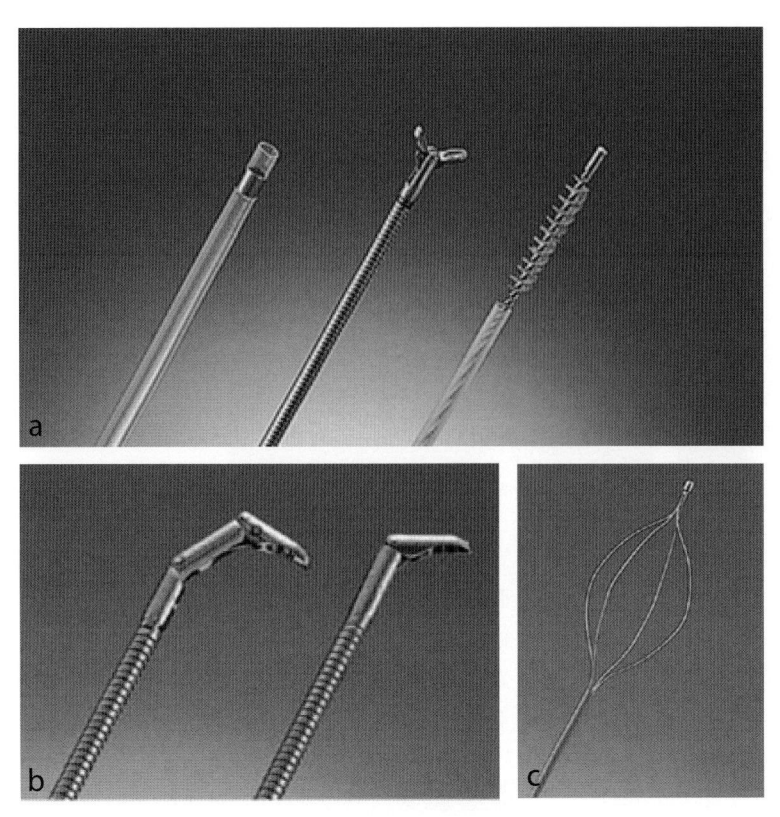

図 4.49 気管支内視鏡で使用される鉗子など．画像はオリンパスメディカルシステムズ株式会社のご厚意による．**(a)** ガイドシース（左），生検鉗子（中央），細胞の採取に使うブラシ（右）．**(b)** キュレットと **(c)** バスケット鉗子．（カラー口絵参照）

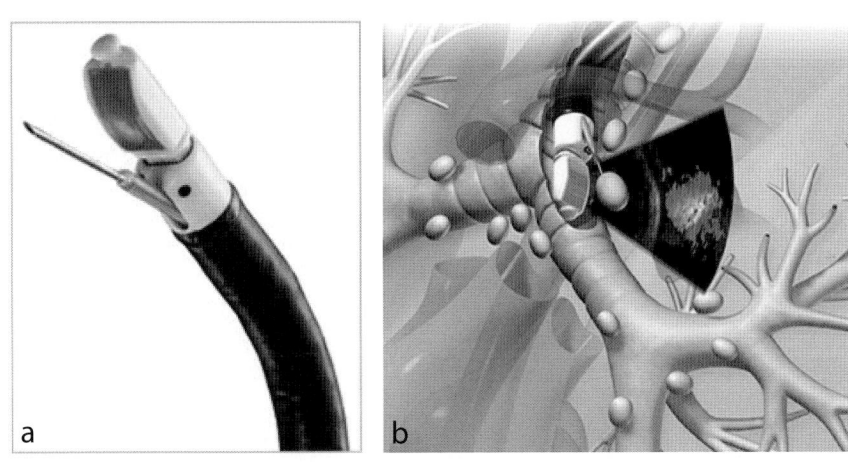

図 4.50 **(a)** EBUS-TBNA に用いるプローブ，穿刺針．**(b)** その施行イメージ．画像はオリンパスメディカルシステムズ株式会社のご厚意による．（カラー口絵参照）

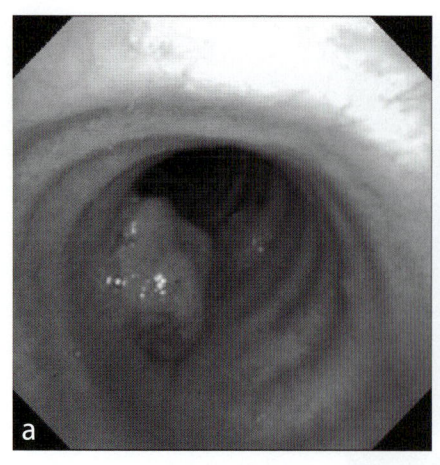

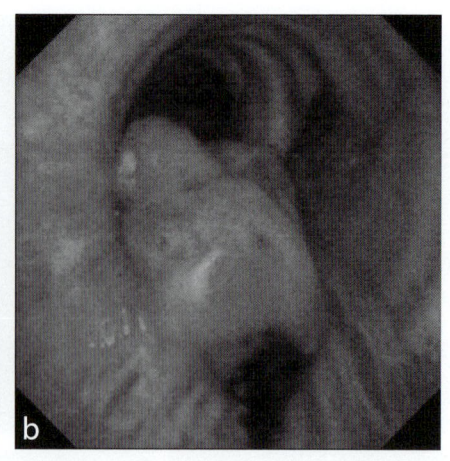

図 4.51　扁平上皮癌の気管内転移．(a) 気管支内視鏡所見，(b) 蛍光内視鏡所見では，腫瘍および浸潤部の緑色で示される自家蛍光が消失している．（カラー口絵参照）

5.3 ✚ 縦隔鏡と胸腔鏡

- 縦隔鏡は主に縦隔の結節・腫瘤性病変の生検診断に用いられる．
- 縦隔鏡検査や胸腔鏡による肺手術は全身麻酔下で行われる．一方，診断的胸腔鏡は局所麻酔下で行われることもある．

◆ポイント

- 縦隔鏡による生検診断の対象として縦隔腫瘍（リンパ腫など），悪性腫瘍（肺癌など）のリンパ節転移の診断が挙げられる．
- 診断的胸腔鏡検査として，びまん性肺疾患病理診断のための肺生検，結節性肺病変病理診断のための肺部分切除，胸水・胸膜炎，胸膜・胸壁腫瘤，特に中皮腫の診断が挙げられる．
- 治療的胸腔鏡では，肺部分切除術（良性肺腫瘍など），肺葉切除術（肺癌，術前臨床病期Ⅰ期）などが行われる．

✚ Step up

- PET（positron emission tomography）の普及などで，肺癌病期診断のために縦隔鏡検査が行われる機会は減っている．
- 石綿関連肺疾患のなかでも，良性石綿胸水と胸膜中皮腫の鑑別に胸腔鏡が有用である．
- 胸腔鏡の利点は開胸手技に比べて傷が小さくてすむなど，侵襲が比較的少ないことである．

✚ 臼井　裕

6 生検
biopsy

6.1 ➕ 概念

- 呼吸器領域の生検には気管支内視鏡下生検，経皮的生検，外科的肺生検がある．
- 経皮的な生検は部位によって肺生検，縦隔生検，胸膜生検などとよばれる．
- 外科的肺生検には縦隔鏡による生検，胸腔鏡を用いる VATS（video-assisted thoracic surgery）生検，開胸生検がある．

◆ ポイント

a. 経気管支生検（transbronchial biopsy：TBB）

- 慣用的に結節や腫瘤性病変の生検手技に対して用いられ，後述の TBLB と区別される．可視範囲は直視下で生検し，肺野病変の場合はエックス線透視下で行う．
- 通常，生検に加えてキュレットやブラシによる擦過細胞診，気管支洗浄細胞診を併用し，診断率を上げる．

b. 経気管支肺生検（transbronchial lung biopsy：TBLB）

- 主にびまん性肺疾患における末梢肺のサンプリング目的で行われる．気管支内視鏡の吸引孔に鉗子を挿入し，エックス線透視下で目的箇所の位置確認をしながら，末梢肺をつまみ取る検査法である（表 4.8，図 4.52）．
- TBLB では通常，胸膜面から 5〜10 mm 程度内側の細気管支領域をねらって生検を行う．胸膜を損傷すると気胸の原因となる．

c. 経皮的肺生検

- 肺野に一定以上の大きさの充実性病変があれば検査対象となりうる．エックス線透視下または

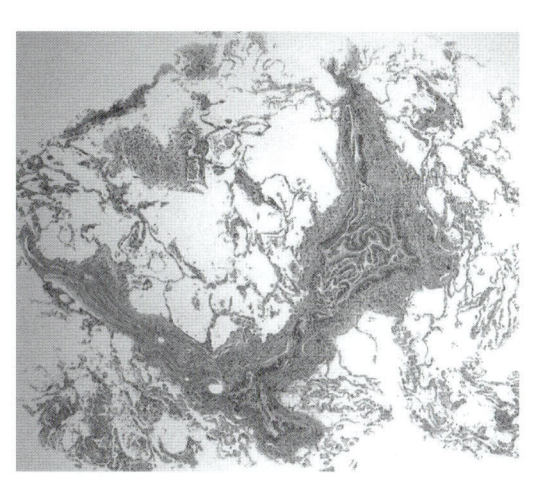

図 4.52　TBLB によって採取された肺組織（ヘマトキシリン・エオジン染色）．大きさは 3 mm 程度で，小葉単位での病変分布を明らかにすることは難しいが，この症例では細気管支周囲の炎症細胞浸潤（細胞性細気管支炎）が認められる（急性過敏性肺炎症例）．（カラー口絵参照）

表 4.8　TBLB によるびまん性肺疾患の鑑別．

TBLB で診断確定する疾患	TBLB と臨床所見で診断可能な疾患	TBLB では診断不可能な疾患
悪性腫瘍 肺感染症 　クリプトコックス症 　アスペルギルス症 　ノカルジア症 　ニューモシスチス肺炎 　サイトメガロウイルス肺炎 　抗酸菌症 肺リンパ脈管筋腫症 肺胞蛋白症 肺胞微石症	サルコイドーシス 慢性ベリリウム肺 過敏性肺炎 石綿肺 珪肺 ヘモジデローシス 好酸球性肺炎 特発性器質化肺炎（COP）	特発性間質性肺炎群（IIPs） 膠原病に伴う間質性肺炎 肺 Langerhans 細胞組織球症 閉塞性細気管支炎群の疾患 びまん性汎細気管支炎 Wegener 肉芽腫症 リンパ増殖性疾患

第4章 検査

- CTガイド下で病変の位置確認をしながら行う．
- TBLB，経皮的肺生検において注意すべき合併症は出血と気胸である．

d. 経皮的縦隔生検

- 基本的に経皮的肺生検と同様の手技で行う．縦隔病変には超音波ガイドが有用な場合がある．

e. 胸膜生検

- 通常，超音波ガイド下，エックス線透視下で行われる．
- 生検針による胸膜生検が診断に有用な疾患には，悪性腫瘍の胸膜播種，胸膜腫瘍，結核性胸膜炎などがある．コープ針などの専用針を用いるが，外科的生検に比較すると診断率は低い．

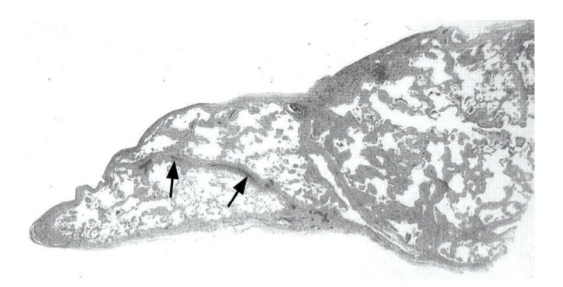

図4.53 VATS生検によって採取された肺組織（ヘマトキシリン・エオジン染色）．小葉間隔壁（矢印）が明瞭に認識され，病変の空間分布や時相が認識できる（全身性硬化症に伴うNSIPパターン症例）．（カラー口絵参照）

f. 外科的肺生検

- VATS生検や開胸生検では胸膜面を広く観察し，数cmサイズの胸膜や肺組織をサンプリングすることが可能となる（図4.53）．

+Step up

- 悪性腫瘍の経皮的生検の場合，皮下や胸膜に当該腫瘍を播種させる危険性がある．
- 生検針以外にも細胞診専用の穿刺針があり，使い分けるとよい．
- 経気管支，経皮どちらのアプローチも可能な場合，経気管支肺生検が優先されることが多い．気胸の頻度が低く，出血時に直視下で止血操作が可能といった理由による．
- 経皮的肺生検では，穿刺時に息ごらえが必要になるため，呼吸状態不良の場合は施行不可能である．
- 胸水がないかきわめて少量の場合に，人工的に気胸を作って（人工気胸）胸膜生検を施行することがある．
- 外科的肺生検に際しては，VATS生検が優先的に選択される．胸膜癒着の強い場合や肺野の内側寄りに病変がある場合は胸腔鏡によるVATS生検が不可能なため，開胸手技が考慮される．

〔臼井　裕〕

7 呼吸機能検査 1
pulmonary function test 1

7.1 安静呼吸

- 横隔膜や肋間筋が収縮して胸腔内圧が低下し，空気が肺内に吸い込まれることにより，安静吸気が起こる．吸気で広がった肺や胸郭が，元の位置に戻ろうとする受動的な力で空気が外に出るのが安静呼気である．
- 安静呼吸時に1回の吸気で肺に吸い込まれる量を1回換気量（V_T）とよぶ．正常値は450〜500 ml である．1回換気量は肺胞低換気の場合は低下する．
- 口から吸い込まれた空気のすべてが肺胞に到達するわけではない．解剖学的死腔という換気に関与しない部分が存在する．解剖学的死腔は約150 ml である．
- 1分間の換気量を分時換気量とよぶ．呼吸数

を12回/分とすると，健常人の分時換気量は500 ml × 12 = 6,000 ml となる．

◆ ポイント

- コンプライアンス＝容積変化／圧力変化であり，肺の伸び縮みのしやすさを表す．肺が柔らかいほど大きくなる．肺気腫などでは高値となり，肺線維症などでは低下する．
- 弾性力＝1／コンプライアンスであり，肺が硬いほど大きくなる．肺線維症では高値となる．

7.2 ➕ 肺気量(lung capacity)（図4.54）

- 呼吸機能検査は，呼吸器疾患を正確に診断し，病態と重症度を把握し，的確な治療を行うために重要な検査である．
- スパイロメトリーは，口から呼出・吸入する空気量の測定のことであり，呼吸機能検査の基本である．
- 口から出入りする空気の量を時間記録したのがスパイログラムであり（図4.54），縦軸が気量，横軸が時間経過を表す．
  - 1回換気量（V_T）：安静時1回の呼吸で肺に出入りする気体の量（正常成人で約500 ml）．
  - 予備吸気量（IRV）：最大吸気量と1回換気量との差．
  - 最大吸気量（IC）：安静呼気位より，随意的に最大努力して吸入できる気体の量（正常成人で約2,000 ml）．
  - 予備呼気量（ERV）：安静呼気位より，随意的に最大努力して呼出できる気体の量（正常成人で約1,000 ml）．
  - 肺活量（VC）：最大吸息した後，随意的に最大呼出して呼出される気体の量（正常成人で約3,000 ml）．
- 上記はスパイログラムで検査が可能である．
  - 残気量（RV）：最大呼出したとき，まだ肺内に残留する気体の量．
  - 機能的残気量（FRC）：呼吸筋がすべて弛緩したときに，肺内に残留する気体の量であり，通常の安静呼吸はこのレベルから吸息し，より高いレベルからFRCまで呼息することにより，行われている．
  - 全肺気量（TLC）：最大吸息したときに，肺内にある気体の量．
- 残気量，機能的残気量，全肺気量はスパイログラムで測定ができない．
- 肺気量の基本となる分画をvolumeとよび，volumeを2つ以上組み合わせた気量をcapacityとよぶ．肺気量は4つのvolumeと4つのcapacityから成る．

◆ ポイント

- 各種病態は肺気量分画に特徴的な変化をきたす．
- 正常ではRV/TLCは20～30％である．RVは

Volume　A. 予備吸気量（IRV：Inspiratory reserve volume）
　　　　B. 1回換気量（V_T：Tidal volume）
　　　　C. 予備呼気量（ERV：Expiratory reserve volume）
　　　　D. 残気量（RV：Residual volume）
Capacity　最大吸気量（IC：Inspiratory capacity）・・・A＋B
　　　　機能的残気量（FRC：Functional residual capacity）・・・C＋D
　　　　肺活量（VC：Vital capacity）・・・A＋B＋C
　　　　全肺気量（TLC：Total lung capacity）・・・A＋B＋C＋D

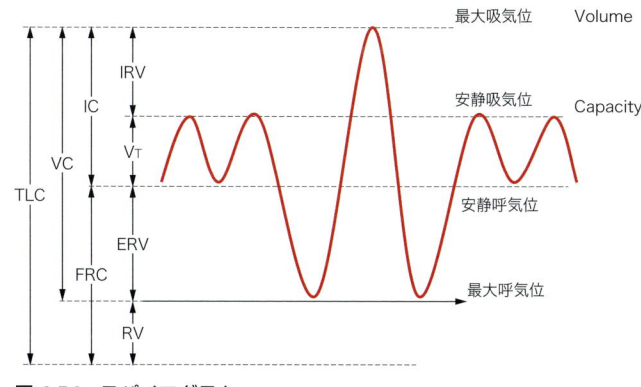

図4.54　スパイログラム．

加齢とともに増加する．また，拘束性換気障害では減少し，閉塞性換気障害では増加する．
- 正常では FRC/TLC は 40～50％であり，気道抵抗上昇時に増加する．
- 拘束性疾患ではすべての肺気量が減少する．
- 慢性閉塞性肺疾患（COPD）では FRC/TLC と RV/TLC が上昇する．
- 神経筋疾患では特に IRV が減少する．TLC は減少するが，FRC は正常を維持することに注意する．

+Step up

- FRC や RV はスパイログラムでは測定できず，ガス希釈法や体プレスチモグラフなどを用いて算出される．実際には FRC を求めてから，RV = FRC − ERV により RV を導き出す．

7.3 努力呼気曲線

- 最大吸気位からできるだけ速く呼出をさせたスパイログラムが努力呼出である（図 4.55）．これにより，努力肺活量（FVC）と 1 秒量（FEV_1）を測定する．
- FVC の最初の 1 秒間に呼出される量が FEV_1 である．
- FEV_1 の FVC に占める割合が 1 秒率（FEV_1％）である．つまり $FEV_1\% = FEV_1/FVC \times 100$ であり，FEV_1％の正常値は 70 以上である．

◆ ポイント

- 健常者では VC = FVC であるが，気流閉塞や肺弾性力低下が存在する場合は VC > FVC となる．
- 一般的に％が左側にあるときは，年齢・性別・身長から求めた基準値に対する測定値の割合を表す．％FEV_1 は年齢・性別・身長から求めた FEV_1 基準値に対する測定値の割合である．

+Step up

- $FEV_1\%$（= $FEV_1/FVC \times 100$）を $FEV_1\%$ G とし，$FEV_1\%$ T（= $FEV_1/VC \times 100$）と区別することがある．

7.4 換気障害

- ％VC < 80 を拘束性換気障害，$FEV_1\%$ < 70 を閉塞性換気障害，両方あるものを混合性換気障害とよぶ（図 4.56）．
- $FEV_1\%$（1 秒率）：閉塞性障害の診断．
- $FEV_1\%$ < 70％：閉塞性換気障害（COPD，喘息有症状時など）．気流閉塞を表す．
- ％FEV_1（1 秒量／予測 1 秒量）：閉塞性換気障害の重症度（$FEV_1\%$とは異なる）．
- ％VC（肺活量／予測肺活量）< 80％：拘束性換気障害（間質性肺炎，肺線維症，高度肥満など）

◆ ポイント

- $FEV_1\%$ は閉塞性換気障害の発見には有用であ

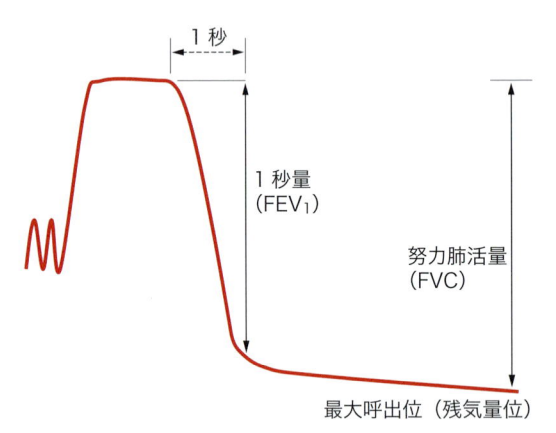

図 4.55　努力呼気曲線．

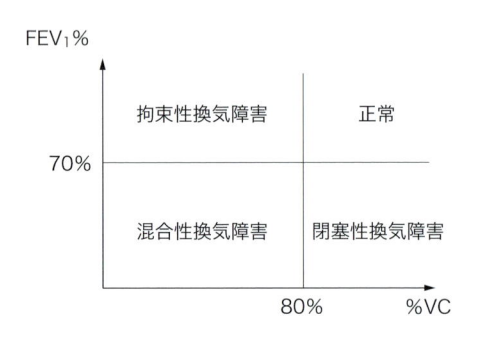

図 4.56　換気障害の種類．

る．しかし，COPD患者は重症化するとFEV$_1$は低下するが，FVCも低下するので，診断後の気流閉塞の判定には用いず，気流閉塞の程度は%FEV$_1$で表す．
- FEV$_1$は気流閉塞の悪化により減少し，改善とともに上昇し，重症度の判定により重要である．

> **+ Step up**
> - %FEV$_1$はCOPDの気流閉塞の程度（staging）の判定に重要である．

7.5 ✚ フロー・ボリューム曲線

- 努力呼出曲線では縦軸が容積，横軸が時間であるが，縦軸に呼出速度（流速），横軸に容積をとったものをフロー・ボリューム曲線とよぶ（図4.57）．フロー・ボリューム曲線の形態が各種の病態を反映する（図4.58）．
- 呼出速度は最初はゆっくりで，途中から最大（ピークフロー）になり，その後はほぼ直線的に低下する．
- 肺気腫などの閉塞性疾患では，ピークフローが減少し，曲線が下にへこむ（図4.59）．

◆ ポイント
- 高齢非喫煙者や喫煙者では，FVCはほぼ正常だが，気道抵抗が増大するため中低肺気量位の呼出速度が減少する．
- 肺線維症などの拘束性障害では，気道障害がなければ呼出速度は低下しない．FVCが小さくなり，全肺気量位が小ぶりになる．

> **+ Step up**
> - $\dot{V}_{50}$（努力肺活量の最大吸気位を100%，最大呼気位を0%としたときの50%肺気量位の呼気流量），$\dot{V}_{25}$（25%肺気量位の呼気流量）より末梢気道の閉塞を評価できる．$\dot{V}_{50}/\dot{V}_{25}>3$が目安となる．

7.6 ✚ 気道可逆性試験

- 閉塞性換気障害があるときに，気管支拡張薬吸入による効果の有無を調べる検査である．効果があれば可逆性ありと判定される．
- 短時間作用型β$_2$刺激薬吸入の前後でスパイロメトリーを行い，FEV$_1$が前値の12%以上改善かつ200 ml以上改善で，可逆性ありと判定する．

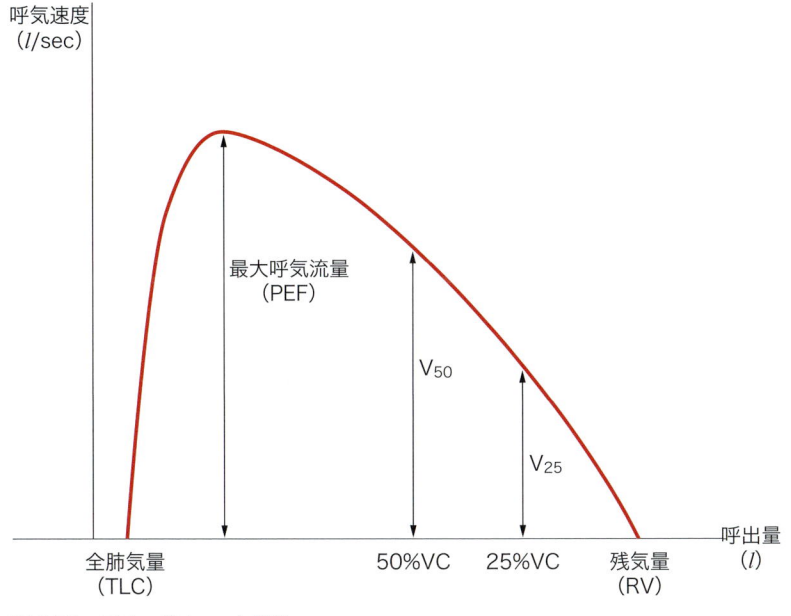

図4.57　フローボリューム曲線．

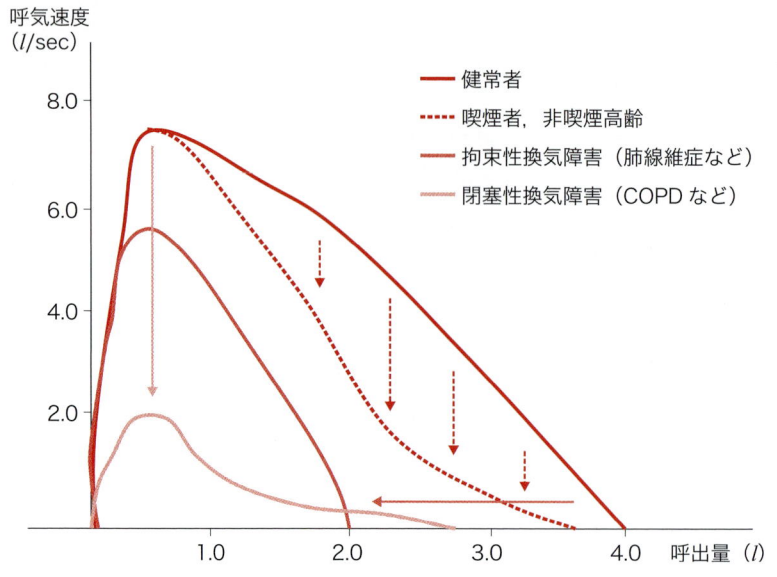

図4.58 換気障害とフローボリューム曲線.

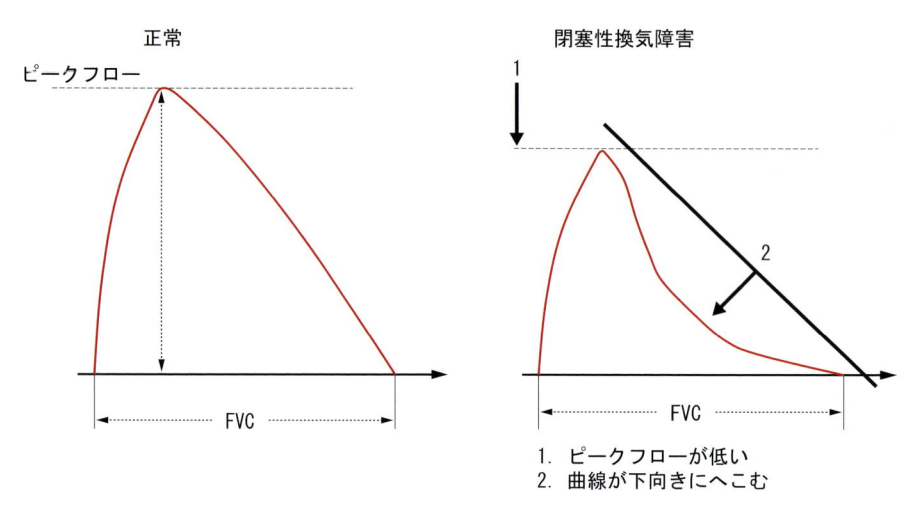

図4.59 閉塞性換気障害のフローボリューム曲線.

- 可逆性ありの場合には気管支喘息の可能性が高い．COPDでは一般に可能性が乏しいことが多い．

◆ ポイント

- FEV_1 は気管支喘息でも気道の反応性を評価するのに最も適した指標である．
- ただし，気管支喘息の日常における管理には，より簡便なピークフローメーターによるピークフローモニタリングを行う．
- 気道可逆性試験が禁忌なのは，使用する気管支拡張薬に対する副作用の既往がある場合と，重症不整脈，高度な頻脈や高血圧などがあり，それらの増悪が予想される場合である．

+ Step up

- 気道可逆性試験は病状が安定していて，呼吸器感染症がないときに行う．
- $β_2$ 刺激薬の吸入にはスペーサーを取りつけた定量噴霧器か，ネブライザーを使用する．

村山芳武

8 呼吸機能検査 2
pulmonary function test 2

8.1 ➕ 酸素の輸送

- 生体内の細胞が生きていくためには，絶えず酸素（O_2）を取り込み，二酸化炭素（CO_2）を排出しなければならない．
- 生体内での O_2 の輸送は，換気・ガス交換・循環・組織拡散より成り立っている（図4.60）．

◆ ポイント

- 換気：大気中の O_2 が経気道的に肺胞に到達して CO_2 と入れ替わる．肺胞と口の間の空気の出入りを換気とよぶ．
- ガス交換：肺胞では O_2 の輸送は気相から血液相へと移行する．
- 循環：動脈血の流れに沿って組織に輸送される．
- 組織拡散：組織毛細血管から細胞内のミトコンドリアに向けて移行する．

8.2 ➕ 肺胞気

- 肺胞に存在する気体は肺胞気（alveolar gas）とよばれる．

- 肺胞換気式は以下のようになり，肺胞低換気で高 CO_2 血症となる（p.98，図4.65 参照）．

$$\dot{V}_A = \dot{V}CO_2 \cdot (P_B - 47) / P_ACO_2$$

$\dot{V}_A$：肺胞換気量，$\dot{V}CO_2$：CO_2 産生量，P_B：大気圧，P_ACO_2：肺胞気二酸化炭素分圧

- 肺胞気－動脈血酸素分圧較差（$AaDO_2$）は肺胞レベルでのガス交換を評価する指標で，肺胞気式を用いて以下のように求める．

$$P_AO_2 = P_IO_2 - \frac{PaCO_2}{R} = 150 - \frac{PaCO_2}{0.8}$$

$$AaDO_2 = P_AO_2 - PaO_2$$

◆ ポイント

- 肺胞気酸素分圧を求める式を肺胞気式とよぶ（p.97，図4.64 参照）．
- 低酸素血症を認める際には必ず $AaDO_2$ を計算する．
- 低酸素血症の原因としては，①肺胞低換気，②シャント，③拡散障害，④換気血流比不均等分布などがあるが，②～④では $AaDO_2$ が開大する（表4.9，4.10）．
- 室内気吸入下では $AaDO_2 = 150 - PaCO_2/0.8$

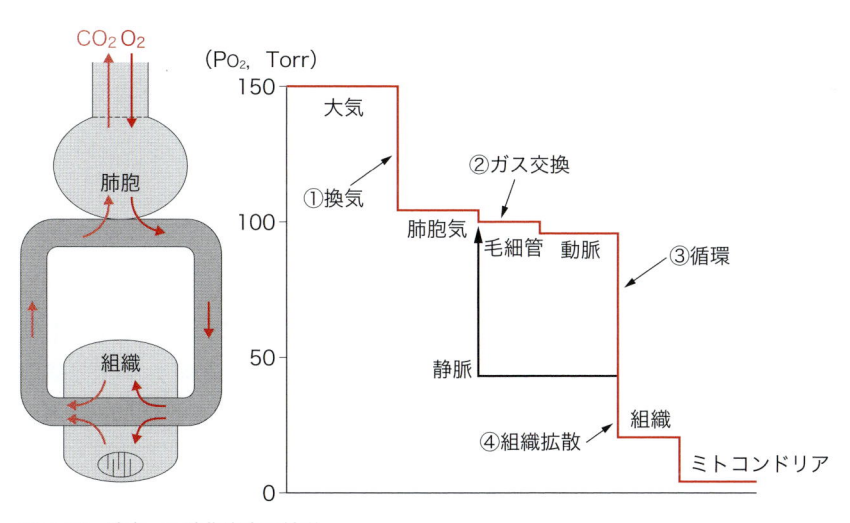

図4.60 酸素・二酸化炭素の輸送．

表 4.9　$AaDO_2$ と拡散能.

$AaDO_2$	D_{LCO}, $D_{LCO}/\dot{V}_A$	病　態
正常	正常	拡散障害なし
正常	低下	拡散障害（換気血流比不均等が除外できる）
開大	低下	拡散障害とは限らない（シャントや死腔による見かけ上の D_{LCO}, $D_{LCO}/\dot{V}_A$ 低下の可能性がある）
開大	正常	肺胞出血（特殊な例）

表 4.10　$AaDO_2$ に影響を及ぼす因子に異常をきたす代表的な疾患.

拡散障害	換気血流比不均等	シャント
特発性肺線維症 間質性肺炎（放射線肺炎，過敏性肺炎を含む） 肺水腫	肺気腫 気管支喘息 肺血栓塞栓症 心不全	肺炎 急性肺損傷と ARDS 肝硬変 肺動静脈瘻

－ PaO_2 で，$AaDO_2$ は 10 Torr 以下を正常，20 Torr 以上を明らかな開大，10 〜 20 Torr を境界値と判断する．

8.3　死腔

- 換気のうち，血液とのガス交換に関与しない部分を指す．
- 解剖学的死腔，肺胞死腔，生理学的死腔がある．
- 解剖学的死腔：上気道から終末細気管支に至る解剖学的にガス交換に関与しない部分．成人では約 150 ml である．
- 生理学的死腔：解剖学的死腔＋肺胞死腔．

◆ ポイント

- 間質性肺炎，肺結核後遺症，急性呼吸促迫症候群（ARDS）などの肺コンプライアンスの低下する病態では浅く速い呼吸となるため，死腔量／1 回換気量は増加する．
- $\dot{V}_A/\dot{V}_Q$ が上昇する肺血栓塞栓症，肺気腫でも，死腔量／1 回換気量は増加する．

8.4　シャント

- 右心系の血流が肺胞気に接することなく（肺胞でのガス交換に関与せず）左心系に還流する現象をいう．

◆ ポイント

- 解剖学的シャント：肺の毛細血管を通過せずに左心系に還流する短絡血流をいう．肺動静脈瘻などで生じる．
- 静脈血混合様効果：血流が肺胞換気量と比べ絶対的に多い場合，あるいは肺胞換気が全くない場合，そのガス交換単位を通過する血流は肺胞気と接することなく静脈血のままで左心系に還流する．

8.5　肺拡散能

- D_{LCO}（1 分間あたりの吸入気から肺胞毛細血管血への CO の移動量：肺拡散能）＝ 1 分間に肺胞から吸収された CO 量／平均肺胞気 CO 分圧（ml/min/mmHg）
- D_{LCO}/V_A：単位肺容量あたりの肺拡散能．

表 4.11　D_{Lco} 低下をきたす主な疾患.

病変の種類	疾　患
肺胞	間質性肺炎（主に特発性肺線維症），サルコイドーシス（肺野型），塵肺症
ガス交換面積の減少	拘束性障害をきたす疾患（重症肺炎，広範な無気肺，肺切除後，肺水腫），閉塞性障害をきたす疾患（肺気腫）
肺毛細血管血液量の減少	肺血管障害（肺血栓塞栓症［多発性］，腫瘍等による肺動脈狭窄・閉塞），心不全（心拍出量の低下）
血液中ヘモグロビン濃度の低下	貧血，一酸化炭素（CO）中毒，喫煙

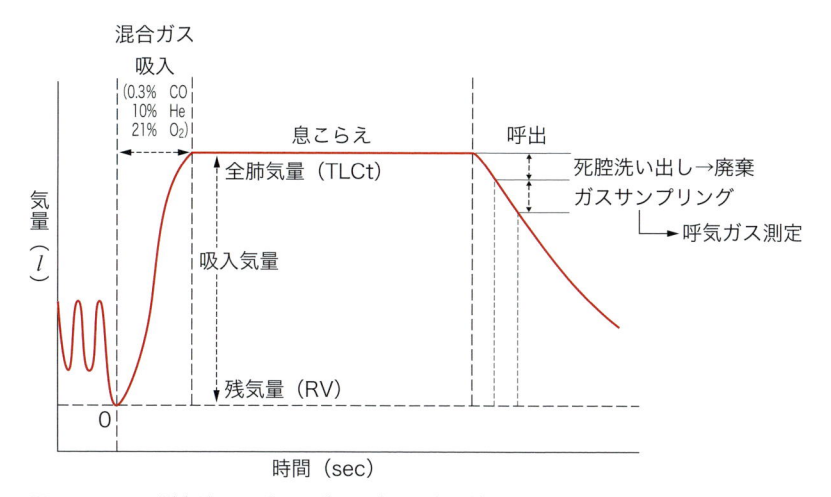

図 4.61　D_{Lco} 測定時のスパイログラム（1 回呼吸法）.

◆ ポイント

- 間質性肺炎では V_A（肺胞換気量）が低下するため，D_{Lco}/V_A は実際の拡散能より高値になりやすい．
- 肺気腫では V_A が増加するため，D_{Lco}/V_A が実際の拡散能よりも高値になりやすい．
- いずれも予測値の 80％未満を一般的に病的とみなす（表 4.11，図 4.61）．
- 換気量には影響を受けない．

+Step up

- D_{Lco} 測定に影響を及ぼす因子：
  - 測定方法
  - 身長・体重・年齢
  - 体位（仰伏位＞坐位＞立位）
  - 測定時間帯（夕＞朝）

8.6 ✚ 換気血流比（$\dot{V}_A/\dot{V}_Q$）

- 吸入気は気道系を介してガス交換の場である肺胞に至り，混合静脈血は肺動脈系を介して肺毛細血管に導かれる．この吸入気量と肺動脈血量との相対的比率（換気血流比）により，ガス交換効率が大きく影響される．

◆ ポイント

- 肺全体の $\dot{V}_A/\dot{V}_Q$ は，正常では 0.8 である．
- シャントが存在する場合には，$\dot{V}_A/\dot{V}_Q$ は低下する．
- 死腔が存在する場合には $\dot{V}_A/\dot{V}_Q$ は上昇する．

✚ 小山信之

第4章 検査

9 血液ガス分析 blood gas analysis

9.1 血液ガスの基本

- 血液ガスとは，呼吸に直接関与する P_{O_2} と P_{CO_2} を示す．動脈血ガス分析というときは，同時に測定される pH を含めることが多い．これに計算によって求められる HCO_3^-（もしくは base excess などの代謝因子）を含めた計4項目から，換気機能，ガス交換機能，さらに酸塩基平衡機能を評価する．
- 血液中の O_2 はほとんどがヘモグロビン（Hb）と化学的に結合して存在し（酸素化ヘモグロビン[HbO_2]），わずかの O_2 は溶解して存在する（図4.62）．
- 血液中に存在する O_2 量の表し方：
    - 分圧 P_{O_2}（Torr）：溶解 O_2 は P_{O_2} に比例
    - 飽和度 S_{O_2} = $HbO_2/(Hb + HbO_2) \times 100$（%）
    - 含量 C_{O_2}：Hb に結合した O_2 と溶解 O_2 の合計（ml/血液 100 ml）
- P_{O_2} と C_{O_2} の関係は O_2 解離曲線で示される．

O_2 解離曲線の位置は血液の pH，P_{CO_2}，体温，2,3-DPG によって変化する（図4.62）．

◆ ポイント

- ヘモグロビン 1 g には O_2 1.34〜1.39 ml が結合する．Hb 1 分子には O_2 4 分子が結合し，O_2 が結合すると Hb の立体構造が変化して，O_2 が結合しやすくなる．この効果をアロステリック効果とよび，その結果 O_2 解離曲線はS字型となる（図4.62）．

    $Hb + 4O_2 \leftrightarrows Hb(O_2)_4$
    （還元Hb）　（酸素化Hb）

- 吸入気 O_2 分圧（P_IO_2）の計算：大気圧は 760 Torr で，空気の組成は O_2：21%，N_2：79%である．空気中には常にある程度の水蒸気が存在する．気道内では 37℃の飽和水蒸気圧 47 Torr を大気圧から引いたうえで，ガスの濃度を掛けて分圧を計算する．

    吸入気O_2分圧 =（大気圧 − 飽和水蒸気圧）× 0.21
    P_IO_2 濃度 =（760 − 47）× 0.21 = 150 Torr

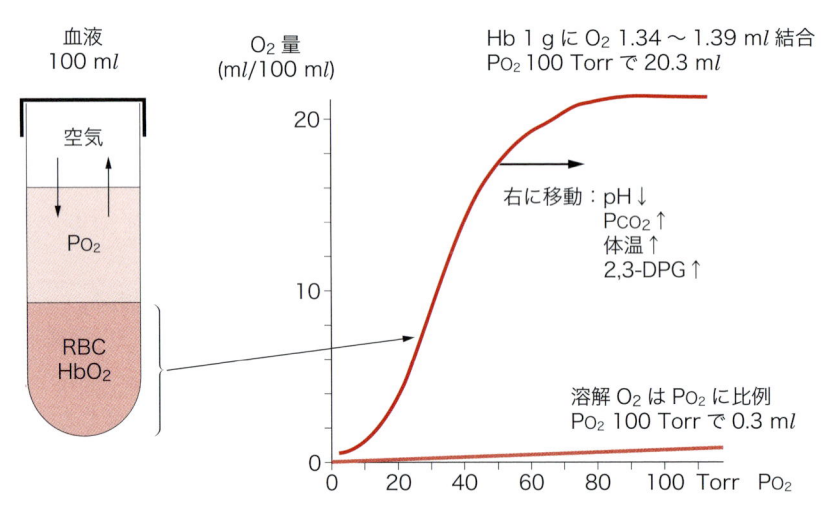

図 4.62 血液ガスの基本．血液中の O_2 は大半がヘモグロビンと結合して存在し（HbO_2），P_{O_2} と O_2 解離曲線で示される関係を有する．図のように密封された容器の中に空気と血液が存在すると，気相と液相の分圧 P_{O_2} は平衡に達し一致する．O_2 解離曲線は pH，P_{CO_2}，体温，2,3-DPG の濃度によって移動する．

+Step up

- 血液ガスに関連した記号と正常値，標準値を表4.12に示す．
- 分圧とは，混合気体のそれぞれの気体の圧力を示し，気相では濃度に比例する．液相では隣接する気相の気体の分圧と平衡していると考える．
- 空気の組成：CO_2 は 0.037％程度存在し，現在も増加中であり，地球温暖化の原因とされているが，呼吸生理学では無視しうるので0とする．また空気中にはアルゴン（Ar）など呼吸に関与しないガス（不活性ガスとよぶ）も含まれるが，これらは N_2 で代表させる．
- Torr と mmHg：圧力・分圧の単位として Torr（Torricelli）もしくは mmHg が用いられる．Torr は赤道上海面での1気圧の760分の1であり，mmHg は0℃で1 cm^2 の面の上の水銀柱の高さである．両者は厳密には異なるが，生理的な測定範囲では等しい．

9.2 ➕ 生体内のガス輸送（酸素の滝）

- 肺胞への空気の出入りを換気とよぶ（図4.60）．肺胞での O_2 と CO_2 のガス交換を経て，O_2 は肺毛細管血に移動する．O_2 は循環系を経て末梢組織に輸送され，細胞内へと拡散してミトコンドリアで消費され，CO_2 が産生される．CO_2 は逆の経路で肺から排出される．

◆ ポイント

- 恒常状態とは口のレベルでの O_2 摂取と CO_2 排出，また組織レベルでの O_2 消費と CO_2 産生が一定であることをいう．呼吸生理の理論は恒常状態であることを仮定しているため，血液ガスの評価は恒常状態すなわち患者の状態が一定していることが前提となる．
- ガス交換率（R）：安静時で O_2 摂取量は 250 ml/min，CO_2 排出量は 200 ml/min である．両者の比をガス交換率とよび，標準値は 0.8～0.85 である．

表 4.12 血液ガスに関連した記号と正常値，標準値．

略号	名称	正常値／標準的な値*
PaO_2	動脈血酸素分圧	80～100 Torr
$PaCO_2$	動脈血二酸化炭素分圧	36～44 Torr
pH	ペーハー（ピー・エイチ）	7.35～7.45
HCO_3^-	重炭酸イオン濃度	22～26 mEq/l
SaO_2 (SpO_2)**	動脈血酸素飽和度	96～100％
P_IO_2	吸入気酸素分圧	150 Torr
F_IO_2	吸入気酸素濃度	空気では 0.21
P_AO_2	肺胞気酸素分圧	100 Torr
$AaDO_2$	肺胞気-動脈血酸素分圧較差	＜15 Torr
R	ガス交換率	0.8～0.85
$\dot{V}_A$	肺胞換気量	2.5～3.0 l/min
$\dot{Q}$	心拍出量	4.0～5.0 l/min

* 健常者の標準的な値．
**SpO_2：パルスオキシメータで測定した酸素飽和度．

+Step up

- 吸気 O_2 分圧（P_IO_2=150 Torr）が生体内輸送に伴って低下していく（図4.60 右）．これを酸素の滝（oxygen cascade）とよぶ．

9.3 ➕ 血液ガスの評価と呼吸不全

- PaO_2 と SpO_2 は酸素化の状態を直接表す．$PaO_2 \leqq 60$ Torr を呼吸不全の定義とし，通常 SpO_2 では $< 90 \sim 92\%$ に相当する．
- 肺胞気−動脈血酸素分圧較差（$AaDO_2$）は肺胞でのガス交換を表す．
- $PaCO_2$ は肺胞換気（$\dot{V}_A$）を表す．呼吸不全で $PaCO_2 \leqq 45$ Torr のものを I 型，$PaCO_2 > 45$ Torr のものを II 型とよぶ．
- pH，$PaCO_2$，HCO_3^- により酸塩基平衡の状態を表す．

◆ **ポイント**（図4.63）（第9章「呼吸不全」を参照）

- 呼吸不全の定義：動脈血ガス PaO_2 と $PaCO_2$ が異常であるため，生体が正常な機能を営めない状態とされる．
- 呼吸不全の原因疾患：呼吸器疾患に限らず，心シャント疾患や神経・筋疾患のように諸臓器への O_2 供給と CO_2 排出の障害を伴うときにも認められる．
- I 型呼吸不全の病態：換気血流比不均等分布，拡散障害，シャントが挙げられ，主なびまん性肺疾患が該当する．
- II 型呼吸不全の病態：肺胞低換気によるが，主要な原因病態は呼吸中枢機能が低下する脳血管障害や神経・筋疾患，肺・胸郭系の異常，また COPD の増悪時などである．

+Step up

- 末梢組織の酸素化の指標：動脈血ガスは呼吸器系から出ていく血液の酸素化を表すといえるが，右心に帰ってきた血液の平均を表す混合静脈血（実際には肺動脈血）の O_2 分圧（$P\bar{v}O_2$）は末梢組織や臓器の酸素化状態を表すとされ，正常値は $P\bar{v}O_2 > 35$ Torr である．

9.4 ➕ PaO_2，SpO_2 に影響する因子

- PaO_2，SpO_2 に影響する因子は，吸入気酸素分圧（P_IO_2），肺胞換気（次項参照），ガス交換機能（$AaDO_2$）である．
- P_IO_2 の増加要因には酸素吸入など酸素濃度の増加，海面下や治療装置としての高気圧環境があり，P_IO_2 の低下要因には高地，航空機内などの低気圧環境がある（表4.13）．
- PaO_2，SpO_2 の変化がどの病態によるかを鑑別するため，P_AO_2 の計算が必要である（図4.64）．

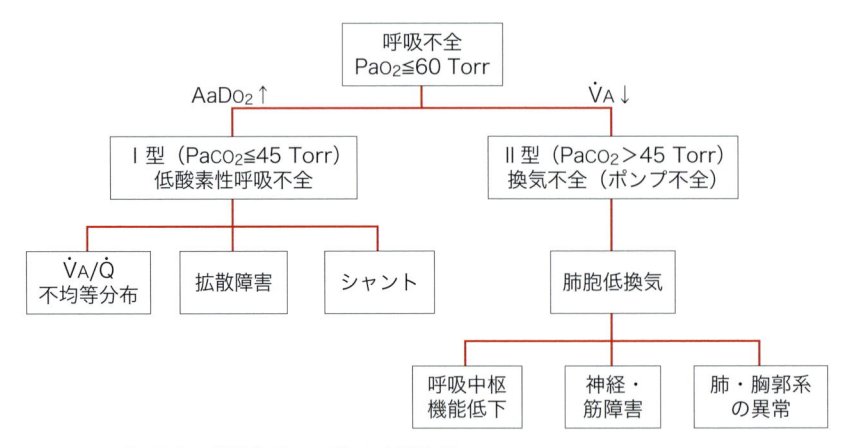

図4.63 呼吸不全の分類（I 型，II 型）と病態生理．

- $P_AO_2 \simeq P_IO_2 - PaCO_2/R = 150 - PaCO_2/0.8$（海面付近の地域）
- $AaDO_2 = P_AO_2 - PaO_2$

◆ ポイント

- 吸入気 O_2 濃度（F_IO_2）：鼻カニューラやマスクで O_2 吸入を行うと，1回換気量と吸気時間により吸入気流速度が変化するため，F_IO_2 は呼吸のたびに変化する．表4.13 に示したものはおおよその目安である．
- 高地や航空機内の P_IO_2：思いのほか低下が大きいので，呼吸器疾患患者の指導には注意が必要である（表4.13）．

$$P_AO_2 \simeq P_IO_2 - \frac{PaCO_2}{R} = 150 - \frac{PaCO_2}{0.8}$$

1. P_AO_2：吸入気から肺胞で吸収される O_2（ΔP_AO_2）を引く
2. $R = \dot{V}CO_2/\dot{V}O_2 \simeq P_ACO_2/\Delta P_AO_2$
   ΔP_AO_2 を P_ACO_2/R として推定
3. $\dot{V}CO_2 < \dot{V}O_2$ なので肺胞の体積が小さくなる →補正が必要

仮定 $P_ACO_2 = PaCO_2$

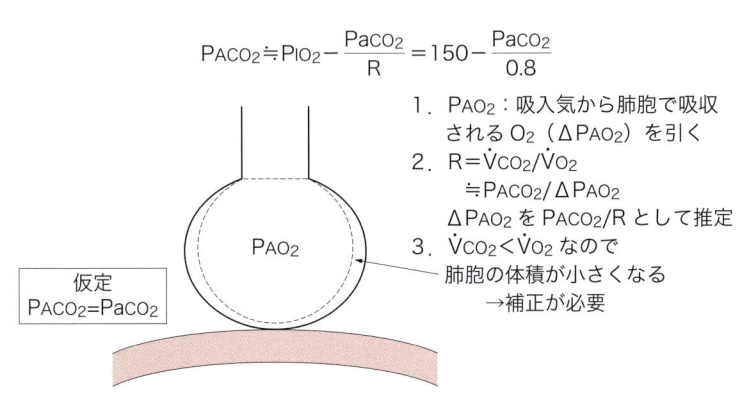

図4.64 肺胞気式．

表4.13 吸入気 O_2 分圧と吸入気 O_2 濃度の目安．

1. 大気圧と吸入気 O_2 分圧

高度（m）	標準気圧（Torr）	吸入気 O_2 分圧（Torr）
0 m（海面）	760	149.3
1,000 m	674	131.4
2,000 m	595	115.1
3,000 m	526	100.3
4,000 m	463	87.0
5,000 m	405	75.1
8,000 m	267	46.2
航空機室内	532〜608	101〜118

2. 酸素吸入法と吸入気 O_2 濃度

吸入法	流量（l/min）	おおよその吸入気 O_2 濃度（%）
鼻カニューラ	1	24
	2	28
	4	36
	6	44
フェイスマスク	5〜6	40
	7〜8	60
リザーバーつきマスク	6	60
	8	80
	10 以上	90 以上

➕Step up

- 病態評価の仮定：PaO_2，$AaDO_2$，$PaCO_2$ による肺胞換気量（次項参照）の評価はいずれも恒常状態であることを仮定しているため，患者の状態が安定していることが前提である．
- 肺胞気式：P_AO_2 の正式な計算には図 4.65 の 3 に示したように補正が必要である．P_AO_2 を求める式を肺胞気式とよぶが，その式は下記のとおりであり第 3 項を補正項とよぶ．

  $P_AO_2 = P_IO_2 − PaCO_2/R + PaCO_2 \cdot F_IO_2 \cdot (1 − R)/R$

  正常者で補正項を計算すると，$40 × 0.21 × (1 − 0.8)/0.8 = 2.1$ Torr であり，誤差範囲内と考えて無視する．
- 肺胞気：呼吸生理学的には，①肺は 1 つの肺胞と 1 つの気道からなる，②ガス交換は肺胞のみで行われる，③ガスの混合は瞬時に行われる，と仮定される．したがって P_AO_2 は，P_IO_2 から肺胞で吸収された O_2 を差し引いた圧と考える．肺胞で吸収された O_2 は肺胞に排出された CO_2 量とガス交換率（R）から求める．
- CO_2 のガス拡散：CO_2 は脂溶性で，O_2 に比べ肺胞毛細管膜のガス拡散能が約 20 倍も高い．そのため $P_ACO_2 = PaCO_2$ と仮定することができる．実際には CO_2 は毛細管から肺胞に移動するため，わずかな分圧差が存在する．

9.5 ➕ $PaCO_2$ に影響する因子：肺胞換気

- $PaCO_2$ は肺胞換気を表し，高値（≧ 45 Torr）であれば肺胞低換気であり，低値（≦ 35 Torr）であれば肺胞過換気という．

◆ ポイント

- 肺胞換気式（図 4.65）：吸入気 CO_2 は 0 という仮定に基づき，CO_2 排出は血液から肺胞を通る一方通行であることから求める．肺胞気では濃度から分圧が変換できることを利用して肺胞換気式が得られる．
- 肺胞換気（$\dot{V}_A$）：1 回換気量は死腔気量と肺胞気量の和であり，一般人ではそれぞれおおよそ 450 ml = 150 ml + 300 ml である．これらに 1 分間あたりの呼吸数を掛けた分時換気量は死腔換気量と肺胞換気量の和（$\dot{V}_T = \dot{V}_D + \dot{V}_A$）である．
- 肺胞換気量のベッドサイドでの評価：胸郭の動きと口・鼻からの呼気の流量から，1 回換気量が得られているか推定する．呼吸数を考慮すれば分時換気量の推定となる．解剖学的死腔は一般成人で 150 ml であるので，肺胞気 300 ml と合わせ，450 ml ほどの換気があるかを評価する．
- 肺胞気ガスの概念を用いた血液ガスの臨床評価（図 4.66）：測定された PaO_2，$PaCO_2$ の臨床評価には肺胞気式と肺胞換気式を用いた肺胞気の概念が必要であり，それぞれガス交換を $AaDO_2$ により，肺胞換気を $PaCO_2$ により評価する．

9.6 ➕ 血液中の CO_2 の役割（図 4.67）

- 血液中の CO_2 は，①溶解 CO_2，②重炭酸イオン HCO_3^-，③カルバミノ化合物の 3 つの形で存在する．
- 組織で産生された溶解 CO_2 は，赤血球内に存在する炭酸脱水素酵素の働きにより速やかに HCO_3^- を生成し，式（1）は右に向かう．肺では CO_2 が排出されるため，式（1）は左に向かう．
- 溶解 CO_2 と HCO_3^- の間には Henderson-Hasselbalch の式（2）で表される関係がある．
- 生命活動で産生される CO_2 は水素イオン（す

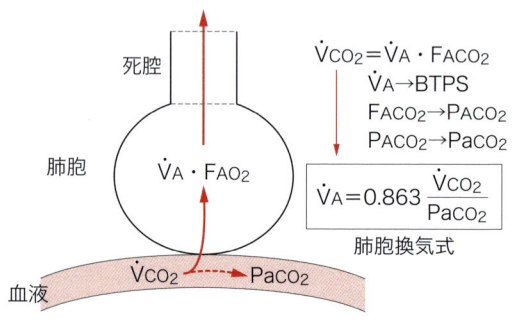

図 4.65 肺胞換気式．

```
動脈血          肺胞気             臨床評価
┌─────┐                      ┌──────────────────┐
│ PaO₂ │─────┐                │ 肺胞ガス交換      │
└─────┘     │                │ AaDO₂＝PAO₂－PaO₂ │
            │   肺胞気式      └──────────────────┘
            ├─PAO₂＝150－PaCO₂/0.8
            │
┌─────┐     │   肺胞換気式     ┌─────┐
│ PaCO₂│────┴─PACO₂＝0.863 V̇CO₂/V̇A ─│肺胞換気│
└─────┘                       └─────┘
```

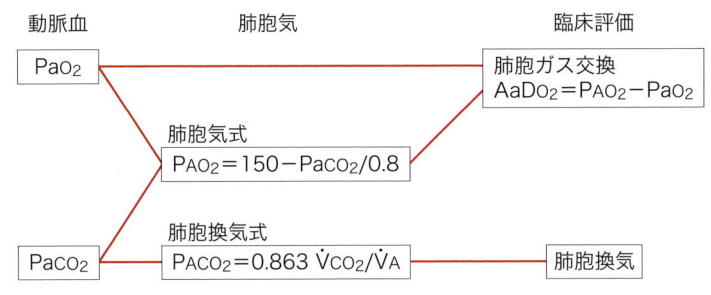

図4.66 動脈血, 肺胞気と臨床評価.

(1) 溶解 CO_2 と重炭酸イオン
$$CO_2 + H_2O \xrightleftharpoons[]{C.A.} H_2CO_3 \rightleftharpoons H^+ + HCO_3^-$$

(2) Henderson-Hasselbalch の式
$$pH = pKA + \log\frac{[HCO_3^-]}{[CO_2]} = 6.1 + \log\frac{[HCO_3^-]}{0.3 \cdot P_{CO_2}}$$

図4.67 (1) CO_2 の溶解と重炭酸イオンの生成, (2) Henderson-Hasselbalch の式. 炭酸脱水酵素 (carbonic anhydrase: CA) は反応を右に進める. 呼吸や代謝などの生命活動により発生した水素イオン (H^+) は, 重炭酸などの緩衝作用により, pH の変化を少なくするように調節される.

なわち酸) として1日で 13,050 mmol も生成されるが, その 99% は CO_2 として呼吸により排出され (揮発酸), 生体内の内部恒常性は維持される. 残り 1% (50 mmol) は腎から排出される (固定酸).

◆ ポイント

- Henderson-Hasselbalch の式の意味：PCO_2 は肺胞換気によって調節され, HCO_3^- 濃度は腎によって調節される関係を示す. 血液ガスの測定では PCO_2 と pH を直接測定し, HCO_3^- 濃度はこの式により計算して求める.
- 緩衝系：生体内には重炭酸のように水素イオンの増加を吸収して酸塩基平衡を調節する緩衝系があり, pH の変動を最小限にとどめている. それらは, ①重炭酸系 (血漿, 細胞間液), ②蛋白系 (Hb, 細胞内蛋白), ③リン酸系 (細胞内, 尿), ④アンモニア系 (尿) である.

➕ Step up

- カルバミノ化合物とは, CO_2 が蛋白 (主に Hb) の終末アミノ基と結合してできる化合物 ($Hb \cdot NH \cdot COOH^+$) で, 末梢血管で CO_2 の取り込みを助け, O_2 の放出を助ける. 肺から排出される CO_2 の由来を見ると, カルバミノ化合物からの CO_2 が 30% を占め, Hb と結合した CO_2 が重要な役割を演じている.
- 塩素の移動：赤血球内で HCO_3^- が生成され蓄積すると, 拡散によって血漿中に放出される. ところが同時に生成された水素イオンは赤血球膜を透過しにくいため, 赤血球内の電気的中性を維持するため塩素イオンが赤血球内に入る. これを塩素の移動, クロライドシフトとよぶ.

9.7 ➕ 酸塩基調節 (図4.68)

- 酸塩基平衡障害とは水素イオン濃度調節が障害された状態を意味し, 肺胞換気の異常によるものを呼吸性 (揮発酸の多少), 肺胞換気以外に起因する異常を代謝性 (固定酸の多少) という.
- 呼吸性アシドーシスとは肺胞低換気のため $PaCO_2$ が上昇する病態であり, 呼吸性アルカローシスとは肺胞過換気のため $PaCO_2$ が低下する病態である.
- 代謝性アシドーシスとは腎不全 (排出障害), ショックや糖尿病性ケトアシドーシス (過剰生成) のように固定酸の過剰をきたす病態であり, 代謝性アルカローシスとは胃酸の喪失のような固定酸の減少をきたす病態である.
- 酸塩基平衡障害が発生する (一次性障害) と,

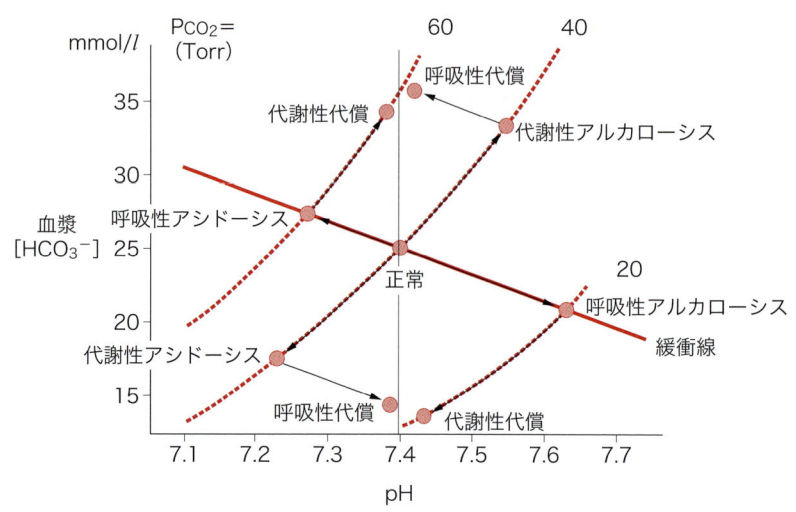

図4.68 生体内では間質液や体組織の緩衝能も加わった緩衝線に沿ったPCO$_2$の変化に伴ってpHは変化し，H$^+$付加に対してpHの変化を少なくする反応を示す．呼吸によるCO$_2$の変化は呼吸性のアシドーシス，アルカローシスとして緩衝線に沿って発生する．この変化は代謝性，すなわち腎臓からのHCO$_3^-$の排出と再吸収によって代償される．代謝性のアシドーシス，アルカローシスではPCO$_2$が一定の線上を移動し，呼吸の変化によって速やかに代償される．

生体は呼吸または代謝系をフル活用してpHの変化を減少させるように反応する．これを代償とよぶ．呼吸の代償は速やかに生じるが，腎による代償は1〜3日程度を要する．

- 一次性障害が代償されているかどうかは，PaCO$_2$，pH，HCO$_3^-$の三者の関係と，病態発生の経過から判定される．典型的な障害と代償の関係を図4.68に示した．
- 呼吸器臨床のなかで最も大切な判断の1つは，肺胞低換気が進んでいることを見きわめて，人工呼吸を導入することである．PaCO$_2$が経時的に上昇し呼吸の補助を要するのは，PaCO$_2$の値に比してpHが低いとき，すなわち図4.68の緩衝線に沿った左上に向かう異常をきたしたときである．

◆ポイント

- 呼吸性アシドーシス：図4.63に示したように，肺胞低換気が原因であり，呼吸中枢機能低下，神経・筋疾患，肺胸郭系の異常に大別される．それぞれ，肺胞低換気症候群，ギランバレー症候群，COPDなどが代表的である．
- 呼吸性アルカローシス：過換気症候群が代表的であり，急性経過をとるためpHの上昇に伴い低カリウム血症を引き起こして，重症例では意識障害に至る．
- 代謝性アシドーシス：腎尿細管性アシドーシス（排出障害），糖尿病性ケトアシドーシス，ショックなどの乳酸アシドーシスが代表的である．
- 代謝性アルカローシス：嘔吐や胃管による胃酸の喪失，利尿薬によるカリウム喪失などのときに生じる．

＋Step up

- アシドーシスとアシデミア（酸血症：pH＜7.35），アルカローシスとアルカレミア（アルカリ血症：pH＞7.45）を区別する．
- 過剰塩基（base excess：BE）：酸塩基平衡障害の代謝性の因子はHCO$_3^-$濃度で表されるが，代謝性因子が過剰か不足かを示すため考案されたのがBEであり，血液ガスの報告には必ず記載されている．BE＞＋2 mEq/lなら代謝性アルカローシス，＜－2 mEq/lなら代謝性アシドーシスと考えておおむねよいが，大切なことはその原因となった病態を追求することである．

✚金澤 實

10 気道過敏性検査，吸入誘発検査
airway hyperreactivity test, provocation test

10.1 気道過敏性検査

10.1.1 概念
- 気道過敏性が存在するとは，健常人の気管支が反応しない程度の収縮性刺激によっても，気道収縮反応を起こすことである．
- 気道過敏性検査は，非特異的な気管支収縮性の薬剤を低濃度から吸入させ気道収縮反応の発現を観察することで，過敏性の有無や程度を測定する検査である．
- 実際にはアセチルコリン，メサコリン，ヒスタミンなどを吸入させ，その気道収縮誘発閾値などを測定する．
- 吸入負荷検査には，気道過敏性検査，気道可逆性検査，吸入誘発検査があり，気管支喘息などの診断に用いられる．

◆ ポイント
- 非特異的な気道収縮刺激には，薬剤，冷気，運動，大気汚染物質，粉塵，喫煙刺激などがある．
- 特異的刺激には，個体が感作されたダニや花粉などの環境アレルゲンや，アスピリン喘息での非ステロイド系消炎鎮痛薬などがある．

+ Step up
- 特異的気道過敏性検査には，抗原吸入誘発試験，アスピリン負荷試験，運動誘発試験などがあり，それぞれ，アレルギー性喘息，アスピリン喘息，運動誘発喘息の診断に用いられる．抗原吸入誘発検査は，過敏性肺炎の診断にも用いられる．
- 閾値とは，予測した反応が出る最低濃度のことを指す．

10.1.2 目的
- 気道過敏性を有する疾患の診断，鑑別に使用される．気管支喘息（咳喘息を含む）では低濃度のアセチルコリン，メサコリン，ヒスタミンに反応し気道収縮が起こる．気管支喘息の確実な診断のために行い，病勢や治療効果判定のためにも行われる．

◆ ポイント
- COPD 患者での気管支喘息合併の有無を判断するために行う．
- 慢性咳嗽の鑑別診断に用いられる．この場合，咳喘息でのみ気道過敏性が亢進している．

+ Step up
- 感染後咳嗽，アトピー性咳嗽などでは気道過敏性検査は正常範囲の値を示す．

10.1.3 日本アレルギー学会標準法
- 気道収縮物質を低濃度からネブライザーで吸入させ，スパイロメトリーを施行して 1 秒量（FEV_1）を反復して測定する．
- 気道収縮物質の用量・気道狭窄反応曲線を示す（図 4.69）．
- FEV_1 が 20％低下した気道収縮物質の濃度（PC_{20}）や，累積濃度（PD_{20}）を閾値として気道過敏性の指標とする．

◆ ポイント
- 気管支拡張薬などの使用を一時中止して行う．
- 検査前に $FEV_1\% > 70\%$ であることが望ましい．
- 気管支喘息を疑う症例では，明らかな咳嗽，喘鳴などの喘息症状がないことを確認する．

+ Step up
- 気道過敏性検査前に中止することが望ましい薬剤を表 4.14 に示す．
- 閾値に達するまでに頻回にスパイロメトリーを施行しなければならないことが短所となる．

表 4.14　気道過敏性検査前に中止することが望ましい薬剤.

薬　剤	休薬時間
β_2 刺激薬	8 時間（短時間作用性），24 時間（長時間作用性）
抗コリン薬	24 時間
キサンチン製剤	24 時間
ステロイド薬	12 時間（吸入薬），24 時間（内服薬，注射薬）
ロイコトリエン受容体拮抗薬	48 時間

10.1.4　アストグラフ法（tidal breathing 法）

- 専用の測定機械（アストグラフ）を使用し，安静時の呼吸抵抗（Rrs）で測定を行う．

◆ポイント

- アストグラフのネブライザーから出されるメサコリンを低濃度から連続して吸入する．
- アストグラフによって呼吸抵抗が測定される．
- 呼吸抵抗が初期抵抗値の 2 倍以上に上昇した時点で吸入負荷を終了する．
- 気管支拡張薬を吸入させて，呼吸抵抗の低下を確認して終了とする．
- アストグラフから産出される，呼吸抵抗が上昇するメサコリン閾値（感受性：Dmin），呼吸抵抗の逆数（呼吸コンダクタンス：Grs）の時間に対する傾き（sGrs）を評価に用いる．

10.1.5　効果判定

- 日本アレルギー学会標準法では，喘息の場合に PC_{20}，PD_{20} が低値となる（図 4.69）．これらが低値であるほど，気道過敏性が高度であり，一般的に重症度は高い．

> **Step up**
> - アストグラフ法では喘息の場合に Dmin が低くなる（図 4.70）．

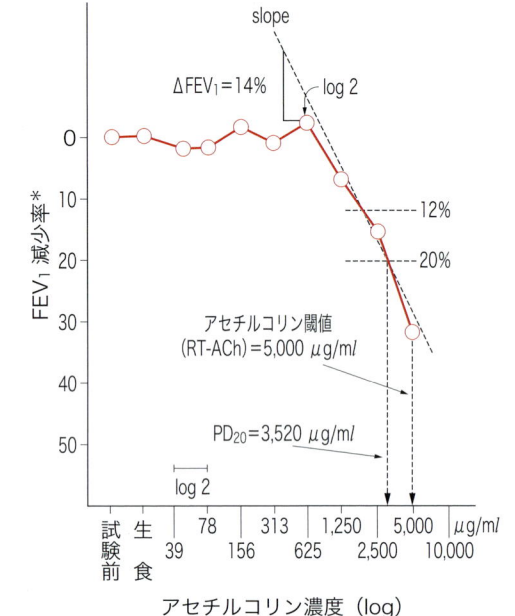

*FEV_1 減少率は次式で求められる．
$$\frac{試験前 FEV_1 - 吸入後 FEV_1}{試験前 FEV_1} \times 100\ (\%)$$

**1 inhalation unit = 1 minute inhalation of 1 $\mu g/ml$ solution.

図 4.69　日本アレルギー学会標準法による気道収縮物質の用量－気道狭窄反応曲線．喘息の場合に PC_{20}，PD_{20} が低値となる．

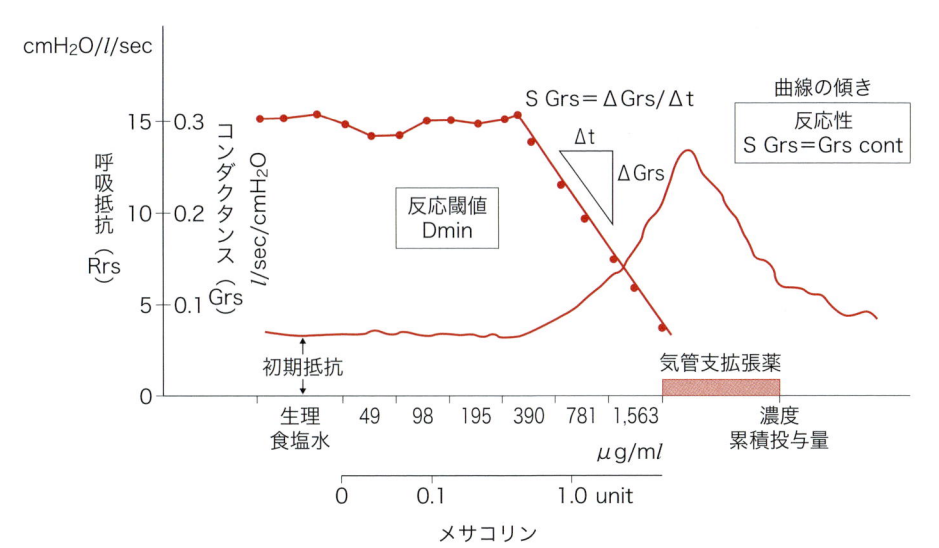

図 4.70 アストグラフ法．喘息の場合に Dmin が低くなる．S Grs/Grs cont とは，Grs を初期コンダクタンスで補正した値のことである．気道反応性の評価に用いられる．この値が高いほど気道の反応性が高いことを意味する．

10.2 ✚ 吸入誘発検査

10.2.1 概念

- 特異的な抗原などを吸入させ気道収縮反応を起こすことで，その物質に対する気道過敏性の有無を測定する検査である．

◆ ポイント

- 抗原誘発で陽性の場合，確実に病因抗原と診断できる．

+ Step up

- 皮膚テストや血清特異的 IgE 抗体検査が陽性の場合には，特定抗原に対して感作されていることのみを示し，喘息の原因抗原ではない可能性が残されている．

10.2.2 方法

- 気道過敏性検査における日本アレルギー学会標準法に準じて行う．
- 必要な呼吸機能程度，事前の薬剤摂取の制限条件は日本アレルギー学会標準法に準じる．
- 生理食塩水で非特異的気道収縮の有無を確認する．
- 皮内反応で反応閾値濃度を確認して，その濃度より開始し，順次濃度を濃くする．

◆ ポイント

- 喘息での抗原誘発気道反応には，15 分以内に起こる即時型気道反応と 6 時間後以降に起こる遅発型気道反応がある．FEV_1 測定は即時型気道反応期に測定するが，可能な限り遅発型気道反応の有無を確認する．
- 重篤な喘息発作が生じることがあるので，注意深い観察が必要である．

10.2.3 効果判定

- FEV_1 が 20％低下した場合に陽性と判断する．

✚ 杣　知行

第5章

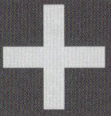

治療総論

1. 内科薬物治療総論
2. ワクチン療法
3. 外科治療総論
4. 届け出を行う呼吸器疾患

1 内科薬物治療総論

1.1 総論

- 呼吸器領域の内科的薬物療法で重要なものには感染症治療薬，気管支拡張薬，鎮咳去痰薬，抗炎症薬・免疫抑制薬，抗線維化薬，アレルギー治療薬，抗腫瘍薬などがある．
- 呼吸器領域は外的要因の影響を受けやすく，感染症，免疫・アレルギー疾患などの代表的な標的臓器である．原発性肺癌も悪性腫瘍のなかで重要な位置づけにある．

◆ポイント

- 呼吸器領域の治療薬は多岐多彩であり（表5.1），日進月歩の領域である．
- 呼吸器領域では薬物を吸入ルートで投与可能なケースがあり，著しい治療効果を上げているものがある．

+Step up

- 2010年前後に使用可能となった新薬として，抗インフルエンザウイルス薬として1回で治療が完結する注射型および吸入ノイラミニダーゼ阻害薬，重症喘息での抗IgE抗体，特発性肺線維症での抗線維化薬（ピルフェニドン）などが挙げられる．

表5.1 呼吸器領域の主要な治療薬．

1. 感染症治療薬
   - 抗菌薬（β-ラクタム薬，ニューキノロン薬，マクロライドなど）
   - インフルエンザ治療薬（吸入あり）
   - 抗真菌薬
   - 抗結核薬
   - 免疫不全時の肺炎に対する治療薬
   - ワクチン
2. 気管支拡張薬
   - 交感神経 β_2 受容体刺激薬（吸入あり）
   - 抗コリン薬（吸入あり）
   - テオフィリン薬
3. 鎮咳薬・去痰薬
4. 抗炎症薬・免疫抑制薬
   - 副腎皮質ステロイド薬（全身・吸入）
   - 免疫抑制薬（シクロスポリンなど）
5. 抗線維化薬
   - ピルフェニドン
6. アレルギー治療薬
   - ロイコトリエン受容体拮抗薬
   - アドレナリン自己注射システム
   - アレルゲン免疫療法
   - 抗IgE抗体
7. 抗腫瘍薬
   - 白金化合物
   - 植物アルカロイド
   - 代謝拮抗薬
   - 分子標的治療薬

1.2 感染症治療薬

- 呼吸器領域は感染症の重要な標的臓器であり，その治療薬の意義は大きい．抗菌薬，抗インフルエンザウイルス薬，抗真菌薬，免疫不全時に発症する肺炎に対する治療薬などが含まれる．

1.2.1 抗菌薬

- 抗菌薬ではβ-ラクタム薬とニューキノロン薬の位置づけが臨床的に大きい．マクロライド，テトラサイクリン，アミノグリコシドも疾患・病態により用いられる．
- β-ラクタム薬にはペニシリン，セフェム，カルバペネムが含まれ，主に細菌感染に対する治療の中心的役割を担うが，マイコプラズマなどの非定型病原体には活性を示さない．
- マイコプラズマなどの非定型病原体にはエリスロマイシンなどのマクロライド，テトラサイクリンが有効である．
- レスピラトリー・キノロンは肺炎の主起因菌に強く，呼吸器感染症全般を広くカバーする．

ガレノキサシン, モキシフロキサシンなどが含まれる. 経口薬であり, 外来で治療可能なレベルの肺炎・気道感染の診療で威力を発揮する.
- 注射用キノロン薬は緑膿菌などの重症細菌感染とレジオネラ肺炎などにも治療活性を示し, かつクラミジア, マイコプラズマなどの非定型病原体にも有効である. 重症院内肺炎, レジオネラでは第1選択的に用いられる.

◆ ポイント

- β-ラクタム薬には細胞壁合成阻害に関わるβ-ラクタム環という共通の構造があり, これに加えて固有の構造がある. たとえばカルバペネムの場合は抗菌力の増強とスペクトラム拡大作用のある固有構造があるため, 肺炎球菌から緑膿菌まで幅広く強力にカバーする.
- β-ラクタム薬は, β-ラクタム環を壊す酵素であるβ-ラクタマーゼを産生する菌には耐性化を示すが, 近年はこのβ-ラクタマーゼを阻害する薬物を配合した製剤が用いられている.
- アミノグリコシドは腎毒性などが問題になるが, 緑膿菌などのグラム陰性桿菌治療で併用薬として補助的に用いられることがある.

+Step up

- 重症肺炎では細菌性の場合にはカルバペネム, レジオネラや非定型病原体では注射用キノロン薬がよく用いられるが, 治療薬の耐性化の点から, これらの治療薬を軽症や他の薬剤で治療が可能なケースで安易に使用するべきではない.
- アミノグリコシドをカルバペネムと併用すると, カルバペネムの抗菌力が相乗的に増強する.

1.2.2 インフルエンザ治療薬

- インフルエンザを発症して2日以内のケースにはノイラミニダーゼ阻害薬を用いる.
- 代表的なノイラミニダーゼ阻害薬にはオセルタミビル（商品名タミフル®）, ザナミビル（商品名リレンザ®）などがある.

◆ ポイント

- ノイラミニダーゼ阻害薬は, ウイルス飛散酵素であるノイラミニダーゼを阻害して新規増殖ウイルスの遊離を抑制する. 発症2日以内での投与では予後改善のエビデンスが整っている.
- 重症・経口投与困難例に1回点滴注で5日分の有効性を発揮するペラミビル（商品名ラピアクタ®）, 1日1回吸入投与ですみタミフル耐性株にも有効とされるラニナミビルなどもある.

+Step up

- オセルタミビルは異常行動などの神経毒性が問題視され, 10代では使用制限されたが, インフルエンザ自体でも脳症などにより異常行動が見られるので注意が必要である.
- オセルタミビルなどのノイラミニダーゼ阻害薬は半分量の10日間投与で予防療法が可能である（健康保険適応外である）.

1.2.3 抗真菌薬

- 近年では従来型アムホテリシンBではなく, ボリコナゾール, ミカファンギン, リポソーム化アムホテリシンBなどを中心に用いる.
- アスペルギルスなどの真菌は重篤な侵襲性呼吸器感染症を起こす.

◆ ポイント

- ボリコナゾールは真菌膜成分のエルゴステロール生合成阻害で作用し, カンジダ, アスペルギルスに治療活性を示す. 入院で導入し, 経口で外来治療を継続させることが一般的であり, 抗菌力も優れており, 第1選択的に用いられることが多い.
- ミカファンギンは真菌の細胞壁構成成分β-D-グルカンの生合成を阻害する. カンジダのみならずアスペルギルスにも治療活性を示す.
- リポソーム化アムホテリシンBはリポソーム内封入によりアムホテリシンBの生体傷害性を低下させたもので, 血中ではリポソーム型で存在しているが, 真菌表層に結合後にアムホテ

リシンBが遊離する．欧米では第2選択的に用いられている．アスペルギルスに治療活性を示す．使用に際しては，臓器毒性に注意が必要である．
- その他に経口薬でアスペルギルスに作用があるものとしてイトラコナゾールがあるが，効果は穏やかである．

> **+Step up**
> - 深刻な重症感染症をしばしば起こす真菌としては，アスペルギルスが代表的である．侵襲型アスペルギルス症，慢性壊死性アスペルギルス症，肺アスペルギローマ（真菌球）などの多彩な病変を示す．アレルギー機序で喘息を伴う肺炎像を示すアレルギー性気管支肺アスペルギルス症では，抗真菌薬は単独では効果がないので注意を要する．

1.2.4 抗結核薬
- 結核治療には通常，イソニアジド，リファンピシンを中心とした多剤併用療法が行われる．リファンピシンは殺菌活性が最も強力で，重要な治療薬である．各々の薬剤に特徴的な副作用に注意する．

◆ ポイント
- 主な副作用はイソニアジド（イソニコチン酸ヒドラジド）が末梢神経障害と肝障害，リファンピシンが肝障害やアレルギー反応，エタンブトールが視力障害，ピラジナミドが高尿酸血症や肝障害，関節痛，ストレプトマイシンが腎障害と難聴などである．
- 非結核性抗酸菌症のうち最も多い *Mycobacterium avium* complex（MAC）症は難治性であり，リファンピシン，エタンブトールを中心に，マクロライド系抗菌薬であるクラリスロマイシンの高用量投与などを組み合わせて長期治療する．

> **+Step up**
> - リファンピシンは結核を中心とする抗酸菌感染症治療の主軸であるが，薬物相互作用や薬剤耐性のために使用できないことがあり，代替薬としてリファブチンが用いられることがある．

1.2.5 免疫不全に伴う肺炎の治療薬
- ニューモシスチス肺炎にはST合剤，サイトメガロウイルス性肺炎にはガンシクロビルが用いられる．

◆ ポイント
- ニューモシスチス肺炎にはペンタミジンも有効である．
- これらの肺炎はいずれも免疫不全時に発症し，重症化・呼吸不全化しやすい．したがって通常，酸素投与を含む全身管理が必要となる．

> **+Step up**
> - ニューモシスチス肺炎で呼吸不全化したケースでは，副腎皮質ステロイド薬を短期併用することが予後を改善する．

1.3 気管支拡張薬

- 気管支拡張薬は喘息や慢性閉塞性肺疾患（COPD）などで繁用される治療効果の高い対症療法薬である．交感神経β_2受容体刺激薬（β_2刺激薬），抗コリン薬，テオフィリン薬に大別される．

1.3.1 β_2刺激薬
- 短時間作用型β_2刺激薬（short acting beta 2 agonist: SABA）と，長時間作用型β_2刺激薬（long acting beta 2 agonist: LABA）に大別される．SABAは喘息の発作治療，LABAは喘息・COPDの長期管理に用いられる．
- SABAの代表はサルブタモールである．携帯用

の噴霧式吸入器として，あるいは救急の場でのネブライザーにより，喘息の発作治療薬としてレスキュー的に用いる．
- LABAは喘息で吸入ステロイドの補助薬として，またCOPDの長期管理にも広く使用される．吸入ではサルメテロールとホルモテロール，インダカテロールがあり，我が国にはツロブテロール貼付剤もある．サルメテロールとホルモテロールは吸入ステロイド薬との配合剤も用いられている．

◆ ポイント

- $β_2$刺激薬は平滑筋細胞内のcAMP上昇を介して強力な気管支拡張作用を示す．副作用に心刺激性（$β_1$作用），振戦（$β_2$作用）がある．
- $β_2$刺激薬は吸入，注射，経口，貼付など様々な投与ルートで効果を示す．一般には吸入投与が，効果と副作用のバランスから合理性が高い．
- 患者の年齢，理解度，呼吸機能を総合的に評価して，個人に適した剤型選択を行う．

+ Step up

- $β_2$刺激薬を連用することが，$β_2$受容体の遺伝子多型によっては一部の症例で気管支喘息の増悪リスクを高めるなどの報告がある．

1.3.2 抗コリン薬

- COPDの長期管理で第1選択的に用いられる．
- 特に1日1回型の長時間作用型抗コリン薬であるチオトロピウムが第1選択的に用いられる．長期にわたる1秒量や健康関連QOLの改善効果が報告されており，有効性が高い．

◆ ポイント

- 吸入で用いられ，気道の副交感神経作用の遮断を介して穏やかな気管支拡張作用を示す．
- 副作用として口渇，心刺激性がある．緑内障，前立腺肥大では尿閉の副作用に十分に注意しての慎重投与となる．

1.3.3 テオフィリン薬

- 喘息，COPDいずれでも補助薬として用いる．経口薬で投与が簡単だが，副作用に注意する必要がある．
- ホスホジエステラーゼ（PDE）阻害（cAMP分解阻害）による気管支拡張効果を示す．
- 喘息発作の急性期で，点滴投与で用いられることがある．

◆ ポイント

- キサンチン誘導体（カフェインと類似）である．
- 喘息では好酸球，COPDでは好中球と，各々の病態に関与する炎症細胞の過剰な活性化に抑制的に作用する．
- 価格が安く，また経口で投与が簡単な利点がある．
- 代表的な副作用に悪心嘔吐，心刺激性，中枢刺激性（不眠興奮，痙攣），多尿などがある．

+ Step up

- テオフィリンは血中濃度の測定が可能である．一般に5〜15 μg/mlの幅であれば効果が期待でき，副作用も生じないことが多い．
- 薬物相互作用により血中濃度が上下することがあるので，他の薬物と併用するときには注意を要する．たとえばマクロライド系抗菌薬では血中濃度は上昇する．

1.4 鎮咳薬・去痰薬

- 麻薬系と非麻薬系鎮咳薬がある．前者の代表的なものにリン酸コデインがある．
- 鎮咳薬の適応は乾性咳嗽である．すなわち上気道炎での頑固な咳嗽，胸膜炎，癌，肺線維症などで現疾患の治療とともに補助的に用いる．湿性咳嗽では原則として用いない．
- 役割は補助的であり，原因疾患の治療と，喫煙者では禁煙がまず重要である．

◆ ポイント

- 鎮咳薬が奏効する症例は必ずしも多くない．特に3週以上長引く咳嗽にはアレルギー機序によるものなどが多いため，無効例が多い．
- 去痰薬の適応は湿性咳嗽や喀痰排出困難である．カルボシステイン（線毛活性化），アンブロキソール（サーファクタント分泌），塩酸ブロムヘキシン（漿液分泌亢進）などがある．奏効することは必ずしも多くなく，原疾患の治療が重要である．

+Step up

- 去痰薬，特にカルボシステインでは長期使用によりCOPDの急性増悪を抑制するとのデータもある．

1.5 抗炎症薬・免疫抑制薬

- 副腎皮質ステロイド薬はT細胞などからのサイトカイン産生を抑制して，免疫学的機序による炎症を効果的に抑制する．
- その全身投与は喘息発作，重症喘息の長期管理，COPD急性増悪期，各種の間質性肺炎などに用いられる．
- ステロイド全身投与では副作用が生じることがあり，特に大量長期投与が問題となる．これには易感染性，糖尿病，胃潰瘍，精神障害，骨粗鬆症，白内障，緑内障，中枢肥満などが含まれる．
- そこで吸入製剤が開発され，慢性持続型の気管支喘息では第1選択治療薬となっており，COPDでも用いられることがある．

◆ ポイント

- ほとんどのヒトの細胞はステロイド受容体を発現しており，またヒトは1日プレドニゾロン換算で3～5 mgを産生するとされる．そこで投与が長期にわたる場合，維持量はできれば5 mg，難治性疾患でも10 mg程度に抑えることが望ましい．
- 吸入ステロイド薬は，1日1～2回定期吸入することで有効性を発揮し，全身副作用はほとんど見られず，安全性の高い薬剤である．局所的副作用として，ときに嗄声や口腔カンジダ症などが見られる．乾燥粉末製剤（dry powder）とガス製剤がある．
- 吸入ステロイド薬とLABAの配合剤が広く用いられている．
- 免疫抑制薬としてシクロスポリン，シクロホスファミド，アザチオプリンなどが，特に間質性肺炎の補助的治療薬として用いられることがある．

+Step up

- 吸入ステロイドによる嗄声や口腔カンジダ症は，薬剤粒子サイズが大きく口腔や咽喉に沈着しやすい乾燥粉末製剤で多い．これを減らす薬剤として微細粒子ガス製剤や，生体内で活性型薬剤に変換されるプロドラッグ製剤なども開発されている．

1.6 抗線維化薬

- ピルフェニドンは特発性肺線維症（IPF）で疾患の進行を部分的に抑制する効果を持つとされる．
- 軽度から中等度の特発性肺線維症患者で肺活量低下を抑制することが証明された治療薬である．

◆ ポイント

- 特発性肺線維症は，高度に肺線維化が進行して呼吸不全をきたす予後不良の疾患である．
- ピルフェニドンは線維化促進因子の産生抑制，線維芽細胞増殖抑制などの作用を発揮する．
- 副作用として52％で光線過敏症がある．日中外出を避ける，サンスクリーン剤外用などが必要である．

1.7 ✚ アレルギー治療薬

- ロイコトリエン受容体拮抗薬，アドレナリン自己注射システム，アレルゲン免疫療法，抗 IgE 抗体（オマリズマブ）などが用いられる．

1.7.1 ロイコトリエン受容体拮抗薬
- 喘息・アレルギー性鼻炎の両者に有用な経口治療薬であり，心刺激性がない特徴を有する．
- 喘息に対して，通常は吸入ステロイドの補助薬として用いられる．

◆ ポイント
- 喘息の基礎病態である気道炎症に対する一定の抑制効果を示す．
- アレルギー性鼻炎の特に鼻閉症状に効果を示す．

> ✚ Step up
> - 気管支喘息患者の 70 〜 80％はアレルギー性鼻炎も合併している．共通するアレルゲンにより上下気道に連動する病態が形成され，"one airway one disease" と呼称される．WHO などもこの理論に基づいた，アレルギー病態に苦しむ個人への包括的な治療戦略の重要性を提唱している．

1.7.2 アドレナリン自己注射システム（エピペン）
- アナフィラキシーの自己管理型初期治療薬として用いられるアドレナリンの自己注射用製剤である．
- ハチ毒，食物および薬物等に起因するアナフィラキシー反応に対する初期治療薬として，既往のある人または危険性の高い人に処方する．

◆ ポイント
- ライセンス所持医師の処方により患者自身が携帯し，アナフィラキシー症状発現時に太ももの前外側に筋肉内注射をする．

1.7.3 アレルゲン免疫療法
- アレルゲンを増量しながら注射してゆき，生体の免疫反応をアレルギー型から正常型に是正する．アレルギー性の喘息，鼻結膜炎などに効果を示す．
- 重症スギ花粉症では 70 〜 80％に有効である．
- ダニアレルギーによる鼻炎と喘息の合併例などに行われる．

◆ ポイント
- WHO 見解書によれば，「アレルギー疾患の自然経過を修飾する唯一の治療法」とされる．
- 新規のアレルゲン感作を阻止したり，花粉症患者に施行すると喘息への進展を阻止できる効果がある．
- 米国ではアレルギー性喘息に広く用いられているが，日本では治療オプションである．
- ハチアレルギーではほぼ 100％有効だが，日本では保険収載されていない．

> ✚ Step up
> - 日本以外のほとんどの先進国では，改良型のアレルゲン免疫療法である「舌下免疫療法」が広く臨床に用いられている．

1.7.4 抗 IgE 抗体（オマリズマブ）
- 回避困難な通年性アレルゲンが病因のアレルギー性の重症喘息で効果を発揮する．
- 重症のアレルギー性喘息で用いる生物製剤であり，数週ごとに注射で用いる．

◆ ポイント
- 実際には合併するアレルギー性鼻炎・花粉症にも効果を発揮する．
- ステロイドの減量効果や，喘息急性発作の減少効果を示す．
- 総 IgE が高値になると，これを中和しきれなくなるため適応外となる．

1.8 抗腫瘍薬

- 肺癌化学療法では白金（プラチナ）化合物と，植物アルカロイドまたは代謝拮抗薬を組み合わせた2剤併用療法が主流である．一部の症例でゲフィチニブなどの分子標的治療薬が用いられる．
- 代表的な肺癌の分子標的治療薬にゲフィチニブ（商品名イレッサ®）がある．細胞内シグナル伝達阻害作用を介して，一部の肺腺癌などに効果を示す．
- 白金化合物にはシスプラチン，カルボプラチンがある．腎毒性などが問題となる．

◆ ポイント

- 植物アルカロイドには非小細胞肺癌で用いられるドセタキセルやパクリタキセル，小細胞肺癌で用いられるエトポシド，イリノテカンなどがある．骨髄抑制が最大の副作用である．
- 代謝拮抗薬にはゲムシタビン，ペメトレキセドなどがあり，主に非小細胞肺癌で用いられる．後者は骨髄抑制が少ない．

+ Step up

- 他の分子標的薬に，上皮成長因子受容体（EGFR）チロシンキナーゼ阻害薬のエルロチニブ（商品名タルセバ®）がある．また抗体製剤で血管新生阻害作用を持つものにベバシズマブ（商品名アバスチン®）があり，非扁平上皮肺癌に抗癌剤と併用する．
- 肺癌化学療法の詳細については肺癌の項に譲る．

永田　真

+2 ワクチン療法

2.1 概念

- 呼吸器領域のワクチン療法は，主に感染症領域で重要とされ，その有効性が認められている．ここでは，そのうち結核，肺炎球菌，インフルエンザに対するワクチンについて解説する．

2.2 結核に対するワクチン

2.2.1 BCG

- BCGとは，フランス語で Bacille de Calmette et Guérin（カルメット・ゲラン桿菌）の略で，実験室でウシ型結核菌を230回継代培養し，ヒトに対する毒性が失われて抗原性だけが残った細菌を使用した生ワクチンである．一般に不活化ワクチンに比べて獲得免疫力が強く免疫持続期間も長い．
- BCGワクチンは，2011年現在実用化されている唯一の結核予防に有効なワクチンであり，乳幼児結核の予防や重症化の予防の効果が広く認められている．

◆ ポイント

- 成人結核に対しては有効性にばらつきが多いとされ，BCGワクチンを接種すべきかどうかは，国によって判断が分かれている．
- 我が国では特定年齢で一律に接種する方法がとられており，2005年の法改正により，接種

時期は生後3ヵ月以降6ヵ月未満の1回で，ツベルクリン反応検査なしで接種することとなっている．
- 方法としては1960年代から管針法（直径2cmくらいの円の中に針が9本あるスタンプ状の管針とよばれる接種器を上腕部に2回押し付けて行う方法：スタンプ法）がとられている．

> **+ Step up**
> - 最近，BCGに代わる有効なワクチン開発の必要性が説かれ，次々に研究が進められている．

2.2.2 新しい結核ワクチン

> **+ Step up**
>
> a. DNAワクチン
> - 抗結核免疫にはIFN-γ，TNF-α，IL-6，IL-12などが重要であることが知られており，センダイウイルスを利用しリポソームに遺伝子を封入したHVJ（hemagglutinating virus of Japan：別名センダイウイルス）-リポソーム/IL-12DNA＋HSP65DNA，同じくエンベロープにDNAを封入したHVJ-エンベロープ/IL-12DNA＋HSP65DNAが開発されている．これらはいずれも，従来のBCGよりもきわめて強力な結核予防ワクチンであることが動物実験を通して証明されている．
>
> b. リコンビナント（遺伝子組換え）BCGワクチン
> - 結核菌が分泌する300種以上の蛋白質のうち，α抗原Ag85Bとそのファミリー（85A，Ag85C）DNAをリコンビナントBCGに使用した，MVA85A（modified vaccinia Ankara 85A）は，有望な次世代結核ワクチンとされ，臨床試験が行われている．

2.3 ➕ 肺炎球菌に対するワクチン

- 肺炎の主要な起炎菌として重要な肺炎球菌（*Streptococcus pneumoniae*）は，グラム染色陽性で双球菌の形態を示し，菌体表面に莢膜とよばれる多糖体を有する菌体構造を持つ．この多糖体の違いにより抗原性も異なるため，これにより血清型が分かれている．現在までに90種類以上の莢膜血清型が判明しており，23の型で臨床分離菌株の約80％を占めている．
- 肺炎球菌ワクチンは，この最も高頻度に見られる23種類の莢膜型の肺炎球菌を型別培養・増殖し，殺菌後に各々の型から抽出，精製した莢膜ポリサッカライドを各型あたり25μgずつ含めて0.5 mlに混合した液剤で，不活化ワクチンに相当する．

◆ ポイント

- 肺炎球菌の病原性は，莢膜抗原が最も大きな病原性因子と考えられており，これがワクチン開発のポイントとなる．
- 莢膜ポリサッカライド抗原はT細胞非依存性でB細胞のみに反応するため，免疫原性が低く，免疫応答の持続が短い．
- 1回の接種により肺炎球菌に対する抗体価が有意に上昇し，かつ接種後5年以上は抗体価が保持されて有効と考えられている．
- 莢膜抗原を蛋白に結合させ免疫原性と応答を維持する蛋白結合型ワクチンが開発され，現在7価のものが乳幼児に用いられている．

> **+ Step up**
> - 臨床効果については，COPDの国際ガイドライン（Global Initiative for Chronic Obstructive Lung Disease：GOLD）2006では，COPD患者における肺炎の発症を有意に抑制すると明記されている．また，肺炎球菌ワクチンを接種することで，入院リスク，死亡リスクともに軽減しうるという報告もあり，肺炎球菌ワクチンの接種は，積極的に採り入れるべきものである．

2.4 インフルエンザに対するワクチン

- インフルエンザワクチンは不活化ワクチンで，HA蛋白などの成分を体内へ接種することで抗体を作らせ，ウイルスに対する免疫を獲得する．
- 通常ワクチンの製造には6ヵ月程度かかるため，インフルエンザワクチンの場合，前年度に流行したウイルス株を基に作製される．そのため，ワクチン株と流行株に抗原性の違いが見られた場合は，必ずしも十分な効果が得られないこともあるが，抗原結合能成熟によりある程度の免疫効果が期待できるとされる．
- 抗体の獲得には約1〜4週程度かかるとされる．効果の持続は約3〜6ヵ月とされる．

◆ポイント

- 投与手段は主に皮下注射や筋肉注射が行われているが，米国では鼻噴霧式の点鼻ワクチン（弱毒化ワクチン）も認可されている．生ワクチンであり，抗体の定着も良好とされる．
- 現行の皮下接種ワクチンは感染予防より重症化の防止に重点が置かれた予防方法であり，健康な成人でも感染防御レベルで免疫を獲得できる割合は70％弱である．
- 感染防御レベルの免疫を得られなかった者のなかで発症しても重症化しないレベルの免疫を獲得している割合は80％程度とされる．
- 小児や高齢者では症状が重篤化する例も数多く報告されており，特にワクチンの接種が奨励されている．

+Step up

- インフルエンザワクチンが禁忌の場合は，①高熱を呈する者や重篤な急性疾患に罹患している者，②同ワクチンによってアナフィラキシーを呈する者や鶏卵アレルギーを有する者などである．
- 心臓病や喘息患者など何らかの基礎疾患を有する者は重症化しやすいため，接種を奨励するというのが現在の主流の考え方である．
- 特に65歳以上の高齢者，60〜64歳で心臓，腎臓あるいは呼吸器機能に障害があり，身の周りの生活を極度に制限される人，HIV感染による免疫の機能に障害があり日常生活が不可能な人については，予防接種法上の定期接種に指定され，公費助成が行われている．

〔鈴木朋子〕

3 外科治療総論

3.1 概念

- 呼吸器領域の外科治療の主体は手術である．対象疾患としては良性疾患と悪性疾患がある．
- 手術を決める際の全身的因子の評価として，年齢，performance status（PS）（表5.2），術前の合併症が重要であり，合併症に対しては適切な対策が必要である．

◆ポイント

- 加齢に伴い生体の持つ諸機能は低下し，外科侵襲に対する予備能は減少するが，最近の術中麻酔や術後管理の進歩により高齢者にも積極的に手術が行われるようになった．
- 肺切除を予定する場合，肺葉切除以上の術式は原則的にはPS 0〜1を適応とし，PS2以上では通常は縮小手術，PS3以上では手術以外の方法を検討する（表5.2）．
- 術前合併症とその対策：

表 5.2　performance status (PS).

score	定　義
0	無症状で社会活動ができ，活動制限なし．
1	軽度の症状があり，肉体労働は制限を受けるが，歩行，軽労働（家事）や座業（事務）はできる．
2	歩行や身の回りのことはできるが，ときに少し介助が必要．軽労働はできないが，日中の 50% 以上は起居．
3	身の回りのある程度のことはできるが，しばしば介助が必要．日中の 50% 以上は就床．
4	身の回りのこともできず，常に介助が必要．終日就床している．

- 貧血，栄養状態：ヘモグロビン 9～10 g/dl，ヘマトクリット 30% 以上，アルブミン 3.5 g/dl 以上が一般に要求される．
- 循環器系疾患：狭心症，心筋梗塞の既往の有無をチェックし，高血圧の治療は続けて良好なコントロールを保つ．
- 糖尿病：術前コントロールは必須．空腹時血糖は 140 mg/dl 以下，1 日尿糖 10 g 以下．
- 腎疾患：腎不全でも管理下に手術は可能である．
- 肝疾患：慢性肝障害の場合は術前に肝予備能を評価．周術期の薬物による肝機能障害に注意する．
- 消化器疾患：潰瘍を併発している場合は悪化することがあり，抗潰瘍薬の投与を行う．
- 服用薬物のチェック：副腎皮質ステロイド薬，抗凝固薬など．
- 禁煙：喫煙者に対しては必須である．少なくとも 4 週間以上が必要であるが，2 週間でも分泌物の減少が見られる．

3.2 ✚ 肺機能から見た適応

- 加齢に伴い，1 秒量の減少や残気量の増大が起き，また動脈血酸素分圧は低下する．呼吸器領域の手術の大半を占めるのは原発性肺癌に対する手術で，高齢者の割合も多いため，手術に伴う肺機能低下を予測しての手術適応決定が必要になる．

◆ ポイント

- 肺機能面からの肺切除術の適応は，予測される術後残存肺機能，1 秒量（$FEV_{1.0}$）> 800 ml，肺活量（% VC）> 40 が用いられている．
- 肺全摘術の場合は，術前に一側肺動脈閉塞試験を行う．閉塞中の平均肺動脈圧 < 25 mmHg，全肺血管抵抗係数 < 700 dyne・sec・cm^{-5}/m^2 が基準となる．

＋Step up

- 予測される術後残存肺機能とは，肺切除を行った後の肺機能の予測値のことであり，最も簡便な計算方法としては，肺を亜区域（右 22，左 20）数から算出する方法がある（図 5.1）．
- たとえば，右肺上葉（亜区域 6）切除を行う場合は，全亜区域 42 から亜区域 6 を引き，図 5.1 のように計算し術後 1 秒量を予測する．
- 最近は，予測される残存肺拡散能（D_{LCO}/V_A%）> 40% も重要視される．

3.3 ✚ 疾患による手術適応と術式

- 肺切除の場合，肺の部分切除から，区域切除，葉切除，肺全摘などがあり，疾患と進展度によって適応を決める．

◆ ポイント

- 表 5.3 に呼吸器領域の主な疾患と外科治療の要点を示す．

第5章 治療総論

$$術後予測肺機能 = 術前値 \times \frac{42 - 切除予定肺の亜区域数}{42}$$

たとえば，術前の1秒量が1.8 l の場合，右上葉切除後の予測1秒量は：

$$1.8\,l \times \frac{42 - 6}{42} = 1.54\,l$$

図5.1 肺切除における術後肺機能予測値の算出法．亜区域（右22，左20）数から算出する方法で，仮に術前の肺機能検査で1秒量が1.8 l の患者に右肺上葉切除を予定した場合，術後1秒量の予測値は1.54 l となる．

+Step up

a. 胸腔鏡手術
- video-assisted thoracic (or thoracoscopic) surgery（VATS）と呼んでいる．
- 1990年頃より自然気胸の手術における胸腔鏡下肺部分切除（肺ブラ切除）から広まり，現在，気胸においては主流となっている．開胸法（腋窩開胸）に比べて低侵襲，術後創痛が軽度で，術創が目立たないなどの利点がある．
- 胸腔鏡下の肺部分切除から肺葉切除へと変化し，現在は肺癌手術へ適応は拡大され，限られた症例に対しては胸腔鏡下肺葉切除およびリンパ節郭清が行われている．
- 肺切除以外の縦隔腫瘍，胸膜腫瘍にも有用である．

- 気胸の場合のドレーン抜去は，エアーリークが消失し，肺の再膨張を確認した後である．

+Step up

a. ドレナージの手技
- ドレーンの選択は，気胸は細めのドレーン（16～20 Fr）で胸水はやや太めのドレーン（20～28 Fr）．
- 体位は仰臥位または患側を上にした側臥位で，局所麻酔下に施行する．
- 気胸の場合，穿刺は前～中腋窩線上の第3～5肋間から挿入し，チューブの先端は肺尖に向かう方向に留置する．胸水の場合は，中腋窩線上の第5～7肋間から，背側ないし肺底部に向け留置する．

3.4 胸腔ドレナージ

- 胸腔内に貯留した空気や液体を胸腔外へ排出する操作である．

◆ポイント

- 適応は，①気胸，②胸水貯留（血胸，膿胸，癌性胸水など），③胸部臓器の手術後がある．
- 胸腔内は通常 -5～-8 cmH$_2$O の陰圧に保たれ，肺は広がっているので，貯留した空気や液体を排除するとともに，虚脱した肺を再膨張させる必要がある．
- 気胸の吸引圧に関して，水封ないし低圧持続吸引（-5～-10 cmH$_2$O）で管理することが多い．
- 多量な空気（高度気胸）や多量な胸水を急速に排除した場合は，再膨張性肺水腫をきたすことがあるため，緩徐に排気ないし排液を行う（1回あたり＜ 1,000 ml/day が望ましい）．

3.5 持続吸引器

- 胸腔ドレーンを接続し，胸腔内の空気や液体を排出，また胸腔内への大気の逆流を防止し，さらに低圧で持続的に吸引できるシステムのことである．

◆ポイント

- 現在は3ボトルシステムの原理により構成されたドレナージユニットが用いられている．
- 3ボトルとは，①排液貯留，②水封，③吸引圧調整部の3つからなる構造である．

+Step up

- 3ボトルシステムによる持続吸引装置と，現在よく使われているディスポーザブルのドレナージユニットの比較を図5.2に示す．

表 5.3　呼吸器疾患の外科治療の要点.

	疾患名	適応と外科治療法
良性疾患	びまん性肺疾患の生検	主に間質性肺炎の鑑別診断のため VATS 肺生検
	自然気胸	VATS ブラ切除（肺部分切除）
	非結核性抗酸菌症	限局性排菌病巣に対する区域切除ないし肺葉切除
	気管気管支結核	狭窄部の再建手術
	多剤耐性結核	肺切除（葉切除～全摘）は内科治療の補助療法
	肺アスペルギローマ	外科的切除（部分～葉切除）が原則．低肺機能や全身状態不良には空洞切開術や空洞形成術
	肺動静脈瘻	肺切除（部分～区域～葉切除）．カテーテルによる塞栓術
	肺分画症など先天性嚢胞性疾患	病巣を含めた肺切除（病巣切除～区域・葉切除）
	肺気腫に対する肺容量減少手術	上葉優位型肺気腫に対して両側上葉の肺部分切除
	胸部外傷	気道閉塞，緊張性気胸，血胸，心タンポナーデ，フレイルチェストの場合は迅速で適切な処置
肺良性腫瘍	過誤腫	核出術，肺部分切除
	硬化性血管腫	肺部分切除
肺悪性腫瘍	原発性肺癌	全身状態（年齢，心肺機能，合併症など），組織型，病期により手術適応を決定 標準術式は，肺葉切除と肺門・縦隔リンパ節郭清 胸腔鏡下肺葉切除も行われる 肺機能を含め全身状態から肺葉切除が不可能な場合は，肺部分切除や区域切除となる 拡大手術，機能温存手術
	転移性肺腫瘍	部分切除（切除縁は腫瘍遺残ないように）．区域ないし葉切除のこともある
縦隔疾患	胸腺上皮性腫瘍	胸腺腫は切除が第 1 選択
	重症筋無力症	拡大胸腺摘出術
	胚細胞性腫瘍	成熟奇形腫は切除で完治．悪性胚細胞性腫瘍は化学療法と手術
	悪性リンパ腫	化学療法が基本である．診断のために手術による生検が必要なことがある
	縦隔甲状腺腫	多くは頸部襟状切開により摘出可能
	縦隔嚢胞	胸腺嚢胞，気管支嚢胞，心膜嚢胞，食道嚢胞は胸腔鏡下の摘出が第 1 選択
	神経原性腫瘍	切除が第 1 選択，胸腔鏡下手術
胸膜疾患	膿胸	急性期の滲出期では抗菌薬と胸腔ドレナージが基本．線維素膿性期には胸腔鏡下の搔爬，洗浄が有効 慢性期では肺剝皮術，開窓術による浄化を行い筋肉充填術，胸膜肺全摘術など
	降下性壊死性縦隔炎	歯性疾患や咽頭炎などの頸部感染から生じる．死亡率 40% 外科的ドレナージ（頸部，縦隔，胸腔）と嫌気性菌がカバーできる広範な抗菌薬投与
	孤立性線維性腫瘍	多くは腫瘤摘出で十分，胸腔鏡下手術
	悪性胸膜中皮腫	確定診断には胸腔鏡下胸膜生検が有用 抗癌薬，手術，放射線による集学的治療．胸膜外肺全摘術
肺移植		適応は，慢性進行性肺疾患により生命予後が限定され，他に有効な治療手段がない場合である 我が国で肺移植が適用される疾患：原発性肺高血圧，肺リンパ脈管筋腫症，特発性間質性肺炎，閉塞性細気管支炎，間質性肺炎，気管支拡張症，肺気腫など

第5章 治療総論

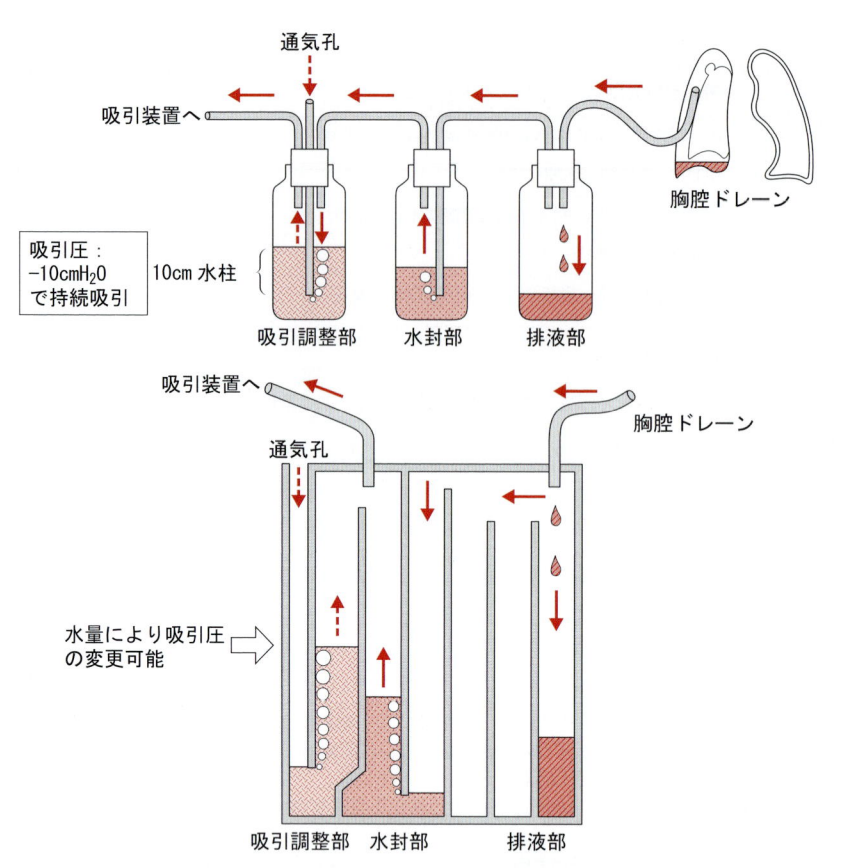

図 5.2 3ボトルシステムとディスポーザブルタイプの持続吸引ユニット．上段の3ボトルシステムの原理を1つのユニットにまとめた市販品が，下段の使い捨てタイプの持続胸腔ドレナージバックである．この図は，吸引圧を10 cmの水柱圧で持続吸引し（−10 cmH$_2$O），なお患者のエアーリークが続いている状況である．水封部の気泡が生じているということは，エアーリークが続いてことを示す．すなわち，この気泡が消失すれば，エアーリークは止まったと判断する．下段の持続胸腔ドレナージバックで水封状態にする場合は，吸引装置へつながるチューブの連結を解除し，大気へ開放すればよい．

石田博徳

4 届け出を行う呼吸器疾患

4.1 塵肺

- 塵肺とは,「粉塵を吸入することによって起こる肺の線維増殖性変化を主体とする疾病」と定義される.危険性の高い職業としては,金属鉱山,炭鉱,トンネル建設工事,造船,窯業,石材業,採石場,鋳物,ガラス工場,セラミック取り扱い産業などが挙げられる.
- 吸入物質の違いによって,珪肺症(SiO_2),石綿肺(アスベスト),ベリリウム肺などに区別される(第8章6節「塵肺」を参照).

◆ポイント

- 一般に,粉塵作業に従事する労働者には,改正塵肺法によって健康診断が義務づけられている.この塵肺健康診断は,以下に示すとおり昭和54年改訂の『じん肺診査ハンドブック』に記載された内容を基本に行うこととなっている.
  - ➢ 粉塵作業についての職歴の調査
  - ➢ エックス線撮影検査およびエックス線写真の読影
  - ➢ 既往歴・喫煙歴の把握など
  - ➢ 合併症に関する検査:肺結核,肺癌などの合併の有無
  - ➢ 肺機能検査および動脈血ガス分析
- 以上の塵肺診断を経て,表5.4に示すとおり「塵肺管理区分」がなされ健康管理のための措置が決められている.
- 管理区分2や3では,休業(傷病手当金給付)と療養(労災保険給付)が認められず,管理区分4で初めて認められる.しかし,合併症として肺結核,結核性胸膜炎,続発性気管支炎,続発性気管支拡張症,続発性気胸,肺癌を伴えば,たとえ管理区分2,3であっても管理区分4として休業と療養が認められるようになっている.
- 管理区分2や3に相当する場合には,事業主に対し,当該労働者の作業の制限,非粉塵作業への転換などが勧奨されるが強制力はない.

+Step up

- 炭鉱閉鎖,作業環境の改善など時代の変遷とともに,塵肺の発症は,昭和55年には年間6,824人であったものが平成20年では244人と著明に減少してはいる.ただし近年は横ばい状況が続いており,依然注意深く観察する必要のある疾患といえる.

表5.4 塵肺管理区分.

管理区分	塵肺健康診断の結果
管理区分1	塵肺の所見がないと認められるもの.
管理区分2	エックス線写真の像が第1型*で,塵肺による著しい肺機能障害がないと認められるもの.
管理区分3	1. エックス線写真の像が第2型*で,塵肺による著しい肺機能障害がないと認められるもの. 2. エックス線写真の像が第3型*または第4型*で,塵肺による著しい肺機能障害がないと認められるもの.
管理区分4	1. エックス線写真の像が第4型*(大陰影の大きさが一側の肺野の1/3を超えるものに限る)と認められるもの. 2. エックス線写真の像が第1型*,第2型*,第3型*または第4型*(大陰影の大きさが一側の肺野の1/3を超えるものに限る)で,塵肺による著しい肺機能障害があると認められるもの.

* 塵肺のエックス線写真の像については第8章6節「塵肺」を参照.
労働省安全衛生部労働衛生課編:じん肺診査ハンドブックより引用.

4.2 呼吸器感染症

4.2.1 結核
◆ ポイント

a. 届け出先と期限
- 結核と診断された患者に関しては，直ちに最寄りの保健所長を経由して都道府県知事に届け出なければならない（第6章4節「肺結核症」を参照）．

b. 病原体の所持・保管についての規定
- 新感染症法により，分離・同定された病原体の所持・保管に関して一定の制限が設けられた．
- 結核菌は4種病原体で，所持のためには施設の基準を満たすことが必要である．
- 多剤耐性結核菌は3種病原体であり，分離後10日を超えて所持する医療機関は一定の施設基準を満たしたうえで届け出を行わなければならず，注意が必要である．

+ Step up
- 1950年を境にその罹患率・死亡率は急激に減少し，もはや「過去の感染症」といったよばれ方をするようになっていたが，1997年，約40年ぶりに新規発生結核患者数が増加に転じたことで，再び注目されるようになった．
- これまでの結核予防法には，ホームレスや独居の高齢者に対して入院命令ができないことや，入院勧告の仕組みがなく患者の人権を尊重する手続きが十分でなかったこと，また個別の感染症に対する特別な立法は患者らに対する差別や偏見につながるなどの問題があった．その反省を踏まえ，平成19年4月1日に施行された新感染症法では，結核を2類感染症に位置づけ，結核予防法は廃止された．

4.2.2 鳥インフルエンザ
- H5N1型鳥インフルエンザは高病原性鳥インフルエンザとよばれ，稀にヒトに感染し，約60%の致死率を示している．2006年6月12日から2008年6月11日の間指定感染症として指定されたが，その後法改正により2類感染症となっている．
- その毒性の違いから，H5N1型以外の鳥インフルエンザは4類感染症として分類されている．

◆ ポイント

a. 届け出先と期限
- 結核同様，診断後，直ちに最寄りの保健所長を経由して都道府県知事に届け出なければならない．

b. 病原体の所持・保管についての規定
- A型インフルエンザウイルス（H2N2，H5N1，H7N7）は4種病原体で，所持のためには施設の基準を満たすことが必要である．

+ Step up
- 一般に鳥インフルエンザがヒトに感染することは稀である．実際にヒトに感染した例では，感染者は家禽と接触した人物で，ヒトインフルエンザの受容体と鳥インフルエンザの受容体の両者を有していたとされ，実際一般の人に感染する危険性は低いとされる．しかし将来的に鳥インフルエンザがヒトインフルエンザと混じり合いヒト‐ヒト感染を起こす能力を持つ「新型ヒトインフルエンザウイルス」が生まれた場合，爆発的感染が起こる可能性が危惧されている．
- WHOでは，1997年に香港で最初のヒトへの感染が確認された直後から，鳥インフルエンザの監視体制を強化している．

4.2.3 重症急性呼吸器症候群（severe acute respiratory syndrome: SARS）
- 2002年の終わりに中国で発生した非定型肺炎は，航空網の発達とあいまって瞬く間に全世界に伝播し世界を恐怖に陥れた．この疾患はのちにSARSと命名され，WHOは2003年4月にSARSの原因を新種のコロナウイルス，SARSウイルスによる感染と認定している．

- SARSも2類感染症として分類されており，発生確認後直ちに届け出が必要である．
- 病原体は致死的な感染症を引き起こす点から，所持に厚生労働大臣からの許可が必要な2種病原体として分類されている．

4.2.4 薬剤耐性菌感染症

- MRSA感染症：MRSA（methicillin-resistant *Staphylococcus aureus*）はメチシリン耐性遺伝子を持つ黄色ブドウ球菌で，免疫能の低下した宿主に重篤な感染症を引き起こすことが知られている．
- MDRP（multi-drug resistant *Pseudomonas aeruginosa*）感染症：イミペネム，シプロフロキサシン，アミカシンの3種類の抗菌薬にすべて耐性と判定された緑膿菌をいう．
- ペニシリン耐性肺炎球菌（PRSP: penicillin-resistant *Streptococcus pneumoniae*）感染症：通常の肺炎と同様な症状を呈する．乳幼児や高齢者では，しばしば敗血症や髄膜炎を合併することがある．

◆ポイント

- MRSA感染症，MDRP感染症，PRSP感染症，VRSA感染症，VRE感染症などは5類感染症に分類される．指定医療機関では診断後，翌月までに報告することが義務づけられている．ただこれらの菌は定着菌として検出されたのみでは届け出の必要はなく，感染症を発症したときに届けが必要となる．
- MRSAは近年健常人で保菌している人が見られるようになり，特に院内ではMRSAが半ば「常在菌化」していると警鐘を鳴らす医療関係者も多い．
- MDRPを院内で発症した場合，MRSA同様，医療関係者を介し患者間で伝播する．メタロ-β-ラクタマーゼ（MBL）を産生するMDRPは，ほぼすべての抗菌薬に高度耐性を示すことがわかっており，特に注意が必要である．
- PRSPは近年，ペニシリンだけでなくエリスロマイシンやテトラサイクリンに同時に耐性を獲得した多剤耐性肺炎球菌も報告され，治療面での脅威となりつつある．
- バンコマイシン耐性黄色ブドウ球菌（VRSA: vancomycin-resistant *Staphylococcus aureus*）感染症：MRSA同様，健常人では重篤な症状を引き起こすことはないが，日和見感染や院内感染の原因となる．ただ，バンコマイシン耐性であることから，院内で集団感染した場合には問題となる．
- バンコマイシン耐性腸球菌（VRE: vancomycin-resistant *Enterococcus*）感染症：バンコマイシン耐性の腸球菌で便中に検出される．定着が大半であり敗血症などの感染症を起こすことは少ない．

+Step up

- 感染症法では届け出に関連した罰則を設けている．感染症の届け出は，罰則の規定もある医療従事者の義務であることを忘れてはならない．

4.3 ➕ 特定疾患

- 厚生労働省では，原因不明・治療方法未確立で，生活面に長期に支障をきたす130の疾患を，難治性疾患克服研究事業（特定疾患調査研究分野）として特定疾患に認定している．

◆ポイント

- 特定疾患に関し，医療関係者，患者とその家族を対象に，①調査研究の推進，②医療施設等の整備，③地域の医療・保健福祉の充実・連携，④QOLの向上を目指した福祉政策の充実，⑤医療費の自己負担の軽減などを目指し事業展開を行っている．
- これら130の臨床調査研究分野対象疾患のうち56疾患では，「特定疾患治療研究事業対象」として医療費助成の制度を設けている．この場合「特定疾患医療受給者証」の交付を受けると，

第 5 章　治療総論

治療にかかった費用の一部が助成されることになる．
- 呼吸器分野で特定疾患に認定されているものは，特発性間質性肺炎，びまん性汎細気管支炎，サルコイドーシス，ヒスチオサイトーシスX，肺動脈性肺高血圧症，慢性血栓塞栓性肺高血圧症，肥満低換気症候群，肺リンパ脈管筋腫症，肺胞低換気症候群，若年性肺気腫で，このうち以下のものが，現時点で特定疾患治療研究事業対象となっている．

4.3.1　特発性間質性肺炎（平成 7 年 1 月 1 日より指定開始）

◆ポイント
- 特発性間質性肺炎は病態の異なる 7 つの疾患からなる（第 8 章 1 節「特発性間質性肺炎」を参照）．頻度からすると「特発性肺線維症」，「器質化肺炎」，「非特異性間質性肺炎」の 3 つが多いといわれている．医療機関で把握されている患者数は人口 10 万人あたり 10 〜 20 人といわれているが，いまだ診断のついていない早期患者数はこの 10 倍はいると推定されている．特定疾患の定義のとおり，原因は明らかになっていないが，複数の遺伝子群の関与や環境因子について調査・研究が進められている．治療には副腎皮質ステロイド薬や免疫抑制剤などが用いられるが，いまだ確立された治療法はない．

4.3.2　サルコイドーシス（昭和 49 年 10 月 1 日より指定開始）

◆ポイント
- サルコイドーシスは，肺のみならず全身の臓器（特に両側肺門リンパ節，眼，筋，皮膚，心臓，神経など）に「非乾酪性類上皮細胞肉芽腫」を作る．原因は不明で，本体は異常な免疫反応と推定されている．感染症の関与に関して，嫌気性菌の遺伝子が肺やリンパ節などから証明されており，これらの菌が原因菌の一部として研究の対象となっている．患者の発生状況は，世界的に「北に多く南に少ない」といわれており，日本でもその傾向に変わりはない．日本の推定有病率は人口 10 万人あたり 7.5 〜 9.3 人とされている．治療の第 1 選択はステロイド薬である．予後については，約 9 割の患者が治癒または通常の生活に支障をきたすことなく生活できており，予後は比較的良好とされるが，一方で治療に抵抗する症例もあり，この問題の解決が急がれる（第 8 章 4 節「サルコイドーシス」を参照）．

4.3.3　肺動脈性肺高血圧症（PAH）（平成 10 年 1 月 1 日より指定開始）

◆ポイント
- これまでは原発性肺高血圧症（PPH）といわれていたものが，1998 年の PPH シンポジウム以降新分類が決定され，我が国でも平成 21 年 10 月より疾患名が上記に変更となった．新分類では，PAH は膠原病，シャント性心疾患，門脈圧亢進症，HIV 感染症，食欲抑制薬などに続発するものでない，原因不明の「肺動脈性高血圧症」と定義されている．人口 100 万人あたり 1 〜 2 人という非常に稀な疾患ではあるが，生命予後は，未治療例の平均生存期間は 2.8 年，5 年生存率は 34％ときわめて不良である（第 11 章 2 節「特発性肺動脈性肺高血圧症」を参照）．

4.3.4　慢性血栓塞栓性肺高血圧症（平成 10 年 12 月 1 日より指定開始）

◆ポイント
- 下肢の静脈などにできた血栓が肺動脈に詰まり肺塞栓症を引き起こすが，その血栓が 6 ヵ月以上溶けずにそのままの状態で存在するものが慢性肺血栓塞栓症といわれる．そのなかでも肺高血圧症を合併した重篤なものを，慢性血栓塞栓性肺高血圧症とよぶ．本疾患はこれまで欧米で数多く報告され，我が国では長い間その発生数は不明であったが，診断技術の進歩や疾患概念の普及などにより，平成 16 年度末で 611 名の患者が確認されている（第 11 章 1 節「肺塞栓症」を参照）．

4. 届け出を行う呼吸器疾患

表 5.5　身体障害者手帳交付のための呼吸機能障害認定基準.

1級	呼吸器の機能の障害により，自己の身辺の日常生活活動が極度に制限されるもの．予測肺活量 1 秒率* が 20 以下または，動脈血酸素分圧（PaO₂）が 50 Torr 以下．
3級	呼吸器の機能の障害により，家庭内での日常生活活動が著しく制限されるもの．予測肺活量 1 秒率が 20 を超え 30 以下または，動脈血酸素分圧（PaO₂）が 50 Torr を超え，60 Torr 以下．
4級	呼吸器の機能の障害により，社会での日常生活活動が著しく制限されるもの．予測肺活量 1 秒率が 30 を超え，40 以下または，動脈血酸素分圧（PaO₂）が 60 Torr を超え，70 Torr 以下．

* 実測した 1 秒量を予測肺活量で割ったもので，指数ともよばれる．

4.3.5 肺リンパ脈管筋腫症（lymphangioleiomyomatosis: LAM）
（平成 21 年 10 月 1 日より指定開始）

◆ ポイント

- 異常な平滑筋様細胞（LAM 細胞）が，肺，リンパ節，腎臓などでゆっくりと増えてくる全身性の病気で，妊娠可能年齢の女性に好発するとされ，女性の気胸の基礎疾患として重要と考えられている（男性例の報告もある）．日本では，平成 15・16 年に厚生労働省難治性疾患克服研究事業で医療施設を対象とした全国疫学調査が行われ，173 人の患者情報が集まり検討された．その結果，日本での有病率は 100 万人あたり約 1.2〜2.3 人と推測され，非常に稀な疾患の 1 つである．欧米の報告では，100 万人あたり北米では 2.5 人，ヨーロッパで 0.9〜1.3 人となっている（第 8 章 12 節「肺リンパ脈管筋腫症」を参照）．

4.4 ✚ 在宅酸素療法

- 在宅酸素療法は健康保険が適応されており，以下の条件を満たした際に開始される．
  - 高度慢性呼吸不全：動脈血酸素分圧（PaO₂）が 55 Torr 以下の者，および PaO₂ 60 Torr 以下で睡眠時または運動負荷時に著しい低酸素血症をきたす者であって，医師が在宅酸素療法を必要であると認めた者
  - 肺高血圧症
  - 慢性心不全
  - チアノーゼ型先天性心疾患

◆ ポイント

- 経済的社会支援の一環として，在宅酸素療法を必要とするような疾患により日常生活や社会生活に長期にわたり制限を受けると，呼吸機能障害として身体障害者手帳が交付され，様々な助成や給付が受けられる．
- 呼吸器機能障害には 1 級，3 級，4 級があり（表 5.5），等級によって受けられる援助が異なる．
- 患者は医療機関で障害申請可能かを判断され，可能であれば，各市町村の身体障害者福祉担当課で交付された指定医師の診断書・意見書に，指定医による病状の記載を受け申請書を提出する．申請は都道府県の福祉審議会で審議され，申請が受理されると身体障害者手帳が交付される．

+ Step up

- 呼吸器機能障害により，日常生活用具（酸素ボンベ運搬車など）の給付が受けられたり，等級によって税金の軽減，減免が受けられる．市町村によっては交通費，公共料金の割引を行うところもある．このように在宅酸素療法を行う患者を支える様々な社会支援が行われている．

✚ 鈴木朋子

疾患編

第6章

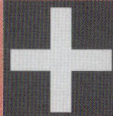

感染性肺疾患

1. かぜ症候群，急性気管支炎
2. 肺炎
3. 肺化膿症，膿胸
4. 肺結核症
5. 非結核性抗酸菌症
6. 肺真菌症

第6章 感染性肺疾患

1 かぜ症候群，急性気管支炎
cold syndrome, acute bronchitis

1.1 ➕ 概念

- かぜ症候群は，一般的には「かぜ」または「感冒」などとよばれ，上気道の感染性非特異的カタル性炎症である．

◆ ポイント

- 鼻汁，咽頭痛，咳嗽，発熱などの臨床症状が通常1週間以内に改善する．
- 発熱が3日以上続くこと，38℃を超えることは少ない．
- 急性気管支炎は，炎症が気管・気管支に及ぶが，肺炎が認められないものである．
- 健常者ではライノウイルス，コロナウイルス，アデノウイルス，パラインフルエンザウイルス，RSウイルスなどの気道親和性の高いウイルス感染症が主因となる．しかし高齢者や基礎疾患を有する者では，細菌感染（二次感染）の頻度が増加する．

➕ Step up

- カタル性炎症：粘膜の破壊を伴わない，粘膜の滲出性炎症のことである．

1.2 ➕ 病態，原因微生物

- かぜ症候群の症状，原因微生物は多種多様である．以下に病態ごとに説明する（表6.1）．

1.2.1 鼻炎・副鼻腔炎

- 鼻粘膜の炎症により，漿液性鼻汁や鼻閉を呈する．かぜ症候群のなかで最も多い症状である．

◆ ポイント

- 副鼻腔炎（上顎洞，篩骨蜂巣，前頭洞，蝶形骨洞の炎症）になると頬部の圧痛や膿性鼻汁，高熱が生じる．
- 原因微生物は，鼻炎の場合，ライノウイルス，

表6.1 かぜ症候群の起炎病原体．

かぜ症候群	罹患時期	代表的な起炎病原体	特徴的症状
鼻炎	小児〜成人	ライノウイルス，コロナウイルス	漿液性鼻汁，鼻閉
口蓋扁桃炎	小児〜成人	A群β溶連菌	口蓋扁桃の腫脹，咽頭部の白苔
伝染性単核球症	小児〜成人	Epstein-Barrウイルス	咽頭炎，リンパ節腫脹，肝機能障害
咽頭結膜熱（プール熱）	幼児期〜学童期	アデノウイルス	咽頭炎，結膜炎
ヘルパンギーナ	乳児期〜幼児期	コクサッキーウイルス	口腔粘膜の水疱性発疹
急性喉頭蓋炎	小児〜成人	インフルエンザ桿菌b型	重症例では気道の完全閉塞
クループ	乳児期〜学童期	パラインフルエンザウイルス，インフルエンザ桿菌b型	犬吠様咳嗽（barking cough），吸気性喘鳴（stridor）
百日咳	乳児期〜幼児期	百日咳菌	発作性痙攣性の咳嗽（痙咳）
急性細気管支炎	乳児期	RSウイルス	呼気時呼吸困難
急性気管支炎	小児〜成人	肺炎球菌，インフルエンザ桿菌	湿性咳嗽

コロナウイルスなどのウイルスが大半を占める．一方，副鼻腔炎の場合は，肺炎球菌，インフルエンザ桿菌などの細菌感染症が大半を占める．

1.2.2 咽頭炎
- 咽頭粘膜に炎症が生じ，咽頭痛や膿性痰が出現する．多くはライノウイルス，コロナウイルスなどが原因微生物である．

◆ ポイント
- 口蓋扁桃の腫脹や白苔を伴う咽頭炎・口蓋扁桃炎は，A群β溶連菌による細菌感染症を考える．
- 若年者の咽頭炎にリンパ節腫脹や肝機能障害を伴う場合は，Epstein-Barrウイルスによる伝染性単核球症を考える．
- 学童期の咽頭炎に結膜炎を合併する場合は，アデノウイルスによる咽頭結膜熱を考える．幼児期から学童期に多く，プールなど水を介した伝染が多いことから，我が国では俗にプール熱ともよばれる．
- 乳幼児の咽頭炎で，口腔粘膜の水疱性発疹を夏季に認めた場合，エンテロウイルス属（特にコクサッキーウイルス）によるヘルパンギーナを考える．

1.2.3 喉頭炎
- 喉頭における急性炎症をいう．

◆ ポイント
- 急性喉頭蓋炎は幼児に多く，インフルエンザ桿菌b型によるものが多い．重症例では気道の完全閉塞をきたす危険があるため，気管切開を要する場合がある．
- 声門下の炎症性気道狭窄をきたす一連の病態をクループとよぶ．乳幼児期はパラインフルエンザウイルスによるウイルス感染，学童期はインフルエンザ桿菌b型による細菌感染が多い．犬吠様咳嗽（barking cough）や吸気性喘鳴（stridor）が特徴的な症状である．

- カタル期〜痙咳期〜回復期と各2週間の特徴的経過をたどる慢性咳嗽は百日咳の特徴である．カタル期は通常のかぜ症候群と鑑別ができないが，痙咳期には発作性痙攣性の咳嗽（痙咳）が持続する．グラム陰性桿菌である百日咳菌による感染症である．

> **+Step up**
> - クループ（croup）：以前は，喉頭ジフテリアを真性クループ，それ以外を仮性クループとよんでいた．しかし，DPTワクチン接種の普及により，我が国ではジフテリアは稀となっており，現在クループといえば，通常は仮性クループのことを指す．

1.2.4 急性気管支炎
- 急性気管支炎は，炎症が気管・気管支に及ぶ下気道疾患であり，かぜ症候群などから進展したものであることが多い．発熱，湿性咳嗽，呼気時呼吸困難を伴うことがある．

◆ ポイント
- 乳児期に見られる急性細気管支炎はRSウイルスが原因であり，冬季に流行する．
- 成人の場合，喀痰を伴わない乾性咳嗽や透明〜白色喀痰の気管支炎では，コロナウイルス，ライノウイルス，RSウイルスやアデノウイルスなどのウイルス感染症や，ウイルス以外の場合は肺炎マイコプラズマ，肺炎クラミジア，百日咳といった非定型病原体であることが多い．血液検査では白血球数が軽度上昇するのみである．
- 逆に黄色〜緑色の膿性喀痰を伴う気管支炎の場合，細菌性病原体が関与しており，肺炎球菌，インフルエンザ桿菌，モラキセラ・カタラーリスなどの気道粘膜親和性の高い細菌が起炎菌として多くを占める．白血球数（好中球数）は上昇し，核の左方移動を伴う．
- 気管支肺炎や肺炎と異なり，胸部エックス線で陰影は見られない．

1.3 ✚ 検査・診断

- かぜ症候群の原因微生物は多種多様であり，これらを迅速かつ正確に同定することは困難である．しかし一部の病原体には簡易検査キットが有用である．

◆ ポイント

- 口蓋扁桃炎：A群β溶連菌は血液寒天培地でβ溶血（完全溶血）を呈する．A群β溶連菌抗原の迅速診断法も有用である．
- 伝染性単核球症：VCA-IgG のペア血清（急性期と回復期で抗体価の4倍以上の上昇），または急性期の EBNA-IgM 抗体陽性／EBNA-IgG 抗体陰性で診断される．
- 急性喉頭蓋炎：頸部側面エックス線写真で肥大した喉頭蓋（thumb sign）を認める．
- クループ：頸部正面エックス線写真で喉頭の狭窄所見（pencil sign）を認める．
- 百日咳：血中抗体価の上昇で診断する．
- 急性細気管支炎：RS ウイルス抗原の迅速診断法が有用である．

1.4 ✚ 治療

- かぜ症候群（急性上気道炎）は一般に3～7日間で軽快するものである．
- そのほとんどがウイルス感染であり，抗ウイルス薬は存在しない．インフルエンザウイルスにのみ抗ウイルス薬が有効である．
- かぜ症候群は基本的に抗菌薬の適応はない．そのため，安静，保温，水分・栄養補給と症状に応じた治療が基本である（表6.2）．
- 抗菌薬は，①高熱の持続（3日以上），②膿性の鼻汁や喀痰，③扁桃腫大と膿栓，白苔付着，④中耳炎，副鼻腔炎の合併，⑤強い炎症反応，⑥ハイリスクの患者の場合に適応となる．
- 抗菌薬が必要な咽頭炎では，ペニシリン系抗菌薬（アモキシシリン，アンピシリン）などを用い，副鼻腔炎では，β-ラクタマーゼ阻害薬配合ペニシリン系抗菌薬（アモキシシリン／クラブラン酸）やセフェム系抗菌薬（セフトリアキソン，セフォタキシム）などを用いる．
- 急性気管支炎では，一般に抗菌薬での治療が必要であり，病態や原因微生物に対応した治療を行う（表6.3）．

表6.2 かぜ症候群の治療指針．

1. まず他の重症疾患としっかりと区別する．
2. 来院を最小限にし，抗菌薬投与を減らし，かつ不適切な投薬や薬物の過剰投与を減らす．
3. 有効な自宅療法についての患者，家族の知識を増やし，抗菌薬治療に対する患者，家族の誤った期待感を是正させる．

◆ ポイント

- 百日咳と診断した場合はマクロライド系抗菌薬（エリスロマイシン，クラリスロマイシン）を投与する．
- A群β溶連菌感染症と診断した場合にはペニシリン系抗菌薬（アモキシシリン，アンピシリン）を投与する．逆に，伝染性単核球症と診断したら，ペニシリン系抗菌薬は発疹を誘発しやすいため禁忌である．

1.5 ✚ 予防

- いずれの病原体も空気感染や接触感染をすることから，うがい，手洗い，マスクの着用は必要である．過労を避け，十分な休養を指示する．可能であれば安静，水分摂取，栄養補給も重要である．

✚ Step up

- かぜ症候群ではあらゆるウイルス，またマイコプラズマ，クラミジア，細菌が起炎病原体となり，その数は200種類以上といわれる．ライノウイルスを例にとっても数百種類の型が存在するため，ワクチンを作ることは困難である．

表 6.3　急性気管支炎の起炎病原体と抗菌薬.

RS ウイルス	ウイルス	対症療法
ヒトメタニューモウイルス	ウイルス	対症療法
アデノウイルス	ウイルス	対症療法
パラインフルエンザウイルス	ウイルス	対症療法
インフルエンザウイルス	ウイルス	ノイラミニダーゼ阻害薬（ザナミビル，オセルタミビル）など
肺炎球菌	細菌	ペニシリン系抗菌薬（アモキシシリン，アンピシリン）
インフルエンザ桿菌	細菌	セフェム系抗菌薬（セフトリアキソン，セフォタキシム）
モラキセラ・カタラーリス	細菌	β-ラクタマーゼ阻害薬配合ペニシリン系抗菌薬（アモキシシリン／クラブラン酸）
肺炎クラミジア（クラミドフィラ）	細菌	マクロライド系抗菌薬（エリスロマイシン，クラリスロマイシン）
肺炎マイコプラズマ	細菌	マクロライド系抗菌薬（エリスロマイシン，クラリスロマイシン）

1.6 ✚ インフルエンザ

- インフルエンザは非常に伝染力の高いウイルス感染症であり，いわゆる「かぜ症候群」とはその伝染性や全身症状の重篤さから分けて考える．
- 38℃以上の発熱，頭痛，全身の倦怠感，筋関節痛などが突然現れ，咳嗽，鼻汁などがこれに続き，約1週間で軽快するのが典型的なインフルエンザの経過である．

1.6.1 インフルエンザウイルス
◆ ポイント

- インフルエンザウイルスは，オルソミクソウイルス科に属するエンベロープを持つマイナス鎖の1本鎖RNAウイルスである．RNAは8分節（PB2, PB1, PA, HA, NP, NA, MP, NS）に分かれており，各遺伝子が特定の蛋白をコードする．
- インフルエンザウイルスはA型，B型，C型に分類される．このうち流行的な広がりを見せるのはA型とB型である．
- A型インフルエンザウイルスは，ウイルス粒子の表面に存在する赤血球凝集素（HA）とノイラミニダーゼ（NA）の抗原性の違いから，亜型に分類される．HAは16種類の変異，NAは9種類の変異があり，A型インフルエンザウイルスに限って，その組み合わせによりH1N1〜H16N9といった略称で表現される．
- A型インフルエンザは，本来野生の水鳥を宿主とするウイルスであるが，ヒト以外の哺乳類，鳥類などその他の宿主に広く分布しているので人畜共通感染症として捉えられる．
- B型は遺伝子が安定しており，特異的な免疫が獲得されると長期間持続する．

> ✚ Step up
>
> - C型は遺伝子がほとんど変化しないので流行はしない．
> - インフルエンザウイルスは，WHO専門家会議で定められた命名法で表記するようになっている．
>   ➢ A, B, Cの型／分離された動物（人間の場合は省略）／分離された地域／ウイルスの株の番号／分離された年／A型の亜型（H, N）．
>   ➢ （例）A/Swine/Saitama/15/2009/(H1N1)：A型インフルエンザ，豚，埼玉県で分離，15番目に分離されたウイルス，2009年の株，H1N1．

1.6.2 病態

- 通常のインフルエンザは，毎年 12 月上旬頃に発生が始まる．翌年の 1〜3 月頃にその数が増加し，4 月にかけて減少していく（季節性インフルエンザ）．
- 感染経路は咳嗽，くしゃみなどによる飛沫感染が主であるため，予防においてはマスクが推奨される．

◆ ポイント

- 1〜2 日の潜伏期の後発熱，頭痛，全身の倦怠感，関節痛などが急速に現れ，しばしば咳嗽，鼻汁などがこれに続き，通常約 1 週間程度で軽快する．
- 重篤な合併症として肺炎とインフルエンザ脳症（アスピリン投与後に生じる急性脳症を Reye 症候群とよぶことがある）がある．
- インフルエンザウイルスが伝染力を持つのは，発症の前日〜症状軽快後およそ 2 日である．解熱後 2 日は通勤や通学は控える（学校保健安全法，学校感染症）．

1.6.3 検査・診断

◆ ポイント

- インフルエンザ様症状を有する患者から，インフルエンザに対する抗原が検出されればインフルエンザと診断できる．
- 迅速診断が可能な抗原検出キットが普及している．A 型と B 型の鑑別も可能であり，最近は A 型の亜型の鑑別もできるキットも販売された．
- 血清ウイルス HA 抗体価のペア血清（急性期と回復期で抗体価の 4 倍以上の上昇）も，診断の裏づけとして重要な意味を持つ．A 型の亜型も鑑別できる．

1.6.4 治療

- インフルエンザの治療は抗ウイルス薬（ノイラミニダーゼ阻害薬）を用いる．ノイラミニダーゼ作用を阻害することによって，細胞内で感染増殖したウイルスが細胞外に放出されることを抑制し，抗ウイルス作用を発揮する．内服薬にオセルタミビル，吸入薬にザナミビル，ラニナミビル，注射薬にペラミビルがある．
- 対症療法として，解熱に使用できる薬剤は，小児ではアセトアミノフェンが推奨されている．非ステロイド性抗炎症薬（NSAIDs）を 15 歳未満の小児に使用すると，Reye 症候群の併発を引き起こす可能性がある．

1.6.5 予防

- 室内は適度な湿度・温度を保ち，換気をこまめに行う．マスク着用，うがい，手洗いをするといった物理的な手段も重要な予防法である．
- ワクチンを用いた予防法が普及しており，特に高齢者や基礎疾患を有する者には接種が推奨される．

◆ ポイント

- 季節性インフルエンザワクチンは世界共通の流行株から作られる．

+Step up

- インフルエンザワクチンは，抗原性を除去した赤血球凝集素（HA）を主成分としているため，HA ワクチンとよばれる不活化ワクチンである．
- A 型インフルエンザウイルスでは毎年のように亜型内で抗原性を変化させる連続的抗原変異（genetic drift）が起こる．巧みにヒトの免疫機構から逃れ散発的流行（epidemic）を続ける．予防接種が毎年必要なのはこのためである．
- さらに A 型は数十年単位で突然亜型を変化させる可能性がある．この不連続性変異（antigenic shift）とよばれる亜型を越えての抗原性の変動は，ひとたび生じると世界的大流行（pandemic）を生じさせる可能性もある．1918 年のスペインかぜ（A/H1N1）などが代表例である．
- 2009 年の新型インフルエンザ（A/H1N1）の症状，検査，診断，治療，ワクチン接種は季節型インフルエンザと同様である．

1.6.6 新型インフルエンザの季節型への移行
◆ ポイント
- 2009年の新型インフルエンザA1H1N1は2010年8月にWHOから終息宣言が出され，現在は季節型に変わったと考えられている．

1.6.7 インフルエンザに関する情報
- 国立感染症研究所 感染症情報センターのホームページ内「インフルエンザウイルス分離・検出速報」に我が国でのインフルエンザに関する情報がまとめられている（http://idsc.nih.go.jp/iasr/influ.html）．

━━━━ 平間　崇

2 肺炎 (pneumonia)

2.1 病態

- 肺炎は，病原微生物により発症する肺実質の感染性の炎症である．
- 臨床診断は，新たに出現した呼吸器炎症症状（発熱，咳嗽，喀痰，呼吸困難，胸膜痛）と新たに出現した胸部画像陰影（胸部エックス線，胸部CT）を満たすものをいう．

2.2 分類

2.2.1 炎症の主体となる部位による分類

- （実質性）肺炎：肺胞内（肺胞上皮と気腔）に炎症が生じている．
- 間質性肺炎：肺胞壁（隔壁の間質）に炎症が生じている．
- 実質と間質の区別に関しては，第1章2節「肺葉，肺区域」を参照．

+ Step up
- この分類は臨床現場で使用されることはないが，病態を理解するうえでは大切である．肺（臓）は解剖学的には肝臓やリンパ節と同様の実質性臓器であるが，組織学的に実質・間質の分類ははっきりとしない．実質そのものが空気を含む臓器（肺胞気腔）である．本項で扱う肺炎は，実質性肺炎（肺胞気腔内の炎症）である．

2.2.2 発症場所による分類

- 肺炎の治療においては発症場所による分類が有効である（市中肺炎，医療・介護関連肺炎，院内肺炎）．
- 肺炎では起炎菌を考慮に入れた抗菌薬を選択するべきであるが，実際には肺炎を診断後すぐに起炎菌を同定することは困難である．
- 発症場所によって治療を優先すべき起炎菌群を推定できるため（表6.4），初期治療にはそれらをカバーする広域スペクトル抗菌薬で治療を開始し（経験的治療），起炎菌の同定および薬剤感受性試験結果が判明した段階で狭域スペクトル抗菌薬に変更する治療戦略がとられる（デエスカレーション・システム［de-escalation system］）．

◆ ポイント

a. 市中肺炎（community-acquired pneumonia: CAP）
- 主に一般社会生活を送っている人に発症した肺炎を指すが，当然高齢者や基礎疾患を有している人に発症した場合も含まれる．
- 細菌性肺炎と非定型肺炎（表6.5）：発症場所による肺炎の分類が普及するより以前から，市中肺炎を細菌性肺炎と非定型肺炎とに分ける考え方が普及している．これは市中肺炎の2大

表 6.4　肺炎の発症場所別の起炎菌.

市中肺炎	院内肺炎
細菌性肺炎 肺炎球菌 (*Streptococcus pneumoniae*) インフルエンザ桿菌 (*Haemophilus influenzae*) モラキセラ・カタラーリス (*Moraxella catarrhalis*) 肺炎桿菌・クレブシエラ (*Klebsiella pneumoniae*) 嫌気性菌 腸内細菌 **非定型肺炎** マイコプラズマ (*Mycoplasma pneumoniae*) レジオネラ (*Legionella pneumophila*) 呼吸器ウイルス クラミジア (*Chlamydophila pneumoniae*) クラミジアーオウム病 (*Chlamydophila psittaci*) リケッチアー Q 熱 (*Coxiella burnetii*)	黄色ブドウ球菌 (*Staphylococcus aureus*) 　MSSA 　MRSA 緑膿菌 (*Pseudomonas aeruginosa*) 肺炎桿菌・クレブシエラ (*Klebsiella pneumoniae*) アシネトバクター (*Acinetobacter baumannii*) 肺炎球菌 (*Streptococcus pneumoniae*) インフルエンザ桿菌 (*Haemophilus influenzae*) 嫌気性菌 腸内細菌 真菌 *Pneumocystis* spp.

検出頻度の高いものを赤字で示した.

表 6.5　細菌性肺炎と非定型肺炎.

細菌性肺炎	高齢者に多い，湿性咳嗽，白血球数高度増多，ペニシリン系抗菌薬が有効
非定型肺炎	若年者に多い，乾性咳嗽，白血球数軽度増加，マクロライド系抗菌薬が有効

起炎菌である肺炎球菌肺炎（＝細菌性肺炎）とマイコプラズマ肺炎（＝非定型肺炎）を念頭においたものである．これらは，臨床症状，血液検査，画像所見，治療薬が大きく異なる．

b. 医療・介護関連肺炎（nursing and health-care associated pneumonia: NHCAP）

- 院内肺炎に含むことはできないが，市中肺炎より多剤耐性菌リスクが高い人たちに発症した肺炎である．
- 保健施設や福祉施設に入所している人に発症する肺炎を意味することが多い．その他，3ヵ月以内に急性期病院に入院歴がある，または血液透析や抗癌剤治療などの医療を受けている人の肺炎を含む．
- 嚥下性肺炎（aspiration pneumonia）：誤嚥性肺炎ともよばれる．口腔内容物（唾液，気道分泌物，食物残渣）が下気道に陥ることで生じる．誤嚥のリスク因子を持つ人の肺炎のことで，明らかな誤嚥があれば顕性誤嚥であるが，その多くが無症候（不顕性誤嚥）であり，発症時期が不明瞭であることが多い．

c. 院内肺炎（hospital-acquired pneumonia: HAP）

- 入院後 48 時間以降に発症した肺炎.
- 人工呼吸器関連肺炎（ventilator associated pneumonia: VAP）：院内肺炎で，人工呼吸器使用後 48 時間以降に発症した肺炎をいう．多剤耐性菌のリスクや死亡率が高い．人工呼吸器開始 5 日以内の VAP を早期 VAP とよび，多剤耐性菌リスクは少ない．人工呼吸器開始 5 日以降の VAP を晩期 VAP とよび，多剤耐性菌リスクは高い．後者においては抗菌薬の選択には注意が必要である．

2.3 ✚ 重症度

- 日本呼吸器学会によるガイドラインに基づき解説する.

> **+ Step up**
>
> a. 市中肺炎の重症度（A-DROP system）
> - 表 6.6 に従って市中肺炎の重症度を判定する．重症度は，治療場所を判断する際に参考になる（外来治療，入院治療，ICU 入院）．
>
> b. 院内肺炎の重症度（I-ROAD system）
> - 表 6.7 に従って院内肺炎の重症度を判定する．院内肺炎の場合，肺炎の治療だけではなく，耐性菌対策も重要である．医療・介護関連肺炎で使用する抗菌薬は院内肺炎と同様である．

2.4 ➕ 症状，身体所見

2.4.1 症状

- 発熱，悪寒，戦慄，咳嗽，喀痰，呼吸困難などの症状を呈し，なかでも発熱は必発である．市中肺炎では，細菌性肺炎のとき湿性咳嗽が多く，非定型肺炎の初期には乾性咳嗽が多い（表6.8）．胸膜まで炎症が波及すれば，同側の胸膜痛が出現する．

2.4.2 身体所見

- 頻呼吸は重症肺炎を示唆する重要な所見である（呼吸数 ≧ 20 回/min）．
- 肺炎が大葉性肺炎に進展し，コンソリデーションとなると，打診上の濁音，聴診上の呼吸音の高調化（気管支呼吸音化），水泡音の聴取が特徴である．
- 胸膜炎では初期に胸膜摩擦音を聴取することがあるが，胸水が増加した場合，病側の呼吸音は減弱する．

表 6.6　A-DROP に使用する指標．

A（Age）	男性 ≧ 70 歳，女性 ≧ 75 歳
D（Dehydration）	BUN ≧ 21 mg/dl または脱水
R（Respiration）	$SpO_2 < 90\%$（$PaO_2 < 60$ torr）
O（Orientation）	意識障害
P（Blood Pressure）	収縮期血圧 ≦ 90 mmHg

軽症：上記 5 つの項目のいずれも満足しないもの
中等症：上記項目の 1 または 2 つを有するもの
重症：上記項目の 3 つを有するもの
超重症：上記項目の 4 または 5 つを有するもの
※ショックがあれば 1 項目のみでも超重症とする．

■重症度によって治療場所が判断される．
　軽症の肺炎：外来治療
　中等症の肺炎：外来治療または入院治療
　重症の肺炎：入院治療
　超重症の肺炎：入院治療（ICU 入院）

呼吸器感染症に関するガイドライン作成委員会編（2007）成人市中肺炎診療ガイドライン，日本呼吸器学会より引用．

表 6.7　I-ROAD に使用する指標．

1. 生命予後因子

I（Immunodeficiency）	悪性腫瘍または免疫不全
R（Respiration）	$SpO_2 > 90\%$ のために $F_IO_2 > 35\%$ を要する
O（Orientation）	意識レベルの低下
A（Age）	男性 ≧ 70 歳，女性 ≧ 75 歳
D（Dehydration）	乏尿または脱水

該当項目が 3 項目以上：重症群
該当項目が 2 項目以下：下記 2 へ

2. 肺炎重症度規定因子（① CRP ≧ 20 mg/dl，②胸部エックス線写真で陰影の広がりが一側肺の 2/3 以上）
該当項目あり：中等症群
該当項目なし：軽症群

呼吸器感染症に関するガイドライン作成委員会編（2008）成人院内肺炎診療ガイドライン，日本呼吸器学会より引用．

表 6.8　湿性咳嗽と乾性咳嗽．

湿性咳嗽	病変部位は肺胞・気道，去痰薬が有効，鎮咳薬は使用しない（排痰を促す）
乾性咳嗽	病変部位は間質・胸膜，去痰薬は無効，鎮咳薬を使用してもよい

2.5 検査・診断

2.5.1 胸部画像検査
- 胸部画像検査は必須であり，肺炎を疑う症状や所見があれば必ず実施する．
- 起炎菌によっては特徴的な画像所見を呈するため（表6.9），起炎菌推定に有用なことがある．

2.5.2 血液検査
◆ ポイント
- 炎症の程度を評価するマーカーとして，末梢血白血球（好中球）数，CRP，プロカルシトニンがある．
- 細菌性肺炎では，重症であるほど好中球の左方移動が著明になる．
- 非定型肺炎や抗酸菌感染では末梢血白血球数は正常範囲内のことが多い．
- CRPやプロカルシトニンは，細菌感染では炎症の程度を示す鋭敏な指標である．

2.5.3 細菌学的検査
- 細菌学的検査としては，喀痰塗抹検鏡（グラム染色）と喀痰培養検査を実施する．
- 市中肺炎における病原微生物の多くが，グラム染色で検出可能である．貪食像が認められれば起炎菌として考えてよい．
- グラム染色や喀痰培養検査では，マイコプラズマ，クラミドフィラ，レジオネラ，ウイルスなどは検出・同定できない．
- 喀痰培養検査は起炎菌の同定，薬剤感受性，疫学調査に有効である．
- 院内肺炎では，耐性菌の評価（薬剤感受性試験）のために，喀痰培養検査は必須である．

2.5.4 尿中抗原検査
◆ ポイント
- 市中肺炎で重症化しやすい肺炎球菌とレジオネラにおいては，尿中抗原で迅速診断が可能である（15分程度）．尿検体を用いるため，検体採取が容易で非侵襲的な検査が可能である．尿中への病原体抗原の排出は血中抗原の濃縮を意味するものであり，診断的意義は高い．

2.6 起炎菌とその検査法

2.6.1 肺炎球菌肺炎 (*Streptococcus pneumoniae* pneumonia)
- 成人市中肺炎の起炎菌として最も多い．副鼻腔炎，中耳炎，髄膜炎の起炎菌としても重要である．
- 脾摘後，高齢者，基礎疾患を有する者は重症化しやすい．
- グラム染色で莢膜を有するランセット型のグラム陽性双球菌を認める．
- 肺炎球菌の尿中抗原検査が診断に利用される．
- 大葉性肺炎を呈することがあるが，空洞形成や

表6.9 特徴的な画像所見とその病原微生物．

画像所見	病原微生物
空洞形成	抗酸菌（結核，非定型抗酸菌），黄色ブドウ球菌，嫌気性菌，肺炎桿菌（クレブシエラ），放線菌（特にノカルジア属），真菌（特にアスペルギルス属）
大葉性肺炎	肺炎球菌，レジオネラ，肺炎桿菌（クレブシエラ）
間質性肺炎パターン（すりガラス様陰影が主体）	ウイルス（インフルエンザウイルス，サイトメガロウイルス），マイコプラズマ，ニューモシスチス
気管支肺炎	マイコプラズマ，インフルエンザ桿菌，肺炎球菌
細気管支病変	急性：マイコプラズマ，インフルエンザ 慢性：結核，非定型抗酸菌（MAC症）

肺化膿症をきたすことは少ない.
- 治療薬はペニシリン系抗菌薬をまず選択する. 我が国におけるマクロライド系抗菌薬の耐性率は高い(約90%).
- ペニシリン耐性肺炎球菌(penicillin-resistant *S. pneumoniae*: PRSP)の分離頻度が増え, 現在では培養される肺炎球菌の約半数がPRSPである. しかし, ペニシリン系抗菌薬を高用量で点滴注射すれば治療可能である.
- 肺炎球菌ワクチンには, 肺炎球菌の莢膜をターゲットとした23価多糖体ワクチンと肺炎球菌にキャリア蛋白を結合させた7価肺炎球菌蛋白結合ワクチンとがある. 前者は, 脾摘後患者また2歳以上のハイリスク者と高齢者に適応がある. 後者は9歳以下の小児に適応があるが, 2歳未満の乳幼児にも適応がある.

2.6.2 インフルエンザ桿菌肺炎 (*Haemophilus influenzae* pneumonia)

◆ ポイント

- 成人市中肺炎で高頻度に検出されるが, 慢性下気道炎患者の急性増悪時にも検出されることが多い. 小児の髄膜炎, 喉頭蓋炎の起炎菌としても重要である.
- グラム染色で小型のグラム陰性桿菌として観察される. チョコレート寒天培地で発育する.
- 気管支肺炎を呈することが多く, 大葉性肺炎や肺化膿症をきたすことはない.
- 治療薬は第3世代セフェム系抗菌薬を選択する.
- これまではβ-ラクタマーゼ産生アンピシリン耐性菌(β-lactamase positive ampicillin resistant *H. influenzae*: BLPAR)が耐性菌として問題となっていたため, 治療薬はβ-ラクタマーゼ阻害薬配合ペニシリンが使われていた. しかし近年, β-ラクタマーゼ非産生アンピシリン耐性菌(β-lactamase negative ampicillin resistant *H. influenzae*: BLNAR)が増加しており(検出される *H. influenzae* の約20%), 治療薬としてセフェム系抗菌薬が選択されるようになった.
- インフルエンザ桿菌b型に対するワクチン(Hibワクチン)は, 小児の髄膜炎を予防するワクチンである.

2.6.3 モラキセラ(ブランハメラ)・カタラーリス肺炎 (*Moraxella catarrhalis* pneumonia)

◆ ポイント

- 成人市中肺炎での検出は稀であるが, 慢性下気道炎患者の急性増悪時に検出されることが多い.
- グラム染色でグラム陰性双球菌として観察される.
- ほとんどがβ-ラクタマーゼ産生菌であるため, 治療薬はβ-ラクタマーゼ阻害薬配合ペニシリンを選択する.

2.6.4 マイコプラズマ肺炎 (*Mycoplasma pneumoniae* pneumonia)

- 市中肺炎の起炎菌として高頻度に検出される. 若年者(特に学童期)に多く, 集団発生することもある. 10代の肺炎を見たらマイコプラズマ肺炎を疑う.
- 発熱と乾性咳嗽などの自覚症状は強いが, 喀痰は少なく, 胸部聴診上も副雑音(ラ音)を聴取しないことが多い.
- 発熱の割に末梢血白血球数は正常範囲に近い値を示す.
- 胸部画像所見は, 気管支肺炎, 細気管支病変, すりガラス様陰影とコンソリデーションの融合などを呈することが多い.
- 細胞壁を持たないためグラム染色で染色されず, 観察できない. 特殊培養(PPLO寒天培地)を要する. 診断はペア血清(急性期と回復期で抗体価が4倍以上に上昇することを確認)が有効である. 最近では核酸増幅法(PCR法など)が普及している.
- 細胞壁がないため, β-ラクタム系抗菌薬はすべて無効である. 治療薬はマクロライド系抗菌薬を選択する.

2.6.5 クラミジア（クラミドフィラ）肺炎（*Chlamydophila pneumoniae* pneumonia）

◆ポイント

- 成人市中肺炎の起炎菌として稀に検出される．
- グラム染色で観察できず，診断はペア血清を要する．核酸増幅法（PCR 法など）が診断に有用である．
- 偏性細胞内寄生細菌であり，β-ラクタム系抗菌薬は無効である．治療薬はテトラサイクリン系抗菌薬やマクロライド系抗菌薬を選択する．

2.6.6 オウム病（*Chlamydophila psittaci* pneumonia）

◆ポイント

- 鳥（特にオウムやインコ）の排泄物から感染する人畜共通感染症である．鳥接触歴があり，肺炎を呈することがあれば本症を考える．
- グラム染色で観察できず，診断はペア血清を要する．核酸増幅法（PCR 法など）が診断に有用である．
- 偏性細胞内寄生細菌であり，β-ラクタム系抗菌薬は無効である．治療薬はテトラサイクリン系抗菌薬やマクロライド系抗菌薬を選択する．

2.6.7 Q 熱肺炎（*Coxiella burnetii* pneumonia）

◆ポイント

- リケッチア科に属する偏性細胞内寄生細菌であり，ペットの分娩物から感染する人畜共通感染症である．家畜・ペットの分娩歴があり，肺炎を呈することがあれば本症を考える．

2.6.8 レジオネラ肺炎（*Legionella pneumophila* pneumonia）

◆ポイント

- レジオネラ属菌はいずれも人に感染するが，そのなかで *L. pneumophila* が最も頻度が高い．
- 水環境で増殖するため，温泉利用歴，24 時間風呂や冷却水使用歴や職業歴が重要になる．
- グラム陰性桿菌であるが，細胞内寄生細菌であるため，グラム染色で確認することは通常困難である．ヒメネス染色で観察できる．菌の同定には特殊培養（BCYE 培地，WYOα 培地）を要する．
- 尿中抗原検査が利用可能であるが，*L. pneumophila* 血清型 1 のみしか診断できない（しかし血清型 1 だけで全レジオネラ肺炎の 50〜80％を占める）．
- 治療薬はマクロライド系抗菌薬やニューキノロン系抗菌薬を使用する．リファンピシンを併用することも多い．

2.6.9 ウイルス性肺炎（viral pneumonia）

◆ポイント

- 呼吸器感染症をきたすウイルスは多種にわたるが，代表的なウイルスを表 6.10 に記載する．
- いずれも非定型肺炎の症状や所見をとる．抗菌薬は無効である．
- インフルエンザウイルス性肺炎では，できるだけ早期から抗インフルエンザウイルス薬を投与する．

2.6.10 緑膿菌肺炎（*Pseudomonas aeruginosa* pneumonia）

- 院内肺炎の起炎菌として高頻度検出される．慢性下気道炎を有する患者でも，菌交代症が進むと *P. aeruginosa* が優位な増殖を示すようになる．
- 医療従事者の手指，医療器具，院内の水道などにも存在することができるため，院内感染としても問題となる病原微生物である．
- 通常は弱毒性であり，健常者の感染症では起炎菌にならない．
- グラム陰性桿菌の代表格であり，ムコイド（粘液物質）を産生する．
- 治療薬は抗緑膿菌作用を持った抗菌薬を選択することが多いが，あくまで薬剤感受性試験の結果に基づくことが基本である．抗菌薬への耐性を獲得することができるため，重症例では抗

表6.10 ウイルス性肺炎をきたす呼吸器ウイルス.

ウイルス名	遺伝子	検査法	治療薬	備考
インフルエンザウイルス（influenza virus）	RNA	咽頭拭液を用いた抗原検査	ノイラミニダーゼ阻害薬（ザナミビル，オセルタミビルなど）	詳細は本章1節「かぜ症候群，急性気管支炎」を参照
パラインフルエンザウイルス（parainfluenza virus）	RNA	遺伝子増幅法（RT-PCR法）	対症療法	乳幼児期のクループを起こす
RSウイルス（RS virus：RSV）	RNA	遺伝子増幅法（RT-PCR法）	対症療法	乳幼児期の急性細気管支炎を起こす
ヒトメタニューモウイルス（human metapneumovirus：hMPV）	RNA	遺伝子増幅法（RT-PCR法）	対症療法	医療・介護関連肺炎を起こす
サイトメガロウイルス（cytomegalovirus：CMV）	DNA	ウイルス抗原陽性の末梢血白血球をカウントする抗原検査法	CMV高力価γ-グロブリン，ガンシクロビル，ホスカルネット	日和見肺炎の代表疾患，宿主に生涯潜伏感染をしているが免疫抑制状態下で再活性化して発病する

菌薬の併用をすることもある.
- アミノグリコシド系抗菌薬（アミカシン），カルバペネム系抗菌薬（イミペネム／シラスタチン），ニューキノロン系抗菌薬（シプロフロキサシン）に耐性を獲得した緑膿菌を多剤耐性緑膿菌という．有効な抗菌薬がいまだなく，いったん発症すると治療に難渋する．

2.6.11 黄色ブドウ球菌肺炎（*Staphylococcus aureus* pneumonia）

- メチシリン感受性黄色ブドウ球菌（MSSA）とメチシリン耐性黄色ブドウ球菌（MRSA）とに分類される.
- 緑膿菌と同様，院内肺炎の起炎菌として高頻度に検出される.
- 肺化膿症や膿胸の合併も見られ，ときに空洞形成をきたすことがある.
- グラム染色ではグラム陽性球菌がブドウの房状に集簇しているのが観察される.
- 治療薬はMSSAの場合，第1世代セフェム系抗菌薬（セファゾリン）を選択する.
- 治療薬はMRSAの場合，グリコペプチド系抗菌薬（バンコマイシン）などを選択する.

- 以前まで，MRSAは院内肺炎の起炎菌としてのみ考えられていたが，近年では市中肺炎の起炎菌として報告される例がある.

2.6.12 肺炎桿菌（クレブシエラ）肺炎（*Klebsiella pneumoniae* pneumonia）

◆ ポイント

- 市中肺炎，医療・介護関連肺炎，院内肺炎いずれの起炎菌としても検出されることがあるが，特に大酒家，糖尿病患者，担癌患者，慢性下気道炎患者の急性増悪時などに検出される.
- グラム染色では莢膜を有する大きなグラム陰性桿菌として観察される.
- 大葉性肺炎を呈することがあり，重症化しやすい．肺化膿症まで進展すると空洞形成を呈することもある.
- β-ラクタマーゼ産生菌であり，ペニシリン系抗菌薬は無効である．多剤耐性能を獲得する恐れもあるため，治療薬は薬剤感受性試験の結果に基づいて選択される．カルバペネム系抗菌薬やニューキノロン系抗菌薬を選択することが多い.

表 6.11　肺炎の起炎菌と標準的な抗菌薬.

起炎菌	抗菌薬
肺炎球菌 （*Streptococcus pneumoniae*）	ペニシリン系抗菌薬（アモキシシリン，アンピシリン）
インフルエンザ桿菌 （*Haemophilus influenzae*）	第3世代セフェム系抗菌薬（セフトリアキソン，セフォタックス）
モラキセラ・カタラーリス （*Moraxella catarrhalis*）	β-ラクタマーゼ阻害薬配合ペニシリン系抗菌薬（アモキシシリン／クラブラン酸，アンピシリン／スルバクタム）
マイコプラズマ （*Mycoplasma pneumoniae*）	マクロライド系抗菌薬（エリスロマイシン，クラリスロマイシン）
クラミジア （*Chlamydophila pneumoniae*）	テトラサイクリン系抗菌薬（ドキシサイクリン，ミノサイクリン），マクロライド系抗菌薬（エリスロマイシン，クラリスロマイシン）
クラミジアーオウム病 （*Chlamydophila psittaci*）	テトラサイクリン系抗菌薬（ドキシサイクリン，ミノサイクリン），マクロライド系抗菌薬（エリスロマイシン，クラリスロマイシン）
リケッチアーQ熱 （*Coxiella burnetii*）	テトラサイクリン系抗菌薬（ドキシサイクリン，ミノサイクリン），マクロライド系抗菌薬（エリスロマイシン，クラリスロマイシン）
レジオネラ （*Legionella pneumophila*）	マクロライド系抗菌薬，ニューキノロン系抗菌薬（シプロフロキサシン）±リファンピシン
呼吸器ウイルス	対症療法（表6.8参照）
緑膿菌 （*Pseudomonas aeruginosa*）	ペニシリン系抗菌薬（ピペラシリン），第3・4世代セフェム系抗菌薬（セフタジジム，セフェピム），アミノグリコシド系抗菌薬（アミカシン，トブラマイシン），カルバペネム系抗菌薬（イミペネム／シラスタチン，メロペネム），ニューキノロン系抗菌薬（シプロフロキサシン）
黄色ブドウ球菌 （*Staphylococcus aureus*）—MSSA	第1世代セフェム系抗菌薬（セファゾリン）
黄色ブドウ球菌 （*Staphylococcus aureus*）—MRSA	グリコペプチド系抗菌薬（バンコマイシン）
肺炎桿菌・クレブシエラ （*Klebsiella pneumoniae*）	カルバペネム系抗菌薬（イミペネム／シラスタチン，メロペネム），ニューキノロン系抗菌薬（シプロフロキサシン）
アシネトバクター （*Acinetobacter baumannii*）	カルバペネム系抗菌薬（イミペネム／シラスタチン，メロペネム），ニューキノロン系抗菌薬（シプロフロキサシン）
Bacteroides fragilis	カルバペネム系抗菌薬（イミペネム／シラスタチン，メロペネム），クリンダマイシン
Streptococcus milleri group	ペニシリン系抗菌薬（アモキシシリン，アンピシリン）
Peptostreptococcus spp.	ペニシリン系抗菌薬（アモキシシリン，アンピシリン）

2.6.13 アシネトバクター肺炎
（*Acinetobacter baumannii* pneumonia）

◆ポイント
- 院内肺炎，特に人工呼吸器関連肺炎（VAP）の起炎菌として稀に検出されるグラム陰性桿菌である．
- 緑膿菌同様，抗菌薬に対して多剤耐性能を獲得しやすいため，治療薬は薬剤感受性試験を参考にする．

2.6.14 嚥下性肺炎
（aspiration pneumonia）

◆ポイント
- 医療・介護関連肺炎の多くを占める．高齢者，脳血管障害，保健施設や福祉施設入所者，精神発達遅滞の人に多く見られる．
- 高齢者肺炎の多くが嚥下性肺炎である．
- 口腔内嫌気性菌（*Bacteroides fragilis*, *Streptococcus milleri* group [*S. constellatus*, *S. intermedius*, *S. anginosus*], *Peptostreptococcus* spp.）などが多いが，嫌気性菌は培養困難であり（酸素に触れると死滅してしまう），通常，起炎菌は同定ができない．
- 経験的治療としてβ-ラクタマーゼ阻害薬配合ペニシリンを選択することが多い．

2.7 治療

◆ポイント
- 肺炎の起炎菌を治療当初から同定することは不可能なため，発症場所と重症度により経験的治療を開始する．
- 初期治療薬の選択には，推定される起炎菌をほとんどカバーできる広域スペクトル抗菌薬が推奨されている．
- 起炎菌の同定および薬剤感受性試験結果が判明した段階で狭域スペクトル抗菌薬に変更する治療戦略がとられる（デエスカレーション・システム [de-escalation system]）．軽症の場合は，単剤治療，重症の場合は併用治療が推奨される．いずれも起炎菌上位5菌種が含まれる抗菌薬を使用する．
- 起炎菌が同定された場合の標準的な治療薬を表6.11に示す（各々の起炎菌に対する治療薬）．

平間　崇

3 肺化膿症，膿胸
lung abscess, pyothorax/ empyema

3.1 肺化膿症（肺膿瘍）

3.1.1 概念
- 肺化膿症は，肺実質に化膿性炎症が生じることで，肺実質が壊死して，空洞形成，膿貯留を認める疾患である．肺膿瘍ともよばれる．
- 通常の肺炎では肺組織の構築が保たれるのに対して，肺化膿症は肺組織の構築が破壊される．

3.1.2 発症機序
◆ポイント
- 口腔内常在菌の誤嚥，肺炎や肺癌術後に続発するもの，歯周囲炎や歯科治療後に多い．感染性心内膜炎，感染性静脈炎など他の部位から血行性播種で発症することもある．

3.1.3 病原微生物
◆ ポイント

- 嫌気性菌（*Peptostreptococcus* spp，*Fusobacterium* spp，*Bacteroides* spp）が関与することが多い．その他黄色ブドウ球菌（*Staphylococcus aureus*），肺炎桿菌・クレブシエラ（*Klebsiella pneumoniae*），*Streptococcus milleri* group なども検出され，混合感染であることが多い．

3.1.4 危険因子
◆ ポイント

- 糖尿病，アルコール多飲，歯周囲炎，繰り返す誤嚥を起こす状態（寝たきりや脳血管障害），免疫能低下が挙げられる．

3.1.5 症状
◆ ポイント

- 発熱，ときに血痰，空洞形成時には膿性痰，嫌気性菌感染では腐敗臭痰を認める．

3.1.6 検査・診断
◆ ポイント

- 血液検査では炎症反応の陽性化，好中球数の増加を認める．
- グラム染色では多数の好中球と病原体を認めるが，嫌気性菌が主体の感染症の特徴として，複数菌の混合感染でグラム陽性・陰性菌や球菌・桿菌が混在して認められる．有意な病原体が単一で培養で同定されることは少ないが，好気性のブドウ球菌やクレブシエラ菌の場合は単一で培養されることもある．
- 胸部エックス線（図6.1）では，しばしば空洞と空洞内に鏡面形成（ニボー）を認める．
- 胸部CT（図6.2）では，胸部エックス線で発見できない空洞病変や葉間をまたぐ辺縁不整の浸潤影を認める．画像所見だけでは肺化膿症と肺癌は鑑別ができず，かならず細胞診を同時に提出しておく．

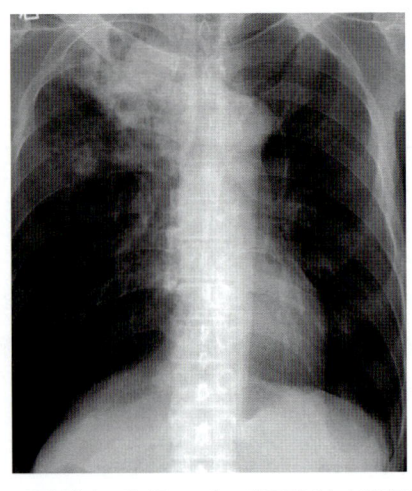

図6.1 肺化膿症の胸部エックス線写真（右上肺野の肺化膿症）．

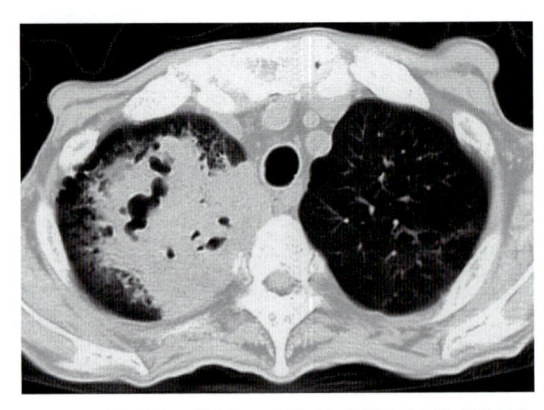

図6.2 肺化膿症の胸部CT写真（右上葉の空洞を伴う肺化膿症）．

3.1.7 治療
◆ ポイント

- 抗菌薬が治療の主体となる．嫌気性菌であれば，多くがペニシリンに感受性があるため，β-ラクタマーゼ阻害薬配合ペニシリン系抗菌薬（アモキシシリン／クラブラン酸，アンピシリン／スルバクタムなど）を選択する．
- 近年では口腔内常在菌にペニシリン耐性が見られており，クリンダマイシンの併用やカルバペネム系抗菌薬（イミペネム／シラスタチン，メロペネム）を選択することが多い．

3.2 膿胸

3.2.1 概念
- 胸腔内に膿性滲出液が貯留した状態を膿胸という．発症から3ヵ月以内を急性膿胸，3ヵ月以上経過したものを慢性膿胸という（表6.12）．本項では主に急性膿胸について述べる．

3.2.2 肺感染症に伴う胸水（parapneumonic pleural effusion: PPE）の分類
- 肺感染症に伴う胸水をPPEと表記する．その分類法や治療法については表6.13に示す．

3.2.3 病原微生物
- 嫌気性菌，*Streptococcus milleri* group，黄色ブドウ球菌（*Staphylococcus aureus*）が多い．メチシリン耐性黄色ブドウ球菌（MRSA）などの場合は治療に難渋することがある．

3.2.4 危険因子
- 糖尿病，アルコール多飲，歯周囲炎，繰り返す誤嚥を起こす状態（長期施設入所者，寝たきり，脳血管障害，精神発達遅滞，高齢者），免疫能低下などが挙げられる．

3.2.5 症状
- 発熱，乾性咳嗽，胸膜痛（壁側胸膜の炎症で生じる），呼吸困難を呈する．病側で音声伝導の低下，呼吸音の減弱を認める．

3.2.6 検査・診断
- まず行うのは胸腔穿刺（胸水試験穿刺）であり，胸水の性状を確認し（表6.13），病原体の有無

表6.12 急性膿胸と慢性膿胸．

急性膿胸	肺炎・肺化膿症由来，胸部術後，頭頚部・腹部の化膿性炎症の波及
慢性膿胸	結核性・細菌感染が慢性化したもの

表6.13 胸水の正常分類と肺感染症に伴う胸水（PPE）．

	漏出性胸水	滲出性胸水	交感性胸水（simple PPE）	細菌性胸膜炎（complicated PPE）	膿胸（empyema）
胸水の性状	主に両側胸水	微量で自由に流動する胸水	中等量の自由流動性胸水（一側胸壁の1/2以下の胸水）	大量の自由流動性胸水，多房化胸水，臓側胸膜の肥厚を伴う胸水	膿性，被膜に覆われた膿の形成，単房化・多房化いずれか
グラム染色・培養	陰性	陰性	陰性	陽性	陽性
pH	正常	正常	正常	< 7.2	
糖	正常	正常	正常	< 40 mg/d*l*	
細胞分画	正常	正常	正常	好中球（多核球）有意に上昇	
LDH	正常範囲上限 2/3 未満	正常範囲上限 2/3 以上	正常範囲上限 2/3 以上	> 1,000 IU/*l*	
胸水蛋白／血清蛋白	< 0.5	> 0.5	> 0.5		
胸腔ドレナージ				適応	適応

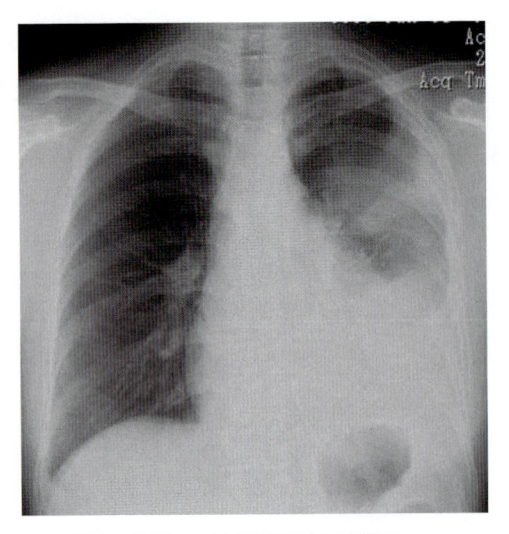

図 6.3　膿胸の胸部エックス線写真（左側膿胸）.

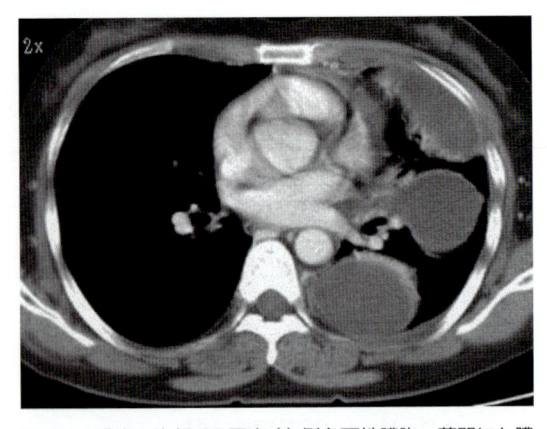

図 6.4　膿胸の胸部 CT 写真（左側多房性膿胸，葉間にも膿貯留がある）.

を検索する．
- 血液検査では炎症反応の上昇，好中球数の増加を認める．
- 胸部エックス線（図 6.3）では胸水貯留を認める．凸型の胸水を認めれば膿胸を考える．
- 胸部造影 CT（図 6.4）では，胸腔内滲出液の量，分布，性状がより正確に把握できる．多房性胸水，臓側胸膜の肥厚を伴う胸水は難治性である．
- 呼吸機能検査では，肺活量（VC），%VC が低下すると拘束性換気障害を認める．

3.2.7　治療
- 細菌性胸膜炎，膿胸であれば，排膿（ドレナージ）治療が最優先される．抗菌薬の単独投与は推奨されない．
- 多房性膿胸や時間の経過してしまったもの（慢性膿胸）の場合は，胸膜剥皮術を実施する．

◆ ポイント
- 胸水貯留時の排膿治療の適応は，①外観が膿性，②胸水から細菌，③ pH < 7.2，④胸水糖 < 40 mg/dl である．

平間　崇

4 肺結核症 pulmonary tuberculosis

4.1 概念

- 結核菌の飛沫核感染（空気感染）による呼吸器感染症である．
- 結核では「感染」と「発症」を区別して考える必要がある．肺結核では臨床症状と画像所見の両者の出現をもって発病という．

◆ ポイント

- 排菌者に由来する結核菌を含む飛沫核は長時間空中に浮遊している．これを肺内に吸入することにより感染が成立する．
- 結核菌に初めて感染することを「初感染」という．通常の肺結核の大部分は，「初感染」から一定期間以上経過し，細胞性免疫が獲得されたあとに発症する「二次型肺結核症（慢性型肺結核症，成人型肺結核症ともいう）」である．
- 感染者のうち発病する割合は 10～20% とされ，その半数は感染後 1～2 年以内に発病する．

4.2 疫学

- 日本の結核罹患率は多くの欧米先進諸国のおよそ 4 倍である．
- 2000 年以降，罹患率の低下傾向が緩やかとなっている．

◆ ポイント

- 世界人口の 1/3 が結核に感染し，そのうちから毎年 920 万人が結核を発症し，170 万人が死亡している．
- 発生患者の 2% が日本や欧米を含む先進国にいるが，残りは発展途上国や旧社会主義諸国である．
- 日本の結核罹患率（人口 10 万あたりの年間患者発生件数）は 2007 年に 19.8，2010 年で 18.2（人口 10 万対）で，多くの欧米先進諸国の 4 倍以上のレベルであり（米国が 4.4），歴史的に見ても 1960 年代末ころの水準である．

+ Step up

- 罹患率の低下傾向は，1960～70 年代には対前年比ほぼ 11% 減ときわめて順調に推移していたが，この傾向は 1980 年以降鈍化し，低下率は 3～5% 程度になった．
- 1990 年代後半には逆転上昇となった．2000 年以降は再び低下傾向とはなったが，そのスピードはなお緩やかである．
- 国内では一般的に西日本は東日本より罹患率が高く，都市部は地方に比べ高い（例：大阪市 47.4，東京都 26.0，長野県 9.1）．

4.3 病態

- 結核菌を吸入することによって感染する．「初期変化群」は初感染原発巣と所属肺門リンパ節病巣とからなる．

◆ ポイント

- 結核菌に初めて感染することを初感染とよび，吸入された結核菌は肺胞内のマクロファージに異物として貪食される．その間にマクロファージに貪食された菌や遊離した菌は肺のリンパ管内に入り，リンパ節に運ばれる．マクロファージに貪食された菌はリンパ球との相互作用で抗原として認識され，T 細胞を主とする強い特異的免疫が発動する．
- 感作された T リンパ球は次いで全身のリンパ組織に分布する．侵入門戸の肺では血液から流入した感作リンパ球が強いアレルギー反応を起こし，滲出性壊死性反応が起こり，肺門リンパ節にも同様の反応が起こり「初期変化群」が

形成される．
- 初感染した結核菌は初期変化群のなかで分裂を停止しているが，生存している．
- 免疫が正常な結核菌感染者では 80 ～ 90％は生涯発病しないが，宿主の免疫状態が減弱すると，たとえ数十年経過しても発病し，「内因性再燃」を引き起こす．
- 初感染に引き続き発症する場合を「一次型肺結核症（初感染型肺結核症，小児型肺結核症ともいう）」といい，粟粒結核，肺門（縦隔）リンパ節結核，結核性胸膜炎などの形で発症する．
- これに対して通常の肺結核の大部分は，初感染から一定期間以上経過し，細胞性免疫が獲得された後に発症する「二次型肺結核症（慢性型肺結核症，成人型肺結核症ともいう）」である．

> **+Step up**
> - 二次肺結核症の大部分は内因性再燃によると考えられている．しかし，再感染によるものもあることが明らかになってきた．
> - 現在では集団感染が目立ち，菌の遺伝子検査から，再感染により発症した場合も認められている．

4.4 ✚ 症状

- 全身症状としては，発熱，盗汗，全身倦怠感，体重減少などが認められる．
- 呼吸器症状としては，咳嗽，喀痰，血痰，喀血，胸痛などが多い．

◆ ポイント

- 肺結核は潜在性に発病することが多く，症状が比較的長期間続いてから受診することが多い．
- 約 80％の症例は医療機関を受診しているが，残りの 20％は健診発見例である．肺結核は慢性の炎症性疾患であり，全身症状と呼吸器疾患としての呼吸器症状が認められる．
- 症状から肺結核を診断することはできないが，たとえば発熱については 37℃台の微熱が多く，咳嗽は 2 週間以上の長期間続くときに疑う．

> **+Step up**
> - 肺結核の身体所見は特徴的なものは少ないが，皮膚や眼結膜にアレルギー性の変化が，感染初期に結節性紅斑（erythema nodosum）や小水疱性結膜炎（phlyctenular conjunctivitis）などとして現れる．
> - 病変が胸膜に及ぶと限局性の胸痛を認める．深呼吸や体動で増強し，疼痛は鋭く，「刺されるような痛み」と表現されることが多い．

4.5 ✚ 胸部エックス線所見・胸部CT所見

- 好発部位は上肺野で S^1，S^2，S^6 に多い．陰影は結節影，空洞，粒状影，分枝状影，びまん性粒状影，浸潤影など多彩である（図 6.5）．

◆ ポイント

- 結節影：結節影を呈する結核として結核腫がある．陰影の辺縁は鮮明となることが多い．周辺に散布影をしばしば認める．
- 空洞：腫瘤影の内部の壊死が起こると不均一な陰影となる．結核腫内部の壊死物質が気管支から排出されると，空洞が出現する．この気管支を誘導気管支という．
- びまん性粒状影：粟粒結核で見られる．径 2 ～ 3 mm のびまん性の粒状影が特徴的である．胸部エックス線写真は粒状影が明確でない症例もある．
- 浸潤影：肺結核の典型的な画像所見は肺野の不整形の浸潤影であり，空洞を伴うことがある．浸潤影が区域性あるいは肺葉性の広がりを呈すると肺炎様陰影となる．肺炎様陰影を呈するのは結核性肺炎（乾酪性肺炎）であり，気管支含気像（air bronchogram）を認めるが，収縮が早期に起こるので気管支含気像が拡張する傾向にある．
- 粒状影：肺結核病巣は呼吸細気管支を主として広がることが多く，小葉中心性粒状影や小結節を示し tree-in-bud の像を呈する．

4. 肺結核症

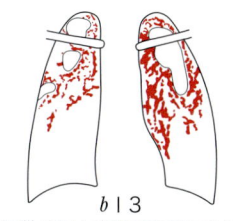

bI3
多房性の巨大空洞が両側にあり，その面積の合計は明らかに拡り1を越え，全体の病変も一側肺を越えている．

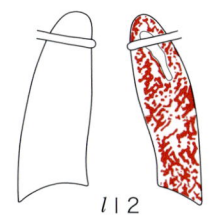

lI2
病変は左肺全部を占め，かつ空洞部分の面積の合計が拡り1を越えている．

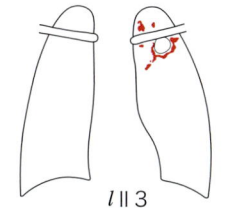

lII3
明らかな空洞を認めるが，病変の範囲も空洞面積もI型の条件に該当しない．

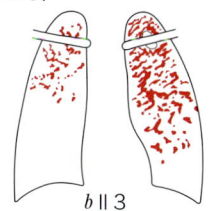

bII3
病変は一側肺以上に達しているが空洞はI型の条件を満たさない．

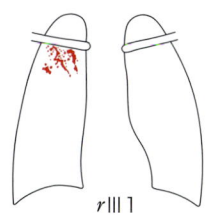

rIII1
周辺がぼやけた病影のみからなり不安定と考えられる．

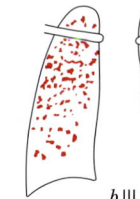

bIII3
広く散布した細葉性病変で空洞はみえないのでIII．栗粒結核も同様に扱う．

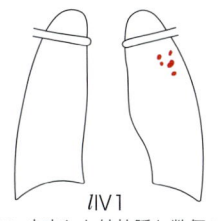

lIV1
小さい安定した結核腫と数個の石灰沈着を認める．

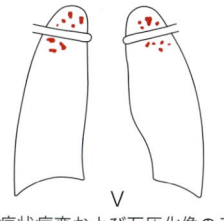

V
瘢痕状病変および石灰化像のみよりなり，治癒したものと考えられる．

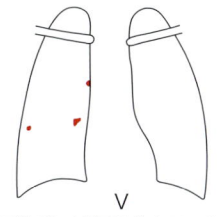

V
初感染巣の石灰沈着もVである．

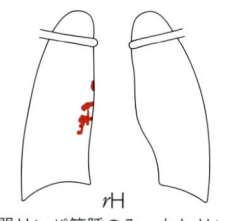

rH
肺門リンパ節腫のみ．もしリンパ節と対応して肺野にも浸潤巣を認めればrIII1rHとなる．

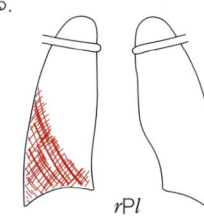

rPl
滲出性胸膜炎の像のみで肺野の病変はみえない．

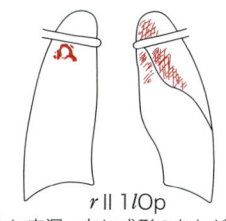

rII1lOp
右に空洞，左に成形のあとがある．もし成形術で虚脱した部分に空洞がみえたらbII1lOpとなる．

図 6.5 日本結核病学会病型分類（学会分類）の例示．

- 肺門（縦隔）リンパ節腫脹：肺門リンパ節結核は初感染結核で，肺野にほとんど病変を伴わない．小児に多いが，最近は結核免疫がない成人にも認められるようになった．
- 無気肺：肺門リンパ節の腫大により肺葉気管支が圧迫されて閉塞性無気肺が起こる．
- 胸水：結核性胸膜炎でも胸水が貯留する．肋骨横隔膜角が消失すれば典型的な胸水像を呈するが，ときに肺下胸水のことがあり，横隔膜の上昇と誤認され，胸水と認識されないことがある．

> **+ Step up**
> - 結節影で病巣の壊死の吸収と線維化により収縮機転が起こると，スピクラ（spicula），胸膜陥入像（pleural indentation），血管・気管支の巻き込み像（vascular indentation）などが認められる．肺腺癌と同様な陰影を呈する．
> - 結核腫の空洞は一般に中心性であり，空洞壁の厚さはほぼ一定である．しかし，結核腫でも空洞壁に血管が残存したり，多房性の空洞では壁の厚さが一定とならないこともある．

4.6 ➕ 喀痰検査

- 初回診断時には3日間（3回）の喀痰を採取して，塗抹および培養検査を実施する．
- 健康保険診療では，喀痰から直接に核酸増幅法検査（PCR法）を1回行うことができる．
- 喀痰が採取できない場合には，早朝空腹時の胃液を採取して結核菌検査を行う．

◆ ポイント

- 喀痰は一般的に起床時に出やすいが，患者に喀痰採取容器を持たせて，喀痰が出たときに採取する．
- 喀痰の排出が困難な場合は，ネブライザーで3%食塩水の吸入を行う誘発喀痰を採取する．
- 喀痰採取に際しては咳嗽で結核菌を飛散させ感染させる危険性があるため，室内を陰圧にした喀痰採取室などで行う．

> **+ Step up**
> - 気管支鏡での気管内採痰，気管支肺胞洗浄液（BAL）などの結核菌検査を実施するときには，検査を行う医療従事者の感染予防に注意を要する．
> - 気管支鏡検査後に肺結核が増悪することがあり，これに対しては早期の治療を行うべきである．

4.7 ➕ 喀痰検査以外の検査

- 結核性胸膜炎では胸水中のADA（アデノシンデアミナーゼ）が増加する．
- ツベルクリン反応が結核感染によるものか，BCG接種によるものかの鑑別は困難である．
- QFT検査が陽性のときには結核感染を疑う．
- 高齢者で結核感染の既往があるときはQFT検査が陽性となる．

◆ ポイント

- 一般臨床検査所見は肺結核に特異的なものは少ない．
- 胸水中のADAが40〜50 IU/ml以上で胸水白血球分画が単核球優位であれば，結核性胸膜炎の可能性が高い．

a. ツベルクリン反応（ツ反）検査

- ツベルクリン反応検査とは，結核菌の培養液から作製した「精製ツベルクリン」を用いて，被験者の前腕屈側中央部に正確に0.1 mlを皮内注射し，発赤による判定方式では注射後48時間，硬結による判定方式では注射後72時間に注射部位を観察して行う．
- ツベルクリン反応検査に影響する要因として，日本での最大の問題はBCG接種の既往である．さらにそれに付随して，BCG接種の後にツベルクリン反応検査を受けることによりツベルクリン反応増強（ブースター現象）が起こることであり，その解釈はいっそう困難となる．
- ツベルクリン反応検査の成績は，あくまでも結核感染の確率を評価する1つの根拠と考えるべきであり，ツベルクリン反応だけから結核の感染や発病の有無を診断することはできない．
- 感染曝露状況，年齢，発病のリスク，周囲の接触者からの発病，感染者の有無，BCG接種歴などから総合的にツベルクリン反応検査の成績を解釈することが重要である．

b. クォンティフェロン TB-2G（QFT）

- 結核感染診断として，結核菌に特異的な蛋白を抗原として被験者の末梢血単核細胞を刺激し，インターフェロン-γ（IFN-γ）放出の程度を測定する方法である．
- IFN-γ を測定するものと，IFN-γ を生産する T リンパ球数を数える 2 つの方法がある．
- クォンティフェロン TB-2G はツベルクリン反応と異なり，既往の BCG 接種の影響を受けない．
- QFT 検査が陽性と判定された場合，それが過去の感染によるものか，それとも最近の感染によるものかを区別することはできない．特に高齢者など結核既感染率の高い者に対しては，QFT 検査が陽性でも，最近の感染を意味しないこともある．
- 一般に 60 歳以下の日本人の 95％は結核未感染と推定されている．

+ Step up

- 赤血球沈降（赤沈）速度は一般に亢進することが多いが，特異性に乏しい．白血球増多，単球増多，好酸球増多もときに見られる．また，貧血を伴うこともある．
- 肺結核の血清診断として我が国で使用できるものは「デタミナー TBGL 抗体」と「マイコドット」の 2 種類である．喀痰採取が困難な小児例や肺外結核などでは有用であるが，陽性になるまでに数ヵ月を要することがある点は注意が必要である．

4.8 結核菌検査

- 塗抹検査には Ziehl-Neelsen 法が最も一般的である（図 6.6）．
- 培養検査は小川培地を用いた検査では 8 週間，MGIT などの液体培地と自動検出機械を用いた場合でも 4〜6 週間の培養が必要である．
- 抗酸菌の同定検査には核酸同定検査が行われる．
- イソニアジドとリファンピシンに耐性の結核菌を多剤耐性結核菌とよぶ．

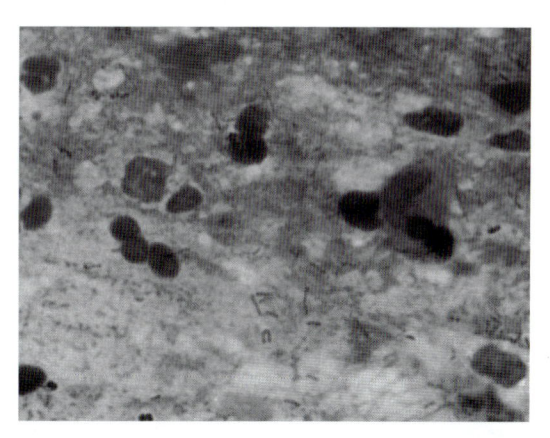

図 6.6　Ziehl-Neelsen 法によって喀痰から検出された抗酸菌．（カラー口絵参照）

◆ ポイント

- 従来から光学顕微鏡により 1,000 倍で鏡検するが，その他に蛍光顕微鏡により 200 倍で鏡検する蛍光法がある．
- 塗抹検査の結果は−〜3＋で表記する．塗抹検査の結果が（±）のときには必ず再検査を行う．
- Gaffky 号数とは，塗沫標本中の抗酸菌数を半定量的に 0 号（陰性）から 10 号までに分類したもので，排菌量の目安として用いられる．
- 抗酸菌が検出された場合には，それが結核菌かそれ以外の菌（非結核性抗酸菌）であるかを速やかに同定する必要があり，そのときには核酸増幅法検査（PCR 法）が用いられる．
- 薬剤感受性検査は事前に薬剤の効果を知るうえと耐性菌結核を診断するために必要な検査である．

4.9 治療

- 治療の原則は，①感受性薬剤を 2 剤（治療開始時は 3 剤）以上併用する，②治療中は患者が確実に薬剤を服用することを確認する，③副作用を早期に発見し，適切な処置を行う，である．

◆ ポイント

- 肺結核の治療は化学療法が中心である．標準治療を行うことができれば再発率は 1〜2％である．

- 多剤耐性結核で，化学療法のみでは再発する可能性が高い症例には外科療法を検討することもある．
- 結核の治療歴がない症例では標準治療が選択されるが，過去の治療歴がある症例では，薬剤耐性を考慮して薬剤を選択する必要がある．

a. 結核の標準的な治療（図 6.7）
- 現在の薬剤感受性結核への初回治療には2つの方法がある．
- 標準治療 A 法：初期2ヵ月間はイソニアジド，リファンピシン，ピラジナミドにエタンブトールまたはストレプトマイシンを加えて4剤，以降の4ヵ月間はイソニアジドとリファンピシンを使用する
- 標準治療 B 法：ピラジナミド投与ができない場合に，初期2ヵ月間はイソニアジドとリファンピシンにエタンブトールの3剤を投与し，以降の7ヵ月はイソニアジドとリファンピシンを投与する．

b. DOTS（directly observed treatment, short course）
- 医療者が抗結核薬の服用を直接確認する治療方法．
- 6ヵ月間治療（A法）を確立した．
- 治療完遂率が向上する．
- 周囲への感染防止となる．
- 耐性菌の発現を防止できる．

c. 潜在性結核感染症
- 潜在性結核感染症（latent tuberculosis infection: LTBI）とは，結核感染はしたが未発病の状態をいう．
- 実際的には結核患者と濃厚接触した者でQFT検査の陽転（もしくは陽性）者を指す．
- 感染後の発病リスク低下を目的とした化学予防は効果が確認されている．
- 化学予防には，①結核の感染源に曝露された者に対する接触者健診により診断された者，②結核感染曝露の機会のある医療従事者の雇い入れ時，および感染曝露時，③結核に対する何らかの医学的リスク要因を有する者，④臨床的に結核発病の可能性があるものの，菌所見などで診断が確定していない者を対象に行う．

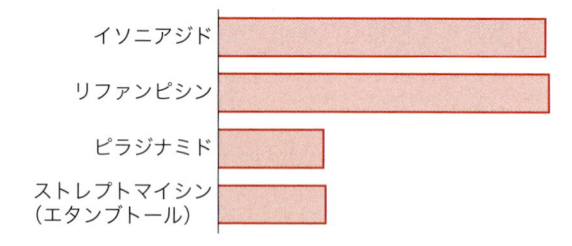

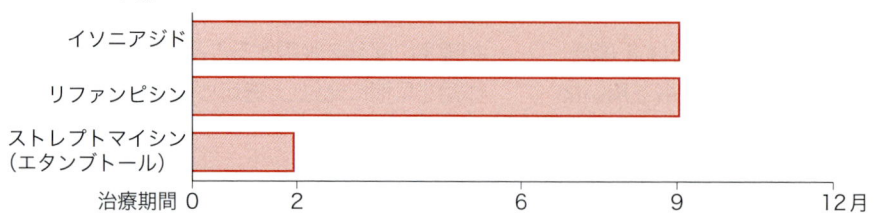

図 6.7 肺結核の標準的な治療法．

+Step up

- 結核が重症の場合，2ヵ月を超えても菌陽性が続く場合，糖尿病，塵肺などの免疫低下をきたす疾患を合併している場合や，再発した結核の治療の場合は，維持療法の期間をおおむね3ヵ月延長する．

━━━━━━━━━━━━━━━━━━━ ✚ 前崎繁文

5 非結核性抗酸菌症
non-tuberculous mycobacteriosis

5.1 ✚ 概念

- 結核菌以外の抗酸菌による感染症であり，ヒトからヒトへの感染がないため隔離は必要でなく，また保健所への届け出も不要である．

◆ ポイント

- 非結核性抗酸菌（表6.14）による呼吸器感染症が肺非結核性抗酸菌症である．
- 慢性の咳嗽，喀痰，微熱などの臨床症状は肺結核と同様であるが，症状がほとんどなく，健康診断で発見される症例もある．

表6.14 非結核性抗酸菌の菌種の分類（Runyon分類）．

分　類		菌　種
遅速発育菌	I群（光発色菌）	M. kansasii
	II群（暗発色菌）	M. marinum M. scrofulaceum M. gordonae
	III群（非発色菌）	M. szulgai M. avium M. intracellulare M. xenopi M. shimoidei M. nonchromogenicum
迅速発育菌	IV群	M. fortuitum M. chelonae M. abscessus

- 軽症の患者でも血痰や喀血を生じやすいことが肺結核とやや異なる．
- 非結核性抗酸菌症の経過は肺結核より緩慢で，年単位で徐々に悪化するか，陰影の消長を繰り返す例が多い．自然軽快する症例が稀にある一方で，1～2年の期間で急速に呼吸不全が生じる症例もある．

5.2 ✚ 病態

- 非結核性抗酸菌症の約80％がMAC（M. avium complex）症である．

◆ ポイント

- MACとはM. aviumとM. intracellulareを合わせた名称で，両者の細菌学的，臨床医学的性格が類似しているため，一括してMAC症とよばれる．
- 日本で感染が報告されている非結核性抗酸菌は30種類以上ある．
- 2001年の全国調査では，代表的な原因菌種の割合はM. aviumが57％，M. intracellulareが25％，M. kansasiiが8％で，残りの10％がそれ以外の菌種であったとされている．

+Step up

- 非結核性抗酸菌の感染経路は明らかでないが、水まわり、土壌などの環境から、飛沫あるいは飛沫核感染としてヒトに感染すると推察されている。
- 米国では24時間循環式浴槽を使用した際にMACによる過敏性肺臓炎が多数発生した、いわゆるhot tub lungが報告され、生活環境の水まわりからの感染が推定されている。

5.3 ➕ 症状

- 症状は肺結核と大きな違いはないが、疾患の進行度による。

◆ ポイント

- 全身症状としては、発熱、盗汗、全身倦怠感、体重減少などが認められる。
- 呼吸器症状としては、咳嗽、喀痰、血痰、喀血、胸痛などが多い。
- 肺結核に比べて血痰や喀血などが発病初期から認められることが多いとされるが、一般に症状は軽い。

5.4 ➕ 画像所見

- 非結核性抗酸菌症の画像所見には肺結核類似型と結節・気管支拡張型（中葉・舌区型）がある。

◆ ポイント

a. 肺結核類似型

- 肺尖部や上肺野に多発性の空洞を呈し、徐々に肺の破壊が進行する。空洞壁は薄く、空洞直径は比較的小さい。
- 40〜50歳代以降の喫煙男性に多く、肺気腫や塵肺または陳旧性肺結核を基礎疾患に持つ症例に発症する。

b. 結節・気管支拡張型（中葉・舌区型）

- 特に基礎疾患を有しない50歳代以降の非喫煙女性に発症する非結核性抗酸菌症が増加している。
- 画像所見は中葉や舌区に結節影と気管支拡張が多発する陰影を認める。
- 結節・気管支拡張型MAC症は近年増加している。

+Step up

- *M. kansasii*の感染による非結核性抗酸菌症の画像所見は肺結核と類似しているが、空洞周囲の病巣が肺結核に比べて乏しいといわれている。

5.5 ➕ 診断 (表6.15)

- 診断基準：画像所見にて非結核性抗酸菌症を示す所見があり、2回以上の異なった喀痰検体での培養陽性、あるいは1回以上の気管支洗浄液での培養陽性を満たすことが必要である。

◆ ポイント

- 肺結核と非結核性抗酸菌症の鑑別は培養された菌の同定検査によって行われるが、生化学的な同定は時間を要するため、現在ではほとんどが核酸増幅法（PCR法）によって同定される。
- 核酸増幅法（PCR法）は結核菌とMACの鑑別法として一般的に行われるが、他の非結核性抗酸菌の菌種同定には、さらに詳細な検査が必要となる。

+Step up

a. 肺結核と非結核性抗酸菌症の鑑別

- 喀痰や気管支洗浄液から菌が検出されない症例において間接的に行う検査として、クォンティフェロンTB-2G（QFT）検査と抗抗酸菌抗体検査がある。
- QFT検査はMAC感染症では陽性とならないが、肺結核では高率に陽性となる。
- 抗抗酸菌抗体検査は肺結核と肺MACがともに発症すると陽性となるが、感度は70〜80%程度である。
- 潜在性結核感染者や肺結核の治療歴がある患者では、活動性結核がなくてもQFT検査が陽性となることに注意が必要である。

表 6.15 肺非結核性抗酸菌症の診断基準（日本結核病学会・日本呼吸学会基準）.

> **A. 臨床的基準（以下の 2 項目を満たす）**
> 1. 胸部画像所見（HRCT を含む）で結節性陰影，小結節性陰影や分岐状陰影の散布，均等性陰影，空洞性陰影，気管支または細気管支拡張所見のいずれか（複数可）を示す．ただし，先行肺疾患による陰影がすでにある場合は，この限りではない．
> 2. 他の疾患を除外できる．
>
> **B. 細菌学的基準（菌種の区別なく，以下のいずれかの 1 項目を満たす）**
> 3. 2 回以上の異なった喀痰検体での培養陽性．
> 4. 1 回以上の気管支洗浄液での培養陽性．
> 5. 経気管支肺生検または肺生検組織の場合は，抗酸菌症に合致する組織学的所見と同時に組織，または気管支洗浄液，または喀痰での 1 回以上の培養陽性．
> 6. 稀な菌種や環境から高頻度に分離される菌種の場合は，検体種類を問わず 2 回以上の培養陽性と菌種同定検査を原則とし，専門家の見解を必要とする．
>
> 以上の A，B を満たす．

5.6 治療

- クラリスロマイシンやアジスロマイシンなどのマクロライド系抗菌薬は肺 MAC 症に有効である．

◆ ポイント

- リファンピシン，エタンブトール，ストレプトマイシン，ニューキノロン系抗菌薬などの薬剤は単独では効果が弱く，クラリスロマイシンと併用することで臨床的に有効となる．
- 治療期間は排菌が陰性化してから 1 年間とされているが，治療終了後短期間で再発する症例も多い．
- 症状がなく，画像所見からも比較的軽症の肺 MAC 症では，診断されても 6 ヵ月間程度は無治療で経過観察し，陰影に変化がなければ無治療とする考えがある．症状や画像所見の悪化が認められれば治療を開始する．

+ Step up

- *M. kansasii* による非結核性抗酸菌症は肺 MAC 症に比べて抗菌薬の効果が高い．リファンピシン，エタンブトール，ストレプトマイシン，クラリスロマイシン，ニューキノロン系抗菌薬など多くの抗菌薬が有効である．薬剤耐性菌の頻度もきわめて低い．診断が確定した症例では原則全例治療する．
- イソニアジド，リファンピシン，エタンブトールの多剤併用療法を菌が陰性化してからも 1 年間は続ける．リファンピシンに耐性を示す症例や副作用を認める症例では，クラリスロマイシンやニューキノロン系抗菌薬を併用する．
- マクロライド系抗菌薬（クラリスロマイシンとアジスロマイシン）の長期間・単独投与は菌の耐性化を誘導する可能性があるため，禁忌とされる．
- エリスロマイシンは MAC に対し抗菌活性が低い．このため気道炎症の調整作用を期待して長期間少量（200 ～ 600 ng）投与が行われる．

前崎繁文

6 肺真菌症
pneumomycosis

6.1 ニューモシスチス肺炎

6.1.1 概念
- ニューモシスチス肺炎は *Pneumocystis jiroveci* の感染による日和見感染症である.

◆ ポイント
- 基礎疾患としては HIV 感染症が代表的である.
- 臓器移植や悪性腫瘍などの治療の際に使用される各種の免疫抑制薬や大量かつ長期のステロイド薬の使用も発症の誘因となる.
- 最近ではリウマチ性疾患の治療薬として生物学的製剤が広く使用されるようになり,そのような患者でも発症が高頻度となり注意が必要である.

6.1.2 病態
- ニューモシスチス肺炎の原因微生物である *P. jiroveci* の生物学的な特性についてはいまだ不明な点も多い.その大きな原因としては *P. jiroveci* の培養が不可能なことがある.

◆ ポイント
- *Pneumocystis* 属は少なくとも 4 種類が哺乳類に感染することが報告されているが,ヒトに感染するのは *P. jiroveci* の 1 種類のみである.
- 嚢子の細胞膜には (1,3)-β-D-グルカンを多く含んでいるため,ニューモシスチス肺炎の患者の血清中で (1,3)-β-D-グルカンが高値を示す.

+ Step up
- 形態学的に *P. jiroveci* は栄養体(直径 1〜4 μm)と嚢子(直径 8 μm)の異なるライフサイクルを呈する.嚢子が破れて栄養体となり,それが I 型肺胞上皮細胞に接着して肺の細胞障害を引き起こし,肺炎を発症する.
- 栄養体どうしが接着し,増殖した後,嚢子が形成される.

6.1.3 症状
- ニューモシスチス肺炎の三主徴は,発熱,乾性咳嗽,呼吸困難である.

◆ ポイント
- 稀な症状として胸痛,血痰,喘鳴などがあり,全く症状を認めない症例も 5% 程度認められる.

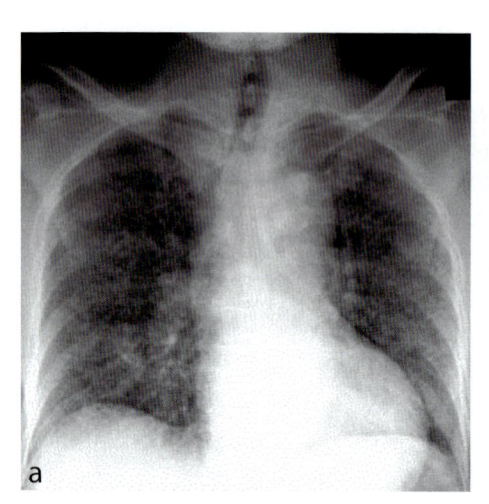

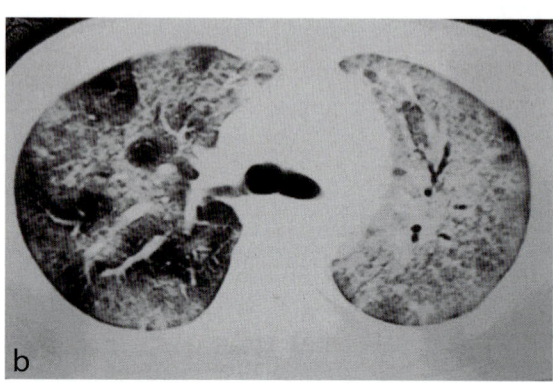

図 6.8 ニューモシスチス肺炎の (a) 胸部エックス線写真と (b) 胸部 CT 写真.

6. 肺真菌症

- 身体所見は乏しいことが多く，呼吸音も正常であることが多い．
- ヒト免疫不全ウイルス（HIV）感染者に発症したニューモシスチス肺炎は，その他の免疫不全患者に発症した場合より，比較的ゆっくりと数週間の経過で進行することが多く，発熱や低酸素血症の程度も比較的軽いことが知られている．

6.1.4 診断

- (1,3)-β-D-グルカン，KL-6が上昇する．
- 胸部エックス線所見は，両側対照性の肺門周囲および中下肺野に優位なびまん性すりガラス様陰影である（図6.8）．

◆ ポイント

- 検査所見ではLDHの上昇，CRP陽性，動脈血酸素分圧（PaO_2）の低下などの所見が認められるが，いずれも非特異的である．
- (1,3)-β-D-グルカンの上昇は他の真菌症との鑑別が必要となる．
- 間質性肺炎の血清診断に用いられるKL-6も上昇することが多い．
- ニューモシスチス肺炎の典型的な胸部CT所見は，すりガラス様陰影がモザイク状（地図状）に分布する所見や胸膜直下に正常部分を残した所見である（図6.8）．
- その他の陰影として，浸潤影や孤立性もしくは多発性結節影，囊胞，空洞，気胸，蜂巣肺など多彩な陰影を呈する．
- 確定診断には，誘発喀痰や気管支肺胞洗浄液などを用いて，Diff-Quick染色やGiemsa染色でP. jiroveciの栄養体を検出する．

+ Step up

- Grocott染色（図6.9）やトルイジンブルー染色または蛍光抗体法で囊子の存在を証明する．
- 培養はいかなる培地を用いても不可能である．
- 核酸増幅法（PCR法）も有用であるが，特に既存に肺疾患や免疫不全のある患者などでは，定着しているだけの*P. jiroveci*が検出されることもあるため，画像所見や(1,3)-β-D-グルカンなどから総合的に判断することが重要である．

6.1.5 治療

- ニューモシスチス肺炎の治療における第1選択薬はST（スルファメトキサゾール・トリメトプリム）合剤である．

◆ ポイント

- ニューモシスチス肺炎治療のST合剤は，非HIV患者では14日間，HIV患者では21日間を目安に投与する．
- 副作用としては，投与開始7〜14日後に発熱や発疹が高頻度に認められる．また，嘔気などの消化器症状，肝障害，腎障害，骨髄抑制などの副作用が稀に認められる．
- これらの副作用のためにST合剤が投与できない症例では，第2選択薬としてイセチオン酸ペンタミジンの点滴静注を行う．

+ Step up

- 重症例で呼吸不全化する場合には，副腎皮質ステロイド薬を一定期間併用することがある．
- ニューモシスチス肺炎の予防に関しては，HIV感染症患者でCD4陽性細胞数が200/μl未満の場合や，大量のステロイド薬を長期投与する場合などにST合剤の予防投与を行う．

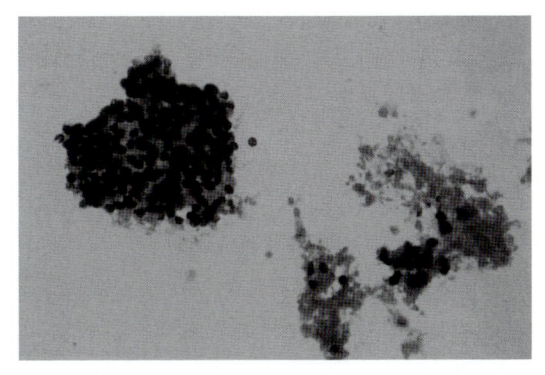

図6.9 気管支肺胞洗浄液中の*Pneumocystis jiroveci*の栄養体（Grocott染色）．（カラー口絵参照）

6.2 ✚ 肺アスペルギルス症

6.2.1 概念
- アスペルギルス属による呼吸器感染症である．

◆ ポイント
- 呼吸器感染症のなかでも，診断および治療が困難な疾患の１つである．
- 近年，診断法としてアスペルギルスガラクトマンナン抗原の検出などの血清診断法が開発された．
- 治療では新たな抗真菌薬が臨床使用できるようになり，その診断および治療は進歩したが，治療にもかかわらず，いまだ不帰の転帰をとる症例も多い．

6.2.2 病態
- 肺アスペルギルス症は，免疫不全状態患者に発症する急性進行性の病態である侵襲性肺アスペルギルス症と，免疫正常ないし軽度低下の患者に発症する慢性肺アスペルギルス症（chronic pulmonary aspergillosis）の２つに分類し，慢性に進行するもののうち非進行期のものを肺アスペルギローマ，進行期のものを慢性壊死性肺アスペルギルス症とするのが理解しやすい（図6.10）．

◆ ポイント
- 肺アスペルギルス症の原因真菌であるアスペルギルス属は，大気中などの環境に広く分布している真菌である．
- 最も多く見られるのは *Aspergillus fumigatus* であり，その他の原因真菌としては *A. flavus*, *A. niger*, *A. nidulans*, *A. terreus* がある．

6.2.3 症状
- 侵襲性肺アスペルギルス症は一般的に急性であり，突然の発熱，咳嗽，喀痰，血痰，胸痛などの症状を認める．
- 慢性壊死性肺アスペルギルス症では発熱，全身倦怠感，盗汗，体重減少などの全身症状とともに，咳嗽，喀痰，血痰，増悪する呼吸困難などの胸部症状を認める．比較的緩徐に症状は進行するが，数年の経過で悪化し，最終的に喀血，呼吸不全などによって不幸の転帰をとる症例も稀ではない．

◆ ポイント
- 侵襲性肺アスペルギルス症は白血病や悪性リンパ腫などの血液悪性腫瘍患者の好中球減少時，骨髄移植や臓器移植患者の強力な免疫抑制療法時，あるいは膠原病などの患者の大量，長期のステロイド薬投与時などの免疫不全患者に発症する．
- 肺アスペルギローマでは肺結核の他，サルコイドーシス，肺腫瘍，気腫合併肺線維症，気管支拡張症などが原因疾患となる．臨床経過はきわめてゆっくりであり，数ヵ月あるいは数年の経

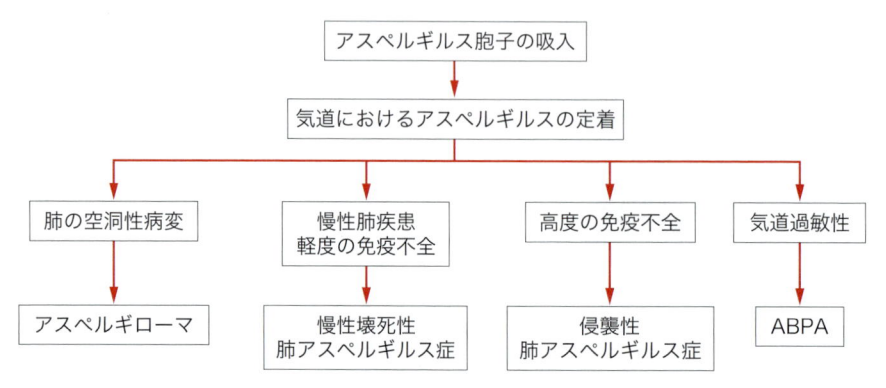

図6.10 肺アスペルギルス症の病態の分類．

過で咳嗽，喀痰，血痰，喀血，呼吸困難などの胸部症状を認める．
- 慢性壊死性肺アスペルギルス症の危険因子として，低栄養，糖尿病，悪性腫瘍，アルコール常用者，低用量ステロイド治療中患者など全身性の軽度免疫不全患者や，肺切除後，放射線療法後，閉塞性肺疾患，塵肺などの局所の免疫機能低下例，あるいはサルコイドーシスや陳旧性肺結核などに見られる破壊性肺病変を有する場合などが挙げられる．

6.2.4 画像診断
- 侵襲性肺アスペルギルス症では，典型例でhalo signを認める．
- 肺アスペルギローマでは，胸部エックス線写真では空洞内の菌球（fungus ball）による腫瘤影を認める．

◆ ポイント
- 侵襲性肺アスペルギルス症では正常の肺に突然，胸部エックス線写真で浸潤影を認め，胸部CT写真ではhalo signを認める．適切な抗真菌薬による治療が行われなければ数日の経過で急速に悪化し，胸部CT写真では空洞性病変の中に充実性の腫瘤を認め，lung ballやair crescent signなどを認める．
- 肺アスペルギローマでは，胸部エックス線写真では空洞内の菌球による腫瘤陰影，および菌球周囲の間隙であるair crescent signまたはmeniscus signを認める．菌球は空洞内で完全に遊離している場合もあれば，壁に付着している場合もあり，体位変換による移動が認められる（図6.11）．
- 壊死性肺アスペルギルス症においては特異的な画像所見はなく，胸部エックス線写真において主に上肺野における浸潤影，散布性結節陰影やびまん性陰影など様々な陰影を示す．胸部CT写真では慢性壊死性肺アスペルギルス症に

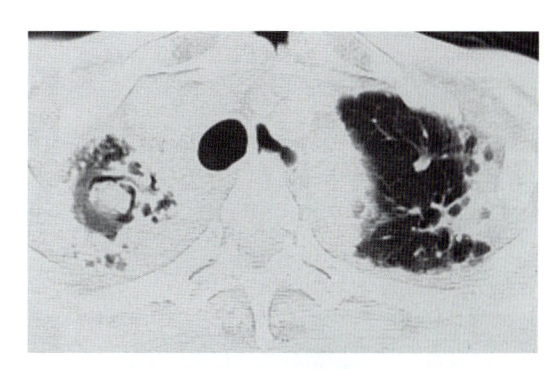

図6.11 肺アスペルギローマの胸部CT写真．典型的な菌球（fungus ball）が右上肺野の空洞性病変内に認められる．

典型的な所見として，浸潤影の中に菌球を形成してくる（図6.12）．

+Step up
- 菌球を病理的に観察すると，菌糸の他，炎症細胞，フィブリン，粘液，そしてdebrisが認められる．
- この菌球の典型的な形成過程として，まずアスペルギルスの感染による空洞周囲の浸潤影が見られる．これはCTにて気管支含気像（air bronchogram）を伴うコンソリデーション（consolidation）として認められる．その後，通常数mmから2cm程度の胸膜，空洞壁の肥厚を認めることもあるが，可逆性であり軽快すると菲薄化する様子が観察されることもある．次いで壁不整が出現すると早期（1ヵ月程度）に壁が剥がれ，空洞内に菌球が形成される．

6.2.5 診断
- 臨床症状と画像診断所見を基に血清診断もしくは培養検査／病理組織学的検査で診断する．血清診断法として，β-D-グルカンを測定する．

◆ ポイント
- アスペルギルス属に特異的な検査として，アスペルギルスガラクトマンナン抗原の測定がある．

第6章 感染性肺疾患

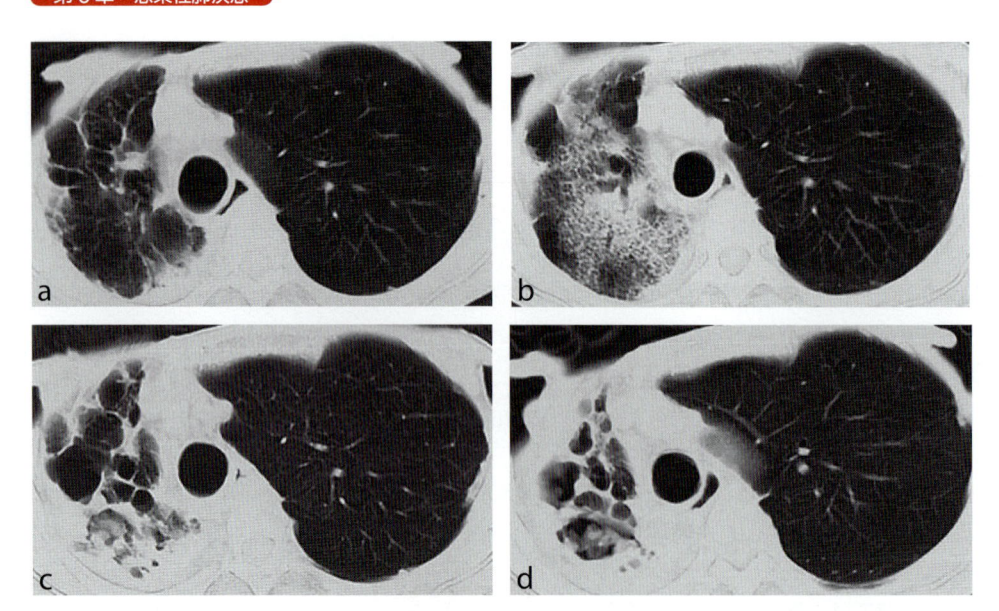

図6.12 慢性壊死性肺アスペルギルス症の胸部CT写真の経過. **(a)** 発症時. 基礎疾患に慢性腎炎がありステロイド薬投与中. **(b)** 約2ヵ月後. 右上肺野の陰影が増悪する. **(c)** 約19ヵ月後. 肺構造の破壊と空洞形成を認める. **(d)** 約23ヵ月後. 菌球の形成を認める.

➕ Step up

- β-D-グルカンの測定系は高感度であるため, 検査に際してはβ-D-グルカンの汚染や非特異反応に留意する必要がある. β-D-グルカンで汚染された採血用器具(注射器, 注射針, 採血管など), セルロース素材の透析膜を使用した血液透析中, アルブミンやグロブリンなどの血液製剤を投与中, *Alcaligenes* 属による敗血症, 高グロブリン血症, 溶血した血液検体などでは偽陽性を呈する.
- アスペルギルスガラクトマンナン抗原はときに偽陽性を示す場合があり, 臨床症状その他と合致しない場合は偽陽性の可能性を考慮に入れる必要がある. これら血清学的検査は簡便であるが, 偽陽性を示すこともあるので補助的な検査として評価し, 総合的に考えることが重要である.
- 真菌学的検査では直接検鏡によって, 喀痰などの気道由来の臨床検体からアスペルギルス菌糸や胞子を確認する.
- 培養検査では, 一般的には potato dextrose 寒天培地(PDA 培地)を培地として用いる. 培養されたアスペルギルスの巨大集落の表と裏の色, 表面構造, 発育の速さなどから菌種の推定ができる. 培養温度が35℃で発育できない真菌は汚染菌の可能性も考えられる.

6.2.6 治療

- 抗真菌薬を早期に投与する. 抗真菌薬としてはボリコナゾール, ミカファンギン, リポソーム含有アムホテリシンB, イトラコナゾールなどがある.

◆ ポイント

- 侵襲性肺アスペルギルス症の大規模な臨床試験としては, ボリコナゾールとアムホテリシンBの比較検討試験が行われ, その結果から治療薬としては経口あるいは静注のボリコナゾールが推奨されている.
- 慢性壊死性肺アスペルギルス症の治療薬としては, 経口抗真菌薬としてボリコナゾールやイトラコナゾールが使用される.
- 肺アスペルギローマの治療は, 外科的切除が第1選択となる.

6.3 ➕ 肺クリプトコックス症

6.3.1 病態

- 肺クリプトコックス症は, 酵母状真菌である *Cryptococcus neoformans* の感染による呼吸

器感染症である.

◆ ポイント
- 肺クリプトコックスは健常者にも発症する呼吸器真菌症である.
- C. neoformans は鳩の糞便や土壌中に生息し,ヒトは本菌を吸入し,経気道的に感染する.
- 肺クリプトコックス症は HIV 感染者に発症する日和見感染症として重要な疾患である.ステロイド長期投与例や生物学製剤投与例にも見られる.一方,他の深在性真菌症と比べて,何ら基礎疾患を有しない健常者に発症することも特徴の1つである.
- 肺クリプトコックス症の約半数は,全く基礎疾患を有しないいわゆる原発性クリプトコックス症である.

6.3.2 診断
- 臨床症状も比較的乏しく,胸部エックス線にて胸部異常陰影として発見される症例が多い.莢膜多糖体を検出するクリプトコックス抗原検査が診断に有用である.

◆ ポイント
- 臨床症状として,発熱や咳嗽,喀痰などの呼吸器症状を認める症例もある.
- 多くは無症状で,健診などで胸部異常陰影として発見される症例が多い.
- 胸部エックス線では孤立性または多発性結節影を呈する症例が多いが,空洞を示すこともあり,肺癌や肺結核との鑑別は困難なことが多い.
- 肺クリプトコックス症の胸部 CT では,結節影を胸膜の近くに認めることが多く,肺腺癌と同様に spicula の形成,胸膜や血管の巻き込み像

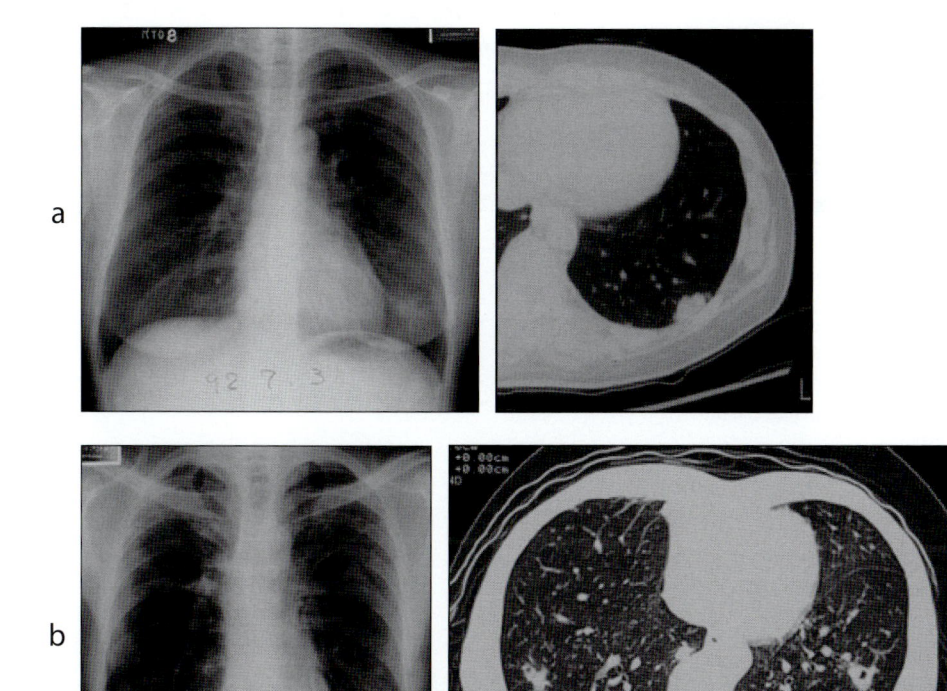

図 6.13 肺クリプトコックス症の胸部エックス線写真と胸部 CT 写真. (a) 原発性肺クリプトコックス症, (b) 続発性肺クリプトコックス症.

第6章 感染性肺疾患

などを伴うため，肺腺癌との鑑別はきわめて困難である（図6.13）．
- 肺クリプトコックス症の確定診断には気管支鏡などの検査が必要となり，さらに真菌学的な菌の分離培養，あるいは病理組織学的に診断する（図6.14）．
- 肺クリプトコックス症で(1,3)-β-D-グルカンは陽性にならない．またCRPも低値に留まる例が多い．

＋Step up

- クリプトコックス抗原としては *C. neoformans* 菌体の莢膜多糖体あるいはその主要な成分であるグルクロノキシロマンナンを用いて，ポリクローナルあるいはモノクローナル抗体によるラテックス凝集反応を用いた検査法が臨床的に使用可能となっている．

6.3.3 治療

- 肺クリプトコックス症は比較的予後良好な疾患である．
- フルコナゾールやイトラコナゾール，ボリコナゾールなどのアゾール系抗真菌薬が有効である．

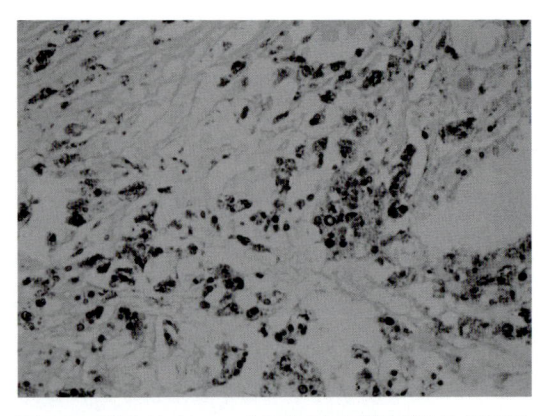

図6.14 肺クリプトコックス症の経気管支肺生検（TBLB）の病理組織像（Grocott染色）．（カラー口絵参照）

◆ ポイント

- 肺クリプトコックス症は一般には急速に改善する症例は少なく，数ヵ月からときには1年以上の治療が必要となる．
- 抗真菌薬としてフルコナゾールが第1選択薬であるが，同じトリアゾール系抗真菌薬であるイトラコナゾールやボリコナゾールも有効である．

前崎繁文

第7章

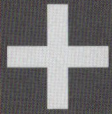

気道系疾患

1. 気管支喘息
2. 慢性閉塞性肺疾患
3. びまん性汎細気管支炎, 閉塞性細気管支炎
4. 気管支拡張症
5. 肺分画症
6. 無気肺
7. 気管支閉鎖症

1 気管支喘息
bronchial asthma

1.1 概念

- アレルギー機序などによる気道の慢性炎症を基礎病態として，生理学的には気道過敏性亢進を示し，気流制限（気道収縮）により喘鳴を伴う呼吸困難（発作）を反復する．気流制限には一般に可逆性がある（図7.1）．
- 免疫学的には，多くの患者で環境アレルゲンに対するIgE抗体が証明され，アレルギー性（アトピー型または外因型ともいう）喘息とよばれる．日本人では室内塵中のダニ・アレルゲンが関与する症例が多い．
- 気道炎症は，Th2細胞，好酸球，マスト細胞などの浸潤と，気道上皮の剝離を伴う．
- アレルギー性喘息では，花粉症を含むアレルギー性鼻・結膜炎，アトピー性皮膚炎などのアレルギー疾患の合併が多い．
- いわゆる喘息発作は，夜間から明け方にかけて生じやすい．
- 喘息発作は，適切な治療が行われないと致死的となることがある．

◆ ポイント

- IgE抗体を持たない患者は非アレルギー性（非アトピー型または内因型ともいう）喘息とされるが，この場合でもアレルギー型と同様の気道炎症が存在する．中高年発症例はしばしばこの病型を示す．
- 症状がなくとも気道炎症と気道過敏性亢進は認められる．
- 気道炎症の制御が不十分だと，気道上皮基底膜直下の線維化，平滑筋の肥厚，粘膜下腺の過形成などからなる気道の不可逆的変化がもたらされ，気道リモデリングとよばれる．気道リモデリングは不可逆的な気流制限と持続的な気道過敏性の亢進をもたらし，喘息が難治化する一因となる．

+Step up

- 気道過敏性：非特異的な誘発刺激に反応して，気道が容易に収縮する状態．コリン作動性物質あるいはヒスタミンなどを濃度を上げながら吸入させ，健常人では反応しない濃度で1秒量（FEV_1）が減少すれば過敏性ありとする．気道過敏性の程度は喘息の重症度と密接に連関する．↗

収縮刺激：アレルゲン，寒冷，運動，ウイルス感染，粉塵，喫煙，運動，過労/ストレス，薬剤（β遮断薬，アスピリン喘息でのNSAID）

拡張物質：気管支拡張薬 ±ステロイド薬

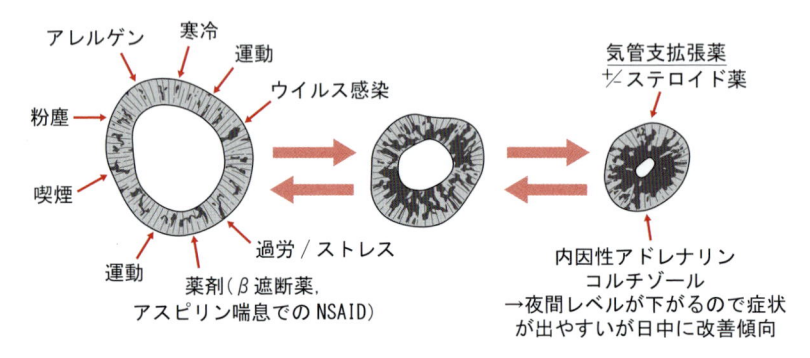

内因性アドレナリン コルチゾール
→夜間レベルが下がるので症状が出やすいが日中に改善傾向

図7.1 喘息では気流制限（気道収縮）を生じるが，これには基本的に可逆性がある．

- 環境アレルゲン：日本では室内塵中のヒョウヒダニに感作されている症例が最も多い．近年は真菌類，げっ歯類や猫などペットの毛，またパン・ケーキ職人における小麦などの職業性感作によるものなども増加している．
- 気流制限，気流閉塞，気道狭窄，気道閉塞は同義であり，スパイロメトリーで1秒率（FEV_1/FVC）が70%未満のものをいう．

1.2 疫学

- 若年期からの発症が多いが，中高年発症も見られ，有症率は人口の3〜8%に達する．
- 有症率は近年急速に増加している．呼吸器領域で患者数が最大の疾患である．
- 家族歴にはアレルギー疾患が多く，そのなかでも喘息を持つ比率は高い．

◆ ポイント

- 厚生労働省の受療状況によるデータでは，日本での受療患者数は慢性閉塞性肺疾患（COPD）のおよそ10倍とされる．
- 日本の喘息死数は2010年でおよそ2,000人であり，減少傾向にはあるが今なお問題として残る．
- 有症率は一般に先進国で高く，開発途上国では低い．

+ Step up

- 一般に若年齢では男性優位で，思春期以降は女性優位となる．
- 高齢者では女性優位だが，これには高齢者人口に占める女性の比率が高いことも関連する．

1.3 病因

- 発症にはアレルギー素因などの遺伝子素因が関与する．
- 典型的なアレルギー性喘息の場合，感作アレルゲン吸入に伴うTh2細胞の活性化により，Th2系サイトカインの作用によって好酸球やマスト細胞を主体とした炎症病態が形成される．
- 炎症細胞から放出される種々のメディエーターが気流制限，気道過敏性あるいはリモデリングの形成を誘導する（図7.2）．
- 発作の直接的な誘因にはアレルゲン以外にも，ウイルス感染や薬物，運動など，様々なものがある．
- アレルギー素因，すなわちアレルゲンへの曝露によってIgE抗体を産生しやすい体質が，発病の危険因子のなかでも大きい．
- アレルゲン曝露は最も重要な喘息の原因であり，感作成立に重要な危険因子であるとともに，すでに喘息を発病した人にとっては発作の危険因子である．
- 吸入アレルゲンのうち，生活環境アレルゲンとして室内塵中のダニや，動物由来のアレルゲン，またアルテルナリア，アスペルギルス，トリコフィトンなどの真菌類が重要である．
- ウイルス性呼吸器感染症は喘息の発症因子となり，また重要な発作の誘発因子となる．

◆ ポイント

- 血清総IgE値の上昇に伴い喘息の有病率が高くなる．
- 気道過敏性も喘息の危険因子である．これは素因に加えて，炎症によって増悪する獲得性部分が存在する．
- 喫煙は喘息で見られる呼吸機能低下を進行させ，重症度を上げ，治療反応性を著しく低下させる．受動喫煙も類似の悪影響を与える．妊婦の喫煙は胎児の気道過敏性を悪化させ，出生後乳児の呼吸機能も低下させる．
- アスピリンなどの非ステロイド性抗炎症薬（NSAIDs）が一部（5〜10%）の成人喘息の発作の原因になり，アスピリン喘息と呼称される．NSAIDs全般が禁忌である．
- β遮断薬は喘息の病型を問わず発作を誘発する．
- 運動は発作を引き起こす因子の1つであり，運動誘発喘息と呼称される．

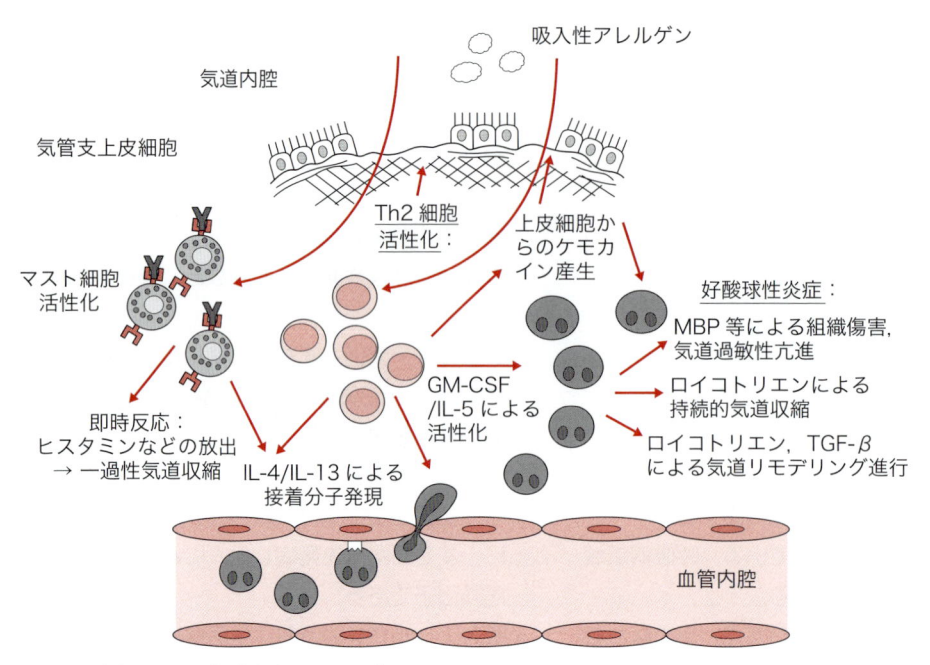

図 7.2 喘息における気道炎症のメカニズム.

- 台風や気温の急激な変化などの気象の変化は症状の増悪と関連する.
- 激しい感情表現は症状の増悪因子となることがある.
- 過労,ストレスは症状の増悪因子として重要である.
- 煙,臭気,水蒸気などの非特異的な刺激物質吸入によって喘息発作が誘発される.
- 女性患者が月経時に喘息が悪化することがある.

1.4 病理

- 喘息気道では好酸球,T細胞(特にTh2細胞),マスト細胞などの炎症細胞浸潤が見られ,また気道上皮の剥離が見られる(図7.2).
- 構造的な改変(リモデリング)による所見として,気道上皮下の基底膜部の肥厚,線維増生,杯細胞増生,粘膜下分泌腺過形成,血管新生,そして平滑筋層の肥厚などが見られる.
- 好酸球浸潤は最も特徴的な所見で,アレルギー性,非アレルギー性の病型にかかわらず認められ,その程度は重症度あるいは疾患活動性と関連する.
- 気道上皮の損傷・剥離が見られ,発作時の喀痰中にはクレオラ体とよばれる剥離後の上皮細胞の塊が多数見られる.この機序と関連して,好酸球顆粒蛋白にはヒト気道上皮傷害作用があり,好酸球の関与が示唆されている.

◆ ポイント

- マスト細胞は正常の気道粘膜にも存在するが,平滑筋層内のマスト細胞数は喘息患者で増えている.重症喘息の一部ではステロイド抵抗性のマスト細胞の活性化が問題となる.
- T細胞数は有症期では明らかに増加している.IL-4,IL-5,IL-13などを産生するTh2細胞が優位である.
- 気道リモデリングを起こすメディエーターとして,気道上皮細胞や好酸球由来のTGF-β,ロイコトリエンの重要性が指摘されている.
- 気道リモデリングは,喘息の罹病期間の長い症例で見られる閉塞性換気障害との関連性を示す.肺機能の低下を阻止するには,リモデリング関連物質を放出する好酸球などの集積を抑

制し続けることが重要であり，今日の喘息治療では，その基礎病態である炎症の効果的制御が重要視されている．

+Step up
- 好中球と喘息：気道の感染時には好中球の集積が見られるが，それとは別に重症喘息症例の一部では，持続的な好中球性気道炎症が見られる．これがステロイド抵抗性を示して難治化に寄与していると推定されている．

1.5 ➕ 病態生理 (図7.3)

- アレルゲン刺激などにより活性化したTh2細胞から産生されるTh2系サイトカインの作用により，好酸球などの炎症細胞の気道組織への集積と活性化が発現する．
- 好酸球などの炎症細胞が放出する炎症分子が気道収縮，気道過敏性の亢進，気道リモデリング形成を誘導する．
- 気道過敏性が亢進すると冷気や煙，香水などのようなアレルゲン以外の非特異的な刺激によっても，気道は反応して収縮するようになる．

◆ ポイント
- 病因アレルゲンを吸入すると15〜30分で即時型気道収縮が生じ，6〜10時間で遅発型気道収縮が生じる．後者は遷延性であり，生じた後に気道過敏性が亢進する．
- 即時型反応はIgE依存性であり，高親和性IgE受容体を発現するマスト細胞や好塩基球からのヒスタミン，プロスタグランジンD_2，ロイコトリエンC_4などの平滑筋収縮メディエーター放出によって発現する．
- 遅発型反応の段階では好酸球などの炎症細胞の浸潤と活性化が生じている．活性化した好酸球は強力な平滑筋収縮物質で気道分泌を増加させるロイコトリエンC_4を産生し，またMBP (major basic protein) に代表される組織傷害性の強い特異顆粒蛋白を放出する．MBPは気道上皮の剥離を誘導し，これによる知覚神経末端の露出などが気道過敏性亢進の機序の1つと推定されている．
- 喘息の気道炎症では，浸潤してきた炎症細胞の他に，気道組織の構成細胞が分泌する種々の炎症性メディエーターおよびサイトカインの作用も寄与している．
- 気道平滑筋の収縮を生じるアレルゲン以外の外因性刺激としては，冷気，煙，化学物質，気象変化などがあり，内因性刺激としては，運動，心理的ストレスなどがある．これらは炎症細胞からの平滑筋収縮メディエーターの遊離を促すことにより，あるいは迷走神経反射ないし軸索反射を惹起することにより，平滑筋を収縮させる．

a. アスピリン喘息 (aspirin-intolerant asthma: AIA)

- 成人喘息の5〜10％は，貼付薬や塗布薬を含むすべての酸性非ステロイド性抗炎症薬

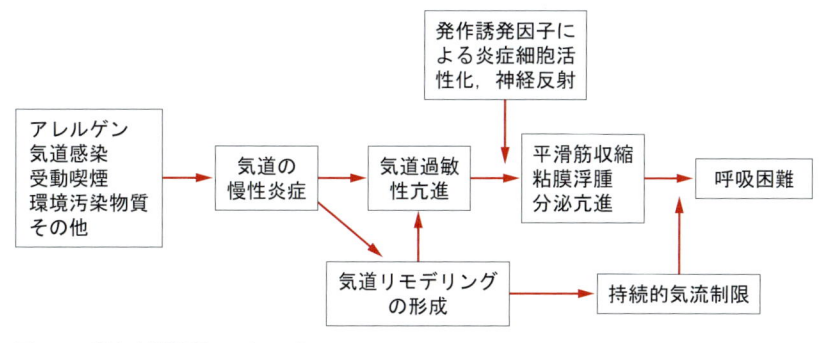

図7.3 喘息症状発現のメカニズム．

（NSAIDs）の使用で発作を起こし，アスピリン喘息と通称される．IgE を介さない．
- 気道にはロイコトリエン合成酵素を発現した好酸球の浸潤が見られており，ロイコトリエン過剰産生が発症に関与する．
- 後天的な病態であって通常遺伝はない．小児には稀で，多くは 30 〜 40 歳代に発症する．副鼻腔炎・鼻茸を合併することが多く，嗅覚脱失を呈する．好酸球性中耳炎や好酸球性胃腸炎などの合併も見られる．
- アスピリン喘息は重症化しやすい病型の 1 つである．

b. 運動誘発喘息

- 喘息患者の多くは運動開始数分後から一過性の気道収縮をきたし，これを運動誘発喘息（exercise induced asthma: EIA），もしくは運動誘発気管支攣縮（exercise induced bronchospasm: EIB）とよぶ．
- ランニングやスケートなどで起きやすく，水泳では起きにくい．気道過敏性が亢進している，症状が不安定な患者で認めやすい．
- 機序として気管支粘膜の浸透圧が乾燥や冷却刺激で変化し，マスト細胞からのメディエーター産生，放出が亢進することなどが推定されている．

c. 咳喘息（cough variant asthma: CVA）

- 喘鳴や呼吸困難は伴わないものの，主として夜間から明け方に悪化する乾性咳嗽が数週間以上続き，β_2 刺激薬の効果が見られる．
- 病理学的には好酸球などの浸潤像があり，生理学的には気道過敏性が認められ，喘息と合致する．半数弱が通常の気管支喘息へと進行することから，喘息の亜型もしくは前段階と見られている．
- 吸入ステロイド療法が有効であり，気管支喘息への移行リスクも減少させる．

> **+ Step up**
>
> - 病因アレルゲンの多くは生活環境アレルゲンであって，患者は日々一定量を吸入している．発作を生じない程度であっても，一定の程度で気道炎症は持続しており，これを放置することが気道リモデリングの形成，ひいては低肺機能化・難治化につながる．
> - Th2 系サイトカイン：いわゆる Th2 系のサイトカインのうち，IL-5 は好酸球の骨髄での分化・増殖，気道局所への遊走，活性化や生存延長に深く関与する．IL-4，IL-13 は B 細胞に作用して IgE 抗体産生を促すとともに，好酸球を効果的に接着させる血管内皮細胞の接着分子 VCAM-1 発現を増強する．さらに気道上皮細胞などからの好酸球遊走性ケモカインの 1 つである eotaxin の発現を増強することにより，気道炎症に中心的な役割を担うと考えられている．なおマスト細胞，好酸球，好中球，マクロファージ，気道上皮細胞，平滑筋細胞などもサイトカインを産生し，Th2 細胞由来のサイトカインとともに，他の炎症細胞およびそれ自身に作用する．
> - ロイコトリエン C_4：好酸球やマスト細胞が活性化すると新規に合成される脂質メディエーターであり，強力な気管支平滑筋収縮作用を発揮し，また鼻閉塞を惹起する．ロイコトリエン C_4 の形で産生されるが，生体内でロイコトリエン D_4/E_4 に代謝され，システイニル・ロイコトリエンと総称される．気道での好酸球浸潤を増強する作用も併せ持っている．

1.6 ✚ 症状

- 発作性の呼吸困難，喘鳴，胸苦しさ，咳嗽を，無症状期を挟んで反復する．これらの症状は夜間，早朝に出現することが多い．
- 発作には通常，アレルゲン曝露（室内塵中のダニ，動物の毛，真菌，花粉など），気道のウイルス感染，過労やストレス，運動，気象変化，精神的ストレス，空中刺激物への曝露，月経，β 遮断薬，アスピリン喘息での NSAIDs 誤投与などの誘因がある．

◆ ポイント

- 安静時でも呼吸困難発作は出現する．また安静時に呼吸困難がなくても，運動，労作時に呼吸困難を生じることがある．
- 発作時の喘鳴，呼吸困難は可逆性のある気道狭窄によって起こり，β_2 刺激薬などの治療薬により，あるいは自然に改善する．

+Step up

- 夜間喘息（nocturnal asthma）：日本人の喘息で代表的な病因アレルゲンは室内塵中のダニ・アレルゲンである．ダニは室内，特に寝具などに多数存在するため，患者は就寝中これを吸入している可能性がある．一方で，生体内で本来抗炎症的に作用するコルチゾールや，気管支拡張的に作用するアドレナリンなどの活性は夜間には減衰する．こういった理由と，夜間から明け方の空気の冷え込みなどにより，喘息症状は一般に夜間から明け方に発生しやすい．

1.7 ✚ 身体所見

- 発作時には肺全体にわたって連続性ラ音を聴取し，呼気の延長が認められる．

◆ ポイント

- 吸気時に鎖骨上窩の陥凹が見られたり，補助呼吸筋の使用が観察される．
- 重篤な発作ではチアノーゼが見られたり，呼吸音が減弱することがある．
- 努力性呼出でのみ連続性ラ音を聴取することや，聴診で異常を認めなくとも気流制限が存在することがある．
- 気流制限の変化に伴う胸部身体所見の変動は喘息に特徴的である．夜間，早朝に悪化することが多く，日中になったり，また治療によって改善する．
- ばち指は通常見られない．

1.8 ✚ 胸部画像所見

- 発作時に肺の過膨張と肺野の透過性亢進，横隔膜平低化が見られる．
- 病歴の長い重症例では気道リモデリングを反映した気道壁の肥厚所見（peribronchial thickening, tram line）がCTで見られることがある．

◆ ポイント

- 重篤な発作の後などで，分泌物の貯留に伴い局所的な無気肺が見られることがあり，粘液栓塞（mucoid impaction）という．
- 浸潤陰影が見られた場合，通常の肺炎の他に好酸球性肺炎の可能性がある．

1.9 ✚ 免疫学的検査

- 好酸球の増加が見られる．アレルギー型喘息では吸入性アレルゲンに対する特異的IgE抗体が証明される．
- アレルギー型喘息では総（非特異的）IgEが高値を示すことが多い．

◆ ポイント

- アレルゲン特異的IgE抗体の検出法としてはプリックテストなどの皮膚テストが感度がよい．我が国ではRAST法による血中IgE抗体測定も繁用される．
- 非アレルギー型喘息では病因アレルゲンに対するIgE抗体が証明されない．
- 病型にかかわらず，血中，痰中の好酸球比率が増加する．

1.10 ✚ 呼吸機能検査

- 可逆性の気流制限が見られ，増悪期と緩解期でピークフロー（PEF）や1秒量（FEV_1）は大きく変化する．
- 気道過敏性の亢進が存在する．一般にPEF値

の日内変動が 20%以上の変動を示すときは気道過敏性の亢進を意味する.
- $β_2$ 刺激薬の吸入前後の呼吸機能検査は診断に有用で，気流制限の可逆性を知ることができる．気流制限の可逆性は，$β_2$ 刺激薬吸入により 1 秒量が 12%以上増加，かつ絶対量で 200 ml 以上増加する場合に有意とされる．

◆ポイント

- 長期罹患した喘息患者では，気道のリモデリングにより気流制限が固定化して PEF 値や 1 秒量が常に低値を示し，$β_2$ 刺激薬吸入によっても有意な増加を示さず，日内変動も少ないことがある．
- 重症喘息では機能的残気量（FRC），残気量（RV）の増加が見られる．
- 拡散能（$D_{L_{CO}}$）の低下は見られない．
- 発作時，PaO_2 は低下し，$AaDO_2$（肺胞気−動脈血酸素分圧較差）は開大する．
- $PaCO_2$ は発作初期には一時的に低下することがあるが，大発作では肺胞低換気のため $PaCO_2$ が上昇する．

+Step up

- 気道過敏性の定量的な評価法としては，日本アレルギー学会標準法とアストグラフ法がある．前者ではアセチルコリン，メサコリン，あるいはヒスタミンなどの気管支収縮薬を 2 分間吸入させ，1 秒量を 20%低下させる濃度を PC_{20}，そのときの累積濃度を PD_{20} として気道過敏性を評価する．後者ではメサコリンを自動的に濃度を変えて吸入させ，呼吸抵抗が上昇し始める薬剤濃度を Dmin として評価の指標とする（p.103 参照）．

1.11 診断・鑑別診断

- 典型的な発作を繰り返す患者では，①発作性の呼吸困難，喘鳴，胸苦しさ，咳嗽などの症状の反復，②可逆性の気流制限，③他の心肺疾患などの除外により臨床診断が可能である．
- 診断基準は確立していないが，その「目安」を表 7.1，7.2 に示す．
- 発作性の呼吸困難，喘鳴などは他の心肺疾患でも起こるが，喘息では夜間，早朝に出現することが多い．発作が無症状期を挟んで反復すること，また安静時でも出現することが特徴である．
- $β_2$ 刺激薬の吸入前後の呼吸機能検査などにより可逆性の気流制限を証明することは，喘息を強く示唆する．ただし長期罹患した喘息患者では，気道のリモデリングにより気流制限が固定化して薬によっても有意な増加を示さないことがある．
- 気道過敏性の亢進を証明できれば喘息の可能性が高い．喘息患者では，健常者では気道が全く反応しない濃度のアセチルコリン，メサコリン，ヒスタミンなどの収縮刺激によって気道収縮反応を起こす．

◆ポイント

- 種々の環境アレルゲンに対するアレルゲンプリックテストの陽性または特異的 IgE 抗体の存在は，アトピー（アレルギー）素因の存在を示す．
- 病因アレルゲンの同定はきわめて重要であり，生活環境や職業歴などと総合して疑義アレルゲンの検索を行う．ダニ感作例が多いが，ペット，アスペルギルスやアルテルナリア，トリコフィトンを含む真菌類，花粉類，そして職業性曝露物質（たとえばパン・ケーキ屋の小麦など）は重要である．
- 器質的心肺疾患などによると考えられる喘息様症状は喘息とはよばない．
- COPD は重要な鑑別疾患で，喘息と明確な区別が困難な場合がある．喫煙歴，中年以降の発

表 7.1 気管支喘息診断の目安．

1. 夜間，早期に好発する発作性呼吸困難，喘鳴，咳嗽が反復
2. 気流制限が自然にまたは治療で可逆性を示す
3. 気道過敏性が亢進している
4. アトピー素因，環境アレルゲンに対する IgE 抗体
5. 他の心・肺疾患がない
6. 炎症の存在（喀痰・血中の好酸球増加）

表 7.2 治療前の臨床所見による喘息重症度の分類（成人）（喘息予防・管理ガイドライン 2009）．

重症度[*1]		軽症間欠型	軽症持続型	中等症持続型	重症持続型
喘息症状の特徴	頻度	週1回未満	週1回以上だが毎日ではない	毎日	毎日
	強度	症状は軽度で短い	月1回以上日常生活や睡眠が妨げられる	週1回以上日常生活や睡眠が妨げられる	日常生活に制限
				短時間作用型吸入 β_2 刺激薬頓用がほとんど毎日必要	治療下でもしばしば増悪
	夜間症状	月に2回未満	月2回以上	週1回以上	しばしば
FEV_1[*2] PEF	% FEV_1 % PEF	80％以上	80％以上	60％以上 80％未満	60％未満
	変動	20％未満	20〜30％	30％を超える	30％を超える

[*1]：いずれか1つが認められればその重症度と判断する．
[*2]：症状からの判断は，重症例や長期罹患例で重症度を過小評価する場合がある．呼吸機能は気道閉塞の程度を客観的に示し，その変動は気道過敏性と関連する．% FEV_1 =（FEV_1 測定値／FEV_1 予測値）×100，% PEF=（PEF 測定値／PEF 予測値または自己最良値）×100
喘息予防・管理ガイドライン 2009 より引用．

症，徐々に進行する慢性咳嗽・喀痰症状，体動時呼吸困難などの所見や，気管支拡張薬投与後の1秒率が70％未満の場合，COPDの存在を示唆する．
- 気道炎症の存在：喀痰中の好酸球比率の増加は，気道炎症の存在を示唆する．また，呼気中の一酸化窒素（NO）の上昇は，喘息性の気道炎症を示唆している．

1.12 治療

1.12.1 生活指導
- アレルゲン回避などの環境整備指導を行う．ダニの場合には絨毯の除去と徹底した掃除が基本である．真菌類，ペット，職業性曝露物質では，特にアレルゲン回避の意義は高い．

◆ ポイント
- 合併する他のアレルギー疾患のコントロールに配慮する．特に喘息患者は高率に鼻アレルギーを合併しており（"one airway one disease"），合併するアレルギー性鼻炎の治療は喘息のコントロール自体を向上させる．
- 喫煙者の場合，完全禁煙は必須である．また受動喫煙も好ましくない．喫煙は喘息の基礎的治療薬である吸入ステロイドの効果を大幅に減じてしまう．

+ Step up

- "one airway, one disease"：喘息患者ではきわめて高率にアレルギー性鼻炎が合併する．アレルギー体質の個人に，吸入アレルゲンが上下気道ともに侵入するので当然ではある．鼻炎症状が悪化すると喘息症状も連動して悪化する．すなわち喘息患者とは patient-oriented に見れば「喘息＋鼻炎患者」であり，合わせて "one airway, one disease" として管理しようとする方向性が，WHO 関連の動きに伴い強調されてきている．米国の喘息ガイドラインではすでに，鼻炎などの合併疾患の管理を重要視するべきであると明記されている．両疾患に同時に治療活性を発揮するものにはアレルゲン回避，アレルゲン免疫療法（昔，減感作療法とよばれたもの），ロイコトリエン受容体拮抗薬，抗 IgE 抗体，ステロイド全身投与がある．

1.12.2 長期管理における薬物療法

- 目標は，症状や増悪がなく呼吸機能も正常なレベルに，薬剤の副作用なくもちこむことである．表 7.3 に基づき判断し，コントロール良好を目指す．
- 治療の強度から表 7.4 の 4 ステップに分類する．
- 症状の頻度が週 1 回未満なら軽症間欠型，週 1 回以上あれば軽症持続型，毎日あれば中等症持続型，症状が毎日あって日常生活に制限があれば重症持続型である．未治療症例の場合はこの順に，治療ステップ 1，2，3，4 の治療が考慮される．
- すべての病期で，発作時にはまず短時間作用型 $β_2$ 刺激薬（short acting beta 2 agonist: SABA）を用いる．

◆ ポイント

- 受診時の症状と，その時点までの治療内容を考慮して治療ステップを検討する．十分にコントロールできないときは治療をステップアップする．逆に 3 〜 6 ヵ月にわたりコントロールが良好であれば，慎重にステップダウンを考慮する．
- 基本的に持続型喘息であれば吸入ステロイド治療の適応となる．
- 吸入ステロイド薬は喘息の症状改善のみならず，リモデリング防止効果が期待され，また喘息死を減少させている．
- 吸入ステロイド治療単独でコントロールが不十分な場合には，吸入ステロイドを増量しつつ，吸入ステロイドと長時間作用型 $β_2$ 刺激薬（long acting beta 2 agonist: LABA），ロイコトリエン受容体拮抗薬（leukotriene-receptor antagonist: LTRA），徐放性テオフィリンを併用する．
- 上記の併用療法薬で，呼吸機能改善効果が最も優れているのは LABA である．
- LTRA は心臓刺激性がなく，鼻炎にも治療活性を示す特徴がある．
- テオフィリン薬は経口薬のため投与が簡単で，また安価だが，副作用が比較的多く注意を要する（第 5 章 1 節「内科薬物治療総論」を参照）．
- 吸入ステロイド薬を最大量用いて，かつ上記併用療法薬を駆使してもコントロールが困難な場合，通年性の環境アレルゲン感作例では抗 IgE 抗体療法を考慮する．
- 上記治療でコントロール困難な場合に副腎皮

表 7.3 喘息の治療目標．
コントロール状態を以下の表に基づき判断し，コントロール良好を目指す．

コントロール状態の評価

	コントロール良好 （すべての項目が該当）	コントロール不十分 （いずれかの項目が該当）	コントロール不良
喘息症状（日中および夜間）	なし	週 1 回以上	コントロール不十分の項目が 3 つ以上当てはまる
発作治療薬の使用	なし	週 1 回以上	
運動を含む活動制限	なし	あり	
呼吸機能（FEV_1 および PEF）	正常範囲内	予測値あるいは自己最良値の 80% 未満	
PEF の日（週）内変動	20% 未満	20% 以上	
増悪	なし	年に 1 回以上	月に 1 回以上 *

* 増悪が月に 1 回以上あれば，他の項目が該当しなくてもコントロール不良と評価する．
喘息予防・管理ガイドライン 2009 より引用．

表 7.4　喘息治療の 4 ステップ.

		治療ステップ 1	治療ステップ 2	治療ステップ 3	治療ステップ 4
長期管理薬	基本治療	吸入ステロイド薬（低用量）	吸入ステロイド薬（低〜中用量）	吸入ステロイド薬（中〜高用量）	吸入ステロイド薬（高用量）
		上記が使用できない場合は以下のいずれかを用いる ・LTRA ・テオフィリン徐放製剤（症状が稀であれば必要なし）	上記が不十分の場合は以下のいずれか 1 剤を併用 ・LABA（配合剤の使用可） ・LTRA ・テオフィリン徐放製剤	上記に下記のいずれか 1 剤，あるいは複数を併用 ・LABA（配合剤の使用可） ・LTRA ・テオフィリン徐放製剤	上記に下記の複数を併用 ・LABA（配合剤の使用可） ・LTRA ・テオフィリン徐放製剤 上記のすべてでも管理不良の場合は，下記のいずれかあるいは両方を追加 ・抗 IgE 抗体 ・経口ステロイド薬
	追加治療	LTRA 以外の抗アレルギー薬	LTRA 以外の抗アレルギー薬	LTRA 以外の抗アレルギー薬	LTRA 以外の抗アレルギー薬
発作治療		吸入 SABA	吸入 SABA	吸入 SABA	吸入 SABA

LTRA：ロイコトリエン受容体拮抗薬，LABA：長時間作用型 β_2 刺激薬，SABA：短時間作用型 β_2 刺激薬.
1）抗アレルギー薬とは，メディエーター遊離抑制薬，ヒスタミン H_1 受容体拮抗薬，トロンボキサン A_2 阻害薬，Th2 サイトカイン阻害薬を指す.
2）通年性吸入抗原に対して陽性かつ血清総 IgE 値が 30 〜 700 IU/m*l* の場合に適用となる.
3）経口ステロイド薬は短期間の間欠的投与を原則とする．他の薬剤で治療内容を強化し，かつ短期間の間欠投与でもコントロールが得られない場合は，必要最少量を維持量とする.
4）軽度の発作までの対応を示し，それ以上の発作については**本章 2 節「慢性閉塞性肺疾患」**を参照.

質ステロイドの経口投与を併用する．
・アスピリン喘息，Churg-Strauss 症候群やアレルギー性気管支肺アスペルギルス症などに伴う喘息では，継続的な全身性ステロイド薬投与を必要とする場合が多い．

+ Step up

・米国の喘息ガイドラインでは，軽症から中等症のアレルギー性喘息にはアレルゲン免疫療法を考慮することとされている．アレルゲン免疫療法は日本の喘息ガイドラインでの位置づけはオプションであるが，アレルギー性鼻炎では日本でも標準治療となっており，鼻アレルギー合併の若年者喘息などを対象に施行される．
・吸入ステロイド薬は粉末製剤，微細粒子製剤に大別され，使用方法からは 1 日 1 回型と 2 回型，また LABA との配合剤や，咽喉部カンジダ症などの副作用が軽減されたプロドラッグまで，多彩な選択肢が存在する．
・吸入ステロイド薬によって好酸球性炎症は比較的良好に制御されるが，重症喘息ではマスト細胞などの活性化が残存している．抗 IgE 抗体療法はその制御を可能とした治療である．

1.12.3　自己管理のためのモニタリング

- 閉塞性換気障害のモニターとなるピークフロー・メーターを用いて自己管理させる．治療ステップ3以上では特に推奨される．これを用いたゾーン・システムは，喘息の状態を患者自身が自分でモニターし，悪化の兆候を感知して即座に対処するために役立つ．
- ピークフロー値が自己最善値の80％以上をグリーンゾーン（安全域），50〜80％をイエローゾーン（要注意），50％未満をレッドゾーン（要警戒）とし，通常グリーンゾーンを維持できるように管理する．

1.12.4　急性増悪（発作）への対応

- 急性増悪時の発作治療薬は，主としてSABAと全身性ステロイド薬であるが，日本ではテオフィリン薬も点滴静注で併用されることが比較的多い．
- 酸素投与を考慮する（ポイント参照）．
- 症状を参考にして，喘息発作強度の判定を行う．呼吸困難があるが横になれる程度の発作は小発作，苦しくて横になれなければ中発作，苦しくて動けず，歩行不能で会話も困難な程度は大発作である．大発作が24時間以上持続するものを喘息重積状態という．
- 発作にはまずSABAを反復吸入する．この効果が不十分な場合にはステロイド薬の全身投与を併用する．
- 吸入困難な緊急の場合は，アドレナリンを皮下注射することがある．

◆ ポイント

- 呼吸困難が強い場合や，PaO_2を測定して80 Torr未満（SpO_2 95％未満）のときには，酸素投与を開始する．PaO_2 80 Torr前後，SpO_2 95％前後を目標とする．
- 改善が乏しい場合は状態に応じて非侵襲的陽圧換気療法（non-invasive positive pressure ventilation: NIPPV），挿管，人工呼吸などで対処する．

━━━━━━━━━━━━━━━━━ 永田　真

2　慢性閉塞性肺疾患
chronic obstructive pulmonary disease (COPD)

2.1　概念

- タバコ煙を主とする有害物質を長期に吸入曝露することで生じた肺の慢性炎症性疾患であり，呼吸機能検査で正常に復することのない気流閉塞を示す．

◆ ポイント

- 「正常に復することのない気流閉塞」とは，病状のよい時期でも，また気管支拡張薬を投与した後でも気流閉塞が存在することである．
- 気流閉塞とはスパイロメトリーで1秒率（FEV_1％）＜70％をいう．
- 気流閉塞は末梢気道病変と気腫性病変が様々な割合で複合的に作用することにより起こる．COPDの気流閉塞は進行性である（図7.4）．
- 臨床的には徐々に生じる体動時の呼吸困難や慢性の咳嗽，喀痰を特徴とする．

Step up

- 肺気腫：気腫病変を有し慢性的な気流閉塞をきたす疾患名として用いられてきた．現在も病理的変化を示す用語として用いるが（後述），COPDの臨床的定義では使用しない．↗

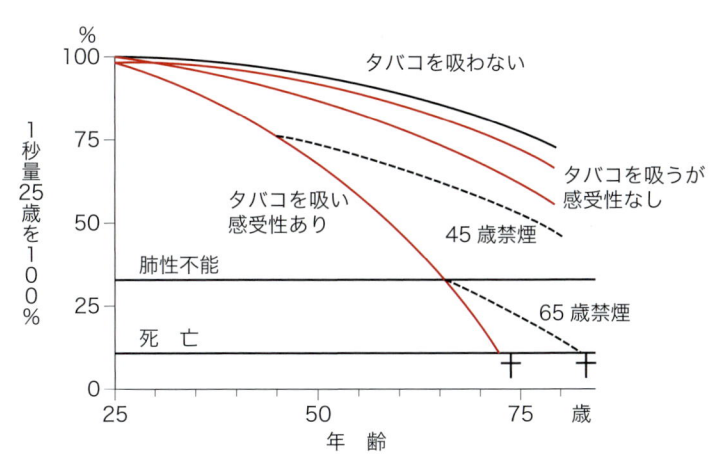

図 7.4 喫煙と 1 秒量の低下（Fletcher C, 1977）.

- 慢性気管支炎：2 年以上，少なくとも 3 ヵ月以上毎日喀痰を伴う咳嗽をきたす疾患名として用いられてきたが，現在の COPD の定義では使用しない．
- 気流閉塞は，気流制限，気道閉塞，気道狭窄ともよばれるがほぼ同義である．

2.2 ➕ 疫学

- 喫煙歴を有する高齢の男性に多い．

◆ ポイント

- 我が国の調査では，40 歳以上の 8.5％にあたる 530 万人が罹患している．

➕ Step up

- 国際的には 40 歳以上の約 10％と推計される．
- ただし患者の 90％以上は軽症もしくは中等症であって，半数以上は無症状である．
- 人口 10 万対の死亡率は 10.4 人とされ，男 15.7 人，女 5.3 人である．

2.3 ➕ 病因

- タバコ煙中の有害物質による気道・肺組織内の炎症反応が原因となる．炎症反応に伴い，肺組織での組織傷害性物質とそれに対する防御機構の不均衡，特にプロテアーゼとアンチプロテアーゼの不均衡がもたらされ，気道や肺を傷害する．

◆ ポイント

- 原因として，我が国では喫煙が重要であり，発症リスクの 90％以上を説明する．
- COPD の気道炎症に関わる炎症細胞はマクロファージ，好中球，CD8 陽性 T リンパ球（Tc1）などである（図 7.5）．

➕ Step up

- プロテアーゼ：活性化したマクロファージや好中球などから放出される蛋白分解酵素である．その構造によりセリンプロテアーゼ（好中球エラスターゼ，カテプシン G など），メタロプロテアーゼ（活性中心に Zn^{2+} を有し，酵素活性に Ca^{2+} を必要とする MMP-9, MMP-12 など），システインプロテアーゼに分類される．
- アンチプロテアーゼ：生体内におけるプロテアーゼの拮抗物質である．$α_1$-アンチトリプシン，secretory leukocyte protease inhibitor (SLPI)，マトリックスメタロプロテアーゼインヒビター（MMPI），$α_2$-マクログロブリンなどがある．
- 発展途上国では，タバコ煙に加えて，住居内で調理や暖房のために用いる有機燃料（バイオマス）の煙の吸入も COPD の危険因子と考えられている．（次ページへ続く）

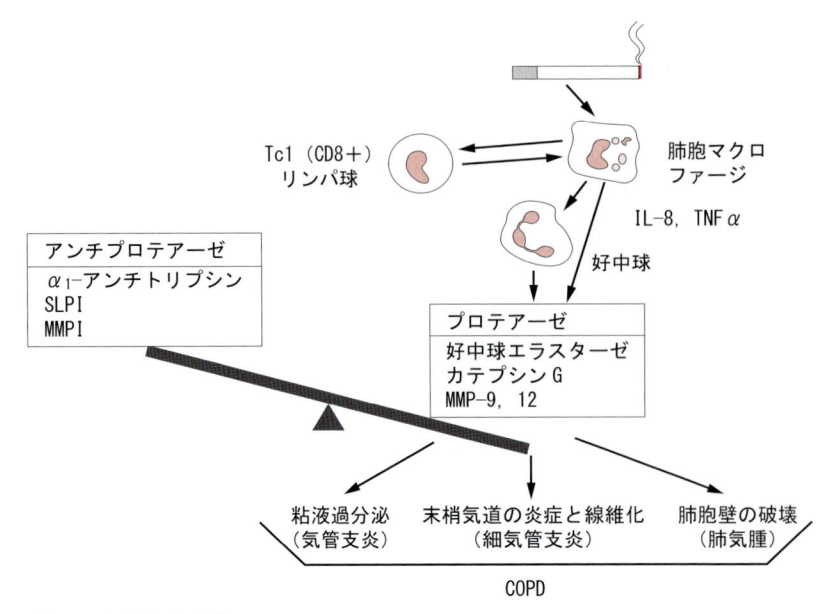

図 7.5　COPD の病因.

- 気腫を伴う間質性肺炎（気腫合併肺線維症）：肺の傷害に対する異常な修復機転として，気腫化とともに線維化がある．両者には共通する機序が存在すると考えられ，上肺野に気腫，下肺野に線維化を同一症例に認めることが特徴である．

- 肺気腫病変は，細葉中心型肺気腫（centriacinar emphysema），汎細葉型肺気腫（panacinar emphysema），遠位細葉（傍隔壁）型肺気腫（distal acinar [paraseptal] emphysema）に分けられる．一般に肺気腫病変は上肺に多く分布する．

や狭窄をもたらして気流閉塞の一因となる．

+Step up

- COPD の肺血管病変：肺の気腫化に伴い，毛細血管網は失われる．筋性肺動脈において内膜や血管平滑筋の肥厚，壁の線維化などが観察される．

2.4 ✚ 病理

- 中枢気道：炎症細胞の浸潤，気道粘液の過分泌．
- 末梢気道：炎症細胞の浸潤（細気管支炎），粘液分泌物の貯留，壁の線維化（細気管支周囲線維化）．
- 肺胞領域：気腫化，すなわち終末細気管支より末梢の気腔壁が破壊性変化を伴いながら非可逆的に拡大した病変．

◆ ポイント

- 中枢気道の気管支粘膜では，杯細胞の過形成，粘膜下腺の過形成，扁平上皮化生が見られる．
- 末梢気道とは内径 2 mm 以下の細気管支領域を指し，small airway ともよばれる．気道の変形

2.5 ✚ 病態生理

- 体動時呼吸困難の最も重要な原因は気流閉塞であり，また動的肺過膨張である．
- 静肺コンプライアンス増大，肺気量増加，換気血流比不均等分布，肺拡散障害，II 型呼吸不全，肺高血圧，肺性心を呈する．

◆ ポイント

- 気流閉塞の原因として，①気道周囲の肺胞構造

破壊（肺気腫）による気道の易虚脱性，②末梢気道周囲の線維化と狭窄，③肺弾性収縮力の低下，④気道内の分泌物貯溜，⑤気道平滑筋の収縮，⑥動的肺過膨張などが挙げられる．
- 肺気腫による肺胞壁破壊が進行すると肺弾性収縮力が低下し，静肺コンプライアンスが増加する．
- 動的肺過膨脹とは，運動時などで換気量が増加したときに，気流閉塞のため呼出が終わらないうちに吸気を行うため，肺内の空気量（FRC［機能的残気量］）が次第に増加して，最大吸気量（IC）が減って肺の過膨脹が起きることである（図 7.6）．
- ガス交換障害の原因は換気血流比不均等分布と肺拡散能力の障害である．共通する変化は，換気分布の異常，気腔の拡大，肺血管床の破壊などである．
- 進行した COPD では，低酸素血症とともに高二酸化炭素血症を示す（II 型呼吸不全）．

+ Step up
- 呼吸不全：動脈血ガス PaO_2，$PaCO_2$ が異常であるため，生体が正常な機能を営めない状態と定義される．$PaO_2 \leq 60$ Torr で $PaCO_2 \leq 45$ Torr を I 型呼吸不全，$PaO_2 \leq 60$ Torr で $PaCO_2 > 45$ Torr を II 型呼吸不全という．
- 肺高血圧：COPD では平均肺動脈圧が 20 mmHg 以上（一般には 25 mmHg 以上）をいう．
- 肺性心：COPD など肺の機能・構造に影響する疾患のため，右室の拡大（拡張・肥大）あるいは右心不全をきたす．

2.6 + 症状

- 体動時の呼吸困難，咳嗽，喀痰を認める．

◆ ポイント
- 徐々に進行する体動時の呼吸困難が特徴である．患者はこれを高齢のためであって病的と考えないことがある．

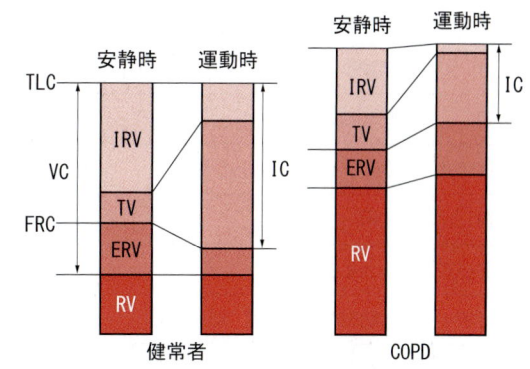

図 7.6 健常者と比較した COPD の肺気量．

- 体動時呼吸困難の評価には Fletcher-Hugh-Jones の 5 段階分類が用いられる．
- 喀痰は通常粘液性で，感染に伴って膿性へ変化する．
- 喘息との症状の相違点は，COPD は中高年発症，喘鳴は主症状でなく，気流閉塞の可逆性が少ないことなどである（表 7.5）．

+ Step up
- Fletcher-Hugh-Jones の分類を表 7.6 に示す．

2.7 + 身体所見

- 口すぼめ呼吸と呼気延長，ビア樽状胸郭，補助呼吸筋の使用，鎖骨上窩の陥凹，呼吸音減弱，ときに喘鳴，ばち指，チアノーゼなどを認める．

◆ ポイント
- 身体所見の異常は進行例で出現することが多く，体重減少を伴うことが多い．
- 肺気量増加を反映して，ビア樽状の胸郭，横隔膜低位，呼吸音減弱などが見られる．
- 気流制限を反映して，口すぼめ呼吸，呼気延長，補助呼吸筋の使用，喘鳴などが見られる．
- II 型呼吸不全症例ではチアノーゼ，意識障害，奇異性呼吸，換気量低下などを示す．

表 7.5　COPD と喘息の臨床的な共通点と相違点.

	COPD	喘　息
素因	タバコ煙感受性	アトピー素因
発症年齢	中高年（多くは 60 歳代）	小児から高齢まで
喫煙	主因	機能低下を促進，炎症増悪
発症様式	ゆっくり進行	発作性呼吸困難
主症状	体動時の呼吸困難，咳・痰	咳，喘鳴を伴う呼吸困難
気道炎症	マクロファージ，好中球，CD8 陽性 T リンパ球	Th2 細胞，好酸球，マスト細胞
気流閉塞	常に $FEV_1 < 70\%$	あり，可逆性（重症の一部を除く）
過敏性	－〜±	＋〜＋＋＋
可逆性	可逆性は乏しいか，あってもよい	進行すれば不可逆性

表 7.6　Fletcher-Hugh-Jones の分類.

Ⅰ度	同年齢の健常者とほとんど同様の労作ができ，歩行，階段昇降も健常者並みにできる．
Ⅱ度	同年齢の健常者とほとんど同様の労作ができるが，坂，階段の昇降は健常者並みにはできない．
Ⅲ度	平地でさえ健常者並みの労作はできないが，自分のペースでなら 1 マイル（1.6 km）以上歩ける．
Ⅳ度	休みながらでなければ 50 ヤード（46 m）も歩けない．
Ⅴ度	会話，着物の着脱にも息切れを自覚する．息切れのため外出できない．

+Step up

- 奇異性呼吸（paradoxical breathing）：呼吸に伴う胸郭と腹壁の動きが乖離して，吸気時に胸郭が陥凹する現象で，呼吸筋疲労を示す．

2.8 ➕ 胸部エックス線所見

- 肺の過膨張と肺野の透過性亢進，滴状心，横隔膜平低化を認める．

◆ ポイント

- 典型例の正面像では，①肺野の透過性亢進，②肺末梢血管影の狭小化，③横隔膜低位，④滴状心，⑤肋間腔の開大などが見られる（図 7.7a）．
- 側面像では，①横隔膜平低化，②胸骨後腔の拡大，③心臓後腔の拡大などが見られる（図 7.7b）．

2.9 ➕ 胸部 CT 所見

- 多発性の低吸収領域，ときに気管支壁の肥厚と内腔狭小化を認める．

◆ ポイント

- 高分解能 CT（HRCT）による気腫性病変や気道病変の評価が有用である（図 7.8a）．
- HRCT では，細葉中心型肺気腫は明瞭な壁を持たない数 mm の低吸収領域（low attenuation area: LAA）として認められ，正常肺と区別できる．
- HRCT では，気道病変は気道壁の肥厚と内腔の狭小化として見られる．

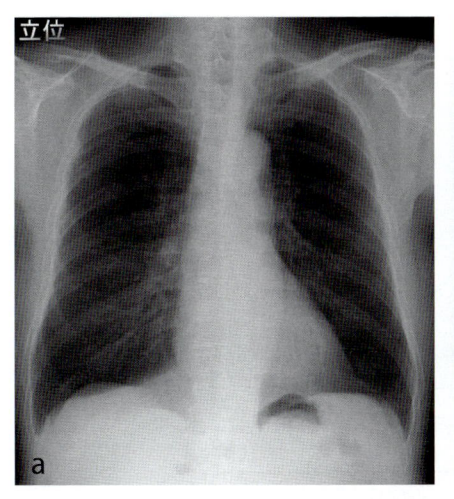

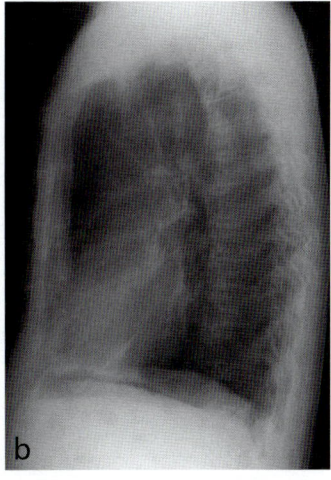

図 7.7 COPD の胸部エックス線所見．**(a)** 正面像，**(b)** 側面像．

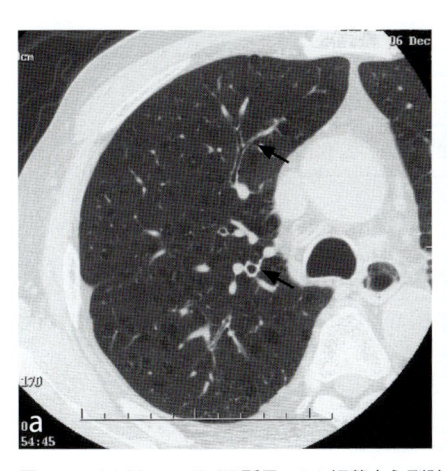

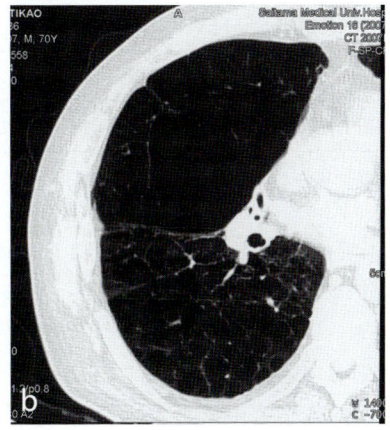

図 7.8 COPD の HRCT 所見．**(a)** 細葉中心型肺気腫と気道病変（矢印），**(b)** 汎細葉型肺気腫．

+Step up

- 汎細葉型肺気腫は細葉全体が一様に低吸収域を形成し，連続する細葉に及ぶため，広範囲の低吸収域を示す（図 7.8b）．
- 傍隔壁型肺気腫は胸膜に接して並んで存在し，ブラともよばれる．
- ブラ（bulla）：1 層の被膜を有する，ときには数 cm に及ぶ低吸収域であり，気腫性嚢胞ともよばれる．成因の 1 つは肺気腫であるが，先天性のものも少なくない．自然気胸の原因となる．

2.10 呼吸機能検査

- 閉塞性換気障害を呈する．
- 肺気量増加：機能的残気量（FRC），残気量（RV），残気率（RV/TLC）の増加を認める．
- 肺拡散能（$D_{L_{CO}}$）の低下を認める．

◆ポイント

- 努力呼出時の換気機能を表す方法として，スパイロメトリーとフロー・ボリューム曲線が用いられる（図 7.9）．
- 閉塞性換気障害とはスパイロメトリーで 1 秒率（$FEV_1\%$）< 70％である．

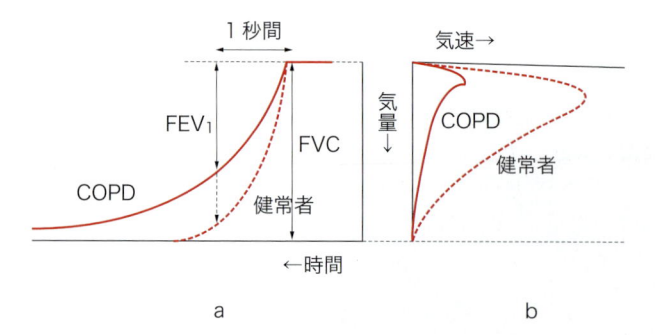

図 7.9 呼吸機能検査（努力呼出曲線）．(a) スパイロメトリー努力呼出曲線（時間・気量曲線），(b) フロー・ボリューム曲線（気速・気量曲線）．

表 7.7 病期分類．

病　期	特　徴*
I 期：軽度の気流閉塞	%FEV_1 ≧ 80%
II 期：中等度の気流閉塞	50% ≦ %FEV_1 < 80%
III 期：高度の気流閉塞	30% ≦ %FEV_1 < 50%
IV 期：きわめて高度の気流閉塞	%FEV_1 < 30%，あるいは < 50%かつ慢性呼吸不全の合併

* 気管支拡張薬吸入後の FEV_1 の値に基づく．

- フロー・ボリューム曲線では，ピークフローが低下し，呼気速度が呼出の早期から低下した特徴的曲線（下に凸）となる．
- 病期分類として，予測1秒量の実測値に対する割合（%FEV_1）を用い，気流閉塞の程度をI期からIV期に分ける（表 7.7）．
- 気流閉塞と静肺コンプライアンスの増大により肺気量が増加する．

> **+ Step up**
> - 肺年齢：喫煙によって生じる1秒量の低下を非喫煙健常者の標準予測値に相当する年齢で表した新しい指標である．喫煙による気流閉塞を年齢としてわかりやすく示すために，日本呼吸器学会が提唱した．

2.11 ✚ 診断と鑑別診断

- 喫煙歴のある中高年者で，慢性的に咳嗽，喀痰，体動時呼吸困難を認めるとき，COPDを疑う．
- 他の疾患を除外したのち，気管支拡張薬吸入後の1秒率が70%未満であればCOPDと診断する．

◆ ポイント
- 鑑別診断：気管支喘息（表 7.5），びまん性汎細気管支炎，閉塞性細気管支炎，好酸球性肉芽腫症，リンパ脈管筋腫症などがある．

> **+ Step up**
> - 気道可逆性（airway reversibility）：気管支拡張薬を吸入後に1秒量（FEV_1）が12%かつ 200 m*l* 以上改善すれば可逆性ありとする．
> - 可逆性があれば喘息の可能性が高いが，COPDでも約10%の患者は可逆性を有する．
> - COPDの併存症：喫煙に伴う悪性疾患（肺癌，喉頭癌，食道癌や胃癌などの消化器癌，その他の癌），心血管疾患（脳血管障害，虚血性心疾患，閉塞性動脈硬化症），活動低下に伴う骨粗鬆症，メタボリック症候群などがある．

2.12 ➕ 治療方針

- 治療方針は，危険因子の回避（禁煙），ワクチン接種（インフルエンザワクチン，肺炎球菌ワクチン），呼吸リハビリテーション，病期に応じた段階的薬物療法，増悪の回避と治療などである．

◆ ポイント

- 管理目標は，症状および運動耐容能の改善，QOLの改善，増悪の予防と治療，疾患の進行抑制，全身併存症と肺合併症の予防と治療，および生命予後の改善である．

2.13 ➕ 禁煙

- 禁煙はすべてのCOPD患者において必須であり，呼吸機能の低下を抑制し，死亡率を減少させる．

＋Step up
- 喫煙習慣はニコチン依存という薬物依存症と考える．

2.14 ➕ 薬物療法（図7.10）

- 薬物療法の中心は気管支拡張薬である．第1選択は長時間作用型抗コリン薬（チオトロピウム），次いで長時間作用型β_2刺激薬（インダカテロール，サルメテロールなど）である．

◆ ポイント

- テオフィリン薬の追加も考慮され，増悪を繰り返す例には吸入ステロイド薬を用いる．
- すべての病期で，必要時に短時間作用型吸入気管支拡張薬を用いる．

2.15 ➕ 呼吸リハビリテーション

◆ ポイント

- 呼吸リハビリテーションは，呼吸困難の軽減，運動耐応能の改善，健康関連QOLおよびADL（日常生活動作）の改善などに効果がある．

2.16 ➕ 進行例の治療

◆ ポイント

- 在宅酸素療法（home oxygen therapy: HOT）の適応は安静時$PaO_2 < 55$ Torrである．ただ

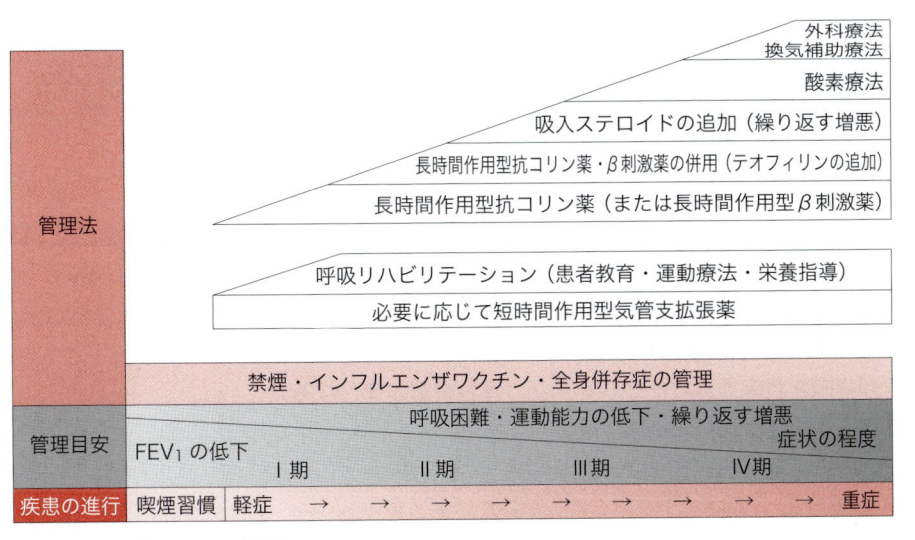

図7.10 安定期COPDの管理．

し肺高血圧症，運動時の低酸素血症，睡眠時呼吸障害のあるときは安静時 $PaO_2 < 60$ Torr で適応となる．

Step up

- 肺容積減少手術：気腫病変の局在例，運動能低下例などで一時的な効果があるが，著しい進行例では手術自体のリスクもある．
- 肺移植：欧米で若年者（両肺移植 < 55 歳，片肺 < 60 歳）の重症例に行われるが，我が国ではほとんど行われていない．

2.17 増悪期の治療

- 増悪は主として気道感染による．喀痰の膿性化や量の増加，呼吸困難の悪化が見られる．
- 増悪期の薬物療法の基本は，抗菌薬（Antibiotics），気管支拡張薬（Bronchodilators），ステロイド（Corticosteroids）である（ABC アプローチ）．

◆ ポイント

- 呼吸不全に対して酸素投与を行うが，CO_2 ナルコーシスを呈することがあるので低濃度から開始する．酸素療法で呼吸状態が改善しない場合は，非侵襲的陽圧換気療法などの適応を考慮する．
- 気道感染の原因微生物：インフルエンザ桿菌，肺炎球菌，緑膿菌などがある．抗菌薬はカルバペネムなどの β-ラクタム薬やキノロン薬の点滴治療を行う．

Step up

- CO_2 ナルコーシス：肺胞低換気のため急速に CO_2 蓄積が生じ，pH が低下したときに見られる意識障害で，しばしば高濃度 O_2 投与や睡眠導入薬投与が契機となる．
- 非侵襲的陽圧換気療法（non-invasive positive pressure ventilation: NIPPV）：鼻，顔マスクなどを用い，気管内挿管を行わずに陽圧換気を行う方法であり，患者の苦痛が少なく，会話や食事もある程度可能で，肺炎などの合併も少ない．

———— 金澤 實

3 びまん性汎細気管支炎，閉塞性細気管支炎
diffuse panbronchiolitis(DPB), bronchiolitis obliterans(BO)

3.1 びまん性汎細気管支炎

3.1.1 病態

- 両側びまん性の呼吸細気管支領域を中心とした下気道の慢性炎症を特徴とする疾患である．我が国で疾患概念が提唱され確立された．
- 高率に慢性副鼻腔炎を合併または既往に持つ副鼻腔気管支症候群（sinobronchial syndrome）の 1 つである．
- 従来難治性であったが，低用量マクロライド療法の導入で予後は著しく改善した．
- 呼吸細気管支を主座とする慢性気道炎症（図 7.11）で，呼吸細気管支壁の肥厚狭窄が両側にびまん性に生じ，空気とらえ込み（air trapping）現象を生じ，1 秒率が低下して閉塞性換気障害となる．

◆ ポイント

- 進行するとチェックバルブ機構により残気量が増加し，肺活量の減少が加わり混合性換気障

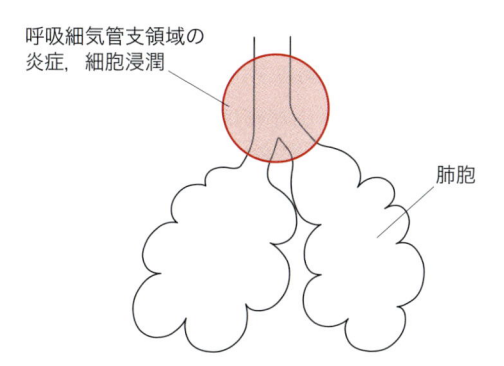

図 7.11 びまん性汎細気管支炎の病変部位.

- 循環系は，持続的な低酸素血症が肺血管抵抗を増大させることにより，右心負荷から肺性心に至る.
- HLA-B54：日本人のびまん性汎細気管支炎患者では HLA クラス I 型抗原の B54 が優位に増加している．一方，韓国人では HLA クラス I 型抗原の A11 が患者群で増加しており，HLA-A，HLA-B 遺伝子座の間にびまん性汎細気管支炎の疾患感受性を規定している遺伝子の存在が想定されている.

害を呈する.
- 大量の喀痰を伴う咳嗽から呼吸不全に至る致死的疾患である.
- 上下気道の慢性感染症を呈し，その持続・増悪と気道炎症の進行が悪循環を形成して病態を悪化させる．初期にはインフルエンザ桿菌または肺炎球菌による慢性気道感染が多く，進行すると緑膿菌への菌交代を生じる.
- 東アジア人に多い.
- 家族発生頻度が高いことから，気道系の防御機構を中心とした遺伝性ないし体質性素因が考えられる.
- 副鼻腔気管支症候群とは，慢性副鼻腔炎に慢性下気道感染症を合併する病態で，何らかの上下気道の防御機構の欠損，低下によるものと考えられている.

3.1.2 症状
- 持続性の膿性痰，咳嗽，息切れを認める.
- 慢性副鼻腔炎症状としての鼻閉，膿性鼻汁，嗅覚障害を認める.

3.1.3 検査画像所見
- 胸部エックス線像：中〜下肺野に強い両側びまん性の小粒状影，過膨張所見，様々な程度の気管支拡張像
- HRCT（高分解能 CT）（図 7.12）：細気管支領域の病変を反映したびまん性の小葉中心性の粒状影，分岐状陰影，気道壁の肥厚と拡張像

+Step up
- 低用量マクロライド療法とは，エリスロマイシンで 400〜600 mg/day，クラリスロマイシンで 200 mg/day の投与が一般的である.
- 肺胞は過膨張であっても構造は正常に保たれており，静肺コンプライアンスと肺拡散能は正常に保たれる．このような形態学的機能的異常は，換気血流比不均等分布をもたらし，低酸素血症が早期から出現する.
- さらに病変が進行すると，呼吸仕事量の増大による呼吸筋疲労が加わって肺胞低換気を生じ，高炭酸ガス血症を伴って呼吸性アシドーシスとなる.

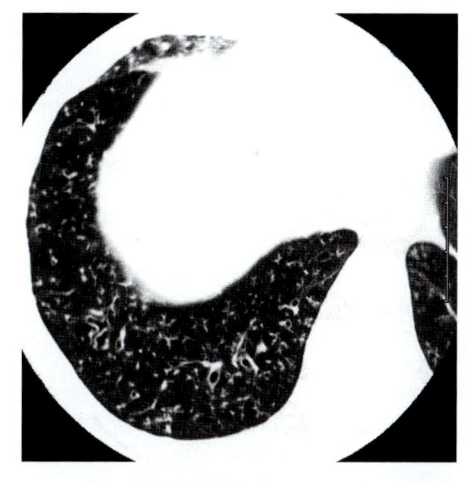

図 7.12 びまん性汎細気管支炎の HRCT 像．細気管支領域の病変が小葉中心性に分布する径数 mm の粒状影としてびまん性に認められる.

◆ ポイント

a. 慢性の気道炎症による異常
- 末梢白血球数増加
- CRP 陽性，赤沈亢進

b. 免疫学的異常
- 寒冷凝集素価の持続高値
- 血清リウマトイド因子陽性，IgA・IgG 高値

c. 呼吸機能検査，血液ガス所見
- 閉塞性換気障害（進展すると拘束性換気障害が加わる）
- 残気量・残気率の増加
- 低酸素血症
- 拡散能は正常に保たれる

3.1.4 診断（表 7.8）
- 通常は臨床診断が可能で，必ずしも病理組織検査を必要としない．

3.1.5 予後
◆ ポイント
- 慢性気道感染が持続し，急性増悪を繰り返しながら呼吸不全に陥る．1980 年代前半までの予後は不良であった．1984 年の工藤らによるマクロライド療法の導入以降，予後は著しく改善し，最近の 5 年生存率は 90％以上となっており，早期に診断し治療を開始すれば治りうる疾患である．

3.1.6 治療（基本療法）
- 喀痰中の細菌の種類にかかわらずエリスロマイシンなどのマクロライド系抗菌薬を長期間投与することが基本療法であり，早期の症例ほどより高い臨床効果が得られる．

◆ ポイント
- マクロライド系抗菌薬のうち，現在までに本症に対する有効性が確認されているのは 14 員環マクロライドであり，16 員環マクロライドは無効である．エリスロマイシンによる副作用や薬剤相互作用がある場合，あるいはエリスロマイシン無効例では，14 員環ニューマクロライドの投与を試みる．
- 臨床効果は 2～3 ヵ月以内に認められることが多いが，最低 6 ヵ月は投与してその臨床効果を判定する．

表 7.8 びまん性汎細気管支炎診断の手引き．

```
1. 主要臨床所見
   1) 必須項目
      ①臨床症状：断続性の咳嗽・喀痰，および労作時息切れ
      ②慢性副鼻腔炎の合併ないし既往
      ③胸部エックス線：両肺のびまん性散布性粒状影，胸部 CT：両肺のびまん性小葉中心性粒状病変
   2) 参考項目
      ①臨床聴診所見：断続性ラ音，多くは coarse crackles，ときに連続性ラ音（wheezes, rhonchi）や squawk を
        伴う
      ②呼吸機能および血液ガス所見：1 秒率低下（70％以下）および低酸素血症（80 Torr 以下）
      ③血液所見：寒冷凝集素価高値
2. 臨床診断
   1) 診断の判定
      確実：上記主要所見のうち必須項目①，②，③に加え，参考項目の 2 項目以上を満たすもの
      ほぼ確実：必須項目①，②，③を満たすもの
      可能性あり：必須項目のうち①，②を満たすもの
   2) 鑑別診断
      鑑別診断上注意を要する疾患は，慢性気管支炎，気管支拡張症，線毛不動症候群，閉塞性細気管支炎，嚢胞性線維
      症などである．病理組織学的検査は，本症の確定診断上有用である．
```

厚生省特定疾患「びまん性肺疾患分科会」平成 10 年度報告書より引用．

+ Step up
- マクロライド薬のびまん性汎細気管支炎への効果は，本来の抗菌作用以外のメカニズムが考えられている．そのメカニズムの究明にあたり，以下のような新作用が提唱されている．
    - 気道上皮細胞の水・ムチン分泌抑制
    - 気道上皮細胞の接着分子・サイトカイン発現抑制
    - 好中球遊走能抑制
    - 好中球活性化抑制
    - リンパ球，マクロファージの活性調節
    - 細菌機能への作用，など

3.1.7 急性増悪への対応
- 気道感染による急性増悪の多くはインフルエンザ桿菌や肺炎球菌によるため，ペニシリン系，セフェム系，ニューキノロン系抗菌薬を用い対応する．緑膿菌感染症の場合は，抗緑膿菌抗菌薬を用いる．

◆ ポイント
- 起炎菌の完全な除菌が目的ではなく，薬剤耐性化を防ぐため投与期間は2週間程度とし，マクロライドはそのまま併用する．

3.2 ✚ 閉塞性細気管支炎

3.2.1 病態
- 閉塞性細気管支炎は，末梢気道である細気管支領域に閉塞を生じ，急性・慢性の閉塞性換気障害をきたすきわめて難治性の疾患である．

◆ ポイント
- 原因として，有毒ガス吸入，自己免疫性疾患，膠原病（関節リウマチなど），骨髄移植を含む臓器移植，健康食品として用いられていたアマメシバ，薬剤などがある．原因不明の特発性のものもある．

+ Step up
- 今後，骨髄移植や心肺移植が増えることにより症例の増加が予想される．
- 病理学的には，細気管支の壁や周囲の線維化，瘢痕化により内腔が閉塞される病態である．
- 細気管支内腔への器質化組織のポリープ様突出が肺胞にまで進展し，器質化肺炎を示す cryptogenic organizing pneumonia (COP) は，かつては bronchiolitis obliterans organizing pneumonia (BOOP)（閉塞性細気管支炎を伴う器質化肺炎）とよばれていた病態であるが，臨床症状，経過，治療に対する反応性から閉塞性細気管支炎とは区別される．

3.2.2 症状
- 乾性咳嗽や労作時の呼吸困難を示す．

◆ ポイント
- 気管支喘息として治療を受けていた症例もある．
- 病変の進行により細気管支閉塞部位より中枢の気管支拡張症，繰り返す気道感染，胸腔内圧の上昇による気胸，縦隔気腫などが出現する．

3.2.3 検査
- 閉塞性換気障害（1秒量の低下）を示す．
- 閉塞性換気障害は気管支拡張薬では改善が乏しい．
- 末梢肺での空気とらえ込み（air trapping）を反映し，全肺気量，残気量が増加する．
- 胸部エックス線写真では正常ないしは過膨張を呈するのみである．
- HRCTでモザイク状の低吸収域が認められ，呼気，吸気で比較するとより明瞭となる．

◆ ポイント
- HRCT では，正常気道を有する肺胞領域は呼気時に濃度が上昇するが，細気管支が閉塞している領域では air trapping のために透過性が高いまま残り，濃度差としてモザイク様となる．

- 肺換気・血流シンチグラフィーで多発性陰影欠損を認めることがある．

3.2.4 診断
- 確定診断には組織診断が重要であるが，多くが低肺機能であり，外科的生検は困難である．
- 外科的生検を行っても診断が難しい例がある．
- HRCT が有用である．

◆ ポイント
- 気管支喘息，肺血栓塞栓症，他の末梢気道病変を呈する疾患が鑑別となる．

3.2.5 治療
- 一般的には不可逆性で予後不良である．治療法は確立されたものはない．
- 薬剤や食品が原因と考えられる場合は中止する．

◆ ポイント
- 副腎皮質ステロイド，免疫抑制薬が試みられる．
- 対症的に気管支拡張薬，去痰薬，抗菌薬が用いられるが，改善には乏しく，不可逆的で予後不良である．
- 進行例では，呼吸不全に対する対応と感染に対する対応が治療の中心となる．

〈植松和嗣〉

4 気管支拡張症 bronchiectasis

4.1 病態

- 気管支壁の成分が炎症等により破壊されることで生じた気管支の異常な拡張が非可逆的に存在する状態である．様々な基礎疾患が含まれる（表7.9）．
- 拡張した気管支の形状から，1）円柱状，2）数珠状，3）囊胞状に分類される．病変の進展があると，この順に形状が変化することが多い．

◆ ポイント
- 原発性線毛運動不全症（primary ciliary dyskinesia, dyskinetic cilia syndrome）：全身の線毛の微細構造の先天的異常に基づく疾患で，線毛を有する器官の様々な異常を生じ，上・下気道の慢性感染症，不妊症などが高頻度に認められる．Immotile cilia 症候群ともよばれる．気道の線毛の微細構造の異常により線毛運動の欠如や周囲の線毛間との協調性の乱れが原因で気道のクリアランスが障害され，気道の慢性炎症や繰り返す感染を起こす．気管支拡張症の先天的成因となる．
- Kartagener（カルタゲナー）症候群：内臓逆位，副鼻腔炎，気管支拡張症を三徴とする症候群で，原発性線毛運動不全症の一部である．
- 慢性の細菌性下気道感染症に続発して気管支拡張症がみられる．COPD，びまん性汎細気管支炎，閉塞性細気管支炎など．
- 原因を問わず気管支拡張症に慢性下気道感染が加わると，病変は進行性である．

表 7.9 気管支拡張症の成因.

	先天性	後天性
構造異常	気管・気管支軟骨異常（Williams-Campbell 症候群など）	幼小児期の感染症（麻疹，百日咳，肺炎など），炎症による気道の破壊（慢性下気道感染症，肺結核，非結核性抗酸菌症など），気道閉塞（腫瘍，異物など）
機能異常	原発性線毛運動不全（Kartagener 症候群など），気道粘液の異常（囊胞性線維症），原発性免疫不全	二次性線毛運動不全，二次性免疫不全

Step up

a. 囊胞性線維症（cystic fibrosis）
- 消化器（膵臓，胆管，消化管など），汗腺，生殖器，気道など全身の外分泌器の機能障害をきたす疾患である．
- 第 7 染色体にある CFTR（cystic fibrosis transmembrane conductance regulator）遺伝子の異常により発症し，常染色体劣性遺伝の形式をとる．痰が粘稠となり気道を閉塞し，感染を繰り返し，気管支拡張を引き起こす．
- 予後不良な致死的疾患であり，死因の多くは難治性の慢性下気道感染症による呼吸不全である．白人に多く，アジア系民族には稀である．

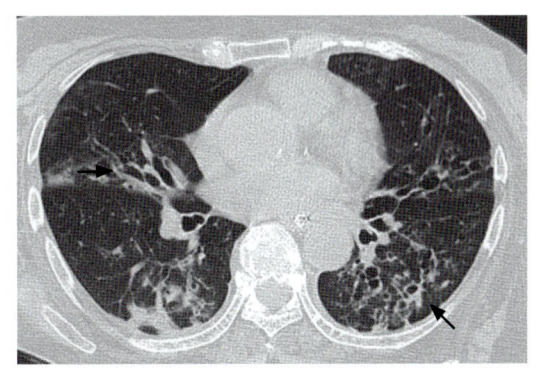

図 7.13 気管支拡張症の CT 像．伴走する肺動脈径に比して径の拡張した気管支（矢印）を認める．

4.2 症状

- 慢性の咳嗽，膿性痰の排出，血痰，喀血，発熱，易疲労感，体重減少，呼吸困難などが見られる．感染が加わると喀痰量は増加することが多い．

◆ポイント
- 慢性副鼻腔炎を伴う場合があり，副鼻腔気管支症候群（sinobronchial syndrome）の一病型と認識される．ときに慢性下気道感染が急性増悪する．

4.3 診断

- 気管支拡張症の診断は，自覚症状や胸部エックス線写真で気管支拡張を疑い，CT 検査で気管支拡張を確認することによりなされる（図 7.13）．

◆ポイント
a. 胸部エックス線所見
- 肥厚した気管支壁を反映した電車の軌道に似た tram line（平行な線状陰影）
- 囊状に拡張した気管支による輪状影など

b. CT 画像所見
- 分岐するにつれて通常認められる気管支径減少の消失
- 伴走する肺動脈径に比しての気管支径の増大
- 気管支壁の肥厚など

c. 病変の広がりによる分類
- 限局性気管支拡張症
  - 中葉・舌区タイプ
  - 他の部位の限局性タイプ
- びまん性気管支拡張症

d. 中葉（舌区）症候群

- 右肺中葉あるいは左肺舌区の両方または片方に認められる，慢性気道病変により虚脱・無気肺，気管支拡張に至った病態をいう．明らかな原因は不明であるが，中葉，舌区気管支の走向などの解剖学的な問題に起因するともいわれている．
- 一般に非腫瘍性かつ非閉塞性無気肺である．
- 中高年女性では非結核性抗酸菌（MAC）がしばしば病変部に存在する．

4.4 ✚ 治療

- 貯留する痰への対応，気道感染の急性増悪への対応，血痰・喀血への対応を要する．

◆ポイント

- 持続する喀痰の排出に対しては，びまん性汎細気管支炎で使用される低用量マクロライド療法が試みられることがある．また，気道内の貯留物の排出を促すために体位ドレナージ，去痰薬の投与が行われる．
- 気道感染の急性増悪に対しては，細菌を広域にカバーする抗菌薬を用いる．
- 血痰や少量の喀血時は止血薬等で対症的に治療を行うが，大量喀血時には気道の確保を行い，CT により出血部位の確認に努める．止血薬投与などの内科的治療による管理が困難であれば，気管支動脈造影・気管支動脈塞栓術を行う．
- 急性増悪や喀血を繰り返し，病変が限局している場合は，外科的治療を検討する場合もある．

―――――✚ 植松和嗣

✚5 肺分画症 pulmonary sequestration

5.1 ✚ 概念

- 正常気管支との交通がなく，大循環系からの異常動脈から血液供給を受ける，正常肺とは別の異常な肺組織（分画肺）を呈する先天性疾患である．

◆ポイント

- 分画肺が正常肺と共通の胸膜で被包されている肺葉内肺分画症（intralobar pulmonary sequestration）と，正常肺とは別の固有の胸膜を有する肺葉外肺分画症（extralobar pulmonary sequestration）に分類される（表7.10，図 7.14）．

5.2 ✚ 発生機序

◆ポイント

- 胎生期の前腸（foregut）の発達異常で，正常肺芽の尾側に副肺芽が形成されるのが起源とされる．Pryce による牽引説（大動脈からの異常動脈が肺原基の一部を牽引し分画肺を形成する）などが提唱されている．

5.3 ✚ 症状

- 肺葉内肺分画症の場合，正常気道と交通をきたし感染を繰り返し，咳嗽，喀痰，発熱，血痰などを呈する．
- 肺葉外肺分画症の場合，60%に他の先天異常

表 7.10 肺葉内肺分画症と肺葉外肺分画症の比較.

	肺葉内肺分画症	肺葉外肺分画症
頻度	75%	25%
年齢	半数は 20 歳以上	半数は 1 歳未満
性差	なし	男性に多い（男：女＝3〜4：1）
発生側	左側 60%（左下葉 S^{10})	左側 90%（下葉と横隔膜の間）
合併奇形	稀	横隔膜ヘルニア
被包胸膜	正常肺と同じ	固有胸膜
動脈血供給	大動脈	大動脈
還流静脈	肺静脈	奇静脈，下大静脈
気管支との交通	稀にある（二次的に）	ない

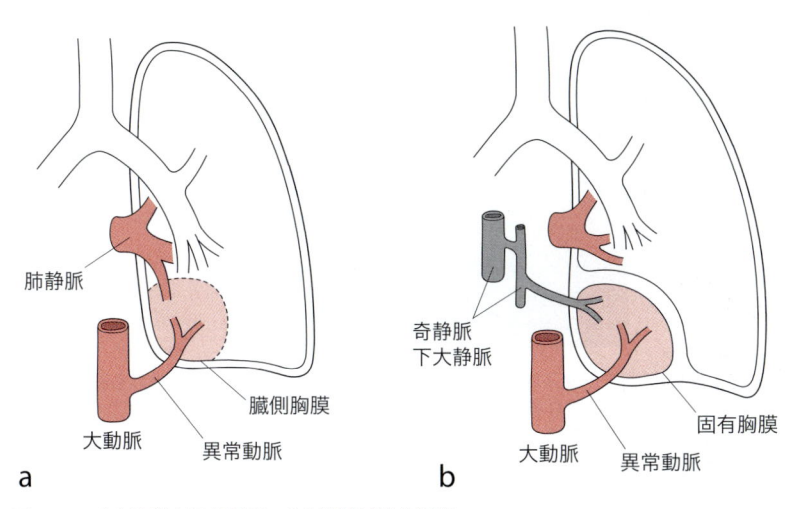

図 7.14　(a) 肺葉内肺分画症，(b) 肺葉外肺分画症.

（横隔膜ヘルニア，囊胞状腺腫様奇形など）を合併し，乳幼児期に呼吸困難で発見される．
- 合併異常がない肺葉外肺分画症の場合，呼吸器症状は乏しく，成人期に無症状で検診にて発見されることがある．

5.4 ✚ 病理

- 囊胞状の気管支拡張性変化，閉塞性肺炎様所見，動脈硬化を伴う異常動脈を認める．

5.5 ✚ 診断

- 大循環系からの異常動脈の同定と，異常肺領域が正常気管支と交通のないことを確認する．

◆ ポイント（図 7.15）
- 胸部エックス線像は，感染がない場合は肺葉内肺分画症，肺葉外肺分画症ともに下肺野に腫瘤影を呈する．
- CT では腫瘤陰影を呈するが，感染合併時には液面形成を伴う多数の囊胞性陰影や気管支拡

第7章 気道系疾患

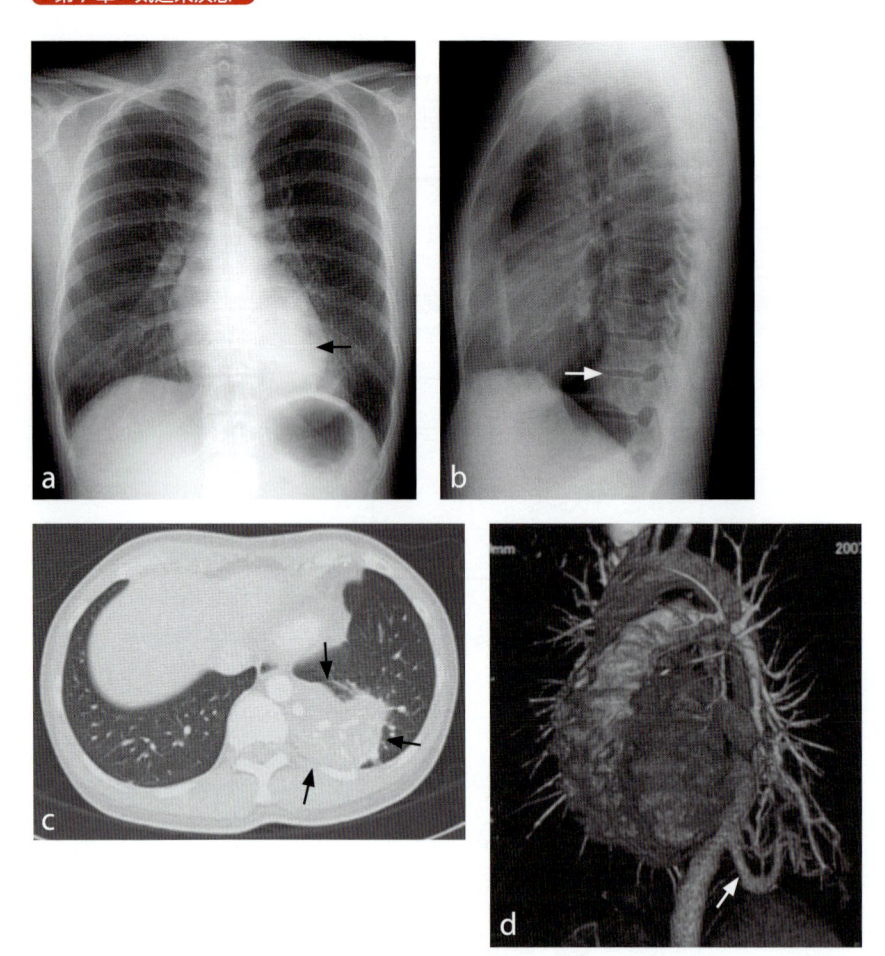

図 7.15 左下葉 S^{10} の肺葉内肺分画症．**(a)** 胸部単純エックス線写真の正面像では，左下肺野の心陰影に重なる部位に腫瘤様陰影を認める（矢印）．**(b)** 側面像では，背側下部胸椎に重なる部位に腫瘤様陰影を認める（矢印）．**(c)** 胸部CT（肺野条件）では，左下葉 S^{10} 領域に腫瘤陰影とその周囲の浸潤影を認める（矢印）．**(d)** 胸部CT（縦隔条件）の3次元構築画像では，胸部下行大動脈から分岐する異常動脈が描出されている（矢印）．

張像を認める．
- 最近は血管造影の代わりに造影CTやMRIが頻用されている．

+Step up

- 肺底動脈大動脈起始症：気管支走行は正常であるが，大循環系の異常動脈が正常肺組織の一部を灌流する．最近は，肺分画症とは別に扱われる．
- 気管支肺前腸奇形：肺分画症で，異常気管支が前腸由来の消化管（食道，胃）と交通を有するものをいう．

5.6 ➕ 治療

- 一般的には肺葉内肺分画症，肺葉外肺分画症ともに外科的切除（分画肺切除，肺葉切除など）の適応である．

➕ 石田博徳

6 無気肺 atelectasis

6.1 概念

- 肺の含気が低下し，肺が虚脱した状態のことである．肺の様々な疾患により生じうる病態である．

◆ ポイント

- 発生の原因から，閉塞性無気肺，圧迫性無気肺，粘着性無気肺，瘢痕性無気肺に分類される．
- 閉塞性無気肺：気道の閉塞により，その末梢領域の肺の含気が低下した状態．原因として，痰などの気道内分泌物，腫瘍，異物などがある．
- 圧迫性無気肺：肺が外部から圧迫されて生じる肺の含気の低下のこと．原因として，気胸，胸水，縦隔腫瘍，大動脈瘤などがある．
- 粘着性無気肺：サーファクタントの減少により肺胞に含気がなくなった状態．新生児呼吸促迫症候群（IRDS），急性呼吸促迫症候群（ARDS），高濃度酸素吸入などにより生じる．
- 瘢痕性無気肺：間質の線維化などにより肺が硬くなった状態．肺結核後遺症，間質性肺炎や放射線肺炎などで見られる．

+ Step up

- 円形無気肺：臓側胸膜の病変によって生じる円形ないし類円形の無気肺のこと．石綿曝露歴があることが多い．肺癌や結核などとの鑑別が必要となる．
- 中葉（舌区）症候群：本章 4 節「気管支拡張症」を参照．

6.2 症状

- 無気肺の原因，範囲，発症が急性か慢性かにより症状は異なる．急速に発症した無気肺では，呼吸困難，胸部圧迫，胸痛などを訴える．咳嗽や喀痰を伴うことが多い．

+ Step up

- 円形無気肺など慢性的に経過する無気肺は症状がないことも多い．

6.3 身体所見

- 無気肺が広範囲（たとえば一側肺）にわたる場合，呼吸音の低下，声音震盪の低下を認める．打診音は濁音を呈する．肺葉性無気肺は代償性過膨張のため，これらの所見は認めない．

6.4 検査

- 胸部エックス線写真で，虚脱した肺葉，区域に一致した透過性の低下が認められる．

◆ ポイント

- 胸部エックス線写真：無気肺のエックス線所見の模式図を示す（図 7.16）．心臓，大血管，横隔膜などのシルエットサインの有無の理解が，無気肺の発生している部位の把握には重要である（図 7.17，7.18）．側面像も無気肺の部位の同定の参考になる（図 7.19）．
- 胸部エックス線写真における無気肺の二次性変化としては次のようなことが挙げられる（図 7.20）：
  - 横隔膜陰影の挙上
  - 患側への縦隔の偏位
  - 健側肺の代償性過膨張
  - 患側の肋間の狭小化
  - 気管支含気像（air bronchogram）の欠如．
- 胸部 CT：無気肺の範囲や，無気肺の原因（腫瘍など）の検索に必要である（図 7.21）．

第7章　気道系疾患

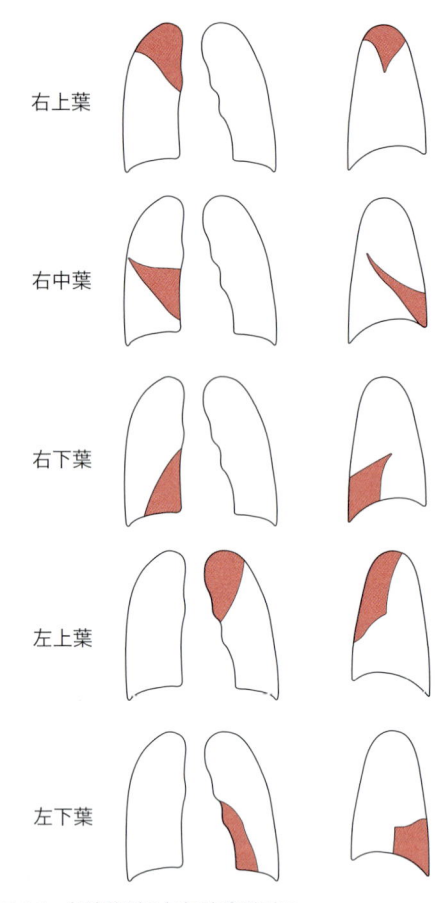

図 7.16　各肺葉別の無気肺陰影所見.

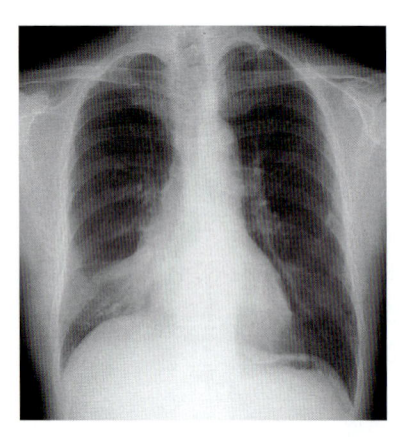

図 7.17　右中葉無気肺．右第 II 弓のシルエットサインが陽性である．

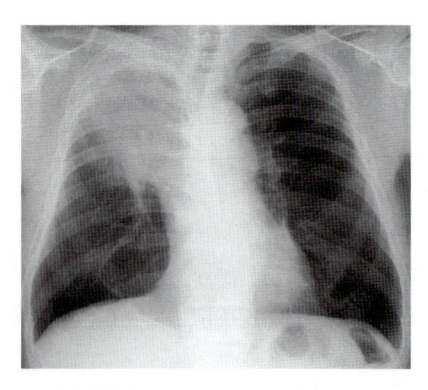

図 7.18　右上葉無気肺．右第 I 弓のシルエットサインが陽性である．二次性変化として，気管の右側への偏位も認められる．

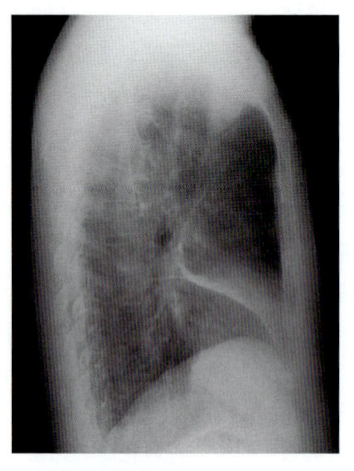

図 7.19　右中葉無気肺側面像．

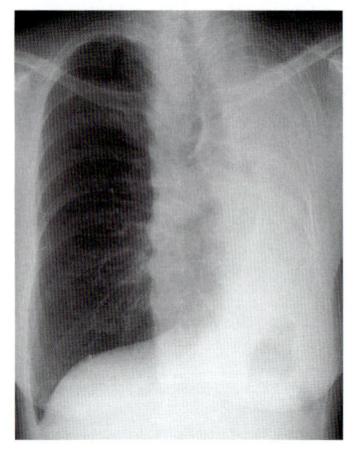

図 7.20　左主気管支の腫瘍により生じた左肺の閉塞性完全無気肺．二次性変化として，健側肺の代償性過膨張，縦隔の左側への偏位が認められる．また，胃泡の位置から左横隔膜の挙上が推測される．

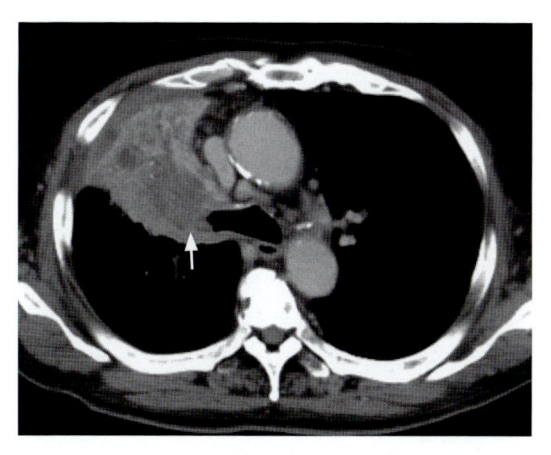

図 7.21 図 7.18 の症例の造影 CT．右上葉支入口部に腫瘍（矢印）があり，それにより無気肺が生じたと考えられる．

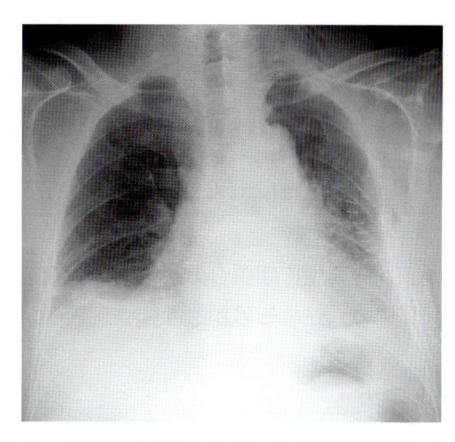

図 7.22 左肺癌手術後に生じた右中下葉無気肺．右第 II 弓と横隔膜のシルエットサインが陽性であり，中葉および下葉に無気肺が生じたことが推測できる．術後に喀痰排出が不十分な場合は無気肺の発生に留意する必要がある．

- 気管支鏡：痰，腫瘍，異物などの無気肺の原因を明らかにするために必要である．気管支鏡下に行う痰や異物の除去は治療に直結する．また，採取した組織や細胞の病理学的検索や痰の細菌培養も，治療方針を立てるうえで有用な検査である．
- 呼吸機能検査：慢性的に経過し無気肺が広範囲に及ぶものでは，拘束性障害を呈する．
- 動脈血ガス分析：無気肺が広範囲であれば，右→左シャントの増加により一般に PaO_2 の低下をきたす．頻呼吸を呈する場合があり，この場合 $PaCO_2$ の低下も認める．
- 肺胞気動脈血酸素分圧較差（$AaDO_2$）は増大する．

6.5 ✚ 治療

- 無気肺の原因により治療は異なる．原疾患の治療が無気肺の治療に直結する．

◆ ポイント
- 閉塞性無気肺：原因となる痰や異物を内視鏡的に除去する．腫瘍による閉塞では手術，放射線治療，内視鏡的なレーザー治療などがある．痰の除去のためには体位ドレナージなども行う．手術後に痰の喀出困難のため無気肺になることがある（図 7.22）．特に低肺機能患者，重喫煙者，高齢者などは早期離床，体位ドレナージ，去痰薬の投与，ネブライザーなどにより無気肺を予防する必要がある．痰が喀出困難な場合は，気管支鏡により吸引除去する．
- 圧迫性無気肺：原因が胸水や気胸であれば，ドレナージを行う．

✚ Step up
- 呼吸不全を伴うような場合において，肺の虚脱を防止するために呼気終末陽圧換気療法（PEEP）を行うことがある．
- 中葉（舌区）症候群で肺炎を反復する場合や喀血が頻回に見られる場合は手術を行うこともある．

6.6 ✚ 予後

- 予後は原疾患に依存する．

✚ 坪地宏嘉

7 気管支閉鎖症
bronchial atresia

7.1 ➕ 概念

- 気管支が限局性に閉鎖した疾患であり，先天性あるいは後天性のものが含まれる.

◆ ポイント

- 後天性の原因としては結核，サルコイドーシスなどの炎症や外傷，腫瘍などがあり，後天的要因のないものを先天性とする.
- 一般に気管支閉鎖症といえば，通常は先天性気管支閉鎖症を指す.

7.2 ➕ 病態

◆ ポイント

- 先天性気管支閉鎖症では，葉支から亜区域支レベルの気管支が閉鎖して中枢側との交通を断たれ，気管支内分泌物の貯留により末梢気管支が囊胞状・棍棒状に拡張し，粘液栓（mucoid impaction）を有する粘液瘤が形成される. また，罹患区域に限局した末梢肺は気腫性変化を呈する.
- 閉鎖部位としては区域支が多く，次いで亜区域支が多い.
- 左肺上葉が好発部位といわれてきたが，最近の報告ではどの肺葉にも発生している.
- 区域気管支が閉鎖し側副換気が十分であると，流入した空気がチェックバルブ機構により貯留して生じる末梢肺の気腫性変化を中心とした病態となる.
- 亜区域気管支の閉鎖では側副換気が生じにくく，肺気腫よりも lipid pneumonia を中心とした病態となる.

➕ Step up

- 側副換気には Kohn 孔や Lambert 管などが関与している.
- lipid pneumonia とは，気管支の閉塞によりドレナージされないサーファクタント等の脂質を貪食したマクロファージが増殖した状態である.

7.3 ➕ 病因

◆ ポイント

- 発生機序としては，気管支の栄養血管である気管支動脈の胎生期における局所的な血行障害，肺動脈による気管支の局所的圧迫，あるいは中枢部気管支芽と末梢気管支芽の癒合不全などが考えられている.
- 気管支の限局した範囲が閉鎖し，閉鎖部より末梢の気管支，肺胞の基本構造は保たれていることから，気管支の分岐が完成した後に局所的な異常によって閉鎖したと考えられている.

➕ Step up

- 肺は胎生 26 日頃，内胚葉より生じた前腸の前壁の内皮から分かれて肺芽として発生し，区域気管支は胎生 30〜40 日頃に現れ，40 日には亜区域支が発達し，15 週には区域内での気管支のほぼ完全な数が揃うといわれている.
- 気管支閉鎖は胎生 30〜40 日頃の区域気管支の発生時期に，何らかの原因で一時的な循環障害により生じると推察されている.

7.4 ➕ 症状

- 無症状であることが多いが，感染を合併すると咳嗽，喀痰，血痰，胸痛，呼吸困難，発熱など

の症状が出現する．

◆ポイント
- 成人の場合，無症状のまま胸部エックス線写真で偶然発見されることも少なくない．
- 過膨張肺による正常肺の圧迫により呼吸機能障害を呈することもある．
- 幼小児の場合，ほとんどが症状により発見され，呼吸促迫症状など比較的重篤な症状を訴えることが多い．

7.5 ➕ 検査・診断

- 典型例では胸部エックス線写真や胸部CTで肺門付近の腫瘤影とその末梢肺野の透過性亢進が，気管支鏡検査や気管支造影で気管支の分岐の欠損が認められる（図7.23）．

◆ポイント
- 診断の確定には，肺門からの気管支分岐に欠損が認められること，欠損して見える気管支は中枢側の限局した範囲が閉鎖し，閉鎖部より末梢側は拡張し，この気管支に支配される肺胞領域が存在すること，肺動脈が閉鎖部より末梢の気管支の支配領域に分布すること，大循環系から分岐する異常動脈が存在しないことを確認する必要がある．
- 胸部エックス線写真では，気道分岐に一致する棍棒状・樹枝状あるいは卵円形の陰影（腫瘤影），病変部肺野の低吸収域（透過性亢進），深吸気像での過膨張所見などを認める．
- 胸部CTでは，肺門部付近の粘液瘤とその末梢肺の気腫性変化がより明瞭に描出される．
- 気管支鏡検査では，閉鎖部の粘膜面には陥凹や色調の変化などの異常を認めないことが多い．
- 先天性気管支閉鎖症と同様に，先天性肺内嚢胞性疾患に属する気管支性嚢胞と肺葉内肺分画症が鑑別疾患に挙げられる．

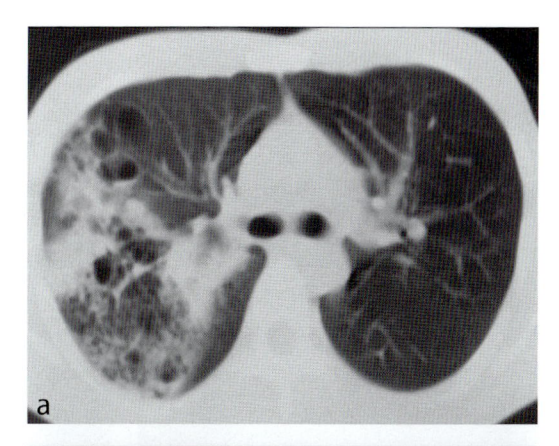

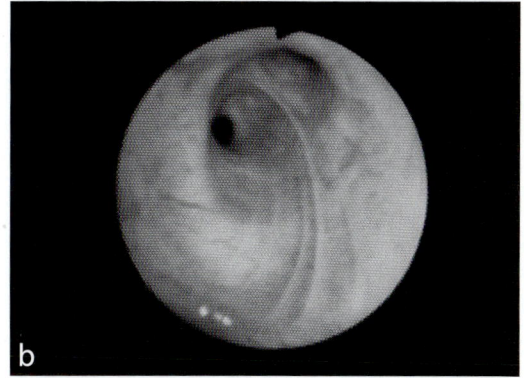

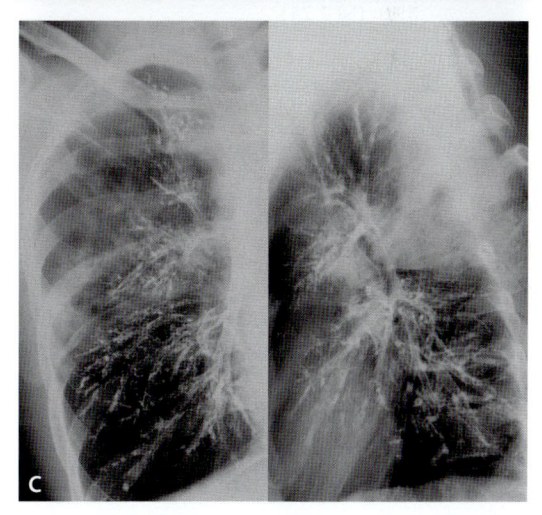

図7.23 気管支閉鎖症．**(a)** 胸部CT写真．閉塞性肺炎を合併しているため末梢に浸潤影が見られるが，右S^2に肺門部付近の粘液瘤とその末梢肺の気腫性変化を認める．**(b)** 気管支鏡検査．右B^2入口部が欠損しているが，粘膜面には陥凹や色調の変化などの異常を認めない．（カラー口絵参照）**(c)** 気管支造影．右B^2が描出されていない．

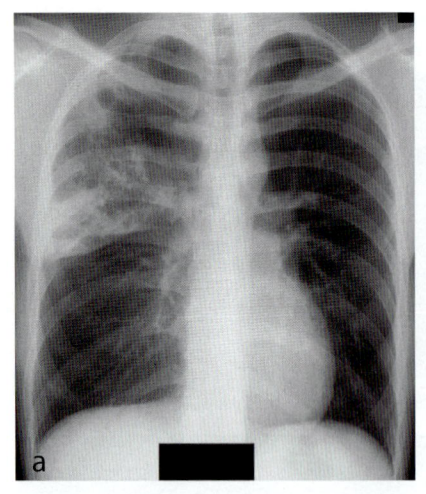

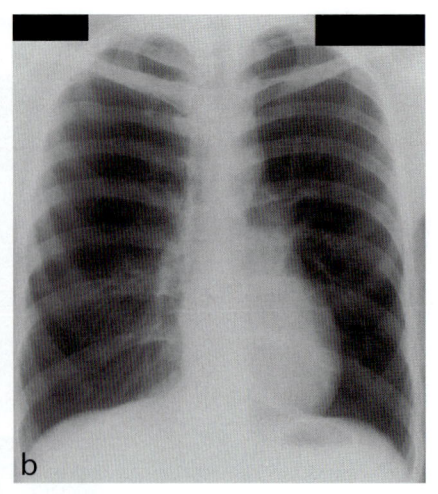

図 7.24 気管支閉鎖症の胸部エックス線写真. (a) 感染の合併により区域性の浸潤影が出現している. (b) 以前の写真では右中肺野の透過性の亢進が認められる.

+ Step up

- 感染の合併により浸潤影などが出現し，典型的所見との乖離が見られることが多いため，先天性気管支閉鎖症が鑑別診断に挙がった場合，過去の画像を参照するなど，臨床診断上の工夫が必要である（図 7.24）．
- 気管支性嚢胞では，嚢胞壁に分泌腺や軟骨などの気管支壁の構成成分が認められる．
- 肺葉内肺分画症は大循環系から分岐した異常動脈が肺内を栄養し，正常肺から分画された肺内には肺動脈が分布しない．また，肺門からの気管支に欠損は認められず，分画肺内の気管支により支配される肺胞領域が存在する．

7.6 治療

- 病変部の切除で根治可能であるため，外科的治療を考慮する．

◆ ポイント

- 無症状の場合は経過観察でもよいが，感染や呼吸機能障害を併発した場合には手術を行う．
- 予後は一般的に良好である．

―中山光男

第8章

びまん性肺疾患

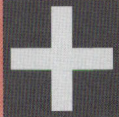

1. 特発性間質性肺炎
2. 膠原病による間質性肺炎
3. 過敏性肺炎
4. サルコイドーシス
5. 医原性肺疾患
6. 塵肺
7. Goodpasture症候群
8. 好酸球性肺炎
9. アレルギー性気管支肺アスペルギルス症
10. Wegener肉芽腫症，アレルギー性肉芽腫性血管炎（Churg-Strauss症候群）
11. Langerhans細胞肉芽腫症（肺好酸球性肉芽腫症）
12. 肺リンパ脈管筋腫症
13. 肺胞蛋白症
14. 肺胞微石症

1 特発性間質性肺炎 idiopathic interstitial pneumonias (IIPs)

1.1 概念

- 間質性肺炎とは，肺間質を病変の主座とする炎症性肺疾患の総称である．
- これらのうち，原因不明で特定の臨床病理像を示す7疾患が類型化され，特発性間質性肺炎と分類された．
- 特発性とは，原因が特定できておらず，明らかな背景疾患や基礎疾患がないという意味である．

◆ポイント

- 肺間質とは，狭義には肺胞腔を支える肺胞壁の間質を指す．広義では小葉間隔壁，気管支血管周囲，胸膜下などを含む．
- 肺実質とは肺胞上皮と肺胞腔を指す．

+Step up

- びまん性肺疾患，びまん性間質性肺炎などの用語がしばしば使用される．多くの間質性肺疾患は両側性，広汎性の分布を示し，こうした総称に含まれると考えてよい．

1.2 分類

- 表8.1の7疾患からなる．
- 表8.2にIIPsにおける臨床診断名と病理組織分類との関係を示した．IPFとAIPは両者の名称が一致していない．
- IPFの病理診断は通常型間質性肺炎（usual interstitial pneumonia: UIP），AIPはびまん性肺胞障害（diffuse alveolar damage: DAD）である．
- IPFはIIPsに含まれる7疾患のうち，最も頻度が高い．10万人あたりおよそ20人程度との推計がある．我が国ではIIPsの約半数がIPFとされる．

◆ポイント

- IIPsのうち，喫煙の関与が明らかな疾患はDIPとRB-ILDであるが，IPFも喫煙が発症の危険因子の1つと考えられている．
- 膠原病や薬剤起因性肺炎などでIIPs類似の肺病理組織像を呈する場合は，「UIPパターン」，「NSIPパターン」などと表記し，IIPとしてのUIPやNSIPなどとは区別する．

表8.1 特発性間質性肺炎の分類．

1. 特発性肺線維症（idiopathic pulmonary fibrosis: IPF）
2. 非特異性間質性肺炎（nonspecific interstitial pneumonia: NSIP）
3. 特発性器質化肺炎（cryptogenic organizing pneumonia: COP）
4. 呼吸細気管支炎関連間質性肺疾患（respiratory bronchiolitis-associated interstitial lung disease: RB-ILD）
5. 剥離性間質性肺炎（desquamative interstitial pneumonia: DIP）
6. リンパ球性間質性肺炎（lymphocytic interstitial pneumonia: LIP）
7. 急性間質性肺炎（acute interstitial pneumonia: AIP）

＋ Step up

- 国際分類には 2002 年の米国胸部疾患学会および欧州呼吸器学会の合同声明によるものがある．2010 年に日本呼吸器学会も参加し，改訂作業が進行中である．我が国でも，2004 年の第 4 次改訂診断基準があり，前者に準拠している．
- AIP と LIP は，臨床上稀である．
- IPF の発症原因は不明であるが，我が国で行われた IPF 患者ゲノムの SNPs 解析で，テロメラーゼの遺伝子座が有意な疾患関連因子であることが示唆された．

1.3 ➕ 診断（表 8.3 ～ 8.6）

- 表 8.3 に我が国の IIPs の診断基準を示した．まず，IPF かそれ以外であるのかを念頭において鑑別を進めていく．
- IIPs の診断は特定の原因を除外したうえでの，臨床所見（Clinical），画像所見（Radiological），病理組織所見（Pathological）に基づく総合診断（CRP diagnosis, multi-disciplinary diagnosis）によってなされる．
- AIP のみが急性経過で，COP は亜急性，NSIP は亜急性から慢性，その他はおおむね慢性経過を示す．
- 高分解能 CT（high-resolution CT: HRCT）所見の特徴を理解することが重要である．
- IPF の診断には外科的肺生検は必須ではない．
- IPF の診断に気管支肺胞洗浄（broncho-alveolar lavage: BAL）は必須ではないが，他疾患を除外するために有用である．IPF では NSIP や COP と異なり，リンパ球分画の増多を認めない．
- IPF 以外の IIPs の確定診断には外科的肺生検（胸腔鏡下肺生検や開胸肺生検）が必須である．

表 8.2 特発性間質性肺炎群（IIPs）における臨床診断名と病理組織分類との関係．

臨床診断名	病理組織分類
特発性肺線維症（IPF）	通常型間質性肺炎（UIP）
非特異性間質性肺炎（NSIP）	非特異性間質性肺炎（NSIP）
特発性器質化肺炎（COP）	器質化肺炎（OP）
呼吸細気管支炎関連間質性肺疾患（RB-ILD）	呼吸細気管支炎関連間質性肺疾患（RB-ILD）
剥離性間質性肺炎（DIP）	剥離性間質性肺炎（DIP）
リンパ球性間質性肺炎（LIP）	リンパ球性間質性肺炎（LIP）
急性間質性肺炎（AIP）	びまん性肺胞障害（DAD）

表 8.3 特発性肺線維症（IPF）の臨床診断基準．

以下の主診断基準のすべてと副診断基準 4 項目中 3 項目以上を満たす場合，外科的肺生検を行わなくとも，臨床的に IPF と診断される．
1) 薬剤性，環境曝露，膠原病など，原因が既知の間質性肺疾患の除外．
2) 拘束性障害（VC の低下）やガス交換障害（安静時や運動時の $AaDO_2$ の増大，安静時または運動時の PaO_2 の低下，あるいは D_{LCO} の低下）などの呼吸機能検査異常．
3) HRCT で両側肺底部・胸膜直下優位に明らかな蜂巣肺所見を伴う網状影とわずかなすりガラス様陰影．

副診断基準
1) 年齢＞ 50 歳
2) 他の原因では説明し難い労作性呼吸困難の緩徐な進行
3) 罹病期間 ≧ 3 ヵ月
4) 両側肺底部に呼気時捻髪音（fine crackles）を聴取
注：経気管支肺生検（TBLB）や気管支肺胞洗浄（BAL）を行った場合は，その所見が他疾患の診断を支持しないこと．

外科的肺生検を行った場合の IPF/UIP の確定診断基準
IPF の確定診断は，外科的肺生検（SLB）にて UIP 所見が確認され，以下の基準を満たす場合である．
1) 薬剤性，環境曝露，膠原病など，原因が既知の間質性肺疾患の除外．
2) 拘束性障害（VC の低下）やガス交換障害（安静時や運動時の $AaDO_2$ の増大，安静時または運動時の PaO_2 の低下，あるいは D_{LCO} の低下）などの呼吸機能検査異常．
3) HRCT で両側肺底部の網状陰影とわずかなすりガラス様陰影（注：画像診断上の蜂巣肺は必ずしも認めなくてもよい）．

◆ ポイント

- 病理所見のみで IIPs の各疾患を確定診断することはできない．たとえば IPF の病理像は UIP であるが，UIP を呈する肺疾患が IPF であるとは限らない．
- IIPs ではいずれも臨床症状は類似し，各疾患に特異的なものはない．乾性咳嗽，労作性呼吸困難などである．
- 労作時低酸素血症の主因は換気血流比不均等分布と肺拡散障害による．
- IIPs では進行度に応じて拘束性肺機能障害（肺活量と全肺気量の減少）が認められ，肺拡散能も低下していく．喫煙者では肺気量の減少が軽微で，気流閉塞を伴うことがある．
- いずれの IIPs でも KL-6（シアリル化糖鎖抗原-6），SP-D（サーファクタント蛋白-D），LDH（乳酸脱水素酵素）が上昇しうる．
- 血清自己抗体（リウマチ因子，抗核抗体など）は IPF の 10 ～ 20% に陽性となる．抗体価が高ければ，膠原病の存在を疑う．
- IIPs と診断される症例の一部には，肺病変先行型の膠原病や未診断の過敏性肺炎などが含まれている．

表 8.4　特発性間質性肺炎群（IIPs）の診断において鑑別の必要な他疾患．

1. 心不全
2. 肺炎（特に非定型肺炎）
3. 既知の原因による急性肺損傷
4. 膠原病
5. 血管炎
6. サルコイドーシス
7. 過敏性肺炎
8. 塵肺
9. 放射線肺炎
10. 薬剤性肺炎
11. 好酸球性肺炎
12. びまん性汎細気管支炎
13. 癌性リンパ管症
14. 肺胞上皮癌
15. 肺リンパ脈管筋腫症
16. 肺胞蛋白症
17. Langerhans 細胞組織球症

+ Step up

- KL-6 は細胞表面にあるムチンで，II 型肺胞上皮細胞表面に多量に存在する．
- KL-6 は肺腺癌でも上昇することがある．
- SP-D，SP-A はサーファクタント蛋白である．

表 8.5　特発性間質性肺炎群（IIPs）の臨床的特徴．

疾　患	発症様式	エックス線画像所見	ステロイド反応性	予　後
IPF	慢性	下肺・背側・外套領域優位の網状影，小輪状影，すりガラス様陰影	不良	不良
NSIP	亜急性～慢性	びまん性すりガラス様陰影，網状影	良好，ときに不良	良好，ときに不良
COP	亜急性	非区域性肺胞性陰影，すりガラス様陰影	良好	良好
AIP	急性	びまん性すりガラス様陰影	不良，ときに奏効	不良，ときに奏効
DIP	慢性	下肺優位すりガラス様陰影	良好，ときに不良	良好，ときに不良
RB-ILD	慢性	小葉中心性小斑状陰影，すりガラス様陰影	良好	良好
LIP	慢性	びまん性すりガラス様陰影，小葉間隔壁肥厚	良好，ときに不良	良好，ときに不良

表 8.6　特発性間質性肺炎群 (IIPs) の肺病理組織像の特徴.

疾　患	小葉内分布	病変の時相	胞隔炎	線維芽細胞巣	肺胞腔内マクロファージ	気腔内線維化	顕微鏡的蜂巣肺	硝子膜
UIP	斑状，不均一，小葉辺縁	不均一	軽度，斑状	多数	巣状	稀	高頻度	なし
NSIP	びまん性，均一	均一	びまん性，多彩	稀	巣状	しばしば	通常なし	なし
COP	斑状	均一	中等度	なし	ときに	多数	なし	なし
DAD	びまん性，均一	均一	軽度	なし	なし	器質化期，びまん性	なし	高頻度
DIP	びまん性，均一	均一	軽度	稀	びまん性	なし	稀	なし
RB-ILD	小葉中心	均一	軽度	なし	細気管支周囲	なし	なし	なし

1.4 特発性肺線維症（IPF）(図8.1)

- IPF は有効な治療法が確立されていない致死的疾患である．
- 主に 50 歳以上が罹患し，男性に多い．
- 乾性咳嗽や労作性呼吸困難を主症状とするが，発症は緩徐である．病変が軽度であれば無症状である．
- 吸気時断続性ラ音（捻髪音，fine crackles）が特徴で，90％で聴取される．ばち指を 50％前後に認める．
- 進行すると肺線維化のため肺容積が減少し，慢性呼吸不全，肺高血圧，肺性心などを併発する．
- 肺線維化が進行しても，終末期までは $PaCO_2$ は上昇しない．
- エックス線画像上の特徴は，両側性で下肺野・背側・胸膜下優位に分布する網状影，すりガラス様陰影，小輪状影である．直径 3～10 mm の 2 層以上に連なる輪状影の集合を蜂巣（honeycomb）肺とよぶ．
- 病理組織像は通常型間質性肺炎（UIP）である．
- UIP の病理像の特徴の 1 つに線維芽細胞巣（fibroblastic focus）がある．強い肺線維化部分に接して見られる線維芽細胞の集簇巣で，他の IIPs では線維化の強い NSIP 以外にはほとんど認められない．

◆ ポイント

- 蜂巣肺は，肺胞壁の線維化による肺胞腔の虚脱のため代償性に拡張した肺胞道や呼吸細気管支からなる．
- 周囲肺の虚脱線維化によって，より中枢レベルの気管支が拡張する現象を牽引性気管支拡張とよぶ．
- 病理像の特徴は病変の時相と空間分布の不均一性である．小葉辺縁部に病変が強く，蜂巣肺と正常肺が隣接する．

+Step up

- IPF には重症度分類判定表がある（表 8.7）．重症度 III 以上で公費での医療費負担の対象となる．
- UIP の病理像を示す他疾患には，膠原病，薬剤起因性肺炎，慢性過敏性肺炎，アスベスト肺，家族性肺線維症，Hermansky–Pudlak 症候群などがある．

1.5 非特異性間質性肺炎（NSIP）
(図8.2)

- NSIP は種々の程度で胞隔炎や肺胞壁の線維化を示すびまん性間質性肺炎である．
- IPF ほど線維化や蜂巣肺は顕著でなく，COP ほどの器質化は認めない．

第8章 びまん性肺疾患

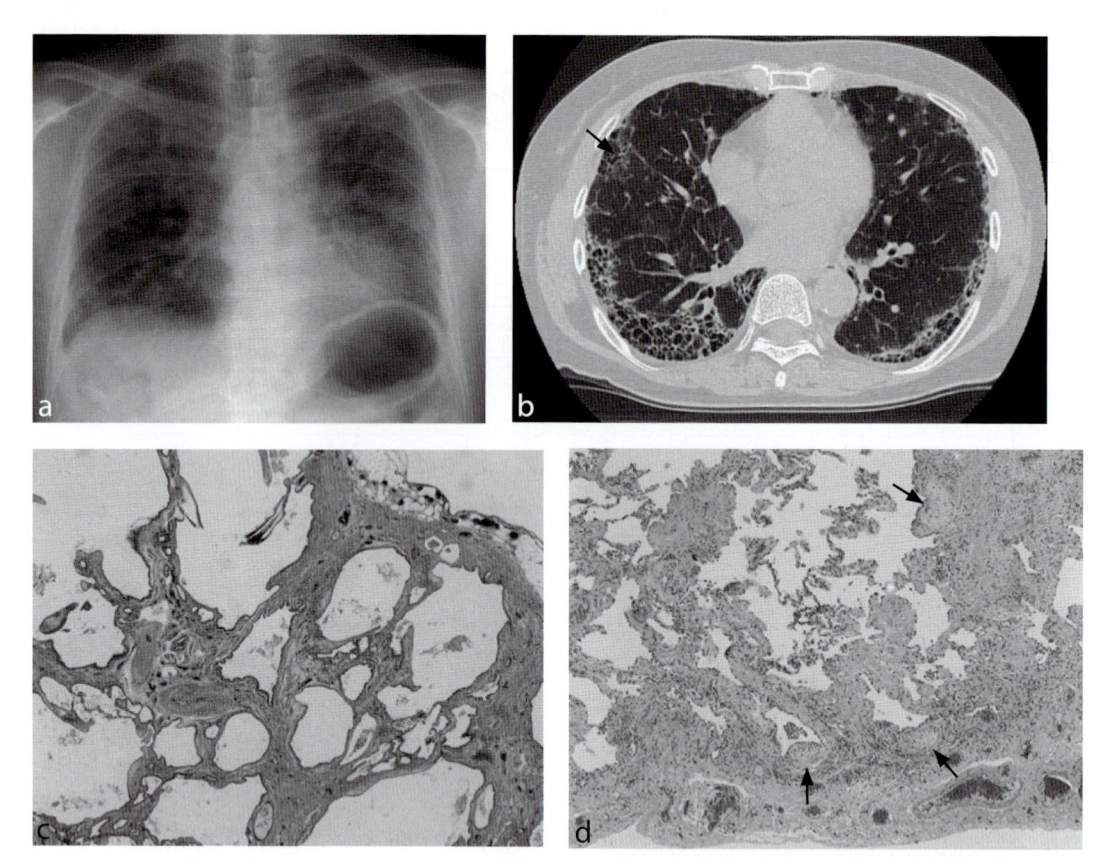

図 8.1 特発性肺線維症（IPF）のエックス線画像，CT 画像所見と肺病理組織所見．**(a, b)** 特徴的な分布を示す網状影，すりガラス様陰影が顕著で，肺容積減少を認める．CT では両側下肺背側胸膜直下主体の蜂巣肺，牽引性気管支拡張像（矢印）を認める．**(c, d)** UIP の病理像（ヘマトキシリン・エオジン染色）．**(c)** 蜂巣肺所見．喫煙歴があり，黒色の炭粉沈着が認められる．**(d)** 小葉辺縁優位の顕著な線維化．矢印が線維芽細胞巣で，虚脱線維化部分に接して多数認められる．図の中心部には，同一小葉内で強い線維化部分に隣接して存在する正常に近い肺胞組織を認める（時相・空間的不均一分布）．（カラー口絵参照）

表 8.7 特発性肺線維症（IPF）の重症度分類判定表．

新重症度分類	安静時 PaO_2	6 分間歩行時 SpO_2
I	80 Torr 以上	
II	70 Torr 以上 80 Torr 未満	90％未満の場合は III にする
III	60 Torr 以上 70 Torr 未満	90％未満の場合は IV にする（危険な場合は測定不要）
IV	60 Torr 未満	測定不要

1. 特発性間質性肺炎

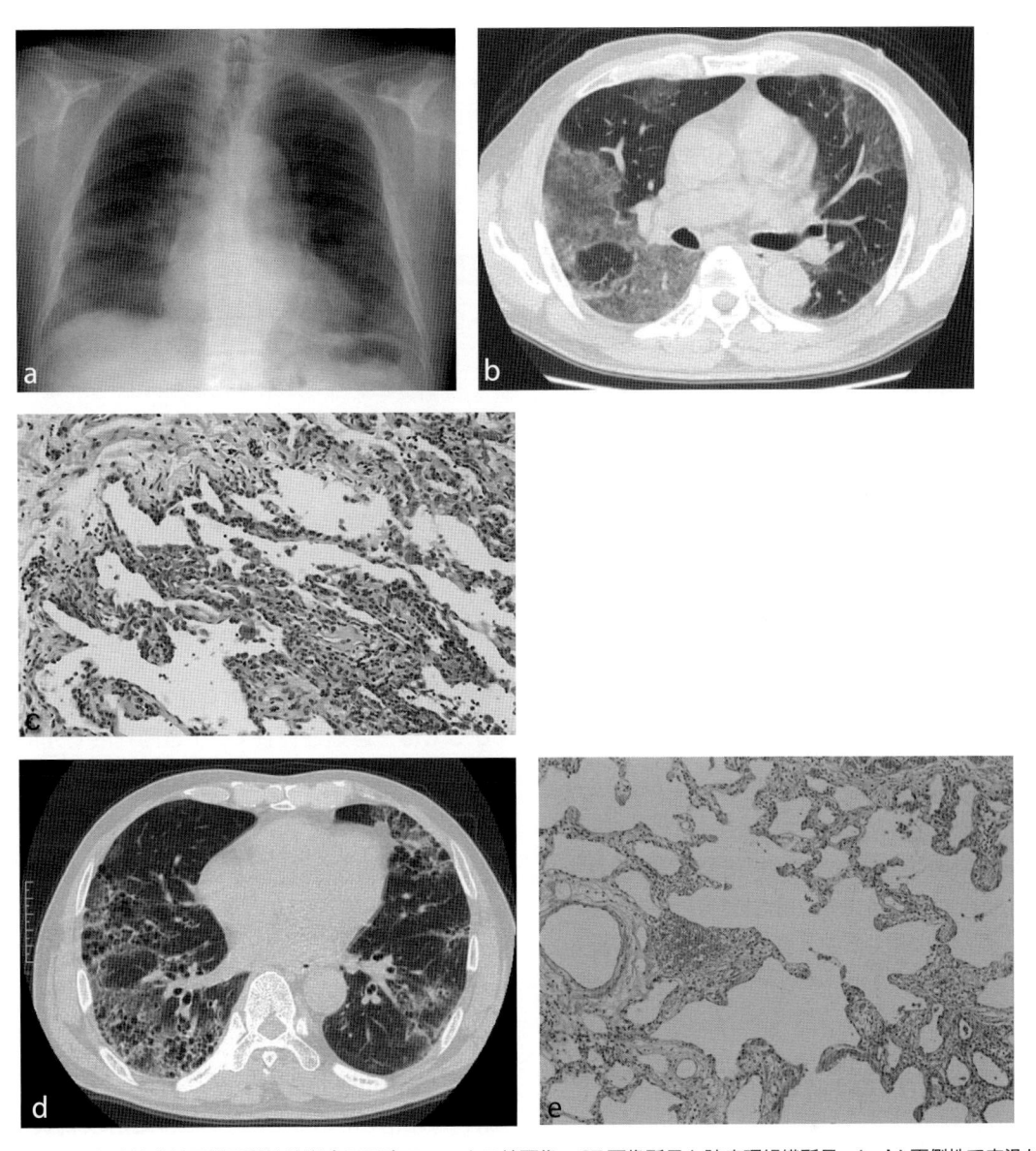

図 8.2 細胞性非特異性間質性肺炎（cNSIP）のエックス線画像，CT 画像所見と肺病理組織所見．**(a, b)** 両側性で広汎なすりガラス様陰影が主体である．**(c)** 単核炎症細胞浸潤による肺胞壁の肥厚が主体で，均一な時相を示す cNSIP の所見である（ヘマトキシリン・エオジン染色）．（カラー口絵参照）**(d, e)** 線維化性非特異性間質性肺炎（fNSIP）の CT 画像所見と肺病理組織所見．**(d)** CT ではすりガラス様陰影が主体であるが，病変部分には多数の小輪状影を伴う．この主体は，周囲肺の虚脱線維化による牽引性気管支拡張像である．**(e)** 病理像では，肺胞壁への単核炎症細胞浸潤に加え，膠原線維の増加による肺胞壁のびまん性肥厚像が認められる．時相は均一で，fNSIP の所見である．（カラー口絵参照）

- 肺胞壁の炎症が主体で線維化が乏しい場合，細胞性非特異性間質性肺炎（cellular NSIP：cNSIP）と，線維化が主体の場合，線維化性非特異性間質性肺炎（fibrotic NSIP：fNSIP）とよぶ．
- 両者の混在型もあり，cNSIP から fNSIP への移行がありうる．
- HRCT では比較的広汎で均一なすりガラス様陰影や網状影を示すことが多い．
- 病理像の特徴は，時相が均一であることである．

◆ ポイント

- 診断には外科的肺生検が必須．
- 線維化の程度に応じて牽引性気管支拡張像や蜂巣肺を認める．
- 気管支肺胞洗浄液（BALF）中では，総細胞数とともにリンパ球分画が増加する．
- NSIP の病理像を示す他疾患には膠原病，薬剤起因性肺炎，過敏性肺炎，感染症，免疫不全（HIV 感染を含む）などがある．

+Step up

- 気管支血管束の肥厚など広義間質に病変が目立つ症例があり，一部には肺病変先行型の膠原病などが含まれると推測される．

1.6 ✚ 特発性器質化肺炎（COP）
（図 8.3）

- 元々は閉塞性細気管支炎，器質化肺炎，胞隔炎（肺胞壁へのリンパ球浸潤）を三徴とし，bronchiolitis obliterans oraganizing pneumonia（BOOP）としてまとめられていた疾患である．その後 COP とよばれるようになった．
- 病理像では均一な時相を示す．
- BALF 中では総細胞数とリンパ球分画が増加し，T 細胞の CD4 陽性／8 陽性比は低下することが多い．

◆ ポイント

- 確定診断には外科的肺生検が必須とされるが，TBLB で器質化肺炎の所見が得られ，BALF で矛盾しない所見が得られれば，臨床的に COP と診断し治療を行うことは可能である．

+Step up

- 器質化肺炎の病理像を示す他の疾患には DAD の器質化期，感染症に伴う器質化，気道閉塞末梢の器質化，嚥下性肺炎による器質化，薬剤起因性，ガス吸入，膠原病，好酸球性肺疾患，炎症性腸疾患，慢性細気管支炎における二次的変化，修復機転に伴う器質化（膿瘍，Wegener 肉芽腫症，腫瘍など）などがある．

1.7 ✚ 急性間質性肺炎（AIP）（図 8.4）

- IIPs の中で唯一急性経過で発症する．
- かつては，急速進行性で，1 週間程度で死に至る治療抵抗性の間質性肺炎として報告され，Hamman-Rich（ハンマン・リッチ）症候群とよばれていた．
- 病理組織像はびまん性肺胞障害（DAD）である．
- DAD は，発症後 7〜10 日間前後が滲出期で，肺胞腔内への滲出の結果，特徴的な硝子膜形成が起こる．
- 上皮障害に引き続いて間質から幼弱な線維芽細胞が遊走し，腔内線維化（器質化）が主体となる（器質化期，増殖期）．
- 腔内線維化はその後，慢性の肺線維化の原因となる．

◆ ポイント

- 確定診断には肺生検が必須．
- BALF 中では総細胞数と好中球分画，ときにリンパ球分画の増加を認め，肺胞出血所見を伴うことがある．
- 有効な治療法の確立されていない予後不良の疾患である．存命しても，広汎な線維化によって肺機能障害を残す場合がある．

1. 特発性間質性肺炎

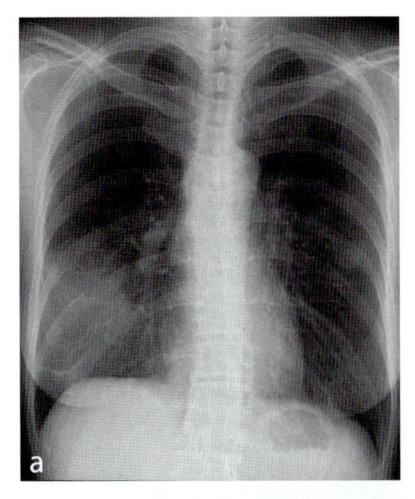

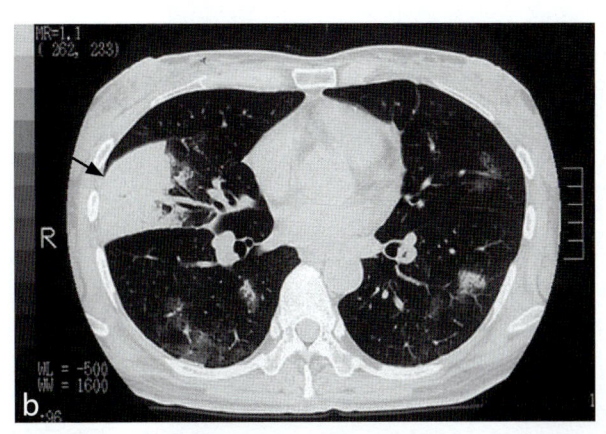

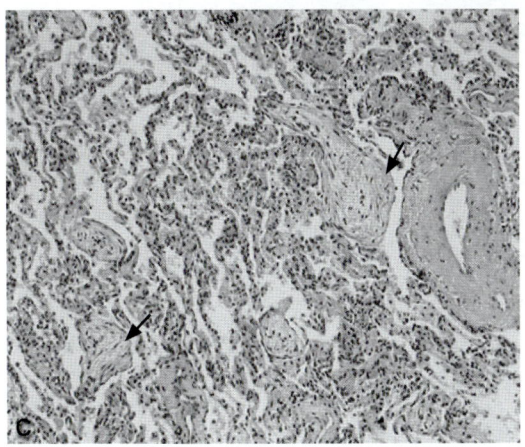

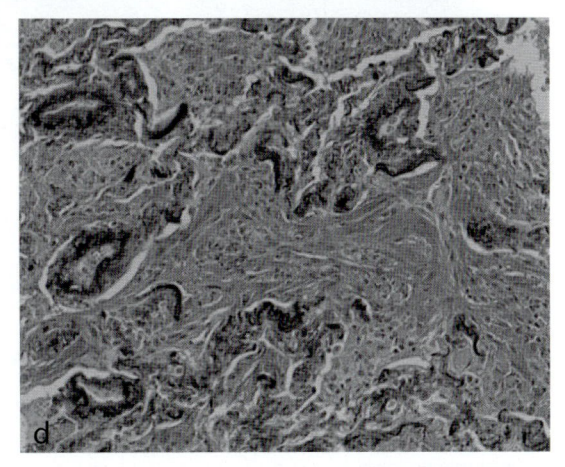

図8.3 特発性器質化肺炎（COP）のエックス線画像，CT画像所見と肺病理組織所見．(a, b) 濃度の高い肺胞性陰影（air-space consolidation，矢印）とすりガラス様陰影が非区域性に両側肺に多発する．こうした陰影は自然に消退と出現を繰り返すことがあり，移動性の浸潤影（wandering infiltrates/pneumonia）などと表現される．(c, d) 病理像では，器質化肺炎像（c，矢印）が肺胞腔内，肺胞道，ときに細気管支に充満し，肺胞壁へのリンパ球浸潤を認める．器質化は幼弱な肉芽組織で，線維芽細胞の集簇と単核炎症細胞浸潤からなる．時相は均一である（ヘマトキシリン・エオジン染色）．肺胞構造は保たれ（肺胞壁の弾性線維が黒色に染まる），気腔内は器質化で充満する（d，EVG染色）．（カラー口絵参照）

+Step up

- DADの病理像を示す他疾患には急性肺損傷／急性呼吸促迫症候群（ALI/ARDS）感染症，膠原病，薬剤起因性肺炎，毒物の吸入などがある．

1.8 ＋IPFの急性増悪 (表8.8, 図8.5)

- IPFの慢性経過中に，両肺野に新たな浸潤影の出現とともに，急速な呼吸不全の進行が見られる病態である．

- 表8.8にIPF急性増悪の臨床診断基準を示した．
- 急性増悪のきっかけには，感染症，副腎皮質ステロイドの減量，手術侵襲，気管支内視鏡などの検査による侵襲，薬剤性などがあるが，原因を特定できないこともある．

◆ ポイント

- 咳嗽，発熱，白血球増多，CRP上昇などが見られ，疾患特異的臨床像はない．
- エックス線画像では，元々存在するIPFの変化に，広汎なすりガラス様陰影が加わる．

第8章 びまん性肺疾患

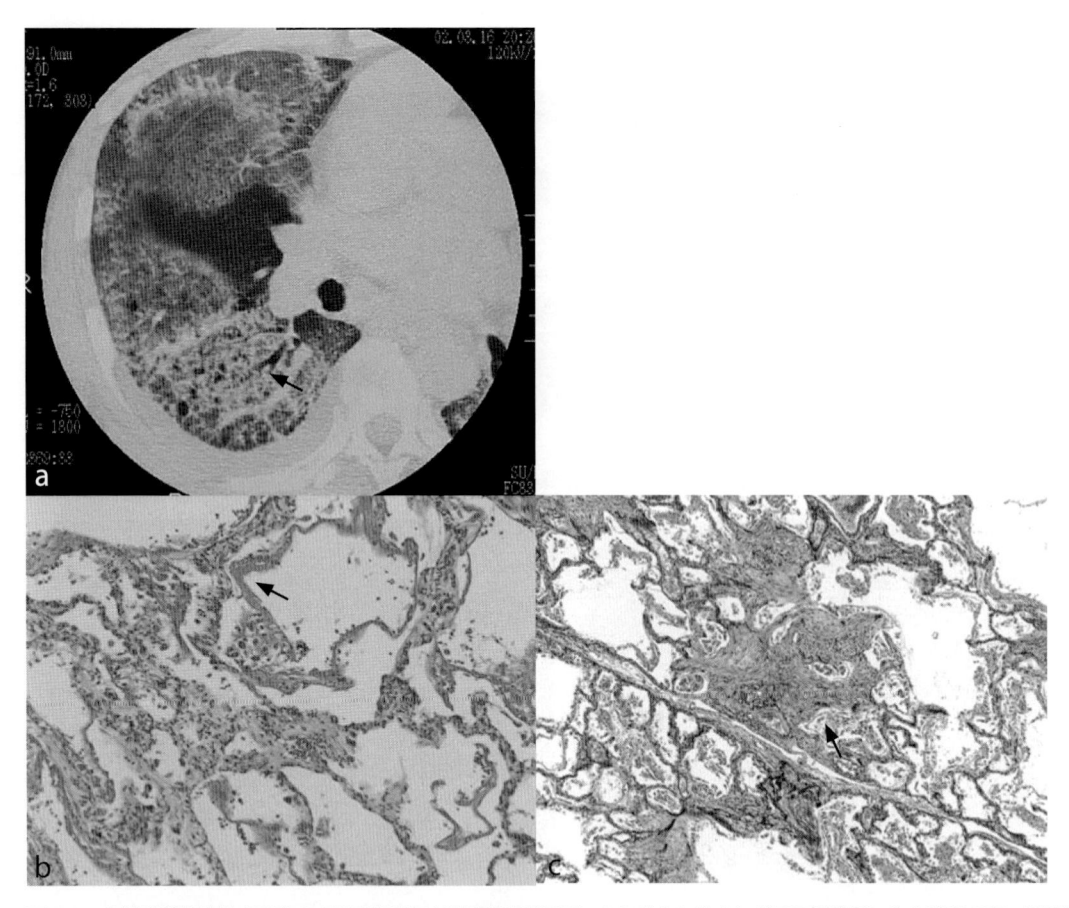

図 8.4 急性間質性肺炎（AIP）の CT 画像所見と肺病理組織所見．**(a)** びまん性すりガラス様陰影にやや濃度の高い浸潤影が加わっている．小葉間隔壁肥厚所見は crazy paving と表現される．牽引性気管支拡張所見が出現している（矢印）．**(b, c)** 滲出期の顕著な硝子膜（b，矢印，ヘマトキシリン・エオジン染色）と器質化期の気腔内器質化像（c，矢印，EVG 染色）．（カラー口絵参照）

表 8.8 特発性肺線維症（IPF）急性増悪の臨床診断基準．

---

1. IPF の経過中に，1ヵ月以内の経過で
    ① 呼吸困難の増強
    ② HRCT 所見で，蜂巣肺＋新たに生じたすりガラス様陰影・浸潤影
    ③ PaO_2 の低下（同一条件化で 10 Torr 以上）
    のすべてが見られる．
2. 明らかな肺感染症，気胸，悪性腫瘍，肺塞栓や心不全を除外する．
    参考所見：
    ① CRP，LDH の上昇
    ② KL-6，SP-D，SP-A などの上昇

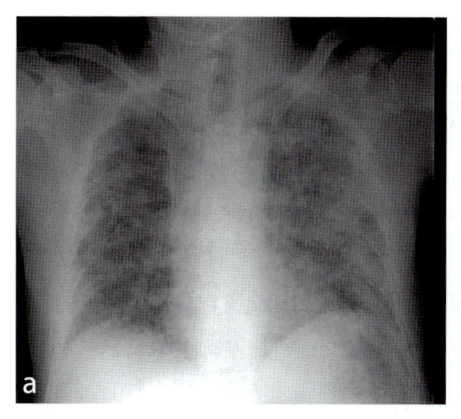

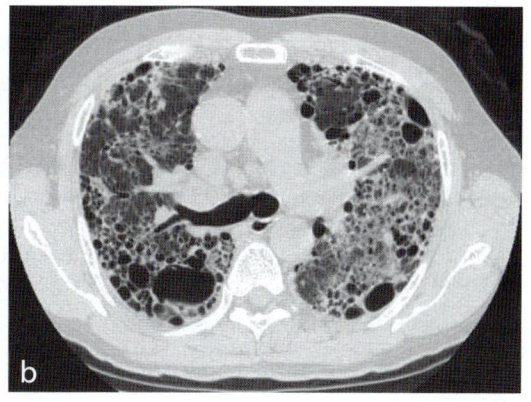

図 8.5 特発性肺線維症（IPF）急性増悪のエックス線画像，CT 画像所見．(a, b) 既存の変化に広汎なすりガラス様陰影が加わる．

- BALF では，好中球，リンパ球などの炎症細胞が種々の割合で上昇し，肉眼的に血性であることもある．
- 確立された治療法はない．副腎皮質ステロイド大量療法（ステロイド・パルス療法）やその他の免疫抑制薬の併用が行われることが多い．

+ Step up
- 病理像は既存の UIP に DAD が加わった所見である．
- 急性増悪は IPF の予後を悪化させる．
- NSIP にも急性増悪は報告されている．

1.9 ✚ IIPs の治療と予後

- 一般に IIPs の治療の目的は，胞隔炎の制御と線維化の進展・進行の阻止である．
- 喫煙者においては禁煙が必須である．
- IPF では低酸素血症が必発で，在宅酸素療法が必要となることが多い．進行期には肺高血圧に対処する．
- IPF で慢性緩徐に進行する場合は特に治療を行わないこともある．高齢，副作用の高リスク，重篤な肺機能障害などでは治療適応は乏しい．
- IPF には肺癌の合併が高率である（相対危険度 8.25）．
- IPF の診断確定後平均生存期間は 2.5 〜 5 年程度である．我が国での IPF による死亡率は，10 万人あたり 3.0 人程度と推定される．

◆ ポイント

- IPF 以外の IIPs の治療として，副腎皮質ステロイドや他の免疫抑制薬の併用が行われる．
- IPF 以外の IIPs では AIP と線維化の顕著な NSIP を除けば，一般に副腎皮質ステロイドの効果が期待される．
- IPF で近年，抗酸化作用を持つ N- アセチルシステイン吸入，抗炎症薬ピルフェニドン内服について臨床治験が行われた．前者は比較的早期の IPF 患者の自覚症状改善などに効果があるとされる．後者は比較的進行例にも用いられ，肺活量の低下速度を減じることが明らかとなった．ただし，いずれも長期予後に関する効果は今後の検討課題である．
- AIP の死亡率は 60 〜 90% 程度である．
- IPF の急性増悪に対して，副腎皮質ステロイド・パルス療法が行われることが多い．また，他の免疫抑制薬（シクロフホスファミドやアザチオプリン，シクロスポリンなど）との併用や，ときにシクロホスファミド大量療法なども行われる．副腎皮質ステロイド大量療法（ステロイド・パルス療法）は，メチルプレドニゾロン 1,000 mg を 3 日間連続で点滴静注するのが一般的である．

表 8.9 特発性肺線維症（IPF）の治療効果判定基準.

治療開始 3〜6 ヵ月後に評価する
1. 改善：以下の 3 項目のうち 2 項目以上 　1) 症状の改善：特に呼吸困難，あるいは咳嗽 　2) 画像所見の改善：胸部エックス線あるいは HRCT での陰影の減少 　3) 肺機能の改善（以下の 2 項目以上） 　　① TLC あるいは VC の 10%以上の改善，あるいは 200 ml 以上の改善 　　② D_{LCO} の 15%以上の改善，あるいは 3 ml/min/mmHg 以上の改善 　　③ 運動負荷試験時の酸素飽和度 4%以上，あるいは PaO_2 4 mmHg 以上の改善あるいは正常化 2. 安定：以下の 3 項目のうち 2 項目以上（6 ヵ月後に評価） 　1) TLC あるいは VC の変化 10%未満，あるいは 200ml 未満 　2) D_{LCO} の変化 15%未満，あるいは 3ml/min/mmHg 未満 　3) 運動負荷試験時の酸素飽和度の変化 4%未満，あるいは PaO_2 の変化 4mmHg 未満 3. 悪化：以下の 3 項目のうち 2 項目以上（6 ヵ月後に評価） 　1) 症状の悪化：特に呼吸困難，あるいは咳 　2) 画像所見の悪化：特に蜂巣肺への進行，あるいは肺高血圧の徴候 　3) 肺機能の改善（以下の 2 項目以上） 　　① TLC あるいは VC の 10%以上の悪化，あるいは 200 ml 以上の悪化 　　② D_{LCO} の 15%以上の悪化，あるいは 3 ml/min/mmHg 以上の悪化 　　③ 運動負荷試験時の酸素飽和度 4%以上，あるいは PaO_2 4 mmHg 以上の悪化

- IPF に限らず，肺線維化によって低酸素血症が進行すれば肺高血圧所見が現れる．安静時平均肺動脈圧が 30 mmHg を超えると予後不良となる．
- 肺活量，肺拡散能，6 分間歩行試験は IPF の予後に相関するとされる．
- IPF では肺移植が根治療法として期待される．
- 副腎皮質ステロイドなどの免疫抑制薬を長期投与する場合には副作用対策が重要となる．
- 副腎皮質ステロイドの重要な副作用（major side effects）には感染誘発，消化性潰瘍，糖尿病，精神変調，高血圧，副腎皮質機能不全，骨粗鬆症，骨頭無菌性骨壊死（大腿骨など），ミオパチー，緑内障，白内障，血栓症，内分泌異常などがある．

+ Step up

- 表 8.9 に IPF の治療効果判定基準を示した．
- IPF の死因は 40% が呼吸不全，30% が心疾患，10% が肺癌である．
- 肺線維化の顕著な NSIP の予後は IPF とほぼ同等である．
- シクロホスファミドの免疫抑制作用は主として B 細胞に働く．
- アザチオプリン，シクロスポリンは主として T 細胞の機能を抑制する．

臼井　裕

2 膠原病による間質性肺炎
interstitial pneumonia associated with collagen vascular disease

2.1 病態

- 膠原病に合併した間質性肺炎である.
- 膠原病は間質性肺炎のほか,胸膜炎,血管病変(肺高血圧),肺胞出血,気道病変等,さまざまな病変を呈する(表8.10).

◆ ポイント
- 間質性肺炎でも多彩な病型パターンを呈し,同一疾患でも単一ではない(表8.11).

Step up
- 原疾患により,頻度が高い病変のパターンがある(表8.10).

2.2 症状

- 乾性咳嗽,労作時の呼吸困難を認める.

表 8.10 主な膠原病と肺病変.

関節リウマチ(RA)	気道病変,結節性病変,間質性肺炎,胸膜炎
全身性硬化症(SSc)	間質性肺炎,肺高血圧,胸膜炎
多発性筋炎/皮膚筋炎(PM/DM)	間質性肺炎
全身性エリテマトーデス(SLE)	胸膜炎,肺胞出血,肺高血圧,間質性肺炎(少ない)
Sjögren 症候群(SjS)	気道病変,リンパ増殖性疾患,間質性肺炎
混合性結合織病(MCTD)	肺高血圧,間質性肺炎,胸膜炎
Wegener 肉芽腫症(WG)	多発結節影,間質性肺炎
顕微鏡的多発血管炎(MPA)	間質性肺炎,肺胞出血
アレルギー性肉芽腫性血管炎(AGA)(Churg-Strauss 症候群)	間質性肺炎,肺胞出血
CREST 症候群	肺高血圧
Goodpasture 症候群	肺胞出血

表 8.11 膠原病による間質性肺炎に見られる病型パターン.

通常型間質性肺炎(usual interstitial pneumonia: UIP)
非特異性間質性肺炎(non-specific interstitial pneumonia: NSIP)
器質化肺炎(organizing pneumonia: OP)
リンパ球性間質性肺炎(lymphocytic interstitial pneumonia: LIP)
びまん性肺胞障害(diffuse alveolar damage: DAD)

＋Step up

- 間質性肺炎では進行すると気胸，縦隔気腫を起こす頻度が高くなる．
- 間質性肺炎以外の肺病変による主な症状：
  - 胸膜炎では胸痛
  - 肺高血圧では特に労作時の呼吸困難
  - 気道病変では湿性咳嗽
  - 肺胞出血では血痰，喀血

2.3 ＋検査

◆ポイント

a. 画像検査（胸部エックス線，胸部CT）（図8.6）
- 間質性肺炎の病型により画像所見が異なる（本章1節「特発性間質性肺炎」を参照）．

b. 気管支鏡検査
- 気管支肺胞洗浄（BAL），経気管支肺生検（TBLB）が有用だが，いずれも確定診断は困難である．TBLBでは診断に十分な組織が採取できないことが多い．
- 気管支肺胞洗浄液（BALF）中では，リンパ球増多が見られる．
- CD4陽性／CD8陽性が参考になることがある．

c. 外科的肺生検
- 特に胸腔鏡下肺生検で十分な組織を採取することにより，間質性肺炎の病型を診断する．

d. 血液検査
- 膠原病自体の補助的診断に自己抗体の検索も有用である（表8.12）．
- 間質性肺炎のマーカー（KL-6，SP-A，SP-D）上昇を認めることが多い．

e. 呼吸機能検査
- 間質性肺炎では肺活量（VC），肺拡散能力（$D_{L_{CO}}$）が低下する．

＋Step up

- 膠原病が未診断の場合は，原疾患に対する検査も必要となる．

2.4 ＋診断

- 膠原病の診断は各疾患の診断基準に従って行い，間質性肺炎については病理組織診断により最終的に診断する．
- BAL所見により，治療反応性が推測可能となることがある．

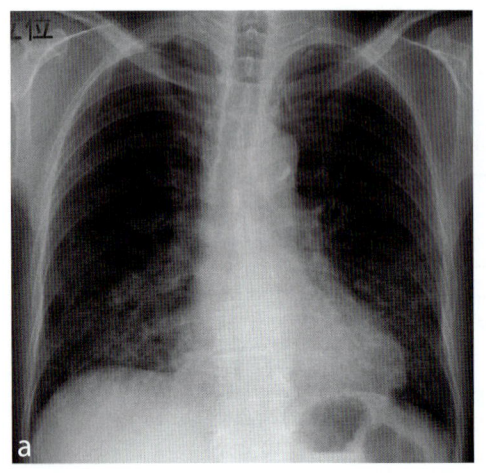

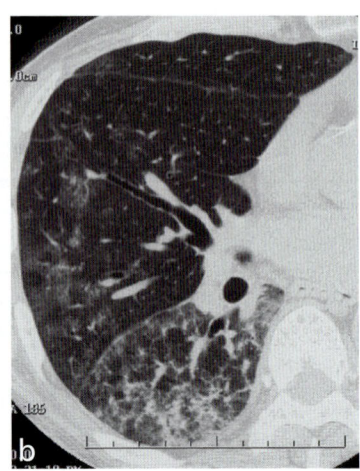

図8.6 多発性筋炎／皮膚筋炎（PM/DM）による間質性肺炎（NSIP）の胸部 (a) エックス線写真と (b) CT写真．びまん性すりガラス様陰影と小葉間隔壁の肥厚を認める．

表 8.12 主な膠原病と代表的な自己抗体.

関節リウマチ (RA)	リウマチ因子 (RF), 抗 MMP3 抗体, 抗 CCP 抗体
全身性硬化症 (SSc)	抗 Scl-70 抗体
多発性筋炎／皮膚筋炎 (PM/DM)	抗 Jo-1 抗体
全身性エリテマトーデス (SLE)	抗 DNA 抗体
Sjögren 症候群 (SjS)	抗 SS-A 抗体, 抗 SS-B 抗体
混合性結合織病 (MCTD)	抗 U1-RNP 抗体
顕微鏡的多発血管炎 (MPA)	ミエロペルオキシダーゼ - 抗好中球細胞質抗体 (MPO-ANCA)
Wegener 肉芽腫症 (WG)	プロテアーゼ 3- 抗好中球細胞質抗体 (PR3-ANCA)
アレルギー性肉芽腫性血管炎 (AGA) (Churg-Strauss 症候群)	ミエロペルオキシダーゼ - 抗好中球細胞質抗体 (MPO-ANCA), プロテアーゼ 3- 抗好中球細胞質抗体 (PR3-ANCA)
CREST 症候群	抗セントロメア抗体
Goodpasture 症候群	抗糸球体基底膜 (GBM) 抗体

- 関節リウマチでは治療薬（メトトレキサート，金製剤等）による薬剤性肺障害が出現することがあり，しばしば関節リウマチ自体による間質性肺炎，ニューモシスチス肺炎などの感染症との鑑別が困難となることがある．

◆ ポイント
- 肺病変先行型膠原病の場合，肺病変が出現した後に各疾患特有の症状（関節症状，皮膚症状等）が出現するために，当初は特発性間質性肺炎と診断されていることが多い．

2.5 治療

- 原疾患である膠原病の治療に準じて治療を行う．多くの場合，副腎皮質ステロイドにより治療を行う．
- 副腎皮質ステロイドの効果が不十分な場合，免疫抑制薬を使用することもある．

◆ ポイント
- 原疾患，間質性肺炎の病型，BAL 所見（リンパ球増多の有無）等により治療反応性，予後が異なる．

+ Step up
- 一般に特発性肺線維症に比べると治療への反応性ならびに予後はやや良好である．

小山信之

3 過敏性肺炎 hypersensitivity pneumonitis

3.1 病態

- 抗原（真菌，細菌，動物性蛋白等の有機物や化学物質等の無機物）を反復して吸入することによって起こるアレルギー反応が原因の間質性肺炎である．
- III型，IV型アレルギーが関与する．
- 日本ではトリコスポロンという真菌による夏型過敏性肺炎が多い（約75％）（表8.13）．

◆ ポイント

- 急性過敏性肺炎は急性症状として，咳嗽，喀痰，発熱，呼吸困難などを伴う．
- 抗原曝露後数時間で症状が出現し，抗原回避で改善する．
- 鳥類飼育者での鳥飼病，キノコの胞子の吸入（キノコ栽培者）やイソシアネート（ポリウレタンの原料；塗装業者，自動車製造整備業者），加湿器や空調設備に発生する真菌による過敏性肺炎もある．

Step up

- 慢性経過の過敏性肺炎には，再燃症状軽減型と潜在性発症型があるとされる．
- 潜在性発症型は急性症状を欠き，潜在性に肺線維化が進行する．
- 再燃症状軽減型は急性症状を呈するが，次第に症状は軽減し慢性化していく．

3.2 症状

- 急性型や再燃症状軽減型では，咳嗽，喀痰，発熱，呼吸困難などの急性症状を認める．
- 潜在性発症型では急性症状はなく，慢性的に咳嗽，労作性呼吸困難が見られる．
- 夏型過敏性肺炎の場合，高温多湿な地域に多く，一般的にはトリコスポロンが繁殖する夏期（5～10月）を中心に発症し，入院等による環境の変化（抗原回避）や季節の変化により改善する．

表8.13 主な過敏性肺炎の種類．

1. 夏型過敏性肺炎（約75％）	高温多湿な夏季に秋田・岩手以南の地域に見られ，冬季は発症しない．原因抗原はトリコスポロンというカビで，風通しや日当たりが悪く湿気の多い古い家屋で発症が見られる．
2. 農夫肺（約8％）	北海道や岩手県などの酪農家に見られ，干し草の中の好熱性放線菌というカビの胞子の吸入が原因となる．
3. 換気装置肺炎（空調肺，加湿器肺）	空調や加湿器についたカビ類を蒸気とともに吸入することが原因となる．
4. 鳥飼病（約4％）	原因抗原は鳥類の排泄物で，鳩やインコなどの鳥類を飼育している人に見られる．最近羽毛布団による慢性型の過敏性肺炎が注目されており，特発性間質性肺炎との鑑別が難しい場合もある．
5. その他	キノコ胞子吸入やポリウレタンの原料であるイソシアネート吸入による過敏性肺炎や多くの職業性過敏性肺炎が報告されている．

日本呼吸器学会ホームページより引用．

3. 過敏性肺炎

◆ ポイント
- 急性型は抗原曝露後約 4 〜 8 時間で症状が出現する．

+Step up
- 感冒様症状と類似することがあり，放置して慢性に経過して進行するケースがある．

3.3 ➕ 検査

- 画像（胸部エックス線，胸部 CT）
- 気管支鏡検査（気管支肺胞洗浄［BAL］，経気管支肺生検［TBLB］）
- ときに外科的肺生検

◆ ポイント
- 環境誘発（原因抗原のある場所に戻って症状が再燃する），もしくは吸入誘発（候補抗原の吸入）．
- 問診：
  - 生活環境：住居（築年数，木造建築か否かといったことや風呂場，洗面所，台所等水まわり，押し入れのカビの有無等），ペット飼育，趣味（園芸など）
  - 職業：自動車整備，塗装業，農業，牧畜業等

+Step up
- 呼吸機能検査
- 血液検査（KL-6，SP-A，SP-D）

3.4 ➕ 診断

- 胸部エックス線上両肺野にびまん性，小粒状影，すりガラス様陰影，胸部 CT にて両肺にびまん性小葉中心性小粒状影，すりガラス様陰影を示し，肺生検にて細胞性細気管支炎，胞隔炎，肉芽腫を証明する（図 8.7，8.8）．

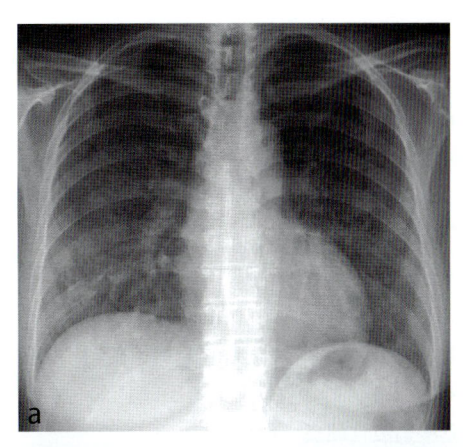

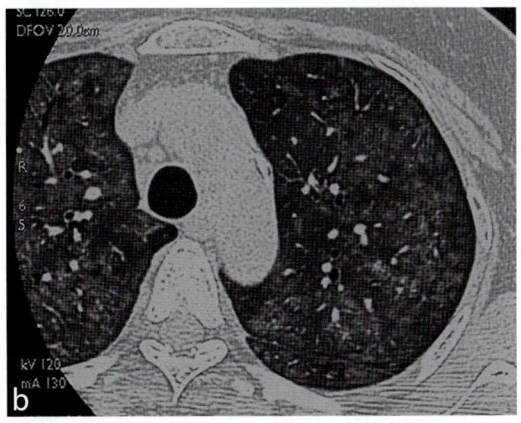

図 8.7　夏型過敏性肺炎の (a) 胸部エックス線画像，および (b) 胸部 CT 画像．主に小葉中心性にびまん性すりガラス様陰影を認める．

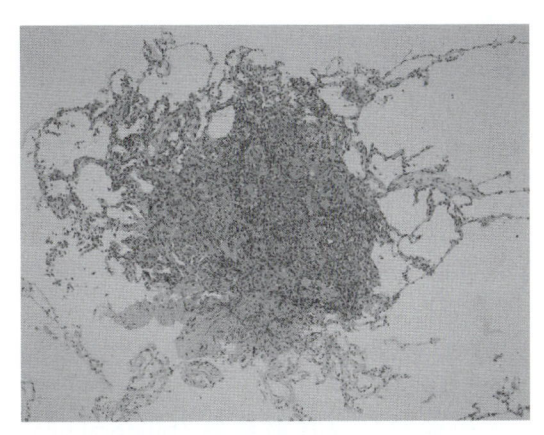

図 8.8　夏型過敏性肺炎の病理組織像．肉芽腫の形成を認める．画像は埼玉医科大学国際医療センター病理診断科 清水禎彦先生のご厚意による．（カラー口絵参照）

- 問診による環境因子の存在の聴取が重要である.
- 気管支肺胞洗浄液（BALF）中の T リンパ球が著明に増加する.

◆ ポイント

- 環境誘発もしくは吸入誘発で陽性となれば，診断が確定する.
- BALF 中の CD4 陽性／CD8 陽性比は原因抗原により異なる.
    - 夏型過敏性肺炎：低値
    - 農夫肺：高値
- KL-6, SP-A, SP-D 高値（非特異的）を認めることが多い.
- 呼吸機能検査上, 拘束性障害である肺活量（VC）低下や肺拡散能力（$D_{L_{CO}}$）低下（非特異的）を示す.

+Step up

- 原因抗原に対する血清あるいは BALF 中特異抗体が陽性であれば，抗原感作が確定する.
- 原因抗原に対するリンパ球増殖試験が陽性であれば，診断確定できる.

3.5 ➕ 治療

- 抗原回避（原因抗原を吸入しないように離れる）が最も重要である.
- 重症例には副腎皮質ステロイドを使用する.
- 環境改善が難しい場合は, 転居や転職もありうる.

◆ ポイント

- 慢性経過例は慢性線維化性特発性間質性肺炎に類似する.
- 進行すれば副腎皮質ステロイド，その他の免疫抑制薬を使うが，治療抵抗性であることも多い.

――――――― ➕ 小山信之

➕ 4 サルコイドーシス
sarcoidosis

4.1 ➕ 病態

- 原因不明の全身性肉芽腫性疾患であり，非乾酪性類上皮細胞肉芽腫を特徴とする病理組織像を呈する.
- 肺, 眼, 心臓, 皮膚, 神経・筋肉など全身の臓器に発症する.
- 両側肺門リンパ節腫脹（bilateral hilar lymphadenopathy: BHL）が最も特徴的なリンパ節病変である（図 8.9）.
- 約 70% の症例は 2〜3 年以内に自然寛解するが，一部に進行性の難治例が見られる.
- 我が国における死亡例の 2/3 以上は, 心病変（心サルコイドーシス）によるものである.

◆ ポイント

- 肺野病変は多彩な陰影を呈する（図 8.10）:
    - 粒状影
    - 綿花状陰影
    - すりガラス様陰影
    - 線維化陰影
    - 気管支血管束肥厚
- 胸部エックス線による病期分類（stage I〜III）がある（表 8.14）.

4. サルコイドーシス

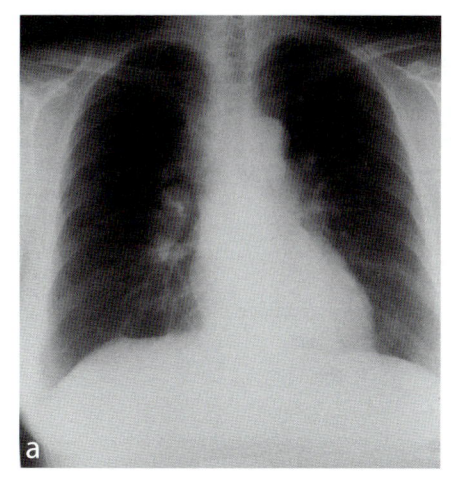

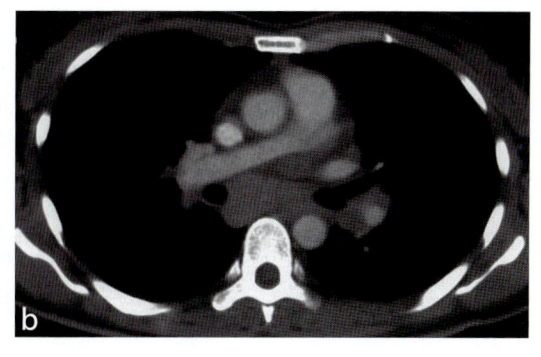

図8.9 サルコイドーシスの(a)胸部エックス線および(b)CT画像．両側肺門・縦隔リンパ節腫脹を認める．

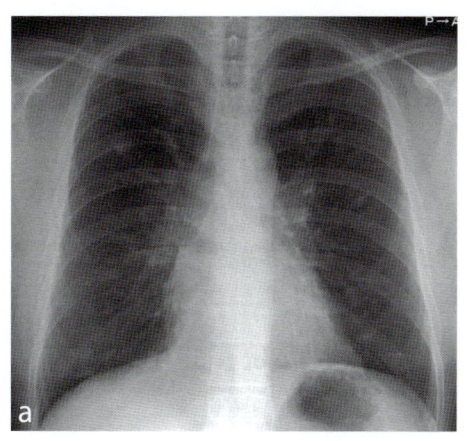

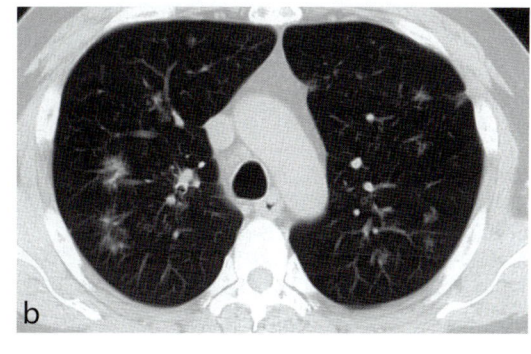

図8.10 サルコイドーシスの(a)胸部エックス線および(b)CT画像．両肺野にびまん性の斑状影を認める．

表8.14 サルコイドーシスのエックス線病期分類．

stage I	両側肺門リンパ節腫脹(BHL)のみ
stage II	両側肺門リンパ節腫脹(BHL)＋肺野病変
stage III	肺野病変のみ

4.2 ➕ 症状

- 肺病変は多くが無症状で，検診で発見されることが多い．

+ Step up
- 眼病変による症状（霧視，飛蚊症）によって発見されることも多い．

4.3 ➕ 検査

- 胸部エックス線，CTにおける両側肺門リンパ節腫脹（BHL）と，確定診断のための気管支鏡検査（経気管支肺生検[TBLB]，気管支肺胞洗浄[BAL]）
- アンジオテンシン変換酵素活性，リゾチーム，可溶性IL-2受容体高値．ときに血清・尿カルシウム高値
- ツベルクリン反応陰性
- 眼病変に対する眼所見
- 心病変に対する心電図，心エコー図，心筋シンチグラフィー

◆ポイント
- 皮膚病変に対する皮膚生検
- ガリウムシンチグラフィー

> **Step up**
> - 前斜角筋リンパ節生検：最近は行われることが少ない．

◆ポイント
- 呼吸器系病変を強く示唆する臨床所見を表8.17に示す．
- 他疾患（結核，悪性腫瘍等）の除外が必要である．
- 血清リゾチームが高値を示す例がある．

> **Step up**
> - サルコイドーシスを強く示唆する眼病変，心臓病変，皮膚病変，神経・筋病変を表8.18に示す．
> - 上記以外の臓器病変を強く示唆する臨床所見もある．

4.4 診断

- 診断基準には組織診断群と臨床診断群がある（表8.15，8.16）．
- 組織診断群では生検による非乾酪性類上皮細胞肉芽腫の証明が必須である（図8.11）．

4.5 治療

- 無治療で約70%が自然寛解する．

表8.15 サルコイドーシスの診断基準．

a. 組織診断群
1臓器に病理組織学的に非乾酪性類上皮細胞肉芽腫を認め，かつ，
- 他の臓器に非乾酪性類上皮細胞肉芽腫を認める．
- 他の臓器で「サルコイドーシスを強く示唆する臨床所見」がある．
- 全身反応を示す検査所見（表8.16）の6項目中2項目以上を認める．

b. 臨床診断群
組織学的に非乾酪性類上皮細胞肉芽腫は証明されていないが，2つ以上の臓器において「サルコイドーシスを強く示唆する臨床所見」に相当する所見があり，かつ全身反応を示す検査所見（表8.16）の6項目中2項目以上を認める．

表8.16 サルコイドーシスの全身反応を示す検査所見．

1. 両側肺門リンパ節腫脹
2. 血清アンジオテンシン変換酵素活性高値
3. ツベルクリン反応陰性
4. ガリウムシンチグラフィーにおける異常集積
5. 気管支肺胞洗浄液（BALF）中のリンパ球増多，CD4陽性／CD8陽性比高値
6. 血清または尿中カルシウム高値

サルコイドーシスの診断基準と診断の手引き（2006）要約より引用．

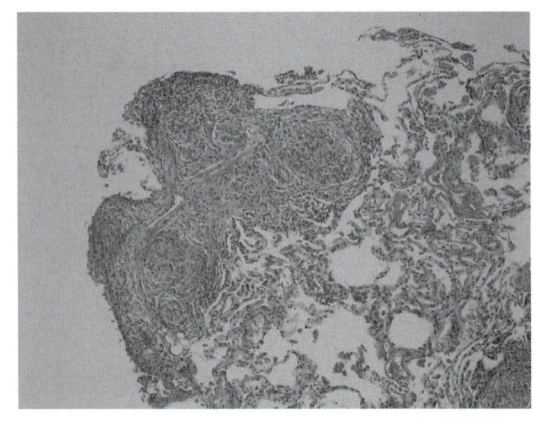

図8.11 肺サルコイドーシスの病理組織像．非乾酪性類上皮細胞肉芽腫を認める．画像は埼玉医科大学国際医療センター病理診断科 清水禎彦先生のご厚意による．（カラー口絵参照）

◆ポイント

- 副腎皮質ステロイドの使用は進行性呼吸機能障害例，心病変，中枢神経病変例など一部に限られる．

+ Step up

- 副腎皮質ステロイドの効果に乏しい場合は他の免疫抑制薬を用いることがある．

表 8.17　サルコイドーシスの呼吸器系病変を強く示唆する臨床所見．

胸部エックス線	・上肺野優位にびまん性分布を示す肺野陰影，粒状影，斑状影 ・気管支血管周囲間質の不規則陰影と肥厚（血管影が不整） ・進行例では，上肺野を中心に肺野の収縮を伴う線維化病変（UIP 等の間質性肺炎では一般的に下肺野を中心とした収縮）
胸部 CT	・小粒状影，気管支血管周囲間質の肥厚像 ・結節影，塊状影，均等影，進行例で線維化
気管支鏡	・網目状毛細血管怒張（network formation） ・小結節影 ・気管支狭窄

表 8.18　サルコイドーシスを強く示唆するその他の臨床所見．

眼病変	・肉芽腫性前部ぶどう膜炎 ・隅角結節またはテント状周辺虹彩前癒着 ・塊状硝子体混濁（雪玉状，数珠状） ・網膜血管周囲炎および血管周囲結節 ・多発する蝋様網脈絡膜滲出斑または光凝固斑様の網脈絡膜萎縮病巣 ・視神経乳頭肉芽腫または脈絡膜肉芽腫
心病変	・心電図：高度房室ブロック，心室性不整脈 ・心エコー：心室中隔基部の菲薄化，左室収縮不全（左室駆出率 50％未満），局所的な左室壁運動異常あるいは形態異常 ・シンチグラフィー：ガリウムシンチグラフィーでの心臓への異常集積，心筋血流シンチグラフィーでの灌流異常 ・MRI：造影 MRI における心筋の遅延造影所見 ・病理：心内膜心筋生検による中等度以上の心筋間質の線維化や単核細胞浸潤
皮膚病変	・結節性紅斑（非特異的病変） ・結節型，局面型，びまん浸潤型，皮下型とその他稀な病型からなる皮膚サルコイド（特異的病変） ・瘢痕浸潤（組織学的に肉芽腫とともに異物が証明される）
神経・筋病変	definite 群：神経・筋に組織所見が得られ，全身反応を示す検査所見（表 8.16）6 項目中 2 項目を満たすもの probable 群：神経・筋以外の他臓器に組織所見を認め，全身反応を示す検査所見（表 8.16）6 項目中 2 項目を満たすもの possible 群：全身反応を示す検査所見（表 8.16）6 項目中 2 項目を満たすが，いずれの臓器にも組織所見を確認できていないもの

小山信之

+5 医原性肺疾患　iatrogenic pulmonary disease

5.1 ➕ 薬剤性肺障害（drug-induced lung diseases）

5.1.1 病態
- 薬剤を使用することによって生じる肺障害である．
- 発生機序にはアレルギー性（Ⅲ型，Ⅳ型）と細胞障害性（薬剤による毒性）がある．
- 原因薬剤は数百にのぼるが，抗腫瘍薬，抗リウマチ薬，漢方薬，抗炎症薬，抗菌薬に多く，最近は分子標的薬の報告が増えてきた（表8.19）．
- ときに致死的となることがある．

◆ ポイント
- 表8.20のような臨床病型に分けられる（図8.12，8.13，8.14）．
- もともと間質性肺炎がある場合，高齢者，喫煙者等で発症しやすく，また重症化しやすい．

➕ Step up
- 胸膜炎や細気管支炎等の気道病変，血管炎で発症する薬剤性肺障害がある．
- 服用後長期間が経過していても発症することがある．

5.1.2 症状
- 乾性咳嗽，呼吸困難，発熱が多い．
- 症状は非特異的で，通常の肺炎との区別が難しいことがある．

◆ ポイント
- 症状が出現したときには重症になっていることがあるため，速やかな対応が必要である．

➕ Step up
- 原因薬剤服用期間は様々である．

5.1.3 検査
- 画像（胸部エックス線，胸部CT）上，新たな陰影が認められることが重要である．
- 画像上の特徴は臨床病型により異なる（表8.21）．
- 気管支鏡検査（気管支肺胞洗浄［BAL］，経気管支肺生検［TBLB］）にて，過敏性肺炎（HP）パターンではリンパ球の増加，好酸球性肺炎（EP）パターンでは好酸球の増加，びまん性肺胞傷害（DAD）パターンでは好中球の増加や異型Ⅱ型肺胞上皮細胞を認める．

表8.19　頻度の高い薬剤性肺障害．

漢方薬	小柴胡湯，柴苓湯，柴朴湯，黄連解毒湯，乙字湯
抗炎症薬	アセトアミノフェン，スリンダク，ロキソプロフェン，ジクロフェナク
抗菌薬	ほとんどの種類に報告あり
抗腫瘍薬	ゲムシタビン，イリノテカン，パクリタキセル，ゲフィチニブ
抗リウマチ薬	メトトレキサート，金製剤，レフルノミド
分子標的薬	ゲフィチニブ，エルロチニブ，イマチニブ

日本呼吸器学会ホームページより引用．

表 8.20 薬剤性肺障害の臨床病型.

間質性肺炎
好酸球性肺炎 (eosinophilic pneumonia: EP)
器質化肺炎 (organizing pneumonia: OP)
過敏性肺炎 (hypersensitivity pneumonia: HP)
びまん性肺胞障害 (diffuse alveolar damage: DAD)
肺水腫

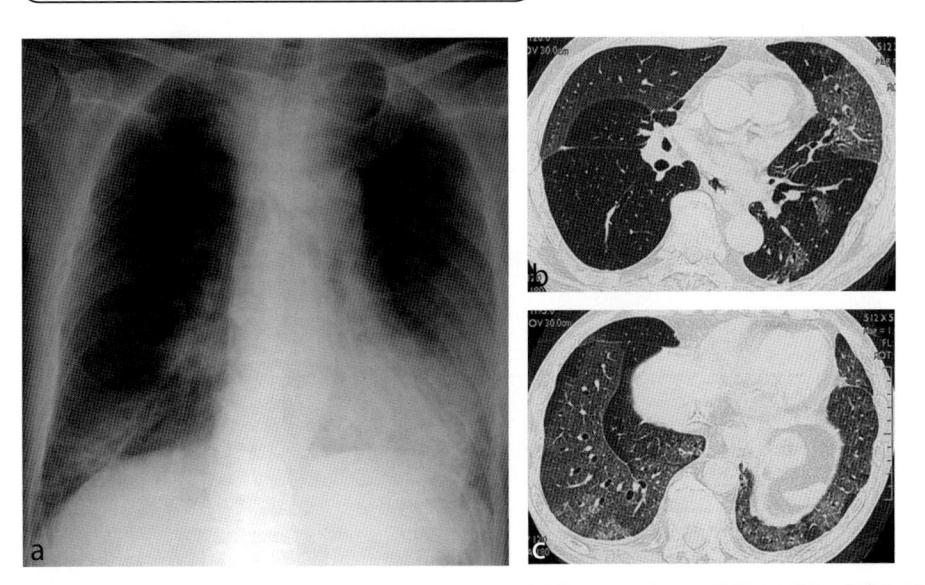

図 8.12 抗腫瘍薬による薬剤性肺炎の (a) 胸部エックス線画像, および (b, c) 胸部 CT 画像. 両側に斑状のすりガラス様陰影を認める.

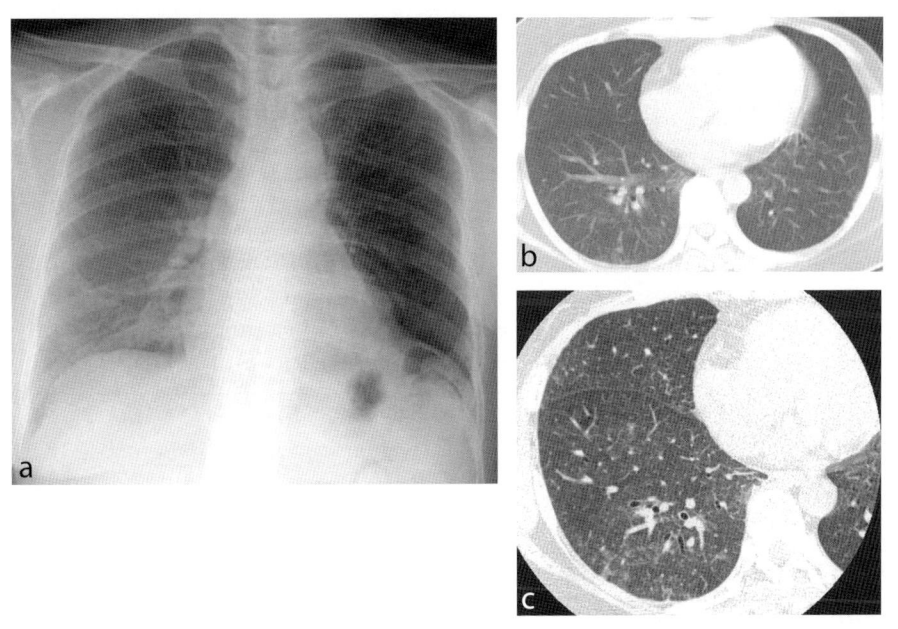

図 8.13 過敏性肺炎型 (肉芽腫形成) 薬剤性肺炎の (a) 胸部エックス線画像, および (b, c) 胸部 CT 画像. 小葉中心性のすりガラス様陰影を認める.

第8章　びまん性肺疾患

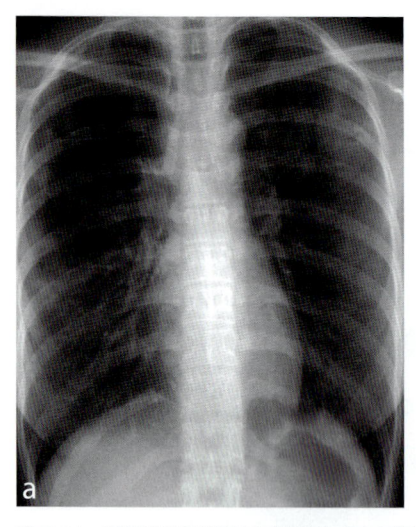

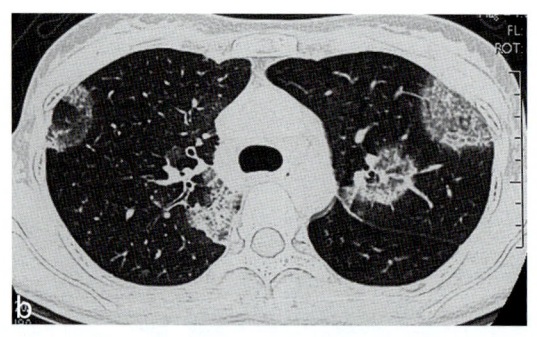

図 8.14　好酸球性肺炎型薬剤性肺炎の (a) 胸部エックス線画像，および (b) 胸部 CT 画像．末梢性の散在性すりガラス様陰影を認める．

表 8.21　薬剤性肺炎の画像所見．

	慢性間質性肺炎	EP	OP	DAD	HP
胸部エックス線像	両側下肺野優位のすりガラス様陰影，斑状の浸潤影	末梢優位の散在性浸潤影またはすりガラス様陰影	両側の多発性，非区域性浸潤影	両側肺野に斑状の浸潤影，すりガラス様陰影	肺容量の減少および両肺底部の境界不明瞭な間質陰影
胸部 CT 像	両側肺野末梢優位のすりガラス様陰影，浸潤影，線状影，気管支血管束の肥厚，牽引性気管支拡張像	すりガラス様陰影，浸潤影，結節様陰影，縦隔リンパ節腫脹，胸水，小葉間隔壁，気管支血管束肥厚	胸膜下または気管支血管束沿いに結節影や斑状影，すりガラス様陰影，reversed halo sign	両側斑状のすりガラス様陰影と浸潤影（背側優位が多い）	両側肺野にびまん性のすりガラス様陰影

大中原研一，他（2004）呼吸 23: 540-545 より引用改変．

◆ ポイント

- リンパ球刺激試験（drug lymphocyte stimulation test: DLST）は感度，特異性ともに十分とはいえない．

+ Step up

- KL-6，SP-A，SP-D が上昇する．

表 8.22　診断基準．

1. 原因となる薬剤の摂取歴がある
2. 薬剤に起因する臨床病型の報告がある
3. 他の原因疾患が否定される
4. 薬剤の中止により病態が改善する
5. 再投与により増悪する

5.1.4　診断

- 診断基準を表 8.22 に示すが，診断は臨床的な総合判断によることが多い．
- 被疑薬再投与（誘発試験）により病状が再燃するが，倫理的に施行できないことが多い．

5.1.5　治療（図 8.15）

- 被疑薬（原因と思われる薬剤）の中止を行う（図 8.16）．
- 薬剤中止で改善しない場合，副腎皮質ステロイ

5. 医原性肺疾患

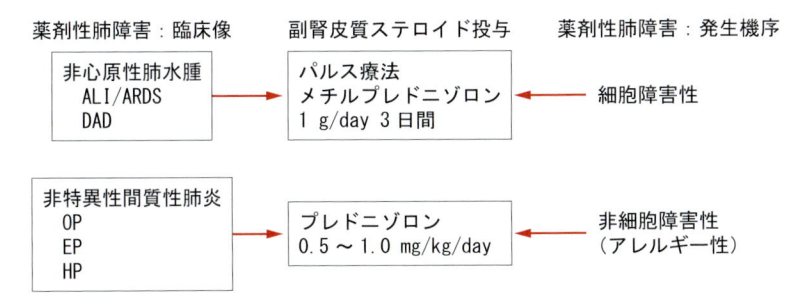

薬剤性肺障害：臨床像
- 非心原性肺水腫 ALI/ARDS DAD → 副腎皮質ステロイド投与 パルス療法 メチルプレドニゾロン 1 g/day 3日間 ← 細胞障害性　薬剤性肺障害：発生機序

- 非特異性間質性肺炎 OP EP HP → プレドニゾロン 0.5〜1.0 mg/kg/day ← 非細胞障害性（アレルギー性）

図 8.15　薬剤性肺炎の治療の基本的考え方．日本呼吸器学会編（2006）薬剤性肺障害の評価，治療についてのガイドライン，メディカルレビュー社より引用．

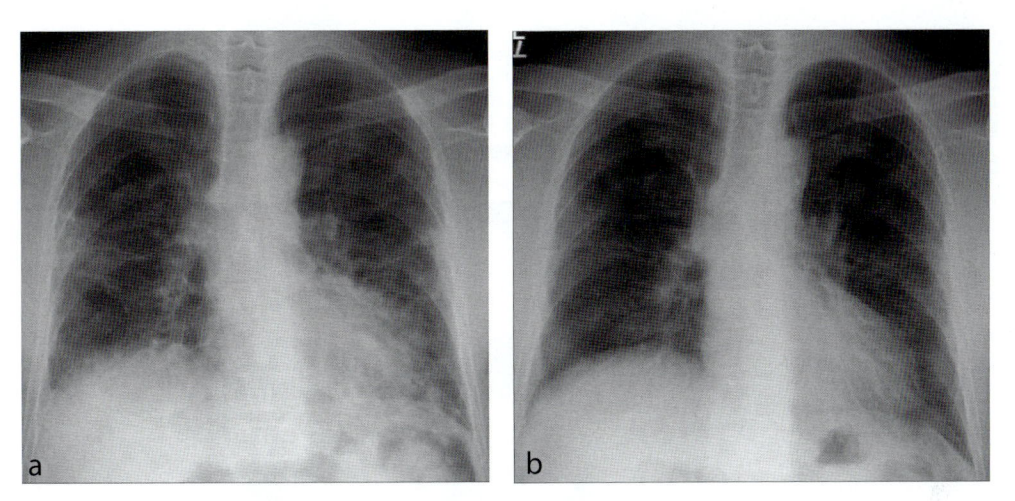

図 8.16　被疑薬中止のみで改善した薬剤性肺炎の胸部エックス線画像．(a) インターフェロン治療中，(b) インターフェロン中止後．

ドによる治療を行う．

◆ ポイント
- びまん性肺胞傷害（DAD）パターンでは予後不良例が存在する．

5.2 ☨ 放射線肺炎（radiation pneumonitis）

5.2.1 病態
- 悪性腫瘍（肺癌，縦隔腫瘍，食道癌，乳癌，悪性リンパ腫等）に対する胸部放射線治療により，照射野周囲を中心に発生する非細菌性の肺炎である．
- 放射線照射中から照射後6ヵ月以内に発症することが多い．

- 放射線照射方向に一致して直線的に陰影が生じるが，重症化すると照射範囲を越えて広範囲に広がり，致死的な呼吸不全を呈する．

◆ ポイント
- 一定の線量を超えると高率に発症する．
- もともと間質性肺炎がある場合，高齢者，喫煙者等に発症しやすく，また重症化しやすい．

5.2.2 症状
- 乾性咳嗽，労作時呼吸困難，発熱が主な症状である．

◆ ポイント
- 症状は間質性肺炎に類似する．

第8章 びまん性肺疾患

5.2.3 検査
- 画像（胸部エックス線，胸部 CT）で基本的には照射野に一致した陰影を呈する．

◆ ポイント
- 気管支鏡検査（BAL，TBLB）にてリンパ球優位の細胞増加と CD4 陽性／CD8 陽性比の上昇を認める．

> **Step up**
> - 血液検査：KL-6，SP-A，SP-D の上昇を認める．

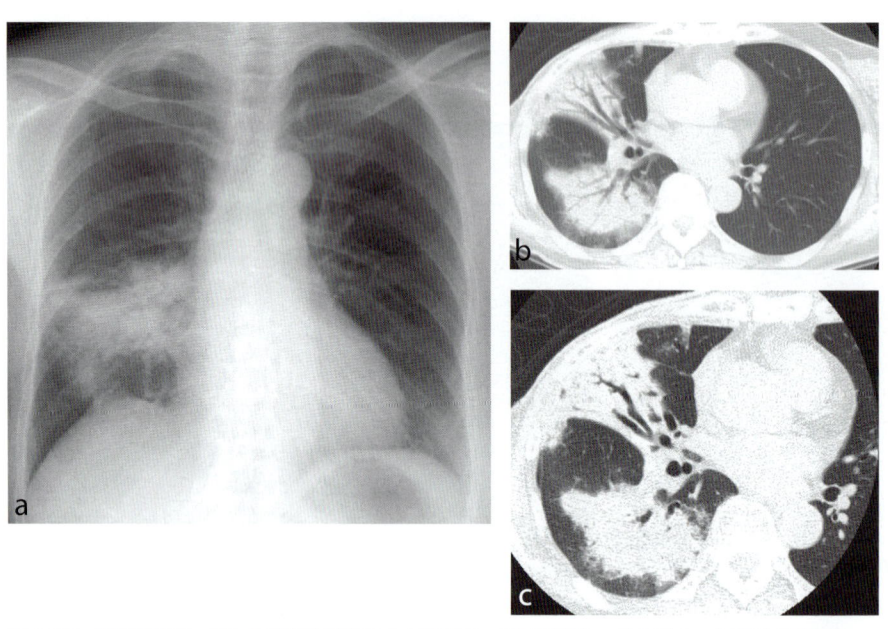

図 8.17 照射範囲に一致した放射線肺炎の (a) 胸部エックス線画像，および (b, c) 胸部 CT 画像．

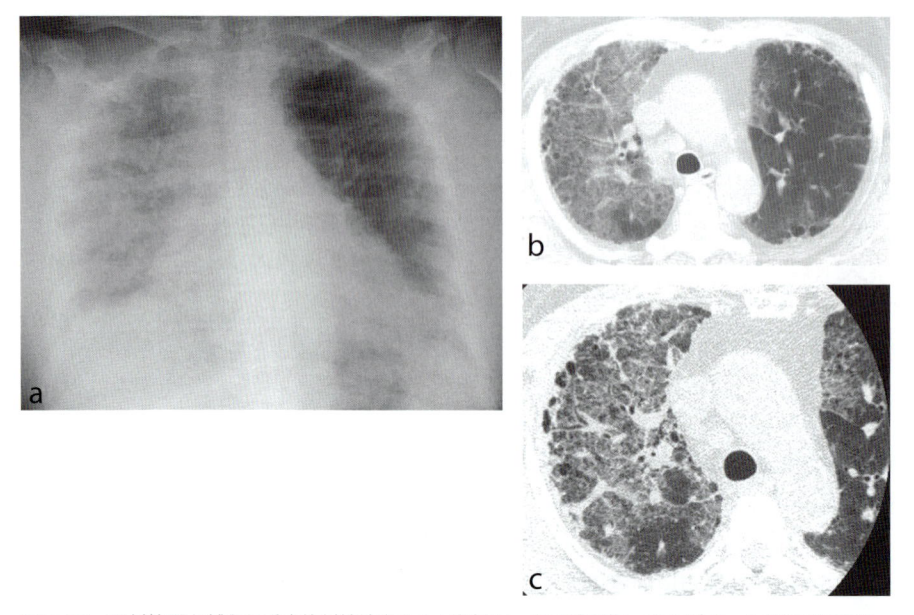

図 8.18 照射範囲を越えた重症放射線肺炎の (a) 胸部エックス線画像，および (b, c) 胸部 CT 画像．

5.2.4 診断
- 胸部エックス線，胸部CTにて放射線照射範囲に一致または照射範囲に強い網状影，浸潤影，コンソリデーション，すりガラス様陰影を認める（図8.17）．重症の場合は急性呼吸促迫症候群（ARDS）に類似した所見となる（図8.18）

5.2.5 治療
- 軽症例では治療を必要としない．
- 副腎皮質ステロイドを使用する．

◆ ポイント
- 副腎皮質ステロイド無効例では予後不良である．

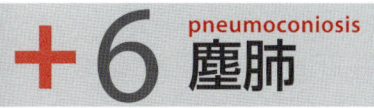

—— 小山信之

+6 塵肺 pneumoconiosis

6.1 ➕ 概念

- 無機粉塵や微粒子を長期間吸入することによって起こる線維増殖性の変化を主体とする肺疾患の総称である．
- 粉塵とは，粉のように細かく気体中に浮遊する塵（ちり）状の固体の粒子のことをいう．
- 代表的疾患として，珪肺と，石綿肺などが挙げられる．
- 珪肺は石英などに含まれる遊離珪酸（二酸化珪素［SiO_2］）の吸入による．職業歴としては，鉱山，石工，ガラス工場などが重要である．
- 石綿（アスベスト）に関連する疾患は，良性疾患として，石綿肺（間質性肺炎），良性石綿胸水，びまん性胸膜肥厚，悪性疾患として，悪性胸膜中皮腫，肺癌（アスベスト肺癌）が挙げられる．

◆ ポイント
- 職業歴としては，建設業，石綿製品工場などが重要である．
- アスベスト関連疾患の中で，石綿肺や肺癌については発症に大量のアスベスト曝露を必要とするが，胸膜プラークや悪性胸膜中皮腫などの胸膜病変は軽度のアスベスト曝露でも発症しうる．胸膜プラークはアスベスト曝露の医学的所見とされるが，疾患単位とは考えられない．
- 石綿は，①防音・断熱用として学校や建築物，船舶，鉄道車両に，②理科の実験でビーカーなどを火に掛ける際に使う石綿付き金網（現在はセラミックで代用），③絶縁材料，④自動車や鉄道車両のブレーキパッド，クラッチ板，⑤屋根瓦，屋根用波板，石膏板，天井用化粧板，ガスケット，シーリング材，パッキングなど，⑥モルタルやアスファルト混和剤として道路の凍結防止などで使用されている．

➕ Step up
- じん肺法（1960年）では，「粉塵を吸入することによって肺に生じた線維増殖性変化を主体とする疾病」と定義されている．
- 他の塵肺として，アルミニウムによるアルミ肺，ボーキサイトによるボーキサイト肺，酸化鉄による溶接工肺，ベリリウムによるベリリウム肺などが挙げられる．

6.2 ➕ 症状

- 咳嗽，喀痰，労作時呼吸困難を認める．
- 胸膜プラークのみの場合は無症状である．

6.3 ✚ 検査

- 胸部エックス線所見，胸部CT所見：珪肺では，上肺野に優位に粒状陰影（図8.19），塊状陰影（図8.19，8.20），肺門部卵殻状陰影などが見られる．アスベスト関連の所見では，胸膜プラーク（図8.21，8.22），胸膜肥厚（びまん性胸膜肥厚，悪性胸膜中皮腫），下肺優位の間質性肺炎（石綿肺），胸水（良性石綿胸水，悪性

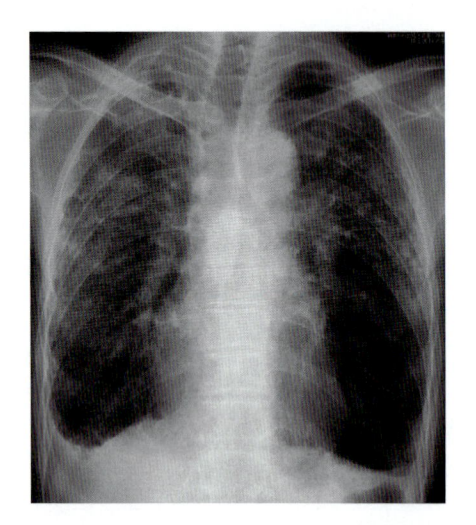

図8.19 珪肺の胸部エックス線所見．上肺野粒状陰影と塊状陰影を認める．

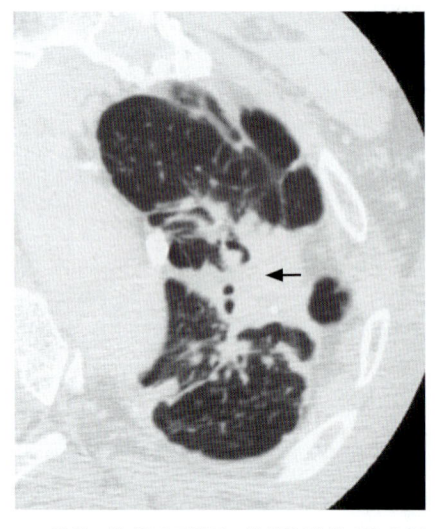

図8.20 珪肺の胸部CT所見．塊状陰影（矢印）を認める．画像は埼玉医科大学国際医療センター 酒井文和先生のご厚意による．

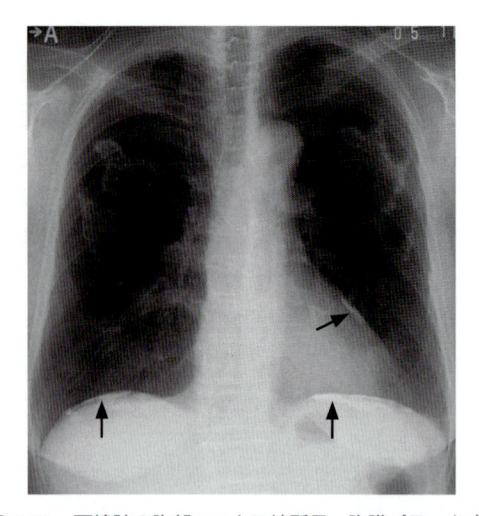

図8.21 石綿肺の胸部エックス線所見．胸膜プラーク（矢印）を認める．

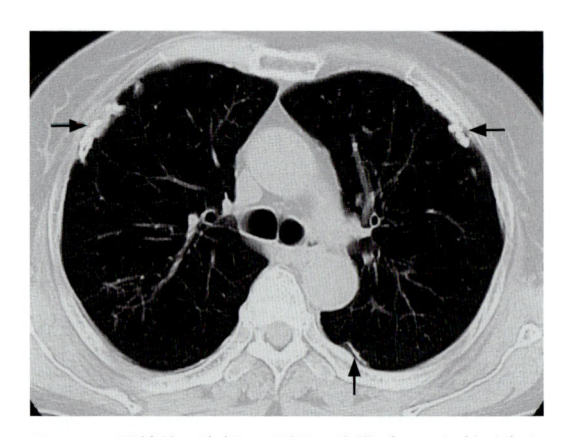

図8.22 石綿肺の胸部CT所見．胸膜プラーク（矢印）を認める．

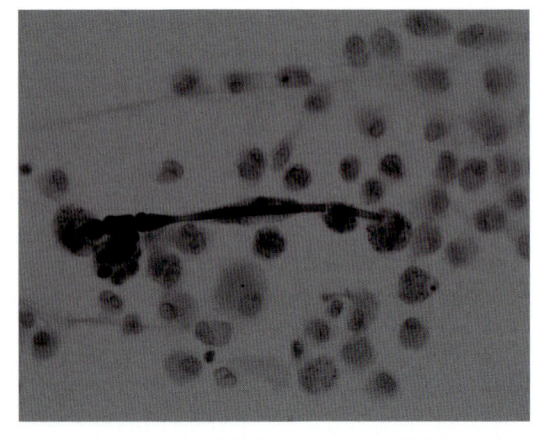

図8.23 アスベスト小体（Papanicolaou染色）．画像は埼玉医科大学 臼井裕先生のご厚意による．（カラー口絵参照）

胸膜中皮腫），結節影（アスベスト肺癌）などである．
- 病理所見：珪肺では珪肺結節，アスベスト関連疾患では気管支肺胞洗浄液（BALF），肺組織，喀痰などからのアスベスト小体（図 8.23）の検出が重要である．
- 胸膜プラークは両側，壁側胸膜に発生することが多い（結核の場合は臓側胸膜，片側性が多い）．

> **+ Step up**
> - 上肺野に病変の主体がある疾患には，①肺結核，②珪肺（肺結核とも関係），③サルコイドーシス，④肺好酸球性肉芽腫症（ほとんど喫煙者）などがある．

6.4 + 診断

- 粉塵に対する曝露歴（職業歴）があり，画像上の特徴が合致すれば，塵肺の診断は容易である．
- 胸膜プラークは，アスベスト関連疾患に特異的な所見である．
- 喀痰や BALF 中からのアスベスト小体の検出が，アスベスト関連疾患の診断確定に有用である．

6.5 + 治療

- 粉塵の吸入回避が必要である．
- 対症療法のみである（鎮咳薬，去痰薬，禁煙，リハビリテーション）．
- 定期的な経過観察が重要である．特にアスベスト関連疾患では，悪性胸膜中皮腫や肺癌の合併に注意する．

+ 中込一之

+7 Goodpasture syndrome
Goodpasture 症候群

7.1 + 概念

- 肺と腎に対する共通の抗基底膜抗体（抗 GBM 抗体）が産生される自己免疫疾患である．
- II 型アレルギー疾患である．
- 病態は，肺胞出血＋急速進行性糸球体腎炎（rapidly progressive glomerulonephritis: RPGN）である．

◆ ポイント
- 有病率は約 100 万人に 0.5 人と稀な疾患である．成人男性に多い．
- 予後は不良（無治療だと 90% 以上が死亡）だが，再発は少ない．

> **+ Step up**
> - 1919 年米国の医学者 Goodpasture が，血痰を伴う進行性の糸球体腎炎症例について初めて報告した．
> - ウイルス感染や化学物質の曝露などをきっかけとした過剰な免疫反応により，IV 型コラーゲンの糖蛋白部分（α3 鎖の NC1 部分）に対する抗体が産生されることが原因と推測されている．

7.2 ＋ 症状

- 炎症に伴う全身症状：発熱，全身倦怠感
- 肺胞出血に伴う症状：血痰，喀血，呼吸困難
- 腎機能障害に伴う症状：浮腫，高血圧，血尿，乏尿
- 炎症に伴う全身症状が先行することが多い．

7.3 ＋ 検査

- 血液検査：抗 GBM 抗体陽性，腎機能障害（BUN 上昇，血清クレアチニン上昇）を認める．
- 血液ガス：低酸素血症を呈する．
- 尿検査：蛋白尿，血尿，病的円柱（赤血球円柱など）を認める．
- 喀痰検査：担鉄細胞（赤血球からの鉄を食べてしまったマクロファージ）を認める．
- 胸部エックス線所見，胸部CT所見：両側びまん性のすりガラス様陰影を認める（図8.24）．
- 病理所見：肺胞出血（図8.25）を認める．糸球体，肺胞基底膜に補体・IgG の沈着（蛍光抗体法では IgG が基底膜に沿って線状に沈着）を認める（図8.26）．

＋Step up

- 肺胞出血と腎機能障害を呈する疾患の鑑別とキーワード：
    ① Goodpasture 症候群：抗 GBM 抗体陽性
    ② 顕微鏡的多発動脈炎：p-ANCA（抗好中球細胞質抗体または MPO-ANCA）陽性
    ③ 全身性エリテマトーデス：若年女性，抗 DNA 抗体，抗 Sm 抗体
    ④ Wegener 肉芽腫：c-ANCA 陽性（または PR3-ANCA），副鼻腔病変・眼窩病変（ただし肺胞出血は稀である）

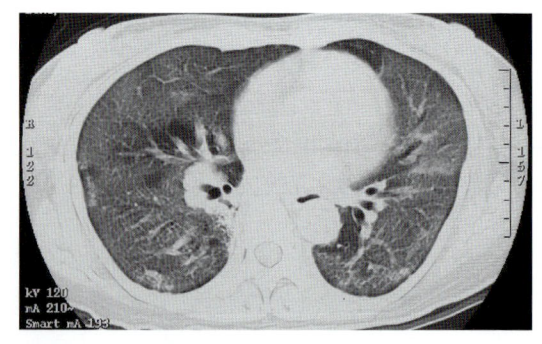

図8.24 Goodpasture 症候群の胸部 CT 所見．両側びまん性すりガラス様陰影を呈する．

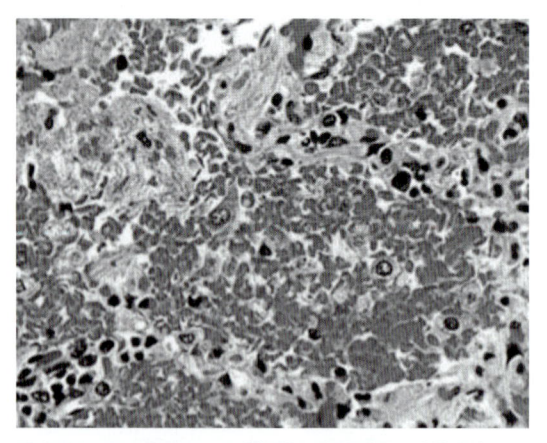

図8.25 Goodpasture 症候群の病理所見．肺胞出血を認める．（カラー口絵参照）

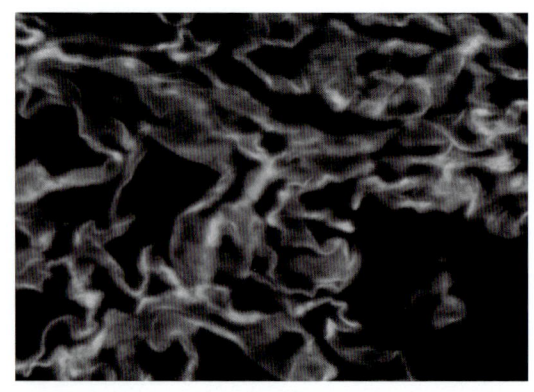

図8.26 Goodpasture 症候群の病理所見（蛍光抗体法）．IgG が基底膜に沿って線状に沈着している．（カラー口絵参照）

7.4 診断

- 肺胞出血＋急速進行性糸球体腎炎を呈し，抗GBM抗体陽性の場合，Goodpasture症候群と診断される．蛍光抗体法でのIgGの基底膜に沿った沈着も参考となる．

7.5 治療

- 強力な免疫抑制療法を行う必要がある．①副腎皮質ステロイド全身投与，②血漿交換（抗GBM抗体の除去が目的），③免疫抑制薬投与などを行う．

――中込一之

8 好酸球性肺炎 eosinophilic pneumonia（EP）

8.1 概念

- 肺組織中に好酸球増多を認める疾患を好酸球性肺疾患と総称する．
- 原因が明らかなものを除いた好酸球性肺疾患を狭義の好酸球性肺炎と定義し，発症形式により，急性好酸球性肺炎（acute eosinophilic pneumonia: AEP）と慢性好酸球性肺炎（chronic eosinophilic pneumonia: CEP）とに分類する．
- 急性好酸球性肺炎は，急性の経過で両側性びまん性浸潤影と低酸素血症を呈する疾患で，気管支肺胞洗浄液（BALF）中の好酸球増多（25%以上）を認める疾患である．何らかの吸入刺激が原因となると想定されている．喫煙開始・再開が原因となったとする報告が多数見られる．
- 慢性好酸球性肺炎は，薬剤によるもの，寄生虫感染に伴うもの，血管炎に合併するもの（Churg-Strauss症候群に伴うもの），血液疾患に合併するもの（好酸球増多症候群／好酸球性白血病に伴うもの）などが挙げられる．

◆ ポイント

- 喫煙開始と関連した急性好酸球性肺炎では，喫煙開始から肺炎発症までが2週以内の症例が29%，1ヵ月以内の症例が45%である．喫煙チャレンジテスト陽性の報告も多数存在する．

+Step up
- その他の急性好酸球性肺炎の報告例として，花火の煙の吸入，線香の煙，アセチレンガス吸入，ヘロイン，コカイン，ニッケルなどによる報告もある．
- 慢性好酸球性肺炎の約50%で気管支喘息を合併する．

8.2 症状

- 発熱，咳嗽，呼吸困難を呈する．急性好酸球性肺炎では，急性の経過（通常7日以内）で，慢性好酸球性肺炎では慢性の経過（数週から数ヵ月）で出現する．

8.3 検査

- 血液検査：急性好酸球性肺炎では早期には末梢血好酸球数は増加しない．経過とともに末梢血好酸球数は上昇する．慢性好酸球性肺炎では早期から末梢血好酸球数は増加する．
- 胸部エックス線所見，胸部CT所見：急性好酸

球性肺炎では，びまん性のすりガラス様陰影と小葉間隔壁の肥厚などが特徴である（図8.27）．慢性好酸球性肺炎では，移動性の末梢性浸潤影が特徴である（図8.28）．
- 気管支肺胞洗浄（BAL）所見：急性好酸球性肺炎でも慢性好酸球性肺炎でも，好酸球は増加する（図8.29）．
- 病理所見：肺胞への好酸球浸潤を認める（図8.30）．

◆ ポイント

- 急性好酸球性肺炎の胸部CT所見では，小葉間隔壁肥厚（図8.27b），Kerley線（小葉間隔壁の肥厚による線状陰影で，Kerley A，B，Cがある．第4章1節「胸部単純エックス線検査，CT検査」を参照）が見られ，他のびまん性すりガラス様陰影を呈する疾患との鑑別に有用である．
- 慢性好酸球性肺炎と特発性器質化肺炎（COP）は，画像所見が類似しており，鑑別が難しいこともある．非典型例ではBALのデータで鑑別せざるをえない．好酸球＞リンパ球の場合，慢性好酸球性肺炎，好酸球＜リンパ球の場合，特発性器質化肺炎と考える．

8.4 診断

- 急性好酸球性肺炎は，急性の経過で（通常7

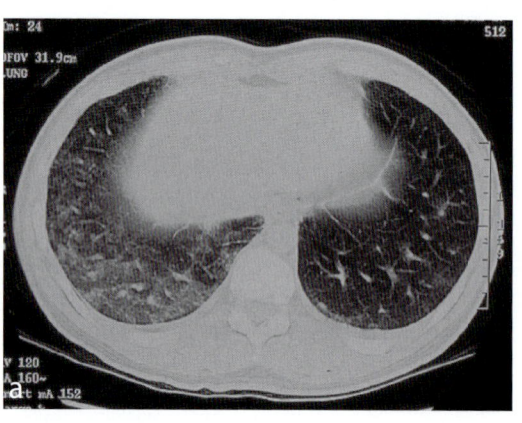

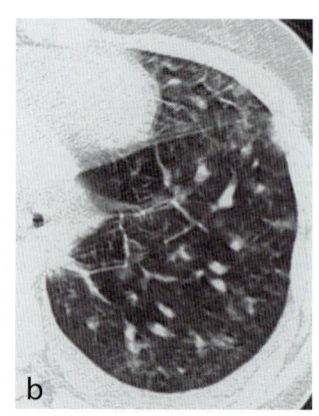

図8.27 急性好酸球性肺炎の胸部CT所見．(a) 両側びまん性すりガラス様陰影を呈する．(b) 小葉間隔壁肥厚，びまん性すりガラス様陰影を認める．

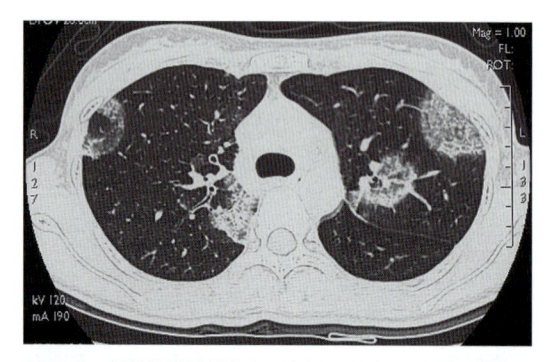

図8.28 慢性好酸球性肺炎の胸部CT所見．末梢性浸潤影を認める．

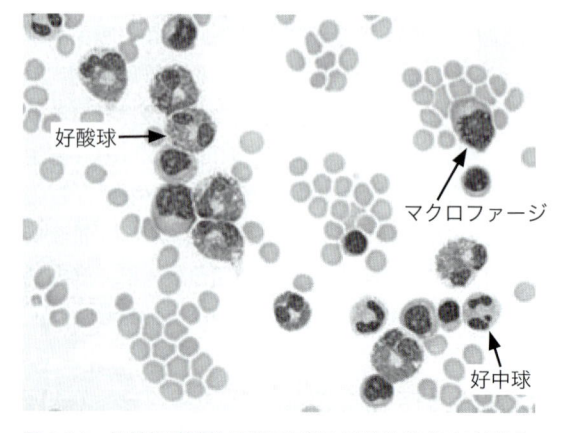

図8.29 慢性好酸球性肺炎の気管支肺胞洗浄（BAL）所見．好酸球が増加している．（カラー口絵参照）

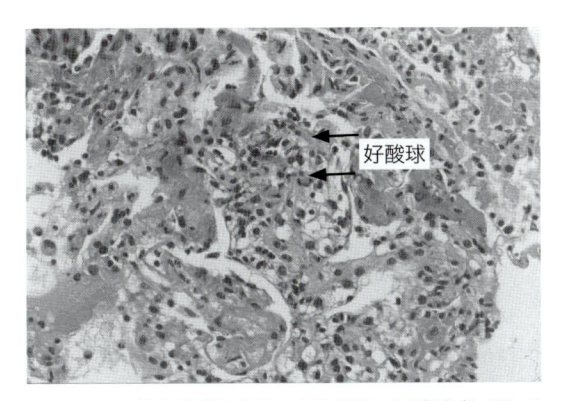

図 8.30 急性好酸球性肺炎の病理所見．好酸球（矢印）が肺胞に見られる．（カラー口絵参照）

日以内），発熱，咳嗽，呼吸困難を呈し，何らかの吸入歴（喫煙開始が多い）があり，かつ胸部 CT 所見で小葉間隔壁肥厚，Kerley line を伴うびまん性のすりガラス様陰影を認める患者において，BALF の好酸球の増加をもって診断する．受診時には，末梢血好酸球増多は認めないことが多い．

- 慢性好酸球性肺炎は，慢性の経過（数週から数ヵ月）で，発熱，咳嗽，呼吸困難を呈し，末梢血好酸球増多があり，かつ胸部エックス線または胸部 CT で移動性の末梢性浸潤影を認める患者において，BALF 中の好酸球の増加をもって診断する．

➕ Step up

- 慢性好酸球性肺炎では，他に原因が隠れていないかを検討することが，診断・治療において重要である．寄生虫感染の有無，血管炎の有無，末梢血好酸球が著増している場合は好酸球性白血病合併の有無を検索する必要がある．好酸球性白血病に合併する好酸球性肺疾患では，遺伝子異常（*FIP1L1-PDGFRα* 融合遺伝子）が見られる．

8.5 ➕ 治療

- 急性好酸球性肺炎では，原因回避による自然軽快例も見られる．改善がなければ副腎皮質ステロイド全身投与を行う．
- 慢性好酸球性肺炎においても，原則は同様に副腎皮質ステロイド内服である．この場合は減量中再発することも多い．自然軽快することもある一方，免疫抑制薬投与が必要な難治病態も報告されている．

◆ ポイント

- 喫煙に関連した急性好酸球性肺炎では，経過とともに，タバコに対するトレランス（耐性）が誘導される可能性が示唆されている．喫煙チャレンジテスト陽性例でも，その後の喫煙で好酸球性肺炎を発症しないケースが報告されている．また一般に，喫煙チャレンジテストではびまん性陰影を呈するほどの重症の病態は再現されず，症例によっては末梢血好酸球数増多を呈するものの，呼吸器症状が再現されないこともある．

➕ Step up

- 好酸球性白血病に合併する好酸球性肺疾患では，チロシンキナーゼ阻害薬であるイマチニブが著効する例が見られる．

➕ 中込一之

9 アレルギー性気管支肺アスペルギルス症
allergic bronchopulmonary aspergillosis(ABPA)

9.1 概念

- 気道内に持続的に局在するようになったアスペルギルスの菌体成分によって引き起こされるアレルギー性肺疾患である.
- I型, III型またはIV型アレルギーが想定されている.
- 病態は, 気管支喘息＋好酸球増多＋肺浸潤影＋中枢性気管支拡張とまとめられる.

◆ ポイント
- PattersonらによるABPAの病期分類を表8.23に示す.

Step up
- 経過とともに不可逆的変化が出現し, IV期, V期まで進行すると予後不良である.
- 診断基準を満たす前から, 本疾患の可能性に留意する必要がある.
- 感染症ではないと考えられてきたが, 感染症の要素も部分的に寄与するのではないかと概念が変化してきている.
- 他の真菌 (Candida albicans, Penicillium rubrum, Fusarium vasinfectum, Schizophyllum commune [スエヒロダケ] など) でも同様の病態が起こることが知られており, ABPM (allergic bronchopulmonary mycosis) といわれる. ABPAと比べ喘息の合併率は低く, 重症度は軽く, 好酸球増多や血清総IgE上昇は軽度とされている.

9.2 症状

- 炎症に伴う全身症状：発熱, 体重減少, 食思不振を呈する.
- 気道症状：咳嗽, 発作性呼吸困難 (気道狭窄) の反復, 茶褐色の粘液栓子の喀出, 血痰を認める.

9.3 検査

- 血液検査：末梢血好酸球数増多, 総IgE増加 (病勢を反映する), アスペルギルスに対するIgE抗体陽性, アスペルギルスに対する沈降抗体陽性を認める.
- 胸部エックス線所見, 胸部CT所見：肺浸潤影 (図8.31) ＋中枢性気管支拡張 (図8.32) を呈する. 気管支を充填する粘液栓子が観察されることもある (図8.33). 浸潤影は反復したり, 移動することもある.
- 皮膚テスト：アスペルギルスに対する即時型皮膚反応陽性 (15～30分で判定), アスペルギルスに対するArthus型皮内反応陽性 (4～8時間で判定) を認める.
- 喀痰検査：アスペルギルスを検出するとともに好酸球 (喘息を反映) を認める.

◆ ポイント
- 胸部CTにおける気管支拡張症は, 伴走する動脈より気管支が太い場合に指摘される.

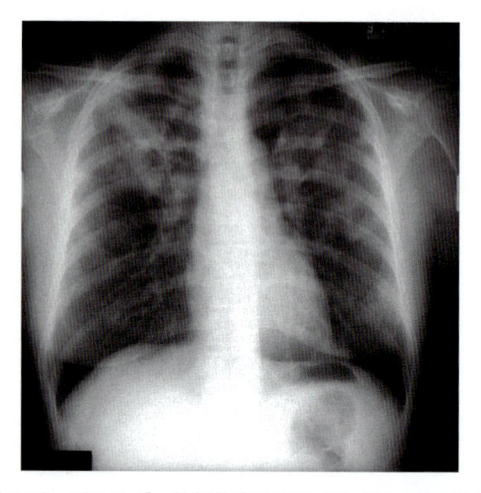

図8.31 アレルギー性気管支肺アスペルギルス症の胸部エックス線所見. 肺浸潤影を認める.

表 8.23 Patterson らによる ABPA の病期分類.

I 期（急性期）	喘息症状＋肺浸潤影
II 期（寛解期）	症状なし（治療不要）
III 期（再燃期）	喘息症状＋肺浸潤影＋中枢性気管支拡張
IV 期（ステロイド依存性喘息期）	喘息症状＋中枢性気管支拡張＋肺浸潤影
V 期（線維化期）	喘息症状＋肺線維化

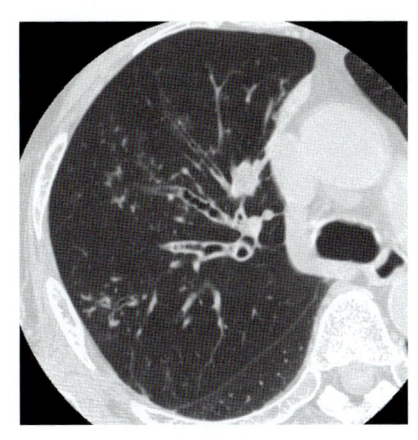

図 8.32 アレルギー性気管支肺アスペルギルス症の胸部 CT 所見．中枢性気管支拡張を認める．画像は埼玉医科大学国際医療センター 酒井文和先生のご厚意による．

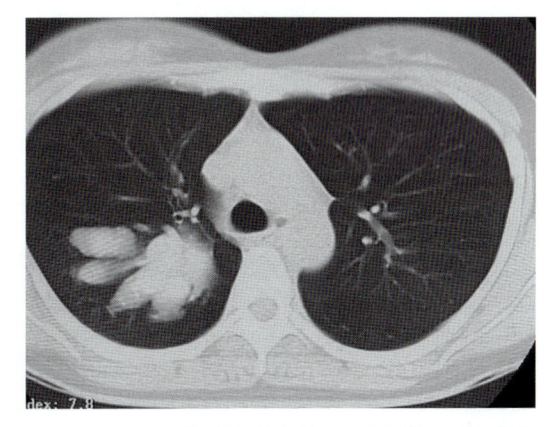

図 8.33 アレルギー性気管支肺アスペルギルス症の胸部 CT 所見．粘液栓子が気管支を充填している．画像は埼玉医科大学総合医療センター 植松和嗣先生のご厚意による．

- 病理学的には，好酸球浸潤を伴う気管支中心性肉芽腫症，または好酸球を含む粘液栓子があり，真菌が組織学的に確認されたものを ABPA と診断する．

+Step up

- 即時型皮膚反応とは，プリックテスト，皮内テストなどをいう．プリックテストは皮内テストと比較し安全に施行可能であり（体内に入る抗原量が少ない），皮内テストより先に行われる．

9.4 ➕ 診断

- Rosenberg らによる ABPA 診断基準を表 8.24 に示す．

表 8.24 Rosenberg らによる ABPA 診断基準.

一次基準	①気管支喘息 ②末梢血好酸球増多 ③アスペルギルスに対する即時型皮膚反応陽性 ④アスペルギルスに対する沈降抗体陽性 ⑤血清 IgE 値上昇 ⑥肺浸潤影の既往 ⑦中枢性気管支拡張
二次基準	①喀痰中のアスペルギルスの検出 ②褐色の気管支血栓子の喀出の既往 ③アスペルギルスに対する Arthus 型（III 型）皮内反応陽性

確実：一次基準すべてを満たす場合．
ほぼ確実：6 項目を満たす場合．

9.5 ➕ 治療

- 副腎皮質ステロイド全身投与（＋吸入ステロイド）を行う．

- 補助として，イトラコナゾール（抗真菌薬）が投与される．
- 本項では，ABPAは感染症ではなくアレルギー疾患と強調して記載しているが，ABPAで他のアスペルギルス感染症（肺アスペルギローマ，慢性壊死性肺アスペルギルス症）の合併例の報告や，β-D-グルカンが疾患活動性を反映する症例の報告があり，ABPAが純粋なアレルギー疾患ではなく，感染症の要素もあると考えられるようになってきた．そこで，現在ではABPAの治療に抗真菌薬（イトラコナゾール）が使用されるようになってきている．

> **+ Step up**
> - 総IgEが高値でない場合，抗IgE抗体有効例も報告されている．

― 中込一之

+10 Wegener肉芽腫症，アレルギー性肉芽腫性血管炎（Churg-Strauss症候群）

Wegener's granulomatosis, allergic and granulomatous angitis (Churg-Strauss syndrome)

10.1 + Wegener肉芽腫症

10.1.1 概念

- 中小型血管の肉芽腫性壊死性血管炎である．
- 上気道（鼻，眼，耳），下気道（肺），腎症状を三主徴とする．65〜95%でPR3-ANCA（C-ANCA）陽性である．

◆ ポイント

- 生命予後の悪い疾患であったが，発症早期に免疫抑制薬を投与することによって，高率に寛解導入できることがわかってきた．
- 抗好中球細胞質抗体（anti-neutrophil cytoplasmic antibody: ANCA）は，この間接蛍光抗体法の染色パターンから，細胞質がびまん性に染まるcytoplasmic ANCA（C-ANCA）と，核の周辺が染まるperinulear ANCA（P-ANCA）に分類される．C-ANCAの抗原はPR-3（proteinase-3）であり，P-ANCAの抗原はMPO（myeloperoxidase）である．臨床の場では，C-ANCAはPR-3-ANCA，P-ANCAはMPO-ANCAともよばれることがある．

10.1.2 症状

- 炎症に伴う全身症状：発熱，全身倦怠感，体重減少
- 鼻症状：鼻閉，鼻出血，膿性鼻汁，鞍鼻（図8.34）
- 眼症状：眼球突出，視力障害，充血（上強膜炎，ぶどう膜炎）
- 耳症状：耳漏，耳痛
- 肺症状（気道症状）：咳嗽，喀痰，血痰，呼吸困難
- 腎症状：血尿，乏尿

10.1.3 検査

- 血液検査：炎症反応高値（白血球値上昇，CRP上昇）．リウマチ因子陽性，PR3-ANCA（C-ANCA）陽性
- 尿所見：血尿，蛋白尿．急速進行性糸球体腎炎を呈する．
- 胸部エックス線所見，胸部CT所見：孤立性または多発性の結節陰影を呈する．空洞性結節となることもある（図8.35）．
- 病理所見：巨細胞を伴う肉芽腫性壊死性血管炎を呈する．

10. Wegener肉芽腫症，アレルギー性肉芽腫性血管炎（Churg-Strauss症候群）

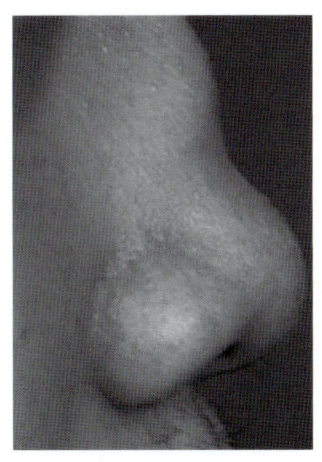

図 8.34　鞍鼻．（カラー口絵参照）

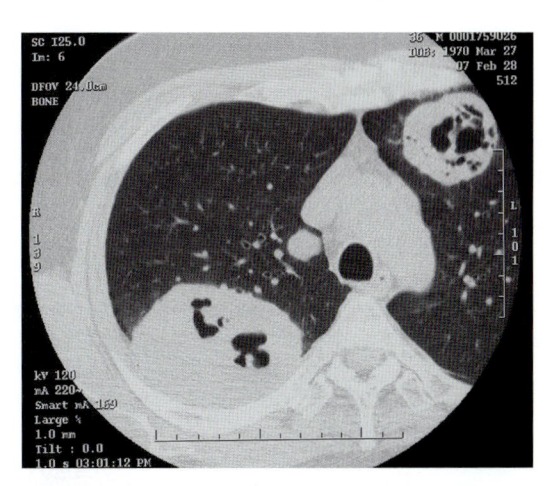

図 8.35　Wegener肉芽腫症の胸部CT所見．空洞を伴う多発結節陰影を認める．

表 8.25　Wegener肉芽腫の診断基準．

---

1. 主要症状
- ①上気道（E）の症状：鼻（膿性鼻漏，出血，鞍鼻），眼（眼痛，視力低下，眼球突出），耳（中耳炎），口腔・咽頭痛（潰瘍，嗄声，気道閉塞）
- ②肺（L）の症状：血痰，咳嗽，呼吸困難
- ③腎（K）の症状：血尿，蛋白尿，急速に進行する腎不全，浮腫，高血圧
- ④血管炎による症状：
  - ➢ 全身症状：発熱，体重減少
  - ➢ 臓器症状：紫斑，多関節炎（痛），上強膜炎，多発性神経炎，虚血性心疾患（狭心症，心筋梗塞），消化管出血（吐血・下血），胸膜炎

2. 主要組織所見
- ①E, L, Kの巨細胞を伴う壊死性肉芽腫性病変
- ②免疫グロブリン沈着を伴わない壊死性半月体形成腎炎
- ③小・細動脈の壊死性肉芽腫性血管炎

3. 主要検査所見
- PR-3 ANCA (C-ANCA) が高率に陽性

E, L, Kすべてそろっている例は全身型，E, Lのうち1または2臓器にとどまる例を限局型とよぶ．全身型はE, L, Kの順に症状が発現することが多い．

◆ ポイント
- PR3-ANCA（C-ANCA）値は活動性と相関する．
- 気道狭窄などの気管病変を合併することがある．

10.1.4　診断
- 鼻，眼，耳などの上気道病変に，肺病変や腎病変を伴う場合，Wegener肉芽腫症を疑う．PR3-ANCA（C-ANCA）の測定および鼻，肺，腎などの組織所見で診断する．

◆ ポイント
- Wegener肉芽腫の診断基準を表8.25に示す．

10.1.5　治療
- 副腎皮質ステロイド内服＋免疫抑制薬（シクロホスファミド）を用いる．

◆ ポイント
- 若年者では，副作用の回避から，免疫抑制薬としてアザチオプリンまたはメトトレキサートが用いられることもある．

表 8.26 アレルギー性肉芽腫性血管炎の診断基準.

> 1. 主要臨床所見
>   ①気管支喘息あるいはアレルギー性鼻炎
>   ②好酸球増多（2,000/μl 以上）
>   ③血管炎による症状：発熱，体重減少，多発性単神経炎，消化管出血，紫斑，多関節炎（痛），筋肉痛，筋力低下
> 2. 臨床経過の特徴
>   • 主要所見①，②が先行し，③が発症する
> 3. 主要組織所見
>   ④周囲組織に著明な好酸球浸潤を伴う細小血管の肉芽腫性，またはフィブリノイド壊死性血管炎の存在
>   ⑤血管外肉芽腫の存在

10.2 アレルギー性肉芽腫性血管炎（Churg-Strauss 症候群）

10.2.1 概念
- 中小型血管の肉芽腫性壊死性血管炎である．
- 気管支喘息，末梢血好酸球増多を背景に起こる血管炎で，約 50％が MPO-ANCA（P-ANCA）陽性である．

◆ ポイント
- 我が国の診断基準では，病理所見まで確認できている場合をアレルギー性肉芽腫性血管炎，臨床所見のみの場合を Churg-Strauss 症候群と分類する．

10.2.2 症状
- 気管支喘息に伴う症状：咳嗽，喘鳴，安静時呼吸困難
- アレルギー性鼻炎に伴う症状：鼻汁，鼻閉
- 血管炎に伴う症状：発熱，体重減少，しびれ（多発性単神経炎），消化管出血，関節痛，筋肉痛，紫斑
- 多発性単神経炎はほぼ必発である．

10.2.3 検査
- 血液検査：炎症反応高値（白血球値上昇，CRP 上昇），好酸球増多，リウマチ因子陽性，MPO-ANCA（P-ANCA）陽性
- 尿所見：腎障害は稀である．
- 胸部エックス線所見，胸部 CT 所見：非特異的所見として，結節陰影，網状影，浸潤影などが見られる．
- 病理所見：好酸球浸潤を伴う細小血管の肉芽腫性血管炎または壊死性血管炎を呈する．

10.2.4 診断
- 成人喘息患者が，末梢血好酸球増多と多発性単神経炎症状（＋他臓器の血管炎所見）を呈する場合，Churg-Strauss 症候群と診断できる．約 50％で MPO-ANCA（P-ANCA）陽性となる．

◆ ポイント
- アレルギー性肉芽腫性血管炎の診断基準（厚生労働省）を表 8.26 に示す．

10.2.5 治療
- 副腎皮質ステロイド内服＋免疫抑制薬（シクロホスファミド）を用いる．

◆ ポイント
- 若年者では，副作用の回避から，免疫抑制薬としてアザチオプリンまたはメトトレキサートが用いられることもある．

> **+ Step up**
> - Churg-Strauss 症候群における神経病変や心病変では，γ-グロブリンの投与で著効する症例が見られる．

中込一之

11 Langerhans 細胞肉芽腫症（肺好酸球性肉芽腫症）

Langerhans cell granulomatosis (pulmonary eosinophilic granuloma)

11.1 ➕ 病態

- 好酸球の浸潤を伴った肉芽腫を形成しながら，Langerhans 細胞が多臓器に腫瘍性増殖する疾患である．
- 20～40歳代に多く，喫煙との関連が強く推測されている（90%以上）．
- 病変は肺，骨，下垂体，皮膚，リンパ節，肝臓，脾臓，脳などに見られる．
- 肺病変は上葉に強い病変を呈する．

◆ ポイント

- 肺では多数の結節が融合して，線維化を含む囊胞を形成する．
- 早期には呼吸細気管支の間質部分に限局しているが，進行すると肺胞間質に病変が及ぶ．

➕ Step up

- 以前は肺好酸球性肉芽腫症，histiocytosis X ともよばれた．

11.2 ➕ 症状

- 1/4～1/5 が無症状で，有症状例では咳嗽，呼吸困難を呈することが多く，気胸を認めることもある．

◆ ポイント

- 骨病変よる疼痛が出現することがある．
- 全身倦怠感，体重減少，発熱等の全身症状が主体のことがある．

➕ Step up

- 進行期以外は呼吸機能検査で異常を示すことは少ない．

11.3 ➕ 検査

- 画像検査（胸部 CT）

◆ ポイント

- 気管支鏡検査（経気管支肺生検 [TBLB]，気管支肺胞洗浄 [BAL]）

➕ Step up

- 外科的肺生検

11.4 ➕ 診断

- 胸部 CT で両側上葉を中心（上 2/3）に対称性，びまん性の多発囊胞および結節陰影を呈する（図 8.36）．

◆ ポイント

- BALF 中に CD1a 陽性である Langerhans 細胞を 5% 以上検出する．

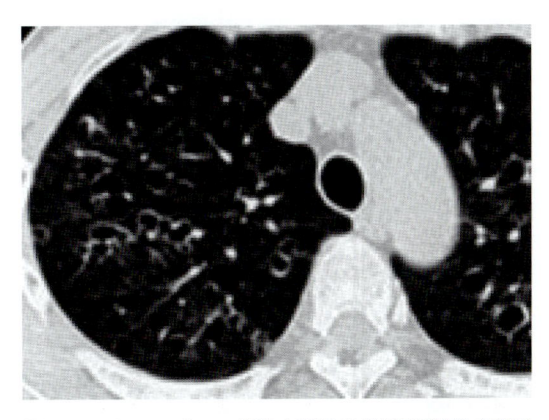

図 8.36 Langerhans 細胞肉芽腫症（肺好酸球性肉芽腫症）の画像．両側びまん性，上葉優位に比較的壁の薄い囊胞病変を認める．日本呼吸器学会ホームページより引用．

第8章 びまん性肺疾患

+Step up
- 組織診断の場合，外科的肺生検が必要となることが多い．

11.5 + 治療

- 第1の治療は禁煙である．

◆ ポイント
- 禁煙で改善することがある．

- 症状増悪例，進行例では副腎皮質ステロイドの適応となる．

+Step up
- 抗腫瘍薬，免疫抑制薬（ビンブラスチン，メトトレキサート，シクロホスファミド，エトポシド，クラドリビン）の使用も報告されているが，十分なエビデンスはない．
- 進行すれば肺移植の適応もある．

――――――――――――― + 小山信之

+12 肺リンパ脈管筋腫症
lymphangioleiomyomatosis（LAM）

12.1 + 病態

- 平滑筋様細胞（LAM 細胞）の肺，腎臓，リンパ節への浸潤，増殖により，肺で囊胞を形成して呼吸不全を呈する疾患である．
- ほとんどが妊娠可能な若年女性に発症する．
- 結節性硬化症（TSC）に合併する（*TSC* 遺伝子の変異による）ことがある．

◆ ポイント
- 人口 100 万人あたり 1.2 〜 1.3 例の発症頻度で，平均初発年齢は 31.6 歳である．

+Step up
- 10 年生存率は 76% である．

12.2 + 症状

- 無症状のこともある．
- 初発症状としては気胸，労作的息切れが多い．咳嗽，血痰，乳び胸が出現することもある．

◆ ポイント
- 腹部腫瘤，腹痛，腹部膨満感，下肢浮腫を生じることもある．

+Step up
- 若年女性の気胸を見た場合，本疾患の可能性を疑う必要がある．

12.3 + 検査

- 胸部エックス線上，両肺過膨張，肺野透過性亢進，網状影，ときに気胸，胸水を認める．
- 胸部 CT で両肺びまん性囊胞，縦隔リンパ節腫大，ときに気胸や胸水（図 8.37）を認める．

◆ ポイント
- 腹部 CT にて腹腔内，後腹膜，骨盤内に腫瘤，リンパ節腫大，腹水，腎血管脂肪腫を認める．
- 進行性病変では1秒量，1秒率低下，肺拡散能力低下や残気量，全肺気量増加など，閉塞性換気障害をきたす．

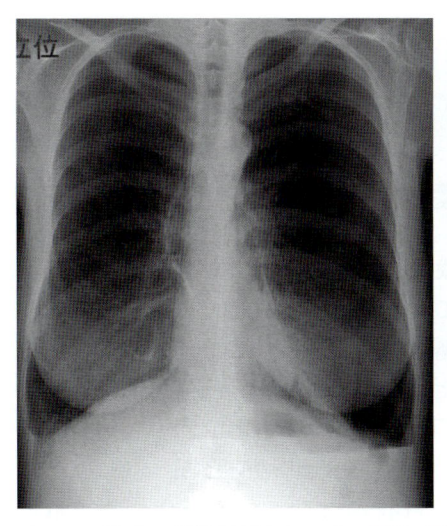

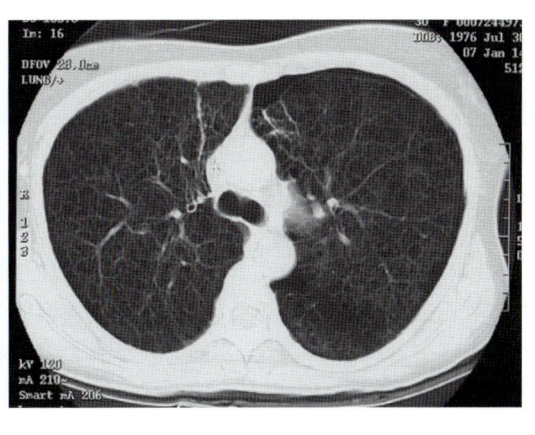

図 8.37　肺リンパ脈管筋腫症（LAM）の画像．両肺にびまん性囊胞を認める．気胸も合併している．

12.4 ➕ 診断

- 確定診断は病理組織診断（LAM 細胞の存在）である．

◆ ポイント

- LAM 細胞は抗 α-平滑筋アクチン（SMA）抗体，抗 HMB45 抗体，抗エストロゲン受容体抗体，抗プロゲステロン受容体抗体に陽性となる．

+ Step up

- 結節性硬化症（TSC）合併の有無のため，*TSC* 遺伝子変異を調べる．

12.5 ➕ 治療

- ホルモン療法（LH-RH アゴニストによる GnRH 療法，プロゲステロン療法）を行う．
- 根本的な治療法ではないが，閉塞性換気障害に気管支拡張薬（抗コリン薬，β刺激薬）を使用することで自覚症状が軽減することがある．
- ホルモン療法が奏効せず，呼吸不全が進行する場合には肺移植の適応となる．

◆ ポイント

- 乳び胸水・腹水，気胸に対する治療が必要となることがある．

+ Step up

- 血管筋脂肪腫が生じ，外科的摘出術，塞栓療法を必要とすることがある．

➕ 小山信之

13 肺胞蛋白症 pulmonary alveolar proteinosis

13.1 概念

- 肺胞腔にPAS染色陽性のサーファクタント様物質が貯留することによる疾患である．
- 特発性（90%以上）と続発性に分類される．
- 続発性は骨髄異形成症候群，白血病などの血液疾患，非結核性抗酸菌症などの感染症，粉塵吸入などによって二次的に引き起こされるものである．

◆ポイント

- 肺胞マクロファージの機能異常により，肺サーファクタント蛋白が肺胞から除去されずに貯留する．
- 特発性肺胞蛋白症患者では，血清や気管支肺胞洗浄液（BALF）中に抗GM-CSF抗体が存在することが明らかとなっている．抗体価は重症度と相関しない．GM-CSFの活性が中和されることにより，GM-CSFによるマクロファージの成熟過程が障害され，肺胞マクロファージの機能異常が誘導されることによると考えられている．

+Step up

- 人口10万人あたり0.37人と稀な疾患である．男性喫煙者に多い．
- 一方，続発性肺胞蛋白症の病因はほとんど解明されていない．

13.2 症状

- 咳嗽，喀痰，労作時呼吸困難，発熱，体重減少などを呈する．
- 無症状で発見されるケースも多い．

13.3 検査

- 血液検査：SP-A，SP-D，KL-6の上昇を認める．
- 胸部エックス線所見，胸部CT所見：胸部エックス線所見では，両側の気管支含気像（air broncho-gram）を伴う浸潤影を認める．
- 胸部CT所見では，すりガラス様陰影＋小葉間隔壁肥厚による網状影が見られ，メロンの皮様またはcrazy-paving appearanceとよばれる（図8.38）．
- 気管支肺胞洗浄（BAL）所見：白濁する（図8.39）．泡沫状マクロファージが観察される．
- 病理組織：肺胞腔内にPAS染色陽性物質が充満する．

+Step up

- すりガラス様陰影＋小葉間隔壁肥厚を呈する疾患の鑑別：
  - ➢ 急性好酸球性肺炎
  - ➢ 肺胞蛋白症

13.4 診断

- メロンの皮様またはcrazy-paving appearanceの胸部CT所見で疑い，BAL（白濁）および肺生検（肺胞腔内へのPAS陽性物質の充満）で診断する．

13.5 治療

- 自然治癒例も見られる．必要に応じて酸素療法を行う．
- 肺洗浄：呼吸困難進行例で考慮される．全身麻酔下で片肺ずつ洗浄を行う全肺洗浄が標準治療だが，局所麻酔下で気管支肺胞洗浄を行う方法もある．

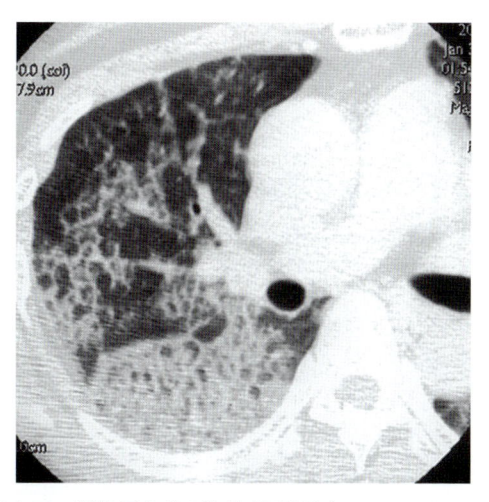

図 8.38 肺胞蛋白症の胸部 CT 所見（crazy-paving appearance）．画像は埼玉医科大学国際医療センター 酒井文和先生のご厚意による．

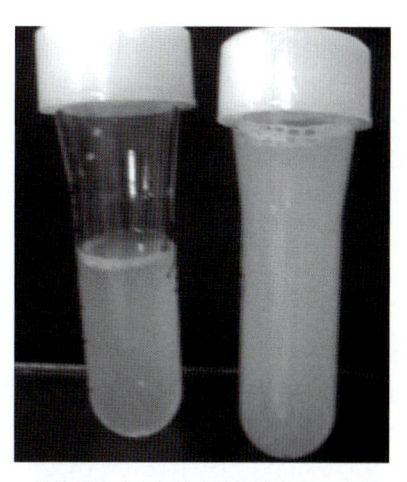

図 8.39 肺胞蛋白症の気管支肺胞洗浄（BAL）所見．白濁を呈する．画像は埼玉医科大学総合医療センター 植松和嗣先生のご厚意による．（カラー口絵参照）

- 特発性肺胞蛋白症では，GM-CSF 吸入療法または GM-CSF 皮下注射も試みられている．

◆ ポイント
- 肺胞マクロファージの機能異常により，易感染性となることが知られている．

+ Step up
- 間質性肺炎と誤診されてステロイドを投与されるケースがあるが，易感染性であり，ステロイド投与は禁忌である．

――中込一之

14 alveolar microlithiasis 肺胞微石症

14.1 概念

- リン酸カルシウムを主成分とする肺胞内微石の出現を特徴とする常染色体劣性遺伝疾患である．
- 微石はきわめて緩徐に成長するが，最終的には多くの肺胞を埋め尽くす．同時に肺胞壁には慢性炎症と線維化が生じる．
- 小児期に胸部エックス線異常にて発見される症例が多い．初期は無症状であるが，疾患は緩徐に進行し，患者は通常中年期以降に慢性呼吸不全，肺性心にて死亡する．

14.2 疫学

◆ ポイント
- 稀少疾患である．世界で約 600 例，日本で約 100 例が報告されている．

14.3 病因

◆ ポイント
- 患者では，II 型肺胞上皮細胞に高発現する IIb 型ナトリウム依存性リン運搬タンパクをコードする *SLC34A2* 遺伝子の異常が認められるため，本遺伝子の機能喪失が原因と考えられる．

+Step up
- 常染色体劣性遺伝疾患は近親婚家系に認められることが多い．兄弟姉妹に複数の患者が発生する「水平伝播」が見られることもしばしばである．

14.4 病理

◆ ポイント
- 剖検例では，微石の蓄積した肺は硬く重い．
- 蓄積した微石のため，肺切片標本作製には脱灰が必要である．
- 病理組織学的，超微形態学的には，肺胞内に層状構造を有する微石が認められる（図 8.40）．

14.5 症状，身体所見

◆ ポイント
- 本症に特異的な症状，身体所見はない．進行期には他の慢性肺疾患と同様に，呼吸不全，右心不全に伴う所見が認められる．

14.6 胸部エックス線所見

- 著明なびまん性微細小粒状陰影は多数の微石の陰影の合成像であるが，その特徴的な所見は吹雪様陰影（snow storm appearance），砂嵐様陰影（sand storm appearance）と称される（図 8.41）．また，心陰影，横隔膜など周辺臓器の辺縁が不明確になる（vanishing heart phenomenon）．

14.7 胸部 CT 所見

◆ ポイント
- 微石の大きさは胸部 CT の分解能を下回るため，胸部 CT では微石は個々の陰影ではなく，その集積像および肺野濃度の上昇として観察される．また胸膜下，小葉間隔壁，気管支血管束に沿った石灰化，一部濃厚な融合性石灰化を認める（図 8.42）．

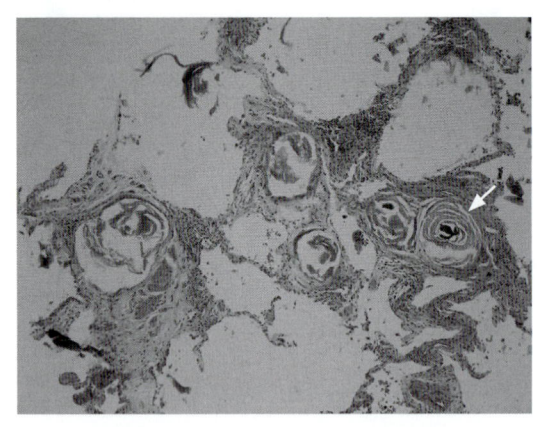

図 8.40 肺胞微石症の病理組織像．肺胞腔を埋め尽くす微石が認められる（矢印）．微石の層状構造は明確であり，肺胞壁の炎症，線維化を伴う．（カラー口絵参照）

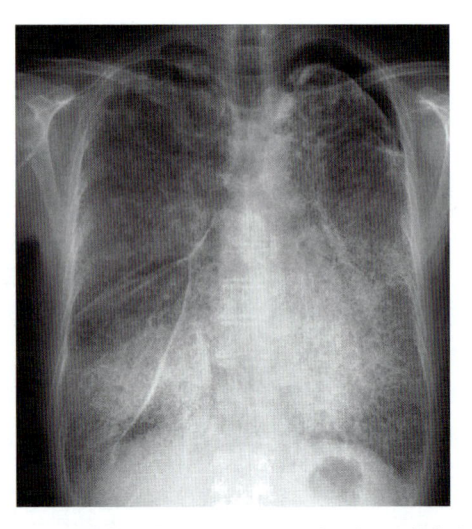

図 8.41 肺胞微石症の胸部エックス線写真．小粒状陰影は多数の微石の陰影の合成像である．本例では肺尖部の気胸も伴っている．

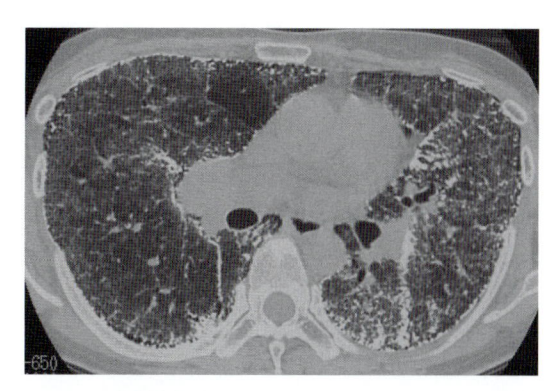

図 8.42　肺胞微石症の胸部 CT 写真．微石の大きさは胸部 CT の分解能を下回るため，胸部 CT では微石は個々の陰影ではなく，集積像および肺野濃度の上昇として観察される．

14.8 ✚ 呼吸機能検査

◆ ポイント

- 顕著な胸部エックス線ならびに CT での所見とは対照的に，呼吸機能検査は長期にわたって正常に保たれることが多い．末期には拡散障害が明確となる．

14.9 ✚ 診断と鑑別診断

◆ ポイント

- 胸部エックス線写真，胸部 CT の特徴的な所見の存在，画像と比較して自他覚所見が乏しいことより本症を疑う．
- 最終的には経気管支肺生検，開胸肺生検などで肺組織を採取し，肺胞内微石を確認すれば診断が確定する．また末梢血 DNA で *SLC34A2* 遺伝子異常を認めれば，診断を強く支持する所見となる．
- 鑑別診断としては，びまん性の小粒状陰影を示す粟粒結核，サルコイドーシス，転移性肺腫瘍が重要である．

14.10 ✚ 治療

◆ ポイント

- 根本的な治療はない．異所性石灰化を防止するとされるエチドロン酸二ナトリウムが使用されるが，効果は明白でない．慢性呼吸不全，肺性心への対症療法が主体となる．海外では肺移植症例の報告もある．

✚ 萩原弘一

第9章

呼吸不全

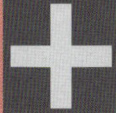

1. 急性呼吸不全，急性呼吸促（窮）迫症候群
2. 慢性呼吸不全

1 急性呼吸不全，急性呼吸促（窮）迫症候群
acute respiratory failure, acute respiratory distress syndrome (ARDS)

1.1 急性呼吸不全

1.1.1 概念
- 呼吸不全とは，動脈血ガス（PaO_2，$PaCO_2$）が異常であるため，生体が正常な機能を営めない状態である．PaO_2 60 Torr 以下で呼吸不全と定義する．
- $PaCO_2$ が 45 Torr 以下のⅠ型急性呼吸不全と，45 Torr を超えるⅡ型急性呼吸不全に分類する．

◆ ポイント
- 急性症状を伴い PaO_2 が 70 Torr 未満のものは準呼吸不全として，呼吸不全と同等に扱う．
- 慢性呼吸不全は，低酸素血症が1ヵ月以上継続と定義されているが，呼吸障害が非可逆的な状態と考える．

+ Step up
- 準呼吸不全は，$PaO_2 > 60\ Torr$，$\leq 70\ Torr$ を指す．
- 慢性呼吸不全（慢性閉塞性肺疾患［COPD］，肺結核後遺症，肺線維症など）の急性増悪も，広く急性呼吸不全の概念に含めて考えることがある．

1.1.2 原因疾患
- 低酸素血症をきたす急性呼吸器疾患，循環器疾患，神経筋疾患および中毒性疾患などが含まれる．

- Ⅰ型急性呼吸不全：肺炎，気管支喘息（中発作），急性呼吸促（窮）迫症候群（ARDS），急性間質性肺炎，急性心不全，肺血栓塞栓症などがある．
- Ⅱ型急性呼吸不全：COPD 急性増悪，気管支喘息（重症発作），神経筋疾患，睡眠薬中毒などがある．

◆ ポイント
- 呼吸不全が重症化する肺炎には，肺炎球菌性肺炎，レジオネラ肺炎，マイコプラズマ肺炎，インフルエンザウイルス性肺炎などがある．また，免疫抑制状態に発症するニューモシスチス肺炎が重要である．
- 気管支喘息は，軽度～中等度の発作では過換気となってⅠ型呼吸不全となるが，重症化すると高度な気流閉塞により，肺胞低換気となってⅡ型呼吸不全を呈する．よって，$PaCO_2$ の上昇は，重症化の予測因子となる．

1.1.3 病態
- Ⅰ型呼吸不全の病態生理学的機序としては換気血流比不均等分布，拡散障害，シャントがあり，Ⅱ型呼吸不全は肺胞低換気を伴っている（表9.1）．

◆ ポイント
- Ⅰ型呼吸不全の病態生理として最も多いのは，

表9.1 急性呼吸不全の機序と原因疾患．

呼吸不全の分類	機序	原因疾患
Ⅰ型急性呼吸不全	換気血流比不均等分布	肺炎，肺血栓塞栓症，気管支喘息発作
	拡散障害	間質性肺炎，肺水腫
	シャント	無気肺，ARDS
Ⅱ型急性呼吸不全	肺胞低換気	COPD急性増悪，肺結核後遺症，神経筋疾患

換気血流比不均等分布である．
- 不完全な無気肺の場合は，換気の低下による換気血流比不均等分布により低酸素をきたすが，完全な無気肺の領域では，血流は全く酸素化されないまま左心系に戻り，著しい低酸素血症となる．

1.1.4 症状
- 低酸素血症による症状と高炭酸ガス血症による症状，あるいは両者の種々の程度により変化する．
- 呼吸パターン：I型呼吸不全では，頻呼吸，過呼吸を認める．II型呼吸不全では，徐呼吸，低呼吸または，浅くて速い呼吸（死腔換気）を認める．

◆ ポイント
- 呼吸困難：低酸素，換気の亢進，呼吸仕事量増大により，呼吸困難が出現する．呼吸困難は自覚的な症状であり，個人差が大きく，動脈血ガスの値に相関しない．
- チアノーゼ：還元型ヘモグロビン 5 g/dl 以上で出現する．貧血患者では，認めにくい．
- 中枢神経症状：軽度の低酸素血症では興奮，不穏状態，高度な低酸素血症では昏睡状態となる（低酸素脳症）．高炭酸ガス血症は，軽度では頭痛程度であるが，高度になると傾眠，呼吸抑制が起こり，さらに意識状態が悪化する（CO_2 ナルコーシス）．
- 循環器系の症状：頻脈，血圧上昇，不整脈を認める．
- その他：皮膚冷汗（低酸素血症），皮膚紅潮（高炭酸ガス血症），尿量減少が見られる．

1.1.5 検査
- 動脈血ガス分析で，低酸素血症，I型・II型呼吸不全を診断する．胸部エックス線，採血等で原因疾患の鑑別を行う．急性期における肺機能検査の適応は限られている．
- I型呼吸不全では，$AaDO_2$ は増加する．$PaCO_2$ は低下していることが多く，呼吸性アルカローシス（pH 上昇）を呈する．
- II型呼吸不全では，呼吸性アシドーシス（pH 低下）を呈する．

◆ ポイント
- $AaDO_2$ が正常の場合は，換気障害によるII型呼吸不全である．
- 胸部エックス線・CT 等にて，肺炎，間質性肺炎，肺水腫，COPD などを鑑別する．
- 心原性肺水腫と ARDS の鑑別には心エコー検査を行う．
- 肺血栓塞栓症の診断には，胸部造影 CT または換気・血流シンチグラフィーが有用である．

1.1.6 治療方針
- 原因疾患の治療，組織酸素化の改善，合併症の治療を行う．
- 呼吸不全の治療は，見かけの動脈血ガス上の異常（低酸素血症，高炭酸ガス血症）の改善ではなく，酸素運搬能の観点から，貧血の是正，心拍出量の増加，末梢循環不全・組織酸素利用の改善などを含めた戦略が必要である．

◆ ポイント
- 呼吸不全に伴う合併症：消化性潰瘍，腎機能障害，心不全，虚血性心疾患，肝障害，低酸素性脳症などがある．

+Step up
- 酸素療法に伴う合併症：鼻腔乾燥，換気不全に対する呼吸抑制，酸素中毒などがある．
- 人工呼吸療法に伴う合併症：人工呼吸器関連肺傷害，人工呼吸器関連肺炎，循環抑制，尿量減少，呼吸筋萎縮などがある．

1.1.7 酸素療法
- PaO_2 60 Torr 以上または動脈血酸素飽和度（SaO_2）90%以上を目標に酸素投与を行う．
- II型呼吸不全では，大量の酸素投与で CO_2 ナルコーシスの危険があるため，少量の酸素投与から開始する（鼻カニューラ 0.5 l/min くらいから）．

- 心機能低下，貧血など酸素運搬能が低下している場合は，PaO_2 80 Torr，SaO_2 95％程度を目標にする．

◆ポイント

- 鼻カニューラ：流量 0.5〜5 l/min の投与が可能で吸入気酸素濃度（F_IO_2）40％程度まで可能．1 l ごとに F_IO_2 4％ずつ上昇する．
- 酸素マスク：流量 5〜10 l 程度で，F_IO_2 70％程度まで保たれる．
- リザーバーつきマスク：高濃度の酸素を貯めるバッグがついたマスクで，100％近い F_IO_2 の維持が可能である．
- ベンチュリーマスク：酸素流量と混合する空気を調節し，比較的正確な F_IO_2 を調節できる．
- 純粋な換気障害（$AaDO_2$ 正常）では酸素療法は無効で，高炭酸ガス血症を悪化させ CO_2 ナルコーシスを招来する．原疾患の治療または人工呼吸による換気の改善により，低酸素血症が改善する．
- 動脈血酸素飽和度は SaO_2 と記載されるが，パルスオキシメーターを用いて非観血的に測定した場合，SpO_2 と記載する．

1.1.8 人工呼吸療法

- 酸素療法，薬物療法にて改善しない，または進行性の低酸素血症，高炭酸ガス血症，呼吸筋疲労に対して，人工呼吸器により呼吸の代替，補助を行う．
- 急性呼吸不全に対する人工呼吸器開始基準：
  - 酸素投与下で PaO_2 60 Torr 以下または SaO_2 90％以下
  - $PaCO_2$ 60 Torr 以上または pH 7.20 以下
  - 呼吸回数＞40 回/min または＜5 回/min
  - その他，呼吸仕事量増大，意識レベル低下，痰喀出困難など
- 気管挿管による人工呼吸管理が一般的だが，症例によりマスクを使った非侵襲的陽圧換気療法（NIPPV）も行われるようになってきた．

◆ポイント

- 吸入気酸素濃度（F_IO_2），1 回換気量（従量式），吸気圧（従圧式），呼吸数，吸気時間，呼気終末陽圧（PEEP）などを設定する．
- 完全に機械が換気を行う調節換気と自発呼吸を補助する補助換気，および部分的補助換気に分類される．
- 呼気終末陽圧（positive end-expiratory pressure: PEEP）：呼気時に陽圧を加えることで，機能的残気量（FRC）を増大させることにより肺の虚脱を防ぎ，酸素化の改善効果がある．また，静脈還流減少作用があり，うっ血性心不全には有効だが，血圧低下の可能性もある．COPD は，もともと肺胞腔内が陽圧（内因性 PEEP）なので，適度な PEEP が吸気仕事量の軽減になり，呼出障害に対しても有効である．下記のいずれの換気モードでも PEEP の併用が可能である．

＋Step up

- 圧調節式換気（pressure control ventilation: PCV）：調節換気法の一種で，強制的に一定の圧を送気する換気方法である．
- 量調節式換気（volume control ventilation: VCV）：調節換気法の一種で，強制的に一定の容量を送気する換気方法である．PCV に比べて，圧が上昇しやすい．
- 同調性間欠的強制換気（synchronized intermittent mandatory ventilation: SIMV）：部分的補助換気で，自発呼吸の合間に強制換気（圧換気でも量換気でも可能）を行う換気方法である．
- 圧支持換気（pressure support ventilation: PSV）：補助換気法の一種で，自発呼吸の吸気の一部を圧で補助する換気方法である．自発呼吸がない場合は作動しない．
- 持続的陽圧気道換気（continuous positive airway pressure: CPAP）：自発呼吸に PEEP だけを加えたものである．

- 急性呼吸不全に対する非侵襲的陽圧換気（noninvasive positive pressure ventilation: NIPPV）は，COPD の急性増悪，心原性肺水腫，免疫不全に合併する呼吸不全においては，挿管人工呼吸と比較して，改善効果が認められており，使用が推奨されている．

+Step up
- 肺毛細血管から，間質への液体の移動はStarling の式（図 9.1）により，静水圧，膠質浸透圧，透過係数などによって規定されている．
- 心原性肺水腫（心不全）は静水圧性肺水腫に含まれる（Pmv 増加）．

1.2 急性呼吸促（窮）迫症候群（acute respiratory distress syndrome: ARDS）

1.2.1 概念
- 原因となる病態に続発する急性の高度な低酸素血症を呈する疾患である．
- ARDS の本態は透過性亢進型肺水腫であり，広範な肺損傷を特徴とする．
- 診断基準は，①急性発症，②低酸素血症，③両側の浸潤陰影，④心原性肺水腫を否定することである（肺動脈楔入圧が 18 mmHg 以下または身体所見で判断）．
- $PaO_2/F_IO_2 \leq 200$ mmHg を ARDS，200 mmHg $< PaO_2/F_IO_2 \leq 300$ mmHg のものを急性肺損傷（acute lung injury: ALI）と定義する．

◆ ポイント
- 肺水腫とは，水分が肺毛細血管内から血管外へ移動して異常に貯留した状態である．始めは，肺胞間隔壁の間質に貯留し（間質性肺水腫），やがて進展すると肺胞腔内に病変が及ぶ（肺胞性肺水腫）．
- 病態により，静水圧性肺水腫（hydrostatic pulmonary edema）と透過性肺水腫（permeability pulmonary edema）に分類される．
- ARDS は，肺への直接または間接損傷による血管透過性亢進（Kf 増加など）により，肺水腫を起こす．

1.2.2 原因となる病態
- ARDS の原因となる病態を表 9.2 に示す．
- 直接的肺傷害による肺性（pulmonary）ARDS と間接的肺傷害による肺外性（extrapulmonary）ARDS に分けられる．
- 直接的肺傷害の原因では，重症肺炎，胃内容物の誤嚥が多い．
- 間接的肺傷害では，敗血症，重症外傷が多く，敗血症は ARDS 全体の 40% を占める．

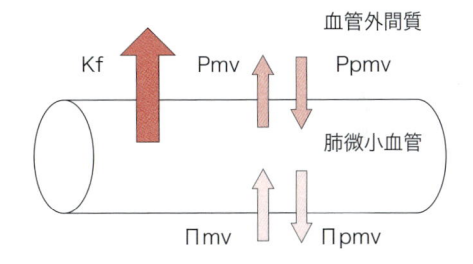

$$Qf = Kf[(Pmv - Ppmv) + \sigma(\Pi mv - \Pi pmv)]$$

図 9.1 Starling の式．Qf：血管内からの水分濾出量，Kf：透過係数，Pmv：血管内静水圧，Ppmv：血管外静水圧，Πmv：血漿膠質浸透圧，Πpmv：血管外膠質浸透圧，σ：反発係数．

表 9.2 ARDS の原因となる病態．

直接的肺傷害	間接的肺傷害
肺炎	敗血症
胃液の誤嚥	重症外傷
肺挫傷	・ショック
脂肪塞栓	・多量の輸液
溺水	心肺バイパス
吸入性傷害	薬剤過剰
再灌流性肺水腫	急性膵炎
・肺移植後	血液製剤の投与
・肺塞栓摘出後	

1.2.3 病態
- 肺胞上皮および血管内皮の透過性亢進に基づく肺水腫である．

◆ ポイント
- 原因となる病態によりマクロファージや好中球が活性化しサイトカイン（IL-8など）やケミカルメディエーターが遊離されると，好中球は血管外へ遊走し，顆粒球エラスターゼなどの組織傷害性物質を放出する．その結果，肺胞上皮および血管内皮の傷害が起こり，透過性亢進が起こる．
- 透過性亢進により，肺胞腔内に液体成分の滲出が起こり，ガス交換障害，肺コンプライアンス低下を認める．

1.2.4 病理
- 病理学的には，びまん性肺胞障害（diffuse alveolar damage: DAD）である．

◆ ポイント
- 発症からの時間経過により，滲出期，増殖（器質化）期，線維化期へと変化してゆく．
    - 滲出期（発症から3〜7日以内）：間質，肺胞腔内浮腫，硝子膜形成
    - 増殖（器質化）期（発症から7〜14日程度）：II型肺胞上皮細胞の増殖，線維芽細胞増生
    - 線維化期（発症から2〜4週以降）：膠原線維増生，蜂巣性囊胞変化
- 滲出期，増殖（器質化）期を初期（early）ARDS，線維化期を後期（late）ARDSとよぶ．

1.2.5 症状
- 原因から12〜48時間後に出現し，急速に進行する呼吸困難，頻呼吸を呈する．

◆ ポイント
- 自覚症状としては，呼吸困難，ときに咳嗽や血痰を認める．
- 他覚症状としては，呼吸促進，頻呼吸，チアノーゼ，不穏状態，重篤な意識障害を認める．

1.2.6 動脈血ガス分析
- PaO_2と$PaCO_2$は低下し，$AaDO_2$は増加，O_2投与には反応が悪い．呼吸性アルカローシスを呈する．

◆ ポイント
- P/F値（PaO_2/F_IO_2）≦ 200 mmHg．

> **+ Step up**
> - P/F値は酸素投与による酸素化の改善度の指標であり，少ないほど重篤な酸素化障害と判断する（正常は400以上）．たとえば，50%酸素投与で，PaO_2 100 Torrならば，P/F = 200 mmHgである．

1.2.7 一般検査所見
- ARDSに特有のものはない．先行疾患に影響される．

1.2.8 胸部エックス線所見
- 両側性の浸潤影を認める（図9.2）．

◆ ポイント
- 両側肺門を中心に広がる浸潤影（蝶形分布）を呈する．

1.2.9 胸部CT所見
- 両側のすりガラス様陰影，浸潤影を認める．

◆ ポイント
- 病変の分布は，急性期に背側で強い傾向にある（図9.3）．

1.2.10 鑑別診断
- 心原性肺水腫とは肺動脈楔入圧 ≦ 18 mmHg，または理学的に左房圧上昇の所見がないことで鑑別される．

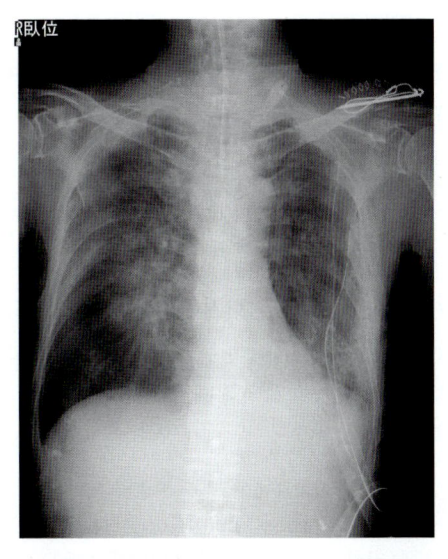

図 9.2 ARDS（胸部外傷後）の胸部エックス線（背臥位）．左外傷性血気胸で胸腔ドレナージ中．左鎖骨骨折も認めている．両側のすりガラス様陰影と右中肺野の気管支含気像（air bronchogram）を伴う浸潤影，蝶形分布を示す．

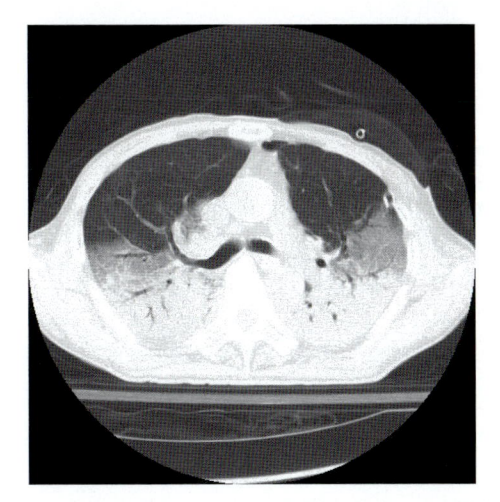

図 9.3 ARDS（図 9.2 と同様の症例）の胸部 CT．背側には気管支含気像（air bronchogram）を伴う非常に濃い浸潤影，中間はすりガラス様陰影を認める．腹側は，比較的正常な肺が保たれている．

◆ ポイント
- 両側の浸潤影を伴う急性呼吸不全をきたす疾患が鑑別となる．
- 心原性肺水腫：肺動脈楔入圧測定のためには，肺動脈カテーテルの実施が必要であるが，一般に臨床所見（浮腫，静脈圧上昇，聴診での奔馬調など），心エコー等で判断する．
- 急性好酸球性肺炎：若年性男性に見られる疾患で，気管支肺胞洗浄（BAL）中の好酸球増加が特徴的な，予後良好な疾患．喫煙開始後早期の発症が多い．副腎皮質ステロイド薬が著効するが，自然治癒も多い．
- 急性間質性肺炎：原因不明の急性のびまん性間質性疾患．先行する基礎疾患がないこと，陰影が下肺優位であることが鑑別となる．
- 肺炎：重症肺炎は，ARDS の基礎疾患でもあるが，両側性陰影が肺炎そのものであるのか，肺炎に ARDS を併発したものであるのか，鑑別が難しいことがある．マイコプラズマ肺炎などの非定型肺炎，インフルエンザウイルス性肺炎，ニューモシスチス肺炎，サイトメガロウイルス性肺炎などは，肺炎の早期より両側性陰影を呈することが多い．

1.2.11 酸素療法
- PaO_2 60 Torr または SaO_2 90％を目標に酸素投与する．

◆ ポイント
- ARDS は高度な酸素化障害を示し，換気が亢進していることが多いので，十分に高濃度の酸素を高流量で投与することが必要である．

+Step up
- 原疾患が改善しない限り呼吸不全は進行性であるため，早めの人工呼吸管理移行の判断が必要である．

1.2.12 人工呼吸療法
- 急性呼吸不全の人工呼吸療器開始基準に準じる．ただし ARDS の場合，PEEP による積極的な肺胞の虚脱改善を目的として，早期に開始することがある．

◆ ポイント

- 高い PEEP に伴う静脈還流の減少，肺血管抵抗上昇により，心拍出量・血圧の低下が見られる．その他，脳圧亢進，気胸の合併などが問題となる．
- ARDS の肺は，人工呼吸器関連肺傷害を起こしやすいため，肺保護的換気が必要である．
- 肺保護的換気：VALI を予防するための人工呼吸管理における考え方である．最高気道内圧を 30 cmH$_2$O 以下に保ち，1 回換気量を理想体重あたり 6 ml/kg 以下にする．また，肺胞の虚脱を防ぐため，適正な PEEP の設定および適宜，肺リクルートメントを行う．また高濃度酸素による傷害を予防するために，F$_I$O$_2$ は 60%以下に下げる．

＋Step up

- 気道内圧解除換気（airway pressure release ventilation：APRV）：高度な酸素化障害，虚脱肺に対して，高い PEEP（一般に 20 cmH$_2$O <）が必要な場合，換気不足，循環抑制を防ぐため，ときどき高圧を解除する特殊な換気方法．
- 人工呼吸器関連肺傷害（ventilator associated lung injury：VALI）：気道内圧上昇による気胸の発生（barotrauma）以外に，過剰な 1 回換気量による肺胞過伸展（volutrauma），不十分な PEEP による肺胞の虚脱と開放の繰り返しで起こるずり応力（shear stress）の結果，肺胞上皮，血管内皮の傷害が進展し，炎症性サイトカインの産生が起こり，ARDS の肺病変は増悪する．
- 肺リクルートメント：ARDS では，背側を中心とした領域に肺の虚脱が見られ，通常の圧換気では含気の改善が認められないか，不十分な開存と再虚脱を繰り返すことになる．このため，一時的に 40 cmH$_2$O <の高圧を加えて，肺胞を開存させることをリクルートメント手技という．開存した肺胞が再虚脱する圧はもっと低いので，適正な PEEP を設定して，肺の開存を保つことが可能である．
- ARDS に対する NIPPV も試みられているが，エビデンスレベルは低い．全身状態が悪い症例が多いので，確実な挿管人工呼吸管理が推奨される．

1.2.13　薬物療法，その他

- 厳密な水分管理，循環管理とともに基礎疾患，合併症に対する治療が重要である．

◆ ポイント

- ARDS に特異的な薬物療法は，今のところ存在しない．
- 好中球エラスターゼ阻害薬が試みられている．
- 敗血症ショックに合併した ARDS に対しては，低用量の副腎皮質ステロイド薬の補完療法の適応がある．

＋Step up

- 副腎皮質ステロイド薬の効果は認められていない．
- 播種性血管内凝固（DIC）合併例など，抗凝固療法が ARDS の病態改善に有効である可能性がある．
- 病変の強い背部を上方に移動させる腹臥位療法が注目されている．

1.2.14　予後

- 死亡率は 30 〜 50%と高率である．

＋Step up

- 直接死因としては，呼吸不全によるものは少なく，敗血症などの感染症や多臓器不全によるものが多い．

古田島　太

2 慢性呼吸不全
chronic respiratory failure

2.1 呼吸不全の定義

- 呼吸不全とは，動脈血ガス（PaO_2，$PaCO_2$）が異常であるため，生体が正常な機能を営めない状態と定義される．この定義によれば，呼吸不全の原因は必ずしも呼吸器疾患によらない．また PaO_2 が低くても正常な機能が営めれば（高地住民），呼吸不全とはいわない．

2.2 呼吸不全の分類

- $PaCO_2 \leq 45$ Torr の場合を I 型呼吸不全，$PaCO_2 > 45$ Torr の場合を II 型呼吸不全とよぶ．
- 慢性呼吸不全とは，呼吸不全の状態が少なくとも1ヵ月間持続するものをいう．一方，週単位で呼吸不全状態が変化する場合を急性呼吸不全とする．

◆ ポイント

- 呼吸不全を呈する代表的な疾患を下記に示す．これらの中には，慢性呼吸不全以外の呼吸不全も含まれている．
- 呼吸不全の診断的アプローチを図 9.4 に示す．

a. I 型呼吸不全

- 原因：拡散障害，換気血流比不均等，シャントにより低酸素血症が起こり，それが呼吸中枢を刺激して過換気が起こり，$PaCO_2$ が低下する．
  - 拡散障害：間質性肺炎，，慢性閉塞性肺疾患（COPD）
  - 換気血流比不均等：肺血栓塞栓症，COPD
  - 肺内シャント：肺動静脈瘻，肺炎，急性呼吸促迫症候群（ARDS），肺水腫
  - 肺外シャント：先天性心血管奇形（心房中隔欠損症，心室中隔欠損症），気管支拡張症

b. II 型呼吸不全

- 原因：肺胞低換気による．
- 死腔換気量の増加によるもの：
  - 気管支喘息発作：換気抵抗の増加による
  - COPD：肺胞死腔の増加，換気抵抗の増加による

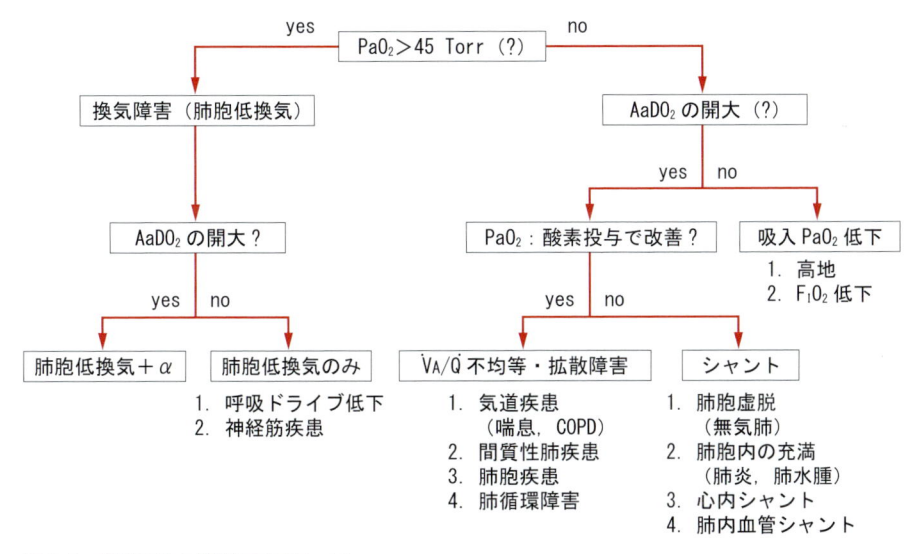

図 9.4 呼吸不全の診断的アプローチ．

- 肺・胸郭系の異常：肺結核後遺症，脊椎後側弯症，胸膜癒着
- 換気量の低下によるもの：
  - 呼吸中枢機能の低下：肺胞低換気症候群，Pickwickian(ピックウィック)症候群，脳幹部障害，睡眠薬などの呼吸中枢抑制薬の使用
  - 神経・筋疾患：進行性筋ジストロフィー，筋萎縮性側索硬化症，Guillain-Barré症候群，重症筋無力症

c. CO_2 ナルコーシス

- $PaCO_2$ が高く，意識障害を生じてくる状態を CO_2 ナルコーシスという．II型呼吸不全では，呼吸中枢が高い $PaCO_2$ に慣れてしまい，$PaCO_2$ の上昇が呼吸中枢の刺激にならなくなり，代わりに PaO_2 の低下が呼吸中枢を刺激している．このような低酸素血症の状態で高濃度の酸素を投与した場合，低酸素状態でなくなるため呼吸中枢への刺激がなくなり，呼吸抑制が生じる．その結果，肺胞低換気が進行して $PaCO_2$ はさらに高くなる．

+ Step up

- I型呼吸不全の原因の1つとして，肺外右→左シャントがある．先天性心血管奇形（心房中隔欠損症，心室中隔欠損症），肝肺症候群，肺動静脈瘻などが原因として挙げられる．

2.3 ➕ 症状

◆ ポイント

- 労作時の呼吸困難・心悸亢進が主となる．その他，チアノーゼ，ばち指，下腿浮腫，頸静脈怒張，肝腫大などを呈する．
- 慢性呼吸不全では全身の臓器が低酸素状態になっているため，様々な臓器症状が見られる（表9.3）．

2.4 ➕ 治療

- 慢性安定期の管理と急性増悪期の治療に大別される．安定期管理は基礎疾患によって異なるが，呼吸不全に対する治療として最も重要な位置を占めているのが，長期酸素療法を在宅で行う在宅酸素療法（HOT）である．

◆ ポイント

- 在宅酸素療法の適応基準は以下のとおりである：
  - 高度慢性呼吸不全例：室内気吸入下で動脈血酸素分圧（PaO_2）が55 Torr（mmHg）以下のもの，もしくは PaO_2 60 Torr（mmHg）以下で睡眠時または運動負荷時に著しい低酸素血症をきたすもの．
  - 肺高血圧症

表9.3 慢性呼吸不全における臓器症状.

1. 肺高血圧，肺性心	低酸素性肺血管攣縮，肺血管床の閉塞・破壊など
2. 心疾患	不整脈，虚血性心疾患
3. 呼吸筋疲労	呼吸筋へのエネルギー供給の低下，呼吸筋仕事量の増大による
4. 中枢神経障害	呼吸不全による中枢神経症状（肺性脳症），うつ・不安など
5. 消化管障害	胃液の分泌低下，胃粘膜血流の低下による胃潰瘍
6. 肝障害	肺性心・右心不全による
7. 腎障害	水・ナトリウムの排泄障害による
8. 血液・凝固障害	消耗性疾患による症候性（続発性）貧血，血液凝固異常
9. 栄養障害	エネルギー摂取低下，呼吸筋の酸素摂取量の増大による

- 慢性心不全の対象患者：医師の診断により，NYHA心機能分類Ⅲ度以上であると認められ，睡眠時のCheyne-Stokes呼吸が見られ，無呼吸・低呼吸指数（1時間あたりの無呼吸数および低呼吸数をいう）が20以上であることが睡眠ポリグラフィー上で確認されている症例．
- チアノーゼ型先天性心疾患：Fallot四徴症，大血管転位症，三尖弁閉鎖症，総動脈幹症，単心室症などのチアノーゼ型先天性心疾患患者のうち，発作的に低酸素または無酸素状態になる患者．

- COPDと肺結核後遺症においては，HOTが生命予後を明らかに改善することが明らかになっている．
- 1日におけるHOT施行時間が長くなるほど，その生命予後改善効果が高くなる．

＋Step up

- 日本におけるHOT施行患者の総数は約5万人と推定され，その内訳はCOPDが約40％，肺結核後遺症が約18％，間質性肺炎が約12％，肺癌が約12％を占めている．

――前野敏孝

第10章

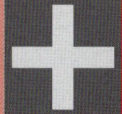

呼吸機能障害

1. 睡眠時無呼吸症候群
2. 過換気症候群
3. 肺胞低換気症候群

+1 sleep apnea syndrome 睡眠時無呼吸症候群

1.1 ➕ 概念

- 睡眠時に無呼吸または低呼吸を頻回に繰り返す病態の総称で，無呼吸・低呼吸指数（apnea-hypopnea index: AHI）が5回/hr以上，かつ日中の傾眠などの症候を伴う疾患である．

◆ ポイント

- 肥満，高血圧，糖尿病，脂質異常症など，いわゆる生活習慣病の合併が多い．

+Step up

- 無呼吸とは10秒以上の気流停止を意味する．
- 無症状のものは睡眠呼吸障害という．
- 無症状であっても血圧の上昇をきたす．心不全症例に伴う睡眠時無呼吸症候群の合併は予後不良因子となる．

1.2 ➕ 病態生理

- 中枢性睡眠時無呼吸症候群と閉塞性睡眠時無呼吸症候群に大別される（図10.1）．
- 閉塞性は舌や口蓋垂などの筋緊張低下により吸気時に上気道が閉塞し，気流が生じないものである．
- 中枢性は呼吸中枢の活動が停止することにより呼吸運動が消失する．

◆ ポイント

- 閉塞性睡眠時無呼吸症候群は上気道の閉塞で，自覚はなくとも睡眠中の覚醒が起こりやすい．反復する覚醒と低酸素血症は睡眠中の高血圧，交感神経興奮を頻回にきたす．
- 睡眠中の低酸素血症や交感神経の興奮が，心筋梗塞，脳梗塞などの動脈硬化性疾患の誘引になり，また心不全の予後悪化因子となる（図10.2，10.3）．

中枢性睡眠時無呼吸症候群
(central sleep apnea syndrome：CSAS)

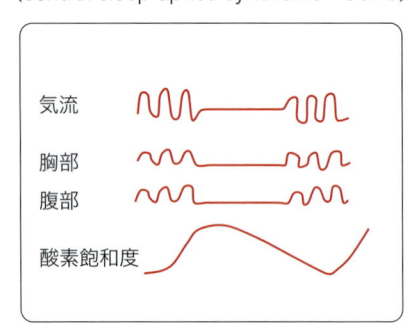

無呼吸（低呼吸）時に
呼吸努力も停止

呼吸の命令が消失

閉塞性睡眠時無呼吸症候群
(obstructive sleep apnea syndrome：OSAS)

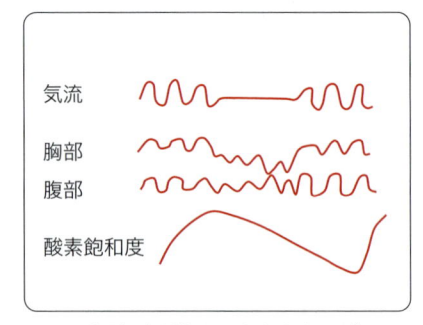

呼吸努力があるにもかかわらず
無呼吸（低呼吸）が起こる
睡眠時の上気道閉塞が原因

図10.1 睡眠時無呼吸症候群の分類．

1. 睡眠時無呼吸症候群

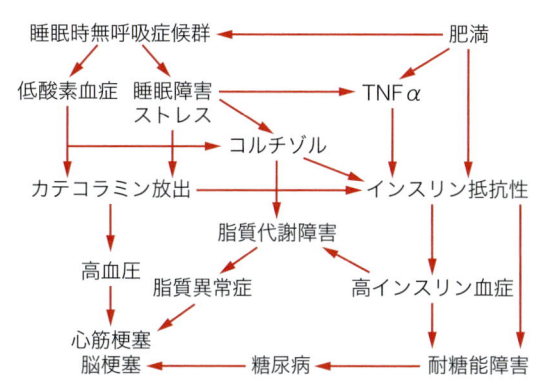

図10.2 睡眠時無呼吸症候群と糖尿病，心血管イベントの発症．

図10.3 睡眠時無呼吸症候群と循環器疾患の関係．

1. 心負荷増大（後負荷・前負荷の増大）
2. 低酸素血症
3. 頻回に起こる中途覚醒 → 交感神経亢進
4. 血栓傾向
   - フィブリノゲン↑
   - Ⅶ因子活性↑
   - 血小板凝集能↑
   - 多血症 → 2型糖尿病
5. インスリン抵抗性↑
6. 肺高血圧症
7. 不整脈

＋Step up

- 睡眠時に舌や口蓋垂などの筋緊張低下による上気道の狭窄が生じ，上気道の陰圧が上昇する．先天性あるいは肥満などの後天性要因で上気道が狭い場合は，横隔膜など吸気筋による気道陰圧により上気道の閉塞が起こる．上気道の閉塞で覚醒が起こり，上気道筋の緊張が強まることによって上気道が開放される．
- この覚醒反応は通常は自覚されないが，深睡眠の妨げになる．
- 覚醒反応と低酸素血症を反復することにより，無呼吸終了直後の高血圧と起床時の頭痛をきたす．

1.3 ＋疫学

- 危険因子として男性，壮年，肥満，いびき，顔面（下顎周囲）の解剖学的狭小（図10.4）などが挙げられる．

◆ポイント

- 大多数の患者は閉塞性無呼吸で，肥満を伴うことが多い．
- 日本人では，肥満でなくても下顎の解剖学的構

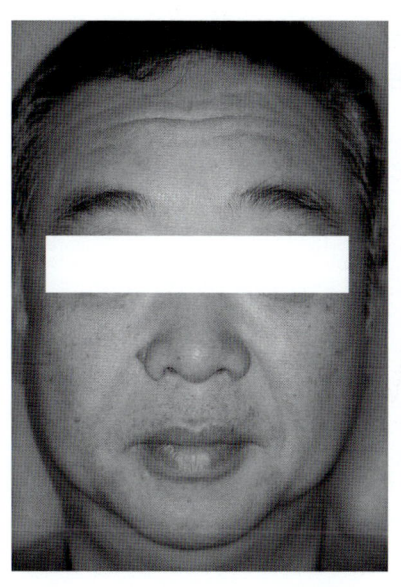

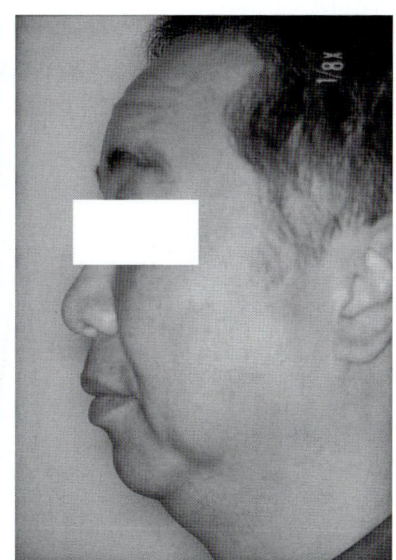

図10.4 顔面（下顎周囲）の解剖学的狭小．

造により閉塞性無呼吸を起こしやすい．
- アルコール摂取，睡眠薬，喫煙，仰臥位は睡眠時無呼吸を悪化させる．

+Step up
- 日中傾眠などの自覚症状を伴う患者は男性 4％，女性 2％とされている．

1.4 ➕ 症状

- いびきは必発である．
- 起床時の頭痛，日中の過度の眠気，居眠り，夜間の中途覚醒，集中力低下など睡眠不足に関連した症状を呈する．
- 約 40～50％に高血圧や耐糖能異常を認める．

+Step up
- 睡眠中の気道閉塞に伴い食道内圧が亢進し，起床時に胸やけを訴えることもある．
- これらの症状の原因が無呼吸であると認識している症例は少ない．
- 高血圧には，無呼吸により交感神経が緊張することが影響している．
- 無呼吸に関連して不整脈が生じることがあり，突然死の原因として注目されている．

1.5 ➕ 検査・診断

- 終夜睡眠ポリソムノグラフィー検査で診断する．
- AHI＞5 かつ日中の傾眠を認めた場合，睡眠時無呼吸症候群と診断する．
- AHI≧20 の睡眠時無呼吸症候群では，経鼻的持続陽圧呼吸療法（nasal CPAP）の適応となる（図 10.5）．

◆ ポイント
- AHI とは 1 時間あたりの無呼吸（apnea）と低呼吸（hypopnea）の和である．

+Step up
- ポリソムノグラフィーで脳波，眼電図，オトガイ筋電図，口鼻気流測定，胸壁と腹壁運動測定，動脈血酸素分圧測定，心電図などを記録する．
- AHI＞5 であっても日中の傾眠を認めない場合は睡眠呼吸障害，習慣性いびき症と診断する．
- 睡眠呼吸障害があると一般に睡眠段階が浅く，REM 期が多くなる．

1.6 ➕ 治療

- 睡眠指導を行う．睡眠指導の内容は側臥位での睡眠や鼻呼吸の指導である．

定義：1 時間あたりの無呼吸・低呼吸の回数

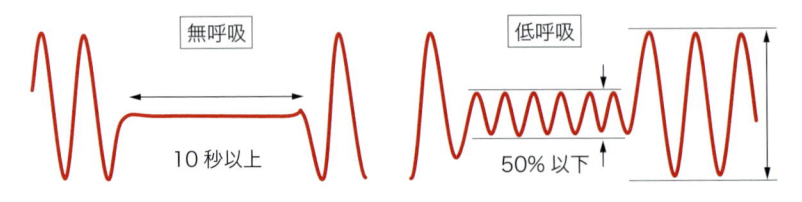

無呼吸：10 秒以上の気流停止

低呼吸：振幅が通常の 50％以下に低下し，かつ SpO_2 が 4％以上低下するもの

AHI＞5/hr：睡眠時無呼吸症候群と診断
AHI≧20/hr：CPAP の治療適応

図 10.5 睡眠時無呼吸症候群の診断．AHI: apnea hypopnea index（無呼吸・低呼吸指数）．

- 肥満症例では食事・運動療法による減量を行う．
- アルコール摂取の減量，禁煙で改善する症例もある．
- nasal CPAP（continuous positive airway pressure）療法が最も広く用いられている．nasal CPAP では経鼻的に持続的に陽圧呼吸を行って物理的に気道を広げ，無呼吸を改善することができる．
- nasal CPAP は日中の眠気などの自覚症状を改善させるだけではなく，高血圧の改善，心血管イベントを減少させることで予後を改善する．

◆ ポイント
- 口腔内装具（スリープスプリント），耳鼻科的手術（口蓋垂軟口蓋咽頭形成術［UPPP］）を行うこともある．

――児玉圭司

2 過換気症候群 hyperventilation syndrome

2.1 概念

- 器質的疾患によらず精神的に不安全な状態から肺胞換気が増加し，動脈血二酸化炭素分圧（$PaCO_2$）が正常下限以下となり，手足のしびれや動悸などの症状を起こす心身症の1つ．

◆ ポイント
- 過換気状態では，呼吸性アルカローシス（pH 上昇）のため呼吸器系，循環器系，神経症状，消化器症状，精神症状など多彩な症状を呈する．

2.2 病態生理

- 心理的ストレスが誘引であることが多い．
- 過換気自体を引き起こす原因疾患を表 10.1，病態を図 10.6 に示す．

◆ ポイント
- 精神ストレス，不安，緊張により発作的に換気が亢進し，$PaCO_2$ が低下することで呼吸性アルカローシスとなる．

Step up
- 健常人では過換気状態になっても化学調節フィードバックにより恒常性が維持される．
- 本症候群では呼吸中枢からの呼吸ドライブが亢進し，発作が持続する（図 10.6）．

2.3 疫学

- 若年女性に多い．

◆ ポイント
- 男女比は 1：2〜4 である．

2.4 症状

- 呼吸器症状：呼吸困難，深く速い呼吸
- 循環器症状：動悸，胸部圧迫感，胸痛
- 神経症状：テタニー症状（手足，口唇のしびれ，振戦，筋痙攣）

◆ ポイント
- テタニー症状は，呼吸性アルカローシスによるカルシウムイオンの低下が原因である．

表10.1 過換気をきたす原因疾患．

1. 神経，精神疾患：過換気症候群，パニック発作など
2. 肺疾患：肺炎，間質性肺炎，肺水腫，肺血栓塞栓症，気管支喘息，気胸
3. 心血管病変：うっ血性心不全，低血圧
4. 代謝異常：代謝性アシドーシス，甲状腺機能障害，肝不全
5. 薬剤性：アセチルサリチル酸，β刺激薬，プロゲステロン，メチルキサンチン誘導体，アルコールなど
6. その他：発熱，敗血症，疼痛，妊娠など

表10.2 過換気症候群で認めやすい症候．

1. 不随意な過換気発作
2. 発作時の$PaCO_2$低下，pHの上昇
3. 呼吸性アルカローシスによる多彩な全身症状
4. 器質的疾患を認めない
5. アルカローシス是正による急速な症状の改善

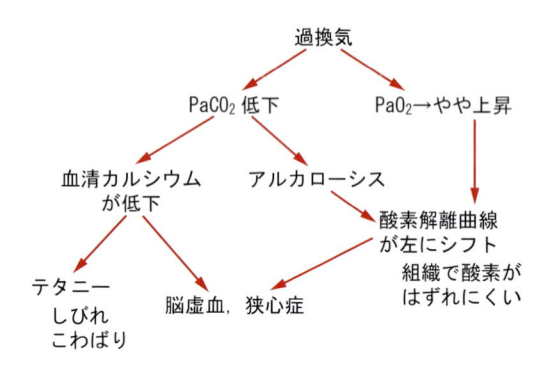

図10.6 過換気症候群の病態と症状．

+Step up

- さらに進行すると，全身の血管収縮により血流低下を生じ，意識障害，めまい，痙攣を起こす．

+Step up

- 呼吸性アルカローシスにより心電図上QT延長，ST-T上昇もしくは低下，陰性T波を認めることがある．

2.5 ➕ 検査・診断

- 発作時の動脈血ガス分析が必要である．
- $PaCO_2$の異常な低下，pHの異常な上昇を認める（急性呼吸性アルカローシス）．

◆ポイント

- その他，詳細な病歴聴取と器質的疾患の除外が必要である．
- 自発的過換気による発作誘発は現在はあまり行われない．
- 確立した診断基準はないが，表10.2に示す5項目が診断に有用と考えられる．

2.6 ➕ 治療

- 不安を取り除くことが基本である．
- ペーパーバッグ法による自己の呼気再吸入を行う．
- 上記処置で改善しない場合はジアゼパムの投与を行う．

◆ポイント

- 過換気症候群は臨床的に重篤な状態になることはほとんどなく，病気の性質を説明し不安感を取り除くことが重要である．
- 5% CO_2の吸入を行うことには有用性がある．
- 5% CO_2吸入は，呼吸性アルカローシスを改善させることが目的である．臨床症状の速やかな

改善を認め，治療的診断としても有用である．
- ペーパーバッグ法では過換気発作後に無呼吸を含む低換気が生じ，低酸素血症が認められることがあるため，パルスオキシメーターによるSpO_2のモニタリングを行うなどの注意が必要である．

+ Step up
- 非発作期では，過換気症候群発作に対する不安を軽減することが必要で，症状の程度に応じて抗不安薬を投与することもある．

―児玉圭司

+3 肺胞低換気症候群
alveolar hypoventilation syndrome

3.1 + 概念

- 肺は正常であるにもかかわらず，肺胞換気量が減少し，動脈血CO_2分圧が病的に上昇し，動脈血O_2分圧が低下する疾患．

◆ ポイント
- 肺に異常がないにもかかわらず肺胞低換気をきたし，種々の臨床症状を伴ったものを肺胞低換気症候群という．
- 表10.3に示したように，器質的疾患に伴うものが多い．
- 呼吸中枢の障害，呼吸神経筋の障害，肥満などの胸壁異常，気道閉塞などが多い．

+ Step up
- 呼吸の調節は，肺，気道，呼吸筋に存在する機械的受容体，O_2分圧，CO_2分圧，pHを感知する化学受容体，呼吸中枢から末梢神経までの求心性神経路，遠心性神経路など多くの因子によって行われているが，肺胞低換気症候群はいずれの部位の障害でも起こりうる．

3.2 + 病態生理

- 有効肺胞換気の減少により，動脈血CO_2分圧

表10.3 低換気症候群の原因．

1. 呼吸中枢の抑制
   - 睡眠
   - 代謝性アルカローシス
   - 薬物
   - 原発性肺胞低換気症候群
2. 中枢性疾患
   - 大脳，脳幹部病変：脳血管障害，脳腫瘍，脳炎，髄膜炎，頭部外傷，てんかん重積，脱髄疾患，睡眠時無呼吸症候群の一部など
   - 脊髄病変：脊髄腫瘍，外傷，血管障害，脊髄空洞症，脱髄疾患
   - 胸壁に影響する神経，筋疾患
      ≻ 末梢性病変：頚椎症，アルコール，鉛による神経障害，Guillain-Barré症候群，運動ニューロン疾患
      ≻ 骨格，筋および神経筋接合部疾患：骨格異常，肥満，重症筋無力症，中毒，多発性筋炎，ミオパチー
   - 内分泌異常：甲状腺機能低下症など
   - 上気道閉塞：閉塞型睡眠時無呼吸症候群，胸郭外閉塞

の上昇をもたらす．このため呼吸性アシドーシスとなり，pHは低下する．

◆ ポイント
- 肺胞低換気のため低酸素血症を生じ，肺血管攣縮を惹起する．
- 低酸素血症の程度が強く慢性経過をとると，赤血球産生が刺激され，二次性の多血症が認められる．

3.3 症状

- チアノーゼを認める．
- 病状が高度になれば二次性肺高血圧症，右室肥大，右心不全を認める．
- 二次性の多血症を認める．

◆ ポイント
- 換気応答が低下しているため，初期では呼吸困難を認めない．
- 進行は比較的緩徐なことが多い．

+Step up
- 肺胞低換気症候群は夜間に増悪するため，睡眠障害があると起床時の頭痛，疲労感，日中の傾眠などが認められる．

3.4 検査・診断

- 動脈血 CO_2 分圧を測定し，基準値を超えて増加していれば診断できる．
- さらに低換気の責任病巣を特定する必要がある．
- このなかで，明らかな器質的疾患が認められないものを原発性肺胞低換気症候群という．

◆ ポイント
- 原発性肺胞低換気症候群の診断基準を表10.4に示す．

+Step up
- 原発性肺胞低換気症候群は非常に稀な疾患である．

3.5 治療

- 二次性の場合，原疾患の治療も行う．
- 症状に応じて酸素療法，経鼻的持続陽圧呼吸療法（nasal CPAP），陽圧人工呼吸または対外陰圧式人工呼吸器を用いる．

+Step up
- 低換気に対して薬物療法を行う場合，プロゲステロン製剤，メチルキサンチンが有効なことがある．
- 酸素投与は CO_2 蓄積を増強させ，神経症状を悪化させる危険性があるので注意深く行う必要がある．

表10.4 原発性肺胞低換気症候群の診断基準．

下記の1～8のすべてを満たす場合に原発性肺胞低換気症候群と診断する．
1. 慢性の高二酸化炭素血症を呈する．
2. 自発的過換気により高二酸化炭素血症の改善が見られる．
3. ほぼ正常な肺機能であり，肺の器質的疾患が血液ガス異常の主体であることが除外される．
4. 薬剤などによる呼吸中枢抑制や呼吸筋麻痺が否定され，かつ神経筋疾患などの病態が否定される．
5. 画像診断および神経学的所見により，呼吸中枢の異常に関連する中枢神経系の器質的病変が否定される．
6. 睡眠時における低酸素血症の増悪を認める．
7. BMI < 30 kg/m^2 である．
8. 典型的な睡眠時無呼吸症候群を除く．

睡眠呼吸障害研究会編（2005）成人の睡眠時無呼吸症候群－診断と治療のためのガイドラインより引用．

3.6 ✚ 肥満低換気症候群 （Pickwickian 症候群）

概念

- 肥満を伴う特発性肺胞低換気症候群であり，Pickwickian 症候群と同義である．高度の肥満，昼間の傾眠，肺胞低換気などの所見があり，閉塞型睡眠時無呼吸に起因する．

◆ ポイント

- $PaCO_2$ の蓄積は日中の覚醒時よりある．
- 呼吸中枢群に対する化学感受性の低下が高率に見られる．
- 閉塞型睡眠時無呼吸が基本であるが，中枢型睡眠時無呼吸および混合型睡眠時無呼吸も見られ，しばしば周期性呼吸も見られる．
- 夜間症状として大きないびき，睡眠途中の覚醒，夜間頻尿，日中の症状として傾眠，知的障害，チアノーゼ，多血症，右心不全などが見られる．
- 診断基準を表 10.5 に示す．
- 治療は減量と nasal CPAP であるが，吸気と呼気に別々の圧をかける nasal bilevel PAP も用いられる．

> ✚ Step up
>
> - 1956 年に Burwell らが，高度の肥満，傾眠，筋の攣縮，チアノーゼ，周期性呼吸，多血症，右心肥大，右心不全を呈する患者について報告し，この患者がチャールズ・ディケンズの小説『ピックウィック・クラブ』に登場する「少年ジョー」に似ていることから Pickwickian 症候群といったことに由来する．

表 10.5 肥満低換気症候群の診断基準（厚生省特定疾患呼吸敷衍調査研究班）．

以下のすべてを満たす
1. 高度の肥満（BMI ≧ 30 kg/m²）
2. 日中の高度の傾眠
3. 慢性の高二酸化炭素血症（$PaCO_2$ ≧ 45 mmHg）
4. 睡眠時呼吸障害の重症度が重症以上 （AHI ≧ 30，SaO_2 最低値 ≦ 75%，SaO_2 < 90%の時間が 45 分以上または全睡眠時間の 10%以上，SaO_2 < 80%の時間が 10 分以上などを目安に総合的に判断する）

✚ 児玉圭司

第11章

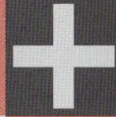

肺循環障害

1. 肺塞栓症
2. 特発性肺動脈性肺高血圧症
3. 肺動静脈瘻

1 肺塞栓症 pulmonary embolism

1.1 概念

- 肺塞栓症とは，肺の機能血管である肺動脈が塞栓子によって閉塞される疾患である．
- 塞栓の種類や，急性発症型と慢性発症型によって臨床病型が異なる．塞栓子には血栓，脂肪，空気，腫瘍細胞などが含まれる．肺塞栓症は総称となる．
- 肺塞栓症の原因となった塞栓子が，遠隔で生じた血栓の場合に肺血栓塞栓症（pulmonary thromboembolism: PTE）という．PTE は深部静脈血栓症（deep vein thrombosis: DVT）に起因するものが大半であり，同一病態と考えられるので，静脈血栓塞栓症（venous thromboembolism: VTE）と包括的によばれる．

◆ ポイント

- 6ヵ月を経過しても血栓塞栓子が遺残する場合，慢性肺血栓塞栓症（chronic pulmonary thromboembolism: CPTE）とよぶ．
- エコノミークラス症候群は長時間の航空機利用時などに下肢静脈のうっ滞が起こり，DVT や PTE を発症する病態である．
- 肺梗塞（pulmonary infarction）は急性肺血栓塞栓症（acute pulmonary thromboembolism: APTE）で肺組織の出血性壊死を伴う病態であり，PTE の約 10％ を占める．
- CPTE のなかで，肺高血圧を伴ったものは慢性肺血栓塞栓性肺高血圧症（chronic thromboembolic pulmonary hypertension: CTEPH）とよぶ．

1.2 疫学

- APTE の日本での発症頻度は，欧米に比べ少ないと推定されているが，高齢化社会，食生活の欧米化などの影響で増加傾向にある．我が国では女性に多く，高齢者に多い．
- CPTE は，1：1.7〜3 で女性に多い．明らかな基礎疾患がない症例も 50％ 近くある．

Step up

- APTE は 60〜70 歳代が最も多い．
- APTE が慢性化する頻度は低い（0.1〜0.5％）とされていたが，最近では約 4％ との報告もある．

1.3 病因

- PTE は主に下肢や骨盤の深部静脈に起こる．血栓（DVT）が血流に乗って移動し，肺動脈を閉塞し，急性あるいは慢性の肺循環障害を生じさせる．
- 静脈血栓の代表的な形成機序として Virchow（ウィルヒョー）の三徴，すなわち血管内皮細胞障害，静脈血流のうっ滞，血液凝固亢進状態が考えられている．
- Virchow の三徴に即した静脈血栓症の危険因

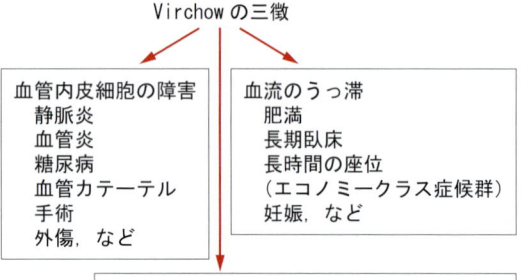

```
              Virchow の三徴
           ↙              ↘
┌─────────────────┐   ┌─────────────────┐
│ 血管内皮細胞の障害 │   │ 血流のうっ滞     │
│   静脈炎         │   │   肥満           │
│   血管炎         │   │   長期臥床       │
│   糖尿病         │   │   長時間の座位   │
│   血管カテーテル │   │   （エコノミークラス症候群）│
│   手術           │   │   妊娠，など     │
│   外傷，など     │   │                  │
└─────────────────┘   └─────────────────┘
                            ↓
              ┌─────────────────────────┐
              │ 血液凝固能の亢進         │
              │   先天性の凝固異常       │
              │   （ATⅢ欠乏症，プロテインC欠損症など）│
              │   悪性腫瘍の存在         │
              │   経口避妊薬服用         │
              │   抗リン脂質抗体症候群   │
              │   妊娠，など             │
              └─────────────────────────┘
```

図 11.1 静脈血栓症の原因（危険因子）．

子を図 11.1 に示す.

> **+Step up**
> - 診断，治療，予防に関して示した PTE および DVT に関するガイドラインが公表されている.

> **+Step up**
> - 病的血栓のために，血小板や血管内皮細胞からセロトニンなどの神経液性因子が放出され，肺血管の収縮に影響を及ぼしている.
> - 全肺血管床の 30% 以上が閉塞すると肺高血圧症となると考えられている.

1.4 病態生理

- 肺塞栓症は，肺動脈の物理的閉塞によって肺血管床の減少を起こし，続く換気血流比不均等分布の結果，低酸素血症となる．低酸素血症が持続すると血管収縮が惹起され，肺高血圧が引き起こされる.
- APTE では，重篤な場合や治療が遅れた場合には右室後負荷の増大から右心不全の状態となり，心拍出量の低下が続くとショック，突然死に陥ることがある.
- 重症度を①非広汎（安定）型，②亜広汎型，③広汎型に分ける（表 11.1）.
- CPTE では，慢性的な経過にて器質化された血栓が広範囲に肺動脈を狭小化するために，肺高血圧症を合併することが多く，頚静脈怒張，全身性浮腫，肝腫大などの右心不全症状を認める.

1.5 症状

- 自覚症状は呼吸困難，胸痛，咳嗽，喀血，失神などがある.
- 他覚所見としては頻呼吸，頻脈，II 音肺動脈成分の亢進を認める.
- APTE は突然の胸部症状で発症する.
- 最近手術を受け長期臥床をしていた患者が，リハビリや排泄のために起立歩行を始めたときに，突然胸部症状を訴えるという病歴が典型的である.
- CPTE の自覚症状としては，進行性の労作時呼吸困難が多い．ときには無自覚のまま急に失神，ショックなどの重症右心不全で来院する場合がある.

◆ ポイント

- 肺動脈基幹に急速に発症した場合，急激なチアノーゼ，失神などのきわめて重篤な臨床症状が見られる.

表 11.1 急性肺血栓塞栓症の重症度分類.

分類	体循環動態	肺循環動態	備考
非広汎型（non-massive）	安定	安定	
亜広汎型（submassive）	安定	心エコーで右心負荷 ①右室拡大と右室運動低下 ②中核の奇異性運動 ③三尖弁逆流	
広汎型（massive）	ショックまたは低血圧*	右心負荷	治療の上からは ①心停止を伴わない ②心停止を伴う の 2 群に分ける

* 低血圧とは収縮期血圧 90 mmHg 未満あるいは 40 mmHg 以上の血圧低下が 15 分以上継続するもので，新たに出現した不整脈，脱水，敗血症などが原因でないもの.

- 血痰や喀血は肺梗塞例で認められる.

> **Step up**
> - CPTE では，原因不明の低酸素血症や右室肥大の検査で発見される場合もある.

1.6 検査

- 血液検査，心電図，胸部エックス線，胸部CT，肺換気・血流シンチグラフィー，肺動脈造影，心エコーなどを行う.
- APTE は急速に重篤な状態に陥ることがあるため，病歴，症状から病状を的確に診断し，適切な検査と治療を選択する必要がある.

1.6.1 血液検査

- D-ダイマー値が上昇している.
- 動脈血ガス検査では $PaCO_2$ の低下を伴う PaO_2 低下が特徴的で，呼吸性アルカローシスが見られる.

◆ ポイント
- D-ダイマー値は多くの疾患で上昇する．逆にD-ダイマー値が正常値の場合，PTE は否定できる.
- 酸素投与でも PaO_2 は容易に上昇してこないことがある.

> **Step up**
> - 動脈血ガス検査では $PaCO_2 \leq 45\,Torr$，$PaO_2 \leq 60\,Torr$ となることが多い.

1.6.2 心電図

- 右心負荷所見を認める.

◆ ポイント
- 右軸変位，右室肥大所見，肺性P波，SIQIII

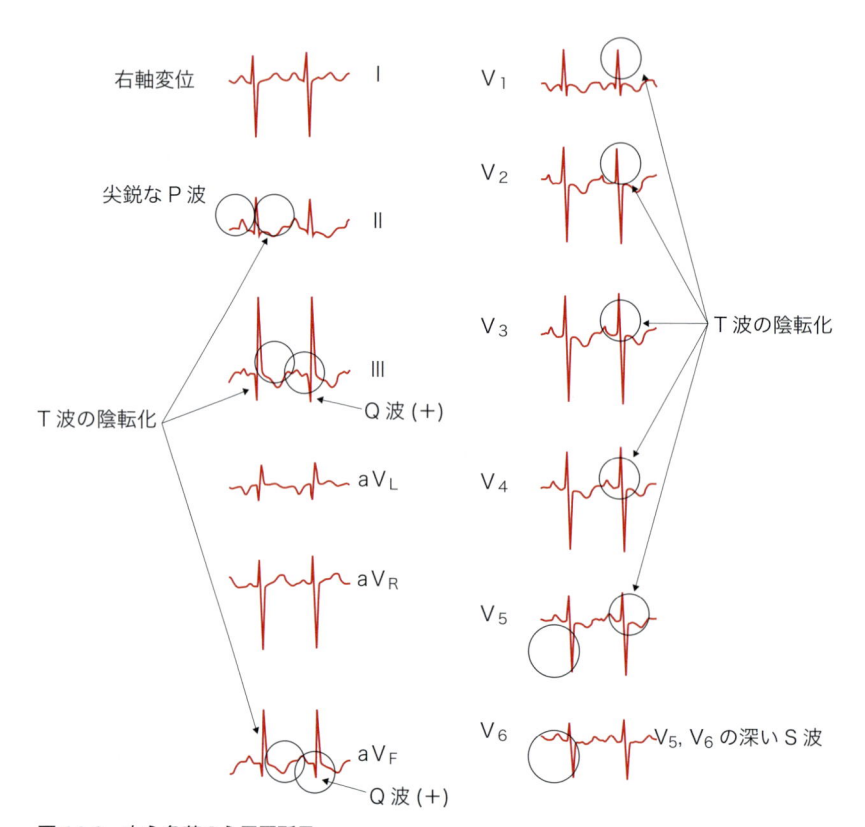

図 11.2 右心負荷の心電図所見.

パターン，$V_1 \sim V_3$ 誘導の陰性 T 波を示す（図11.2）．

> **+Step up**
> - 急性期では特異的な所見が認められないこともある．
> - 慢性の経過をたどる CPTE では，右心負荷所見として有用である．

1.6.3 胸部エックス線
- 肺動脈拡張，心肥大，病変部の透過性亢進を認めるが，正常の場合も多い．
- 典型的な胸部エックス線所見を示す（図11.3）．Knuckle 徴候，Westermark 徴候，Hampton's hump，胸水などが認められる．

◆ ポイント
- 呼吸困難や低酸素血症が見られ，心電図や胸部エックス線異常がないとき PTE を疑う．

1.6.4 心エコー
- 右房および右室の拡大，左室の圧排像などの右心負荷所見を認める．初期の診断に至るまでのスクリーニング的な補助検査や，疾患の重症度の把握のために用いる．
- PTE を疑ったとき第 1 選択で行う．

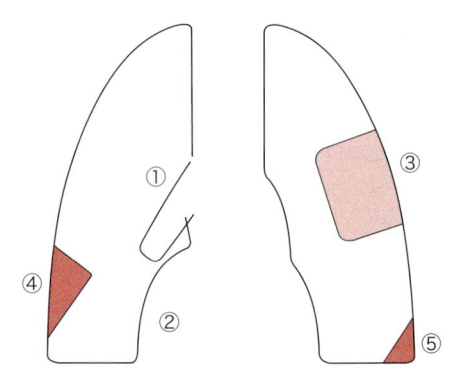

図11.3 肺塞栓症の所見．① Knuckle 徴候（肺動脈の拡張と先細り），②心拡大（特に右 2 弓［右房］の拡大），③ Westermark 徴候（末梢肺野の透過性亢進），④ Hampton's hump（肺辺縁を底辺，肺門を頂点とする三角形の浸潤影で多くは肺梗塞を表す），⑤胸水．

> **+Step up**
> - 亜広汎型 PTE は心エコーにより①右室の拡大，②中隔の奇異性運動，③三尖弁逆流から診断する．
> - CTEPH では，心ドプラ法で高い右室収縮圧の所見を認める．

1.6.5 胸部 CT
- 造影 CT では塞栓子による肺動脈の欠損像が認められ，確定診断に有用である（図11.4）．
- 造影剤を使った多列 CT は非侵襲的で短時間に行えることから，診断のための第 1 選択となる．ただし，腎機能障害を認める場合には，造影剤による腎不全を惹起することがあるので注意が必要である．

◆ ポイント
- 多列造影 CT は PTE の診断に高い感度（90%）と特異性（94%）を有している．

1.6.6 肺動脈造影

◆ ポイント
- DSA（digital subtraction angiography）を活用した肺動脈造影は，本症の確定診断に有用である．しかし，侵襲性で時間のかかる検査であるために，急性期には全例に行うことは困難である．
- 血栓による血流欠損像が認められる（図11.5）．その他，血流途絶，血流減弱，充満遅延などを評価する．
- 腎機能障害を認める場合には，造影剤による腎不全を惹起することがあるので注意が必要である．

> **+Step up**
> - CPTE や CTEPH では最も推奨される検査である．慢性化した血栓による変化として，袋状欠損（pouch defects），血管内膜不整（webs and bands, intimal irregularities），急激な狭小化（abrupt narrowing），完全閉塞（complete obstruction）が認められる．

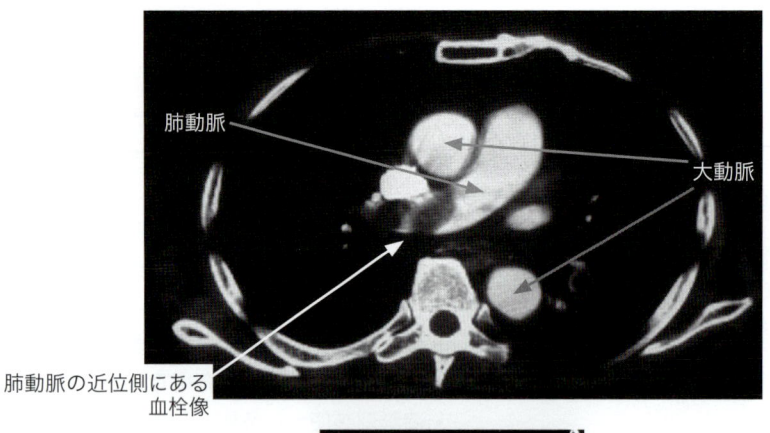

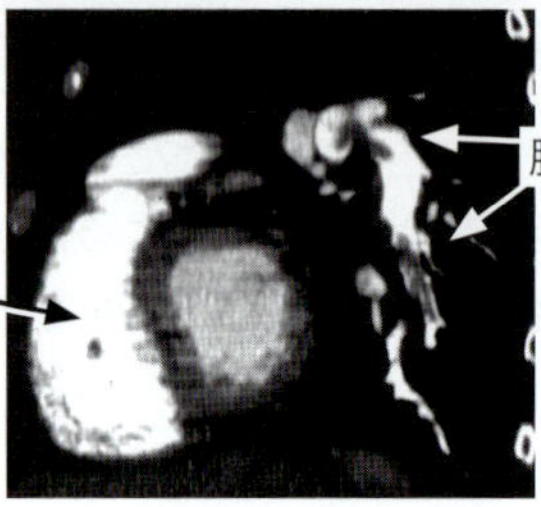

図11.4 胸部造影CT. 血管（大動脈，肺動脈）が造影されている．血管が血栓で黒く欠損している（矢印）．

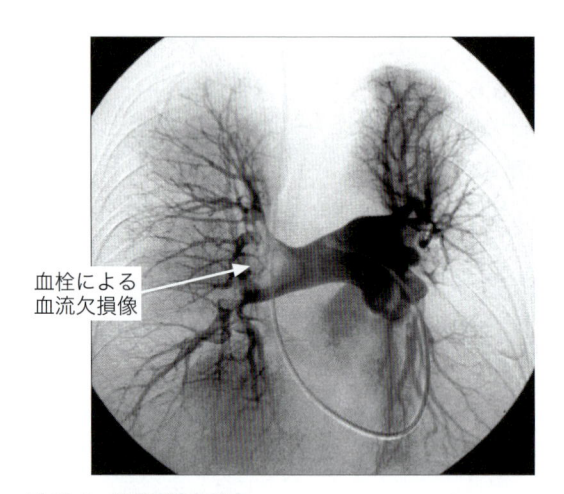

図11.5 肺動脈造影検査．

1.6.7 肺換気・血流シンチグラフィー

- 肺換気シンチグラフィーと肺血流シンチグラフィーを組み合わせて行う検査である．
- 肺換気シンチグラフィーでは描出される部位が，肺血流シンチグラフィーでは欠損像として捉えられ，いわゆる換気血流ミスマッチが認められる（図11.6）．

◆ ポイント

- 肺換気シンチグラフィーでは，放射性クリプトンもしくはテクネガスを吸入し，ガスの肺内分布を測定する．
- 肺血流シンチグラフィーでは，Tc-MAA というRI を静脈注入し，肺血管が閉塞している部位，血流が低下している範囲を測定する．

+Step up

- CTEPH と特発性肺動脈性肺高血圧症（idiopathic pulmonary arterial hypertension: IPAH）の鑑別に有用である．換気分布に異常のない区域性血流分布欠損（segmental defects）が，血栓溶解療法または抗凝固療法施行後も6ヵ月以上残存している．

1.7 ➕ 診断，鑑別診断

- APTE の鑑別疾患には，胸部痛，呼吸困難をきたす疾患として，肺炎・胸膜炎，気胸，慢性閉塞性肺疾患（COPD）の急性増悪，狭心症や心

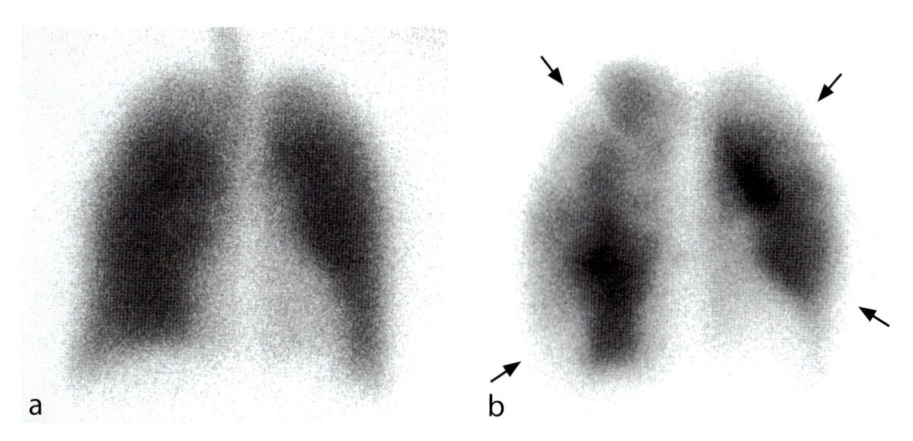

図 11.6 肺換気・血流シンチグラフィー.（a）肺換気シンチグラフィーでは肺全体が描出されているが，（b）肺血流シンチグラフィーでは欠損している箇所（矢印）が認められる.

筋梗塞などの冠動脈疾患，大動脈解離などが挙げられる.
- CPTE の鑑別疾患には，労作時呼吸困難をきたす疾患を除外する必要があり，原発性肺高血圧症（PPH），換気障害による肺性心などがある.

◆ ポイント
- 以下のようなときには積極的に APTE を疑う.
  - 呼吸困難，胸部痛，頻呼吸といった急性症状で発症する.
  - 動脈血ガスの結果が急性呼吸不全の特徴を示すのに反して，心電図，胸部エックス線で他の疾患を示唆するような異常を示さない.
  - 静脈血栓塞栓症危険因子が存在する.

1.8 治療

- APTE に対しては，呼吸不全を改善させるために十分量の酸素を投与する.
- 重症度に応じて，薬物治療，外科的治療，下大静脈フィルターなどを行う（図 11.7）.
- APTE の薬物治療は，抗凝固療法および血栓溶解療法が主体である.

◆ ポイント
- ショックをきたしている広汎型は，循環虚脱を伴うもの（collapse）と循環虚脱を伴わないもの（shock）に大別される.

1.8.1 全身管理
- 酸素投与（$PaO_2 > 60$ Torr を保つ），人工呼吸器管理，カテコラミン製剤等による循環動態管理，経皮的心肺補助装置（percutaneous cardio pulmonary support: PCPS）を組み合わせて全身管理をする.

◆ ポイント
- 自発呼吸で維持できない場合には人工呼吸器管理とする.
- 通常の内科的対処で呼吸状態・循環動態が維持できない場合には，PCPS を導入する.

+ Step up
- PCPS は，遠心ポンプと膜型人工肺を用いた閉鎖回路の人工心肺装置により，大腿静脈経由で心肺補助を行うものである．臨床的指標は，尿量 < 0.5 ml/kg/hr，$SVO_2 < 60\%$，末梢循環不全（四肢冷感，チアノーゼ）である.

1.8.2 抗凝固療法
- 抗凝固薬としてヘパリンとワルファリンが用いられる．凝固亢進状態を抑制することを目的とする.

第11章 肺循環障害

```
重症広汎型          重症広汎型          亜広汎型         安定型
APTE（collapse）   APTE（shock）      APTE           APTE
```

急性期治療
- 未分画ヘパリン
- PCPS
- 血栓摘除術
- 血栓溶解療法

予防治療
- 下大静脈フィルター
- ワルファリン

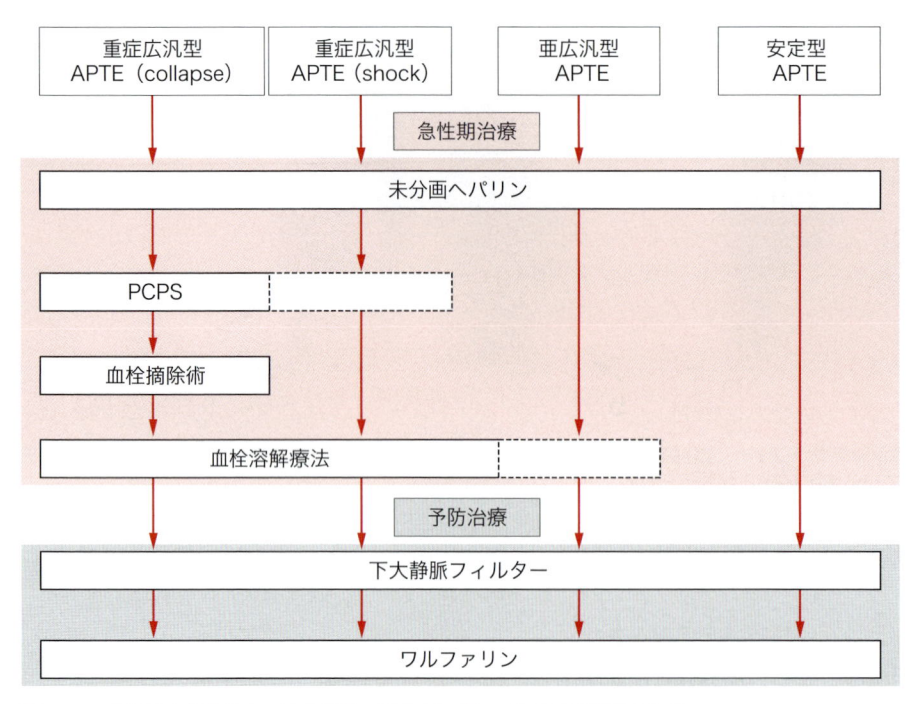

図11.7 急性肺血栓塞栓症の治療概図．重症度に応じて治療法が選択される．

- ヘパリンは急性期の第1選択薬とされる．
- ヘパリン治療はAPTTを1.5～2.5倍に維持する．

◆ ポイント
- ワルファリン治療はヘパリン開始3日以内に開始する．PT比（PT-INR）を1.5～2.5に維持する．
- PTEが初発で危険因子が可逆性の場合，6ヵ月以内で治療を終了することができる．
- PTEが再発，初発であっても不可逆的危険因子を有する例では一般に終生の投与が必要である．

1.8.3 血栓溶解療法
- 血栓の溶解・減少を目的とし，急性右心不全状態の改善をもたらす．
- 広汎型で，出血のリスクが低いときに適応となる．
- ショックをきたしていない右心機能不全を伴う亜広汎型で選択するが，出血リスクを慎重に考慮する．

◆ ポイント
- t-PA（組織プラスミノゲン活性化因子）とウロキナーゼがある．
- 活動性出血，頭蓋内出血などでは禁忌である．

+ Step up
- 血栓溶解と出血リスクは相対的なもので，救命が必要な患者には投与を考慮する．

1.8.4 緊急血栓摘除術，カテーテル治療
- 循環虚脱をきたした重症広範型が適応となる．
- カテーテルで除去する方法と緊急開胸手術による除去術がある．
- カテーテル治療には血栓吸引，血栓破砕，バルーン拡張が含まれる．
- 循環虚脱や心肺停止している重症広範型では，PCPSにて循環動態を維持して手術に移行する．

◆ ポイント
- 特に血栓溶解療法が禁忌の場合や無効例が適

応となる．

> **+ Step up**
> - 重症の CTEPH では，肺血栓内膜摘除術を行うことが考慮される．手術適応は，平均肺動脈圧が 30 mmHg 以上，肺血管抵抗 300 dynes・sec^{-1}・cm^{-5} 以上，NYHA 心機能分類 III 度以上，血栓の中枢端が手術的に到達しうる部位にある，重篤な合併症がないこと，などである．

1.8.5 下大静脈フィルター

- 永久留置型ではなく，一時型や回収可能型のものを使用する．
- 適応は，抗凝固薬禁忌，肺血栓塞栓再発，抗凝固薬で出血などの合併症を呈した例などである．

◆ **ポイント**
- APTE には急性期の再発予防に使用されるが，治療の遠隔成績に十分な evidence はない．

1.9 ✚ 予後

- APTE は，診断が確定した症例の死亡率が 2～8％，未診断で適切な治療が行われなかった場合の死亡率が約 30％である．
- CPTE の 5 年生存率は約 60％である．

――――――――――――― ✚ 杣　知行

✚ 2 特発性肺動脈性肺高血圧症
idiopathic pulmonary arterial hypertension（IPAH）

2.1 ✚ 概念，疫学

- 原因不明の肺血管抵抗の増加によって肺動脈圧の上昇が続き，最終的に右心不全をきたす稀な疾患である．
- 肺高血圧の定義は肺動脈平均圧が安静時 25 mmHg 以上，あるいは運動時 30 mmHg 以上である．
- 若年成人，女性に多い（男女比 1：1.4～1.7）．100 万人に 2～3 人の有病率である．

◆ **ポイント**
- 原発性肺高血圧症（primary pulmonary hypertension: PPH）とよばれていた．
- 右心不全は，右室の機能不全をきたした状態をいう．肺血管抵抗増大による肺血流量低下を代償するために右室負荷が持続し，やがて右室肥大，右心系の拡大を呈し，最終的に右心不全となる．

> **+ Step up**
> - 1998 年の国際シンポジウム以降，病態解明の進歩とともに「肺高血圧症の臨床分類」の改訂が行われている．表 11.2 に 2008 年の国際シンポジウムで改訂された肺高血圧の分類を示す．
> - 家族性ではない孤発性 PAH は，「特発性肺動脈性肺高血圧症（idiopathic pulmonary arterial hypertension: IPAH）」と改名された．
> - 家族歴のある PAH は，「遺伝性肺動脈性肺高血圧症（heritable pulmonary arterial hypertension: HPAH）」と改名された．

2.2 ✚ 病因，病理

- 血管内皮細胞の機能異常等による血管攣縮が主な原因と考えられている．
- 病理学的には，肺小動脈レベルで内皮細胞や平滑筋細胞の増殖，内膜肥厚をきたす．この血管の病理変化を叢状病変（plexiform lesion）

表 11.2 肺高血圧症の分類.

1. 肺動脈性肺高血圧症（pulmonary arterial hypertension: PAH）
    1.1 特発性
    1.2 遺伝性（BMPR-II，ALK1，不明）
    1.3 薬物・毒素
    1.4 続発性（膠原病，HIV 感染症，門脈圧亢進症，先天性心疾患，住血吸虫症，慢性溶血性貧血）
    1.5 新生児持続性肺高血圧症
1'. 肺静脈性閉塞性肺疾患および／または肺毛細血管腫症
2. 左心系疾患に伴う肺高血圧症（pulmonary hypertension owing to left heart disease）：収縮不全，拡張不全，弁疾患
3. 肺疾患および／または低酸素血症の続発する肺高血圧症（pulmonary hypertension owing to lung disease and/or obstructive pattern）：慢性閉塞性肺疾患（COPD），間質性肺疾患，混合性呼吸障害を有する他の肺疾患，睡眠呼吸障害，肺胞低換気症候群，高地環境，発育障害
4. 慢性肺血栓塞栓性肺高血圧症（chronic thromboembolic pulmonary hypertension: CTEPH）
5. 様々な原因による肺高血圧症

とよぶ.

◆ ポイント
- 血管収縮物質にはトロンボキサン，エンドセリン，セロトニンなどが，血管拡張物質にはプロスタサイクリン代謝産物，内皮型 NO 合成酵素などがある．これらの血管収縮物質と血管拡張物質の不均衡が関与すると推定されている．
- 各種細胞の機能調節などにかかわるサイトカインなどに関連する遺伝子の異常も指摘されている．
- 血管攣縮以外に局所の血栓形成，カリウムチャネルの異常などがいわれている．

+Step up
- 近年，責任遺伝子変異として bone morphogenetic protein（BMP）の type II 受容体（BMPR-II）の遺伝子異常が確認されている．この遺伝子は TGF-β 属というサイトカインに属しており，遺伝子異常のために細胞増殖の抑制とアポトーシスの誘導が欠如し，血管壁に無秩序な細胞増殖をきたす．

2.3 症状

- 息切れ，易疲労感，労作時の胸骨後部痛などを認める．
- 病態が高度に進展するまで無症状のことがある．
- 進行すると右心不全，失神やチアノーゼを認める．

◆ ポイント
- 失神は肺高血圧症では約 15％に認められる．
- 胸痛は，右室の仕事量増加に伴う相対的な虚血により生じる．

+Step up
- 息切れは，肺血流量の減少で体内への酸素取り込み量が減少するために換気量を増やして代償することで起こるとされている．

2.4 身体所見

- 進行すると右心不全徴候，肝腫大，頚静脈怒張，全身性浮腫を認める．

◆ ポイント
- 聴診では，IIp（肺動脈弁成分）の亢進や右心性 III 音・IV 音を聴取する．
- 拡張期の逆流性雑音（Graham-Steell 雑音〈グラハム・スティール〉）を聴取する．

2. 特発性肺動脈性肺高血圧症

2.5 胸部エックス線

- 肺血流低下を示す所見を認める（図 11.8）．

◆ ポイント
- 左第 2 弓の突出，右第 2 弓の突出を認める．
- 肺動脈近位部の拡大に比較し，末梢の血管陰影は減少する．

2.6 胸部 CT

- 肺高血圧症の所見には，肺動脈主幹径の拡大，すりガラス様陰影などを認める．

+Step up
- 肺動脈主幹径の内径が約 30 mm 以上で肺高血圧症の条件を満たす．

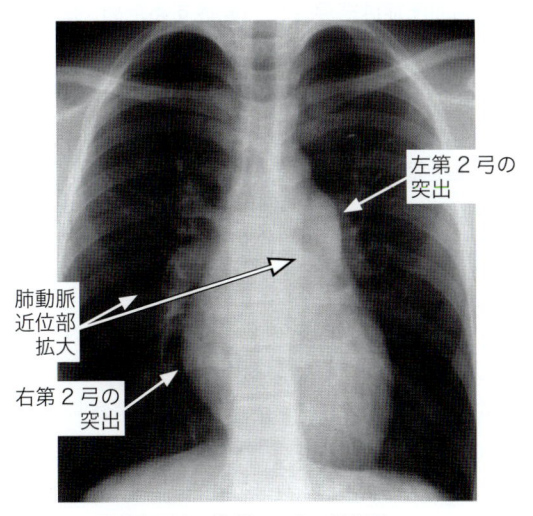

図 11.8 肺高血圧症の胸部エックス線所見．

2.7 心電図

- 右心負荷の所見を認める（図 11.9）．

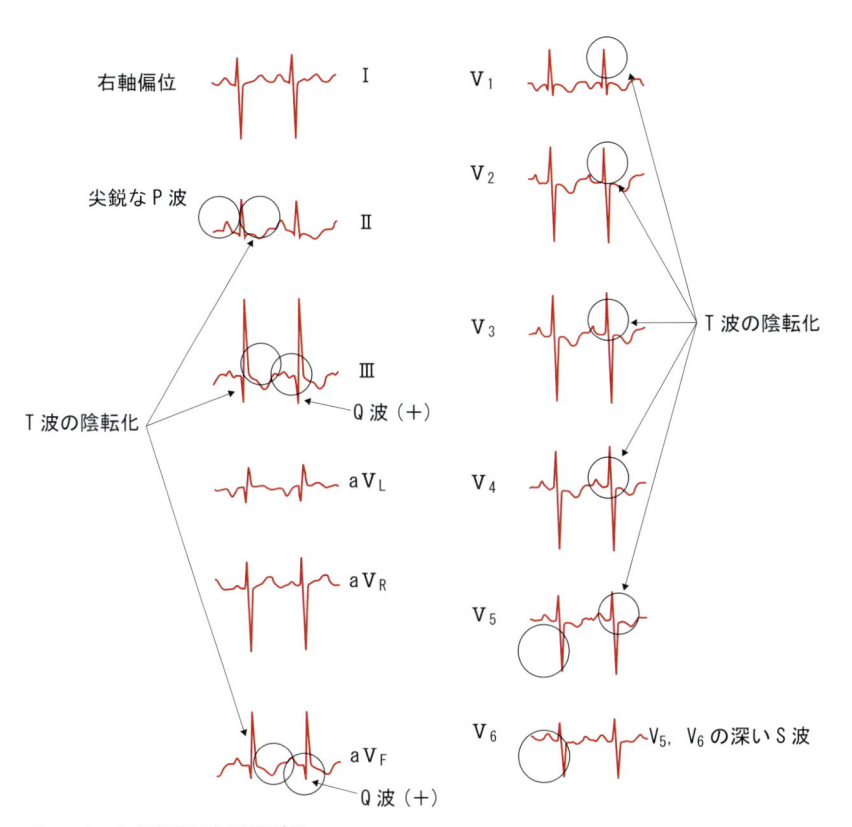

図 11.9 右心負荷の心電図所見．

◆ ポイント

- 右軸偏位，肺性P波，陰性T波，Q波，V_5・V_6 誘導の深いS波などを認める．

2.8 ➕ 心エコー

- 右室内腔の拡大と左室の圧迫変形を認める（図11.10）．

◆ ポイント

- 肺動脈収縮期圧が増加すると，右室・左室の変形も高度となる．
- 左室の変形圧排の程度から肺高血圧症を推定することが可能である．

> **＋Step up**
> ・左室の変形は拡張早期に強いので，拡張期に変形を評価する．

2.9 ➕ 右心カテーテル検査

- 肺動脈圧の上昇を認める．
- 肺動脈楔入圧（PAWP）は正常値を示す．

◆ ポイント

- 肺動脈圧の上昇は肺動脈圧 ≧ 25 mmHg の状態を表し，PAWP ≦ 12 mmHg のときに PAWP が正常であることを示す．

2.10 ➕ 診断と鑑別診断

- 肺高血圧症は続発性にも発症するため，鑑別が必要となる．
- 右心不全徴候を認め，心エコーや右心カテーテルで平均肺動脈圧 ≧ 25 mmHg を認めると肺高血圧症と診断される．

◆ ポイント

- 視診上健康と判断できる若い成人の受診者が，労作時の呼吸困難を訴えるにもかかわらず，他覚的にも特別な異常を認めないときに疑う．
- 鑑別診断として，膠原病（混合性結合組織病，全身性強皮症，全身性エリテマトーデスなど），先天性心疾患（Eisenmenger 症候群など），HIV 感染症，薬剤性（食欲減退薬など），左心疾患（僧帽弁狭窄症，左心不全など），慢性閉塞性肺疾患（COPD），結核後遺症，間質性肺疾患，閉塞性睡眠時無呼吸症候群，高地肺，肺塞栓症，深部静脈血栓症，骨折後の脂肪塞栓症，羊水塞栓症，サルコイドーシス，肺リンパ脈管筋腫症などが挙げられる（図11.11）．
- 血液検査，呼吸機能検査，胸部CT，肺換気・血流シンチグラフィーなどから続発性肺高血圧症を否定し，鑑別診断を行う．

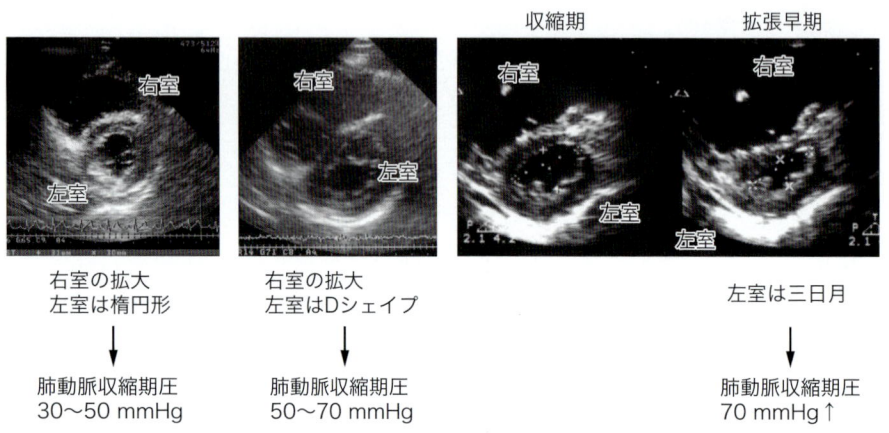

右室の拡大 左室は楕円形	右室の拡大 左室はDシェイプ	収縮期／拡張早期 左室は三日月
↓	↓	↓
肺動脈収縮期圧 30〜50 mmHg	肺動脈収縮期圧 50〜70 mmHg	肺動脈収縮期圧 70 mmHg ↑

図11.10 心エコー検査所見（形態の変化）．肺動脈収縮期圧の上昇に応じて右室が変形し，最終的に左室の変形に至る．

2.11 治療

- 肺高血圧治療ガイドラインでは，WHO肺高血圧症機能分類（表11.3）の段階による重症度によって治療方法を決定している．
- 一般的な治療は，安静，減塩食，酸素吸入である．
- 右心不全の増悪時は利尿薬，強心薬を用いる．
- 治療薬としては，強力な肺血管拡張作用を有するプロスタサイクリン（PGI_2）の持続静注が最も有効である．
- WHO肺高血圧症機能分類I，II度：利尿薬投与，酸素投与，エンドセリン受容体拮抗薬（ベラプロストまたはボセンタンなど）投与．
- WHO肺高血圧症機能分類III，IV度：プロスタサイクリン（エポプロステノール）の持続静注，次に経口ボセンタン投与，肺移植．

◆ ポイント

- エンドセリン受容体拮抗薬であるボセンタンは近年使用可能となった経口薬剤で，自覚症状，運動耐容能を改善することが可能である．
- 経口PGI_2受容体刺激薬であるベラプロストは，血管拡張作用，血小板凝集抑制作用，血管平滑筋細胞増殖抑制作用を示す．
- エポプロステノール（プロスタサイクリン）の持続静注は，他の薬剤に反応の乏しい症例でも，長期投与することで自覚症状，血行動態の改善が得られる．

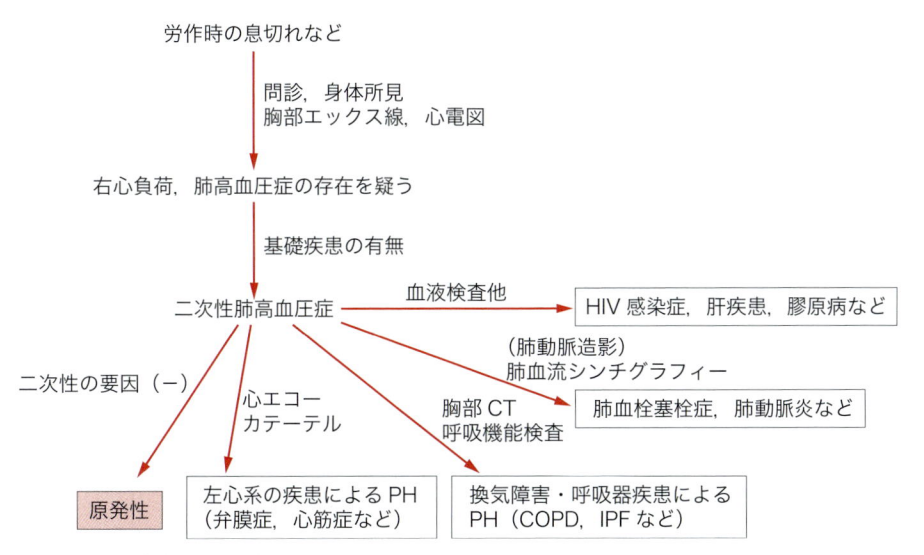

図 11.11 肺高血圧症の診断チャート．

表 11.3 WHO 肺高血圧症機能分類．

I度	身体活動に制限のない肺高血圧症患者	普通の身体活動では呼吸困難や疲労，胸痛や失神などを生じない．
II度	身体活動に軽度の制限のある肺高血圧症患者	安静時には自覚症状がない．普通の身体活動で呼吸困難や疲労，胸痛や失神などが起こる．
III度	身体活動に著しい制限のある肺高血圧症患者	安静時に自覚症状がない．普通以下の軽度の身体活動で呼吸困難や疲労，胸痛や失神などが起こる．
IV度	どんな身体活動もすべて苦痛となる肺高血圧症患者	これらの患者は右心不全の症状を現している．安静時にも呼吸困難および／または疲労が見られる．どんな身体活動でも自覚症状の増悪がある．

Step up

- 臓器移植法に基づく脳死肺移植が可能となり，日本でも肺移植が行われるようになった．現在肺移植待機患者の原疾患として，本症が最も多くなっている．生存率は良好で，5年生存率が78%である．
- WHO 肺高血圧症機能分類は，NYHA 心機能分類とほぼ同様の重症度分類である．

杣　知行

3 肺動静脈瘻 pulmonary arteriovenous fistula

3.1 概念，疫学

- 肺動静脈瘻は肺動脈と肺静脈の異常シャントと定義される．先天性がほとんどであるが，後天性のものも稀に見られる．
- 先天性では，遺伝性出血性毛細血管拡張症（hereditary hemorrhagic telangiectasia: HHT，Rendu-Osler-Weber 症候群）の 20% 前後に合併する．また肺動静脈瘻の 70% に HHT が認められる．
- シャントのために低酸素血症を起こす．

◆ポイント

- 1本ずつの肺動脈・肺静脈に支配される単純型と，複数の流入動脈と流出静脈から形成される複合型がある．
- 画像では検出されない微小なものから，複数の血管が関係する巨視的な症例まで，大きさは様々である．
- HHT は常染色体優性遺伝子による遺伝性疾患である．
- HHT は，①反復性鼻出血，②多発性皮膚・粘膜の毛細血管拡張，③消化管・肺・肝臓などの動静脈瘻，④HHT の家族歴の4項目のうち3項目以上で確定診断がなされる．

Step up

- 後天性は頻度が低く，外傷，僧帽弁狭窄症，肝硬変などに合併する．

3.2 病因と病理

- 先天奇形の病因は，肺毛細血管叢の先天的欠損や，肺動脈叢と肺静脈叢を分画する血管中隔の不完全退化と考えられている．

Step up

- 病理所見は薄い血管壁と周囲組織，非連続性の間質結合組織から構成される．

3.3 症状と身体所見

◆ポイント

- 呼吸困難，チアノーゼ，ばち指，喀血，多血症などを示す．
- 動脈血が静脈に異常流入することによる低酸素血症の症状を呈する．脳循環障害を併発し，頭痛，めまい，しびれ感，失神などの神経症状も認められる．
- 脆弱な異常血管吻合のため破裂を生じ，喀血や

3. 肺動静脈瘻

血胸を起こす.
- 肺毛細血管のフィルター機能の欠損のため塞栓子が他臓器に飛び，自覚症状がなくても奇異性脳梗塞などの塞栓症をきたす.

+Step up
- HHTでは脳動静脈瘤を合併し，脳出血，奇異性脳梗塞，痙攣発作などを起こす.
- HHTの合併が多いことから，鼻出血などの反復性出血をする.

3.4 ✚ 検査

◆ ポイント
- 動脈血ガス検査では，PaO_2の低下，$AaDO_2$の開大を認める.
- 血液検査では，多血症のためヘモグロビンの上昇を認める.
- 気管支鏡下肺生検や経皮的CT下肺生検は禁忌である.

3.5 ✚ 胸部エックス線

- 境界明瞭な孤立性腫瘤影を認め，ときに流出入する血管影を伴う（図11.12）.

◆ ポイント
- 境界明瞭で内部が均一の円形または楕円形の腫瘤影を呈する.
- 孤立性，多発性の両方があり，孤立性の場合，腫瘍などとの鑑別が重要となる.
- 巨大な病変では，肺門につながる流出入血管による索状陰影を認める.

3.6 ✚ 胸部CT

- 境界明瞭で内部が均一の円形または楕円形の，造影剤で濃染する腫瘤影を呈する（図11.12）.
- 腫瘤影に連続する流出入血管が造影剤で濃染する.

◆ ポイント
- 肺門部から病変部まで肺動脈，肺静脈が連続してたどれることが重要である.

+Step up
- 三次元再構成画像（3D-CT）では，責任肺動脈，肺静脈の走行の確認が容易である.

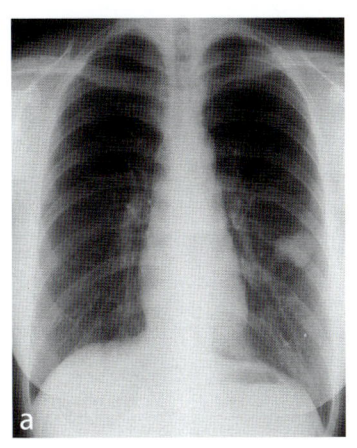

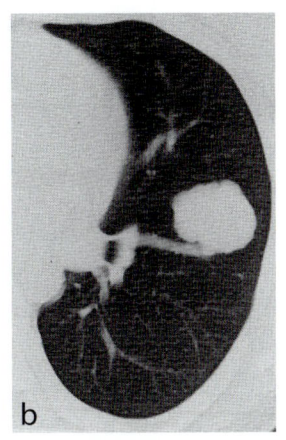

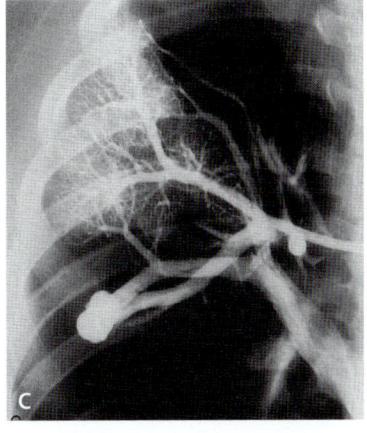

図11.12 肺動静脈瘻の画像. (a) 胸部エックス線像. 孤立性腫瘤影を認める. 画像は埼玉医科大学 大谷秀雄先生のご厚意による. (b) 胸部造影CT像. 流入血管を伴う孤立腫瘤影を認める. (c) 肺血管造影像. 流入血管である肺動脈と，流出動脈である肺静脈が描出される.

3.7 シャント率測定

◆ポイント
- 100%酸素を吸入させた後，動脈血 PaO_2 および $PaCO_2$ を測定し，左右シャント率を測定する方法や，肺血流シンチグラフィーによる方法がある．

+Step up
- コントラスト心エコー法は，静脈より造影剤を注入し，右房から左房が造影されるまでのサイクル数を判定する方法である．通常は3〜8サイクルの間隔をとるが，シャントが存在する場合は1サイクル以内となる．
- コントラスト心エコー法は動脈血による方法より鋭敏である．

3.8 肺血管造影

◆ポイント
- 確定診断に用いられ，位置，形態，個数を確認する（図11.12）．
- 塞栓術を行うときや造影CTでも確定できない場合に行われる．

3.9 診断と鑑別診断

- 低酸素血症を疑う症状に，画像で孤立性陰影を認め，造影CTで責任流出入血管が同定されれば確定診断となる．

◆ポイント
- 無症状で孤立性陰影を呈する場合，孤立性腫瘤影をきたす肺疾患が鑑別診断として挙げられる．
- 良性・悪性肺腫瘍，炎症性腫瘤，肺内リンパ節などがある．

3.10 治療

- 症状や合併症を認める場合は，治療の適応である．
- 無症状でも，病変が2 cm以上の場合や流入動脈が3 mm以上では適切な治療を検討する必要がある．
- カテーテル塞栓術は低侵襲性の治療法で，合併症も少ないことから近年選択されることが増えている．病変部に金属製コイルなどで血管を塞栓する．

◆ポイント
- 外科治療は病変部を含む肺葉切除や区域切除が安定した成績を示している．進行性の疾患なので，両側性・多発性のものを除いて，原則的には切除となる．

杣　知行

第12章

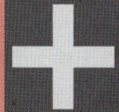

肺腫瘍

1. 肺癌
2. 転移性肺腫瘍
3. 良性肺腫瘍

1 肺癌 lung cancer

1.1 ➕ 原発性肺癌

1.1.1 概念

- 原発性肺癌とは，気管支から細気管支・肺胞領域までの肺組織に由来する癌腫を指す．大部分は上皮組織に由来する．

1.1.2 病理

- 扁平上皮癌（squamous cell carcinoma），小細胞癌（small cell carcinoma），腺癌（adenocarcinoma），大細胞癌（large cell carcinoma）の四大組織型に大別される（図12.1～12.4，表12.1）．
- 扁平上皮癌と小細胞癌は中枢型（肺門型）肺癌のパターンをとることが多く，一方で腺癌と大細胞癌では末梢型肺癌のパターンが多い．
- 治療上，肺癌は小細胞肺癌（small cell lung cancer: SCLC）と非小細胞肺癌（non-small cell lung cancer: NSCLC）に分けられる．非小細胞癌が約85％，小細胞癌が約15％の頻度を占める．

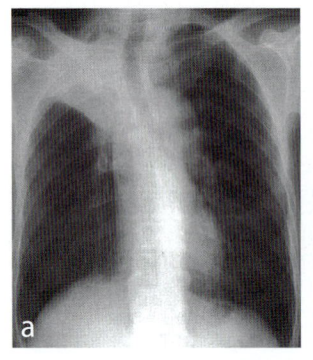

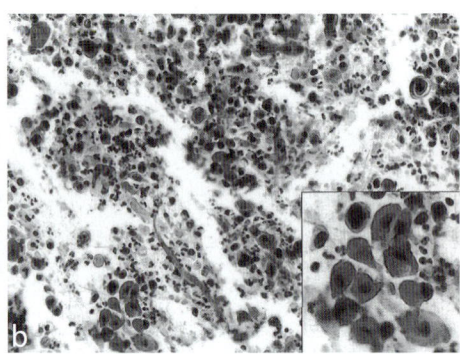

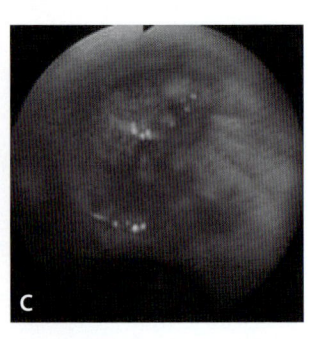

図12.1 扁平上皮癌．(a) 右上葉の無気肺像．(b) Papanicolaou染色による喀痰細胞診では，角化した細胞質がオレンジGに染まりやすい．(c) 気管支鏡所見では，右上葉入口部が腫瘍により閉塞している．（カラー口絵参照）

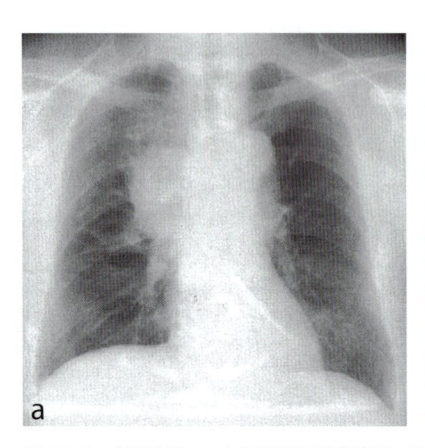

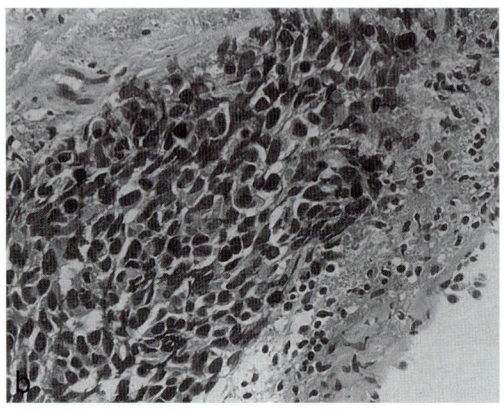

図12.2 小細胞癌．(a) 右肺門の腫瘤陰影．(b) 経気管支生検（TBB）で得られた組織のヘマトキシリン・エオジン染色では，小型細胞で細胞質の少ない癌細胞が特徴的である．（カラー口絵参照）

◆ポイント

- 扁平上皮癌（図12.1）：腺癌に次いで発生頻度が高い．喫煙との関連が明らかで，発症部位は肺門部の主気管支や葉気管支に多く，中枢型（肺門型）肺癌のパターンをとることが多い．肺門部の腫瘍自体と気管支内腔の狭窄や閉塞により無気肺をきたす．腫瘍の中心部は壊死を起こしやすく，空洞を形成することも多い．

- 小細胞癌（図12.2）：喫煙との関連が明らかで，肺門・縦隔リンパ節腫脹を伴う中枢型肺癌の画像所見を呈することが多い．化学療法や放射線療法に対する感受性があり，一方で早期に遠隔臓器への転移や肺門縦隔リンパ節転移しやすいために，NSCLCと異なり手術適応となるのは稀である．

- 腺癌（図12.3）：最も頻度の高い組織型である．多くは末梢孤立結節陰影を形成する．腺癌のうち細気管支肺胞上皮癌（bronchioloalveolar carcinoma）は肺胞上皮を置換するように腫瘍が進展し，ときに肺炎様の陰影を呈する．近年，胸部CTで淡いすりガラス様陰影（ground glass opacity: GGO）を呈する早期の高分化腺癌が発見されるようになった．

- 大細胞癌（図12.4）：大型の腫瘍細胞の増殖を認める．末梢肺野に大きな充実性の腫瘍陰影を呈することが多く，周囲既存構造を圧排する．

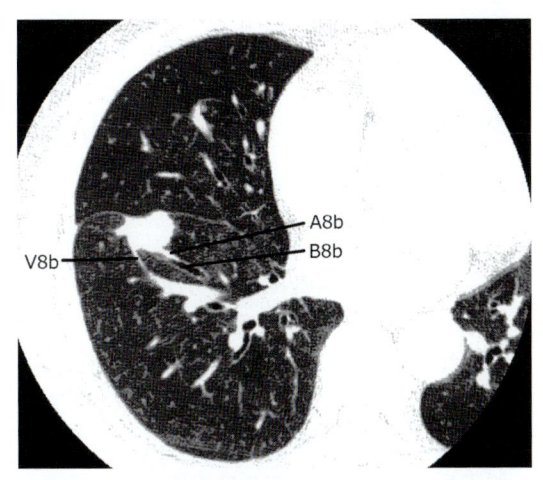

図12.3 腺癌．胸部CTで右下葉S^8に小腫瘤が見られる．V8bが陰影に入っており，癌の特徴を有する画像である．葉間の陥没とV8bの収束が見られる（腺癌の特徴）．到達しているB8bで経気管支肺生検（TBLB）が行われた．

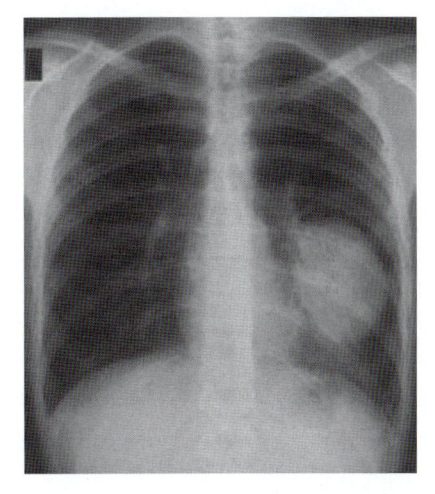

図12.4 大細胞癌．肺野の巨大な腫瘤陰影を認める．末梢で巨大な割には二次陰影（無気肺）を伴わない．経気管支肺生検（TBLB）により大細胞癌と判明した．

表12.1 癌遺伝子，癌抑制遺伝子．

遺伝子異常	部位（遺伝子異常）	小細胞癌	非小細胞癌
癌抑制遺伝子異常	p53遺伝子変異	75〜85%	45〜50%
	RB遺伝子変異	80%	
癌遺伝子異常	EGFR遺伝子変異	ほとんどない	30〜40%，腺癌，非喫煙者，女性に多い
	K-ras遺伝子変異	10%未満	20%
	EML4-ALK融合型癌遺伝子	0%	6%

+Step up

- 小細胞肺癌，カルチノイド，ならびに大細胞肺癌の一部（large cell neuroendocrine carcinoma: LCNEC）が神経内分泌細胞由来の腫瘍とされている．これらの腫瘍では，神経特異エノラーゼ（NSE）あるいはガストリン放出ペプチド前駆体（ProGRP）が上昇していることが多い．

+Step up

- 喫煙者には *K-ras* 遺伝子変異が，非喫煙者には *EGFR* 遺伝子変異が多く，*K-ras* 遺伝子変異と *EGFR* 遺伝子変異は相互排他的であり，片方が陽性ならもう一方は陰性である．また，近年，慢性骨髄性白血病と同様に固形癌の非小細胞肺癌でも融合型癌遺伝子が発見され，*EML4-ALK* 融合型癌遺伝子と名付けられた．

1.1.3 病因

- 肺癌の発生原因を喫煙，職業性のもの，線維化病巣を母地とするもの，ならびに遺伝子の異常の4つに分けてとらえると理解しやすい．
- 喫煙が肺癌の発生原因の第1で，特に扁平上皮癌，小細胞癌の発生に大きく関与している．喫煙本数/day ×喫煙期間（year）の積で表される喫煙指数（Brinkman index: BI）と肺癌死亡率は密に相関し，BI 400以上，40歳以上はハイリスク群である．

◆ポイント

- 他の環境因子（多くは職業性肺癌とよばれる）としては，放射線照射（ウラニウム鉱山労働者），アスベスト（石綿）曝露（クリソタイル［温石綿／白石綿］とクロシドライト［青石綿］の有害性が高いといわれる），6価クロム曝露などが知られている．
- 特発性あるいは膠原病に伴う間質性肺炎では肺癌の合併率が高い．
- 癌遺伝子，癌抑制遺伝子と肺癌の関係が明らかになりつつある（表12.1）．アジア人の非小細胞肺癌の約30%に上皮細胞増殖因子受容体（*EGFR*）遺伝子変異がある．非喫煙，女性の腺癌患者に *EGFR* 遺伝子変異が多い．*EGFR* 遺伝子変異陽性の非小細胞肺癌に分子標的薬のゲフィチニブ，エルロチニブが著効することから，*EGFR* 遺伝子変異をスクリーニングすることの有用性が高まっている．

1.1.4 頻度

- 2009年の我が国の肺癌死亡数は，6万7千人を超えている．男性では死亡数が第1位で，女性では第2位であり，男女合わせた総数で第1位である．
- 米国では禁煙運動から男性の死亡数が減少に転じているが，日本では増加に歯止めがかかっていない．
- 女性の肺癌死は男性以上に増加傾向が認められる．

1.1.5 症状

- 咳嗽（49.3%），喀痰（23.7%），血痰（19.0%），胸痛（15.8%），呼吸困難（6.3%），やせ（5.8%），発熱（4.8%）の順である．その他，ばち指や嗄声（左反回神経は大動脈弓で下降から反転し上昇しており，大動脈弓下リンパ節腫脹で反回神経麻痺となり左声門の運動麻痺となる）が特徴のある症候である．一方，無症状のケースも17.5%に見られる．
- 臨床腫瘍学的緊急症（oncologic emergency）とは，放置すれば生命を奪う症状であり，緊急対応が必要となる．腫瘍浸潤による高度の気道狭窄や閉塞，脊椎に浸潤，転移や脊髄転移，上大静脈症候群，閉塞性肺炎，電解質異常（高カルシウム，低ナトリウム），低血糖，副腎不全などがある（表12.2）．
- Pancoast（パンコースト）症候群では，肩部（脊髄神経根症状）から尺骨側へかけて（腕神経叢を下方から浸潤するので尺骨領域から侵される）の疼痛，上肢筋萎縮およびHorner（ホルネル）症候群（縮瞳，眼瞼下垂

の三主徴を示す．肺尖部肺癌が肺外へ連続浸潤性に進展して，肋間神経，上腕神経叢，交感神経（星状神経節を含む）などに及ぶと本症候群を呈する．

◆ ポイント

- 異所性ホルモン産生とは，内分泌系以外の臓器から発生した悪性腫瘍細胞がホルモン様物質を産生，分泌する場合を意味する．異所性ホルモン産生肺癌の主なものとして，抗利尿ホルモン（ADH）（小細胞肺癌に多い，低ナトリウム血症）（表12.2），副甲状腺ホルモン（PTH）（扁平上皮癌に多く，高カルシウム血症を呈する）（表12.2），副腎皮質刺激ホルモン（ACTH）（小細胞肺癌に多い，精神症状，高血圧，低カリウム血症，高血糖などが特徴的な Cushing 症候群を呈する），エリスロポエチン，顆粒球コロニー刺激因子（granulocyte colony stimulating

表12.2 臨床腫瘍学的緊急症．

1. **気道狭窄，無気肺，閉塞性肺炎**
   気管や両側主気管支の狭窄は窒息を起こす．末梢気道の閉塞による無気肺でも，感染が加わると閉塞性肺炎となり難治化する．主に放射線治療が行われる．

2. **上大静脈症候群**
   縦隔型肺癌の上大静脈への直接浸潤や縦隔リンパ節による上大静脈圧迫，もしくは上大静脈内血栓による．顔面・上肢の浮腫，呼吸困難，頸部・前胸部の静脈怒張などの症状が特徴である．急速に起こると側副血行路の発達が間に合わず，脳浮腫による神経症状や気道浮腫による呼吸困難を引き起こす．主に放射線治療が行われる．

3. **脊髄障害**
   脊髄転移の他，原発巣の直接浸潤や椎体転移の病的骨折により脊髄障害が起こる．神経根性疼痛，対麻痺と直腸膀胱障害が出現する．脊椎MRIが有用である．後二者が出現した場合，直ちに治療を行わなければならない．主に放射線治療が行われる．

4. **喀血**
   中枢気道や肺門の病変ではしばしば大量喀血が見られ，致死率が高い．出血部位を推定するのに胸部造影CTは情報が多い．緊急気管支鏡検査にて出血部位の同定と，アドレナリン生食やトロンビン液にて止血術を試みる．さらに気管支動脈塞栓術を試みる．

5. **癌性胸膜炎**
   胸水コントロールが成功しないと予後不良となる．咳嗽，呼吸困難，胸痛などの症状が生じる．胸部エックス線で気付くが胸部CTでは少量の胸水も確認できる．超音波で胸水貯留を確認し，胸腔穿刺で細胞診を行う．また胸腔鏡下胸膜生検で組織診断が得られる．大量胸水による呼吸困難時には早急な排液が必要であるが，排液量は1日1lを上限（再膨張性肺水腫の防止）とする．未治療小細胞肺癌の場合，化学療法のみで胸水が消失する可能性が高い．非小細胞肺癌の場合は，薬物療法の前にドレナージと胸膜癒着術を行う．

6. **癌性心膜炎**
   心外膜への血行性転移，リンパ行性播種，腫瘍の直接浸潤などが原因となる．頸静脈怒張，頻脈，奇脈，胸痛，起坐呼吸，うっ血性肝障害，血圧低下，心タンポナーデを引き起こす．胸部エックス線の心拡大で気付き，胸部CTや心エコー検査が診断に有用である．外科的に心膜開窓術を行うことが推奨されるが，リスクの高い心嚢穿刺をせざるをえない場合がある．

7. **高カルシウム血症**
   高カルシウム血症は扁平上皮癌に多い．高カルシウム血症は，広範な骨転移による骨融解や，腫瘍から破骨細胞を活性化させる副甲状腺ホルモン関連ペプチド（parathyroid hormone related peptide: PTHrP）産生の関与が原因とされる．食思不振，嘔気嘔吐，口渇，多飲，多尿，便秘，全身倦怠感，精神症状，意識障害などの症状がある．高度脱水となり腎前性腎不全を引き起こす．補正カルシウム値（測定値［mg/dl］－血清Alb［g/dl］＋4.0）により診断し，血清カルシウム値 12 mg/dl 以上でビスホスホネート製剤を使用する．血清カルシウム値 15 mg/dl 以上では高度の脱水を起こしており，生理食塩水輸液が必要となる．

8. **低ナトリウム血症**
   低ナトリウム血症は小細胞癌に多い．低ナトリウム血症のうちADH分泌不適合症候群（syndrome of inappropriate antidiuretic hormone secretion: SIADH）では，腫瘍による異所性ADH分泌により尿細管での水貯留を引き起こし，希釈性低ナトリウム血症を引き起こす．頭痛，傾眠，全身倦怠感，食思不振，精神錯乱，昏睡，痙攣などを起こす．その診断法は，血漿浸透圧＜ 280 mOsm/kg/H_2O，尿中ナトリウム 20 mEq/l 以上，かつ，利尿薬使用がなく腎尿細管障害をみる尿中NAGなどが正常，副腎不全や甲状腺機能低下症などの内分泌疾患を除外できればSIADHの可能性がきわめて高い．SIADHの治療の基本は水制限で，10〜15 ml/kg/day 程度とする．

factor: G-CSF)（大細胞癌に多く，好中球増多症を呈する），および血小板増多因子などがある．
- 傍腫瘍性神経症候群（paraneoplastic neurologic syndrome）（癌性ニューロパチー[carcinomatous neuropathy]）は，悪性腫瘍患者に生じる神経障害のうち腫瘍転移，化学療法，栄養障害，感染症など明らかな原因がなく，自己免疫学的機序で発症すると考えられている．Eaton-Lambert（イートン・ランバート）症候群がその代表で，筋力低下と筋電図における waxing 現象（高頻度刺激での活動電位の漸増）が認められる．小細胞癌で頻度が高い．

1.1.6 診断
- 肺癌スクリーニングには，画像検査（胸部単純エックス線，胸部 CT）とハイリスク群において喀痰細胞診が用いられる．肺癌の確定診断には病理診断（細胞診または組織診）が必須で，気管支鏡検査は有力な手法である．
- 腫瘍マーカーとして，腺癌，大細胞癌には CEA，SLX が，扁平上皮癌には SCC，CYFRA が，小細胞癌には NSE，ProGRP が利用されている．腫瘍マーカーは，癌患者において病勢や再発の有無を判断するのに用いられる．
- 喀痰細胞診には，3日連日生痰法か3日連続蓄痰法（サコマノ法，ポストチューブ法，YM 式など）を行う．Papanicolaou（パパニコロー）染色を行う（図12.1）．
- 胸部単純エックス線写真の特徴（図 12.1，12.2，12.4）：
  - 扁平上皮癌：中枢型肺癌の像をとり肺門腫瘍や閉塞性肺炎，無気肺を合併することが多い．また，腫瘍内に空洞を伴うことが多い．
  - 小細胞癌：中枢型肺癌であるが粘膜下浸潤の進展形式をとるために比較的，閉塞性肺炎，無気肺は起こしにくい．一方で早期にリンパ行性転移をきたすことから肺門・縦隔リンパ節の腫脹が目立つ．
  - 腺癌：末梢型肺癌像で癌放射（spicula），血管集束や巻き込み，胸膜陥入を特徴とする境界が不鮮明な腫瘍像を呈する．このため，結核などの陳旧性病変などが鑑別となる．一方，腺癌の1つである細気管支肺胞上皮癌は，肺炎と鑑別を要する陰影となる．
  - 大細胞癌：末梢型肺癌像をとるが，腫瘍の境界が鮮明でノッチングが特徴的である．縦隔肺門リンパ節には比較的所見がない．

◆ ポイント
- 気管支鏡検査では，中枢気管支の病変に対し観察とともに経気管支生検（transbronchial biopsy: TBB）を行う．肺末梢に存在する病変では，エックス線透視下に気管支内視鏡を用いて経気管支擦過細胞診や肺末梢の経気管支肺生検（transbronchial lung biopsy: TBLB）を行う．また，経気管支的に気管分岐下縦隔リンパ節などの気管支鏡下穿刺吸引針（transbronchial aspiration cytology: TBAC）を行う．
- 気管支鏡で診断が確定できないとき，エックス線透視下，CT あるいは超音波ガイド下に肺内腫瘍に対し経皮的針生検あるいは細胞診を行う．
- 胸水細胞診や，体表リンパ節の針生検や細胞診にて容易に診断が確定することがある．
- 内科での検査で診断が得られない場合，外科的に胸腔鏡下肺生検や開胸肺生検を行う．

> **+ Step up**
>
> - CT 画像では，腫瘍と気管支・肺静脈の関連で読影することがポイントである．前者との関係では，気管支狭窄・閉塞の所見と気管支鏡検査のために関与気管支を同定する．後者との関連は，悪性腫瘍と良性腫瘍の鑑別に役立つ．肺静脈は，小葉間，（亜）区域枝間など肺の基本構造の間に分布する．もし腫瘍陰影に静脈が入っていると，その病巣は肺の基本構造を越えていることを示す．このような画像を示す代表は肺癌である．組織破壊的な炎症である肺化膿症なども同様な画像となり，ときに鑑別が必要である．
> - 縦隔肺門リンパ節の腫脹は肺癌学会による『肺癌取り扱い規約』に従って読影する．その際に臨床腫瘍学的緊急症である気管への圧迫や上大静脈症候群に注意する．

1.1.7 病期診断

- 肺癌の進展を判断するために，脳 MRI または CT，胸部 CT，腹部 CT またはエコー検査，および，骨シンチグラフィーまたは FDG-PET（fluorodeoxyglucose-positron emission tomography）が行われ，TNM 分類により臨床病期を決定する．
- 小細胞癌の場合は広範型（extensive disease: ED）と限局型（limited disease: LD）の分類が行われる．これは化学療法単独治療か放射線治療などの局所療法併用かの適応判断のために必要となる．

＋Step up

- 表 12.3 に肺癌の TNM 分類を示す．

1.1.8 鑑別診断

- 中枢型肺癌と末梢型肺癌に分けて鑑別診断を行う．

◆ ポイント

a. 中枢型肺癌の鑑別診断で問題となるもの

- 腺様囊胞癌，カルチノイド，粘表皮癌などが鑑別となる．気管支鏡による生検病理が決め手となる．

b. 末梢型肺癌の鑑別診断で問題となるもの

- 異型腺腫様過形成（atypical adenomatous hyperplasia: AAH）と高分化腺癌の早期の小陰影は，CT で境界不鮮明な淡いすりガラス様陰影（ground glass opacity: GGO）を呈することが多い．胸腔鏡下肺生検により鑑別する．
- 細気管支肺胞上皮癌（杯細胞型）は，気管支含気像（air bronchogram）を伴う肺炎と類似の陰影を呈し，喀痰細胞診や気管支鏡生検により鑑別する．
- 肺の良性腫瘍は稀な腫瘍で，発生頻度は全肺腫瘍の中の 2 〜 5％を占めるにすぎない．過誤腫が最も多く，次いで硬化性血管腫，炎症性偽腫瘍などの順である．肺癌が鑑別となるため，外科的に摘出されることが通例である（本章 3 節「良性肺腫瘍」を参照）．

    - 過誤腫：本腫瘍は軟骨組織，気道の円柱上皮，筋組織，脂肪組織などを含む．多くが末梢，胸膜直下に発生し，腫瘍の辺縁に浅い凹凸，分葉を認める．10 〜 20％の症例に腫瘍内のポップコーン様石灰化像を認める．
    - 硬化性血管腫：本腫瘍は，II 型肺胞上皮由来とする説が有力で，女性が圧倒的に多い．画像上の特徴は，類円形の辺縁平滑，鮮明な腫瘤で，内部は均等性である．気管支動脈造影でメロン皮様の網目状血管網があれば診断に有用である．
    - 炎症性偽腫瘍：炎症性偽腫瘍または，形質細胞肉芽腫とよばれることが多い．他の良性腫瘍と異なり，しばしば咳嗽，発熱，胸痛などを訴える．画像上，多くは辺縁鮮明な孤立性陰影として認めるが，なかには不鮮明なものもある．

＋Step up

- 気管の原発性腫瘍は稀な疾患である．気管腫瘍の 50 〜 60％は扁平上皮癌である．次いで腺様囊胞癌，粘表皮癌，カルチノイド，肉腫などである．良性腫瘍としては乳頭腫，ポリープ，過誤腫，線維腫などがある．気管腫瘍は初期では症状が出にくいが，呼吸困難，咳嗽，喘鳴などの症状がある．喘息と誤診されることがある．肺機能検査でのフロー・ボリューム曲線で台形状となる．
- カルチノイド症候群とは，神経内胚葉系の腸クロム親和細胞由来の腫瘍であるカルチノイド腫瘍が産生・分泌するセロトニンや 5-ヒドロキシインドール酢酸（5-HIAA），ブラジキニンなどのホルモンまたはホルモン様物質による徴候および疾患である．顔面紅潮，下痢，喘息様発作，心内膜・心筋の線維化による心弁膜症が特徴的症状である．発生部位は，消化管，気管支や卵巣である．

表 12.3　原発性肺癌の TNM 分類（第 7 版）.

T：原発腫瘍
- TX：　原発腫瘍の存在が判定できない
- T0：　原発腫瘍を認めない
- Tis：　上皮内癌
- T1：　腫瘍の最大径が 3 cm 以下で，肺組織または臓側胸膜に囲まれており，気管支鏡的に癌浸潤が葉気管支より中枢に及ばないもの
- T1a：　腫瘍最大径が 2 cm 以下
- T1b：　腫瘍最大径が 2 cm より大きく 3 cm 以下
- T2：　腫瘍最大径が 3 cm より大きく 7 cm 以下あるいは，以下のいずれかであるもの
  - 主気管支に浸潤が及ぶが，腫瘍の中枢側が気管分岐部より 2 cm 以上離れている
  - 臓側胸膜に浸潤が及んでいる
  - 肺門に及ぶ病変により無気肺あるいは閉塞性肺炎があるが，一側肺全体に及ばない
- T2a：　腫瘍最大径が 3 cm より大きく 5 cm 以下
- T2b：　腫瘍最大径が 5 cm より大きく 7 cm 以下
- T3：　腫瘍径が 7 cm 以上あるいは，大きさと無関係に隣接臓器，すなわち胸壁（superior sulcus tumor を含む），横隔膜，横隔神経，縦隔胸膜，壁側心膜のいずれかに直接浸潤する腫瘍；または，腫瘍が気管分岐部から 2 cm 未満に及ぶが，気管分岐部に浸潤のないもの；または，無気肺あるいは閉塞性肺炎が一側肺全体に及ぶか，あるいは，同一肺葉内に独立した腫瘍結節（群）があるもの
- T4：　大きさと無関係に縦隔，心臓，大血管，気管，反回神経，食道，椎体，気管分岐部に浸潤の及ぶ腫瘍；対側肺葉内に存在する独立した腫瘍結節（群）；悪性胸水を伴う腫瘍

N：所属リンパ節
- NX：　所属リンパ節が判定でさない
- N0：　所属リンパ節転移なし
- N1：　同側気管支周囲および／または同側肺門リンパ節および肺内リンパ節転移で，原発腫瘍の直接浸潤を含む
- N2：　同側縦隔リンパ節転移および／または気管分岐部リンパ節転移
- N3：　対側縦隔，対側肺門，同側または対側斜角筋前，または鎖骨上窩リンパ節転移

M：遠隔転移
- MX：　遠隔転移が判定できない
- M0：　遠隔転移なし
- M1：　遠隔転移がある
- M1a：対側の他肺葉に存在する独立した腫瘍結節（群）；胸膜結節または悪性胸水（あるいは心嚢水）を伴う腫瘍
- M1b：遠隔転移

提案されている病期分類

occult carcinoma	TX	N0	M0
stage 0	Tis	N0	M0
stage IA	T1a, b	N0	M0
stage IB	T2a	N0	M0
stage IIA	T1a, b	N1	M0
	T2a	N1	M0
	T2b	N0	M0
stage IIB	T2b	N1	M0
	T3	N0	M0
stage IIIA	T1, T2	N2	M0
	T3	N1, N2	M0
	T4	N0, N1	M0
stage IIIB	T4	N2	M0
	Any T	N3	M0
stage IV	Any T	Any N	M1a, b

1.1.9 治療(表12.4)

- 治療法選択は，主に組織型と病期により決定されるが，performance status (PS)(全身状態のこと)と臨床腫瘍学的緊急症の有無に影響される．さらに，肺・肝・腎などの主要臓器機能，および合併症の有無により左右される．

◆ ポイント

- 非小細胞肺癌の病期 IIIA 期までは，まず手術が行われる(本章 1.2 節「原発性肺癌の外科治療」を参照)．IA 期では追加治療はないが，病期 IB から IIIA 期までは術後化学療法が追加される．手術適応がなく根治放射線治療が可能な III 期では放射線同時化学療法が行われる．放射線治療の適応もない進行非小細胞肺癌には抗癌薬治療と分子標的薬治療が行われる．*EGFR* 遺伝子変異陽性の進行非小細胞肺癌では，チロシンキナーゼ阻害薬(tyrosine kinase inhibitor: TKI)のゲフィチニブ，またはエルロチニブが早期に使用される．
- 限局型小細胞肺癌には放射線同時化学療法とその後に有効例に予防的脳照射が行われる．一方，広範型小細胞肺癌には化学療法のみとその有効例に予防的脳照射が行われる．

1.1.10 予後

- 肺癌は予後不良な癌種の1つである．全病期を含めた場合の肺癌の治癒率は 15% といわれている．したがって，肺癌を診療する医師は緩和治療にも精通していなくてはならない．近年，*EGFR* 遺伝子変異陽性の進行非小細胞肺癌では，分子標的薬のゲフィチニブ，エルロチニブの使用により，生存中央値が 2 年以上に改善されている．

> **+ Step up**
> - 予後の目安を表 12.5 に示す．

表 12.4 原発性肺癌の治療方針．

1. 非小細胞肺癌	
病期	標準的治療法
IA 期	手術のみ
IB 期	手術→術後化学療法(経口抗癌薬 UFT を 2 年間)
II 期	手術→術後化学療法(シスプラチンとビノレルビンなどの併用療法を 4 コース)
IIIA 期	
IIIB 期	放射線同時化学療法(2 Gy を 30 回，計 60 Gy の放射線治療と，プラチナ製剤と第 3 世代抗癌薬併用)
IV 期	抗癌薬治療(プラチナ製剤と第 3 世代抗癌薬併用) 分子標的薬(ゲフィチニブなど)

2. 小細胞肺癌	
病期	標準的治療法
LD(限局型)	放射線同時化学療法(1.5 Gy を 1 日 2 回，15 日間[3 週]の計 45 Gy と，シスプラチンとエトポシド併用療法を 4 コース)→有効例に予防的脳照射を追加(2.5 Gy を 10 回)
ED(広範型)	化学療法(シスプラチンまたはカルボプラチンとエトポシド併用 4 コース，またはシスプラチンとイリノテカン併用 4 コース)→有効例に予防的脳照射を追加(2.5 Gy を 10 回)

表 12.5　原発性肺癌の予後の目安.

	非小細胞肺癌			小細胞肺癌	
	5年生存率	生存期間中央値		5年生存率	生存期間中央値
病期 I	70%台		LD	25%前後	2年
病期 II	50%前後				
病期 III	20%前後	2年	ED	数%未満	1年
病期 IV	EGFR遺伝子変異陽性 10%前後	2年			
	EGFR遺伝子変異陰性 数%未満	1年			

表 12.6　原発性肺癌の要点.

1. 扁平上皮癌
   - 喫煙→中枢型肺癌→閉塞性肺炎・無気肺
   - SCC，CYFRA
   - 高カルシウム血症
     ➢ 原因は，全身骨転移，または腫瘍随伴症候群（腫瘍が破骨細胞の活性化を促進する副甲状腺ホルモン関連ペプチド [parathyroid hormone related peptide: PTHrP] を産生）

2. 腺癌
   - 末梢孤立結節陰影や GGO（ground glass opacity）
     ➢ GGO では異型腺腫様過形成（atypical adenomatous hyperplasia: AAH）との鑑別
   - *EGFR* 遺伝子異常は，女性，腺癌，非喫煙者に多い
     ➢ チロシンキナーゼ阻害薬（ゲフィチニブ，エルロチニブ）が有効
   - 高分化腺癌の 1 つに細気管支肺胞上皮癌（杯細胞型）
     ➢ 経気道散布→肺炎様陰影

3. 大細胞癌
   - 一部に神経内分泌細胞由来→ large cell neuroendocrine carcinoma（LCNEC）
   - ときに顆粒球コロニー刺激因子（granulocyte colony stimulating factor: G-CSF）産生腫瘍による好中球増多症

4. 小細胞癌
   - 喫煙→中枢型肺癌
   - 神経内分泌細胞由来→ NSE，ProGRP
   - SIADH による低ナトリウム血症
     ➢ 血漿浸透圧＜ 270 mOsm/kg で真性低ナトリウム血症→尿中ナトリウム 20 mEq/*l* 以上＝ナトリウムは腎喪失．利尿薬使用がなく腎尿細管障害をみる尿中 NAG などが正常であれば SIADH の可能性が高い
     ➢ 治療は水制限

小林国彦

1.2 原発性肺癌の外科治療

1.2.1 外科治療の概念
- 外科治療は，非小細胞肺癌に対しては根治が期待できる治療であるが，小細胞肺癌では役割が少ない．
- 病変が局所にとどまり遠隔転移がないと判断された非小細胞肺癌の治療においては，外科治療が局所療法として最も的確な治療効果を得ることができ，長期生存をもたらす可能性が高い．

1.2.2 手術適応の考え方
- 非小細胞肺癌の手術適応を考慮するに際しては，手術により根治が得られるか（リンパ節転移，遠隔転移の有無），完全切除可能であるか（周囲臓器への浸潤の有無，程度），どの術式が採用可能か（標準手術，縮小手術，拡大手術など），手術に耐えうるか（performance status [PS]，心肺機能，年齢など）などの判断が必要である．

1.2.3 非小細胞肺癌の臨床病期から見た手術適応
- 肺癌の病期分類は UICC の TNM 分類に基づいて行われ，CT，MRI，PET などの画像診断で遠隔転移がなく，完全切除可能と判断されたものが外科治療の対象となる．
- 臨床病期Ⅰ期，Ⅱ期の非小細胞肺癌には，外科切除が標準的治療として推奨される．
- 臨床病期ⅢA 期の一部には手術が行われるが，組織学的に N2 と診断された症例では，手術単独では再発・転移が多いため，化学療法あるいは化学放射線療法を組み合わせた集学的治療の一環として手術を検討する．

◆ ポイント
- 臨床病期ⅢB 期は一般に外科治療の適応はないが，T4 で縦隔リンパ節転移がない症例では外科治療が考慮されることがある．
- 臨床病期Ⅳ期には，通常は外科治療の適応はない．
- 画像診断によるリンパ節転移の正診率は高くないため，画像上リンパ節転移が疑われ，その有無で手術の適否が決まる場合には，縦隔鏡下あるいは経気管支エコー下にリンパ節生検を行い，病理学的に診断を確定する必要がある．

+ Step up
- 術後病理検査で単一領域（single station）のみの縦隔リンパ節転移と確認された N2 症例では，5 年生存率は 40％に達し，手術予後は良好である．

1.2.4 機能的耐術性から見た適応
- 機能的耐術性から手術適応を判断する場合，performance status（全身状態）が 0〜1 で手術に耐えうる心肺機能を持つ患者であれば，年齢には厳格な上限はない．
- 肺切除術後は切除量に応じてガス交換の場である肺胞-肺血管床を失い，また，術後急性期には肺の減少，胸郭への侵襲，創痛などの影響で気道分泌物・痰の喀出力が低下するため，これら2つの観点から呼吸機能を評価，検討する必要がある．
- 肺切除周術期に気道分泌物・痰の喀出が可能か否かの判断には1秒量（FEV_1），肺活量（VC）が指標となる．
- 日常生活に必要なガス交換が可能な肺血管床量を温存できるか否かの判断には，肺活量（VC），肺拡散能（DL_{CO}），動脈血酸素飽和度（SaO_2），運動負荷試験（ET）が指標となる．

◆ ポイント
- 術後予測1秒量は，切除予定肺が全肺に占める割合を区域気管支数あるいは亜区域気管支数を基に算出する．計算式は以下のとおり：
 術後予測 FEV_1 = 術前 FEV_1 ×（全肺亜区域数 − 切除予定亜区域数）／全肺亜区域数
- 心電図，負荷心電図，心エコーなどの心機能検査で異常があれば心臓カテーテル検査を行い，

その結果冠動脈疾患が発見されればその治療を先行する．

> **+ Step up**
> - 術前の呼吸機能と術後の予測呼吸機能の評価を行うが，手術適応決定に関しての呼吸機能検査値に絶対的な指標はなく，あくまでも1つの目安と考えるべきであり，以下にいくつかの指標を示す：
>   ➤ 一般に，術前 $FEV_1>1.5\,l$ であれば肺葉切除の手術死亡率は 5% 未満であり，術前 $FEV_1>2.0\,l$ であれば一側肺全摘を行っても手術死亡率は 5% 未満である．
>   ➤ 術前 $FEV_1\%>80\%$，$\%DL_{co}>80\%$ であれば，肺全摘術が可能である．
>   ➤ 術後予測 $FEV_1>0.8\,l$ が手術適応限界である．

1.2.5 手術術式

- 肺癌の標準術式は原発巣を含む肺葉以上の肺切除術（肺葉切除術，二葉切除術，肺全摘術）および系統的リンパ節郭清である．
- 標準術式が適応できない場合には，肺葉切除より切除範囲を縮小した区域切除や部分切除などの縮小手術や，浸潤臓器の合併切除を伴う拡大手術が選択される．
- リンパ節郭清の治療的意義については不明であるが，系統的リンパ節郭清はサンプリングと比較してN2の発見率が高く（30% vs 12%），術後合併症の発生率や死亡率には有意差がないため，正確な病期診断を行う目的で系統的リンパ節郭清を行うことが推奨されている．
- 心肺機能の低下や高齢などの制約のために肺葉切除に耐術能のない症例には，縮小手術が選択される（消極的縮小手術）．
- 2 cm以下の小型肺癌，特に気管支肺胞上皮癌に代表される非浸潤癌やリンパ節転移の可能性の少ない小型扁平上皮癌などでは，縮小手術で根治が得られる可能性が十分にあり，機能的に余裕があってもあえて区域切除や部分切除を根治術式として選択することがある（積極的縮小手術）．

◆ ポイント

- 合併切除の対象臓器としては，T3に分類される心嚢，胸膜，胸壁，横隔膜，横隔神経や，T4に分類される気管，気管分岐部，左房，上大静脈，大動脈，食道，椎体，反回神経などがあり，リンパ節転移や遠隔転移がない場合には，局所の完全切除によって治癒する可能性がある．
- 主気管支や気管分岐部に浸潤した肺癌に対して，肺全摘術を避け呼吸機能温存を図る目的で，気管支形成術や気管分岐部形成術が行われることがある．
- 肺動脈に浸潤した肺癌に対しては，肺全摘術を避け呼吸機能温存を図る目的で，血管形成術が行われることがある．
- 手術アプローチには，標準開胸といわれる後側方切開以外に胸骨正中切開，前方腋窩切開，胸腔鏡補助下手術（video-assisted thoracoscopic surgery: VATS）などがあり，症例に応じて選択する．

> **+ Step up**
> - 局所再発率は肺葉切除と比べて区域切除で2.4倍，部分切除で3.0倍高い．
> - I期の肺癌に対するVATSが標準開胸手術に比較して予後・侵襲性・安全性などの点で同等ないし優れているという報告も見られるが，積極的に勧めるだけの根拠が明確ではなく，現時点では臨床病期IA期に適応するのが妥当と考えられる．
> - 気管分岐部切除術は通常の肺全摘術と比較して手術死亡率が高く術後合併症が多いため，cN0～1症例で病変が気管分岐部周囲に限局し，心肺機能が手術に耐えられる症例に限って行うよう勧められる．
> - T3N0M0で胸壁浸潤（肺尖部胸壁浸潤を含む）症例に対しては胸壁合併切除を行うことで比較的良好な予後が期待できるが，横隔膜浸潤症例では合併切除を行っても予後が悪いことが多い．

1.2.6 手術成績と術前後補助療法

- 完全切除が行われた非小細胞肺癌の切除成績は病理病期 IA 期では 5 年生存率が 89.3%, IB 期では 77.9% と比較的良好であるが, II 期では約 66%, III 期では 40% と満足できる成績ではない（図 12.5）.
- 再発形式は遠隔転移が多く, 切除成績向上のためには全身の微小転移に対する化学療法の併用が鍵を握る. 現在我が国では術後補助化学療法を行うことが標準的治療と考えられている.
- IA 期は手術単独, あるいは腫瘍径 2 cm 以上の IA 期腺癌では, 術後に 5-FU のプロドラッグである UFT の内服を行う.
- IB 期はプラチナ化合物と第 3 世代抗癌薬の併用による術後補助化学療法, あるいは IB 期腺癌では術後に UFT の内服を行う.
- II 期, IIIA 期はプラチナ化合物と第 3 世代抗癌薬の併用による術後補助化学療法を行う.

◆ ポイント

- 術前後補助療法としての放射線療法の有用性は示されていない.
- 術前化学療法が術後化学療法に比べ優れているという根拠はない.

Step up

- 近年, 検査技術の進歩により術前の病期診断が厳格に行われるようになり, これも外科治療成績の改善に寄与している.
- 術前化学放射線療法は標準的治療とはいえないが, Pancoast 型肺癌を含む局所進行肺癌や N2 肺癌の一部には良好な治療効果が得られている.

1.2.7 術後合併症と手術死亡率

- 肺癌は高齢者に多く喫煙との関連も深いことから, 呼吸器, 循環器疾患を伴う症例も多く, 重大な術後合併症の発生頻度は約 27% と高い.
- 肺癌診療ガイドラインでは術後 30 日以内の死亡率は 2% 台にとどめるべきであるとしている.
- 高齢者, 重喫煙者, 低肺機能患者, 糖尿病や心疾患などの併存疾患を有する患者などが肺癌手術のハイリスクグループに属する.
- 術後 30 日以内の死亡を手術直接死亡（術死）, 術後退院することなく 31 日以降に死亡したものを在院死亡（在院死）とし, 術死と在院死を合わせて手術関連死亡とする.

◆ ポイント

- 術後合併症には気管支瘻, 膿胸, 肺梗塞, 脳梗塞, 心筋梗塞, 急性呼吸促迫症候群（ARDS）

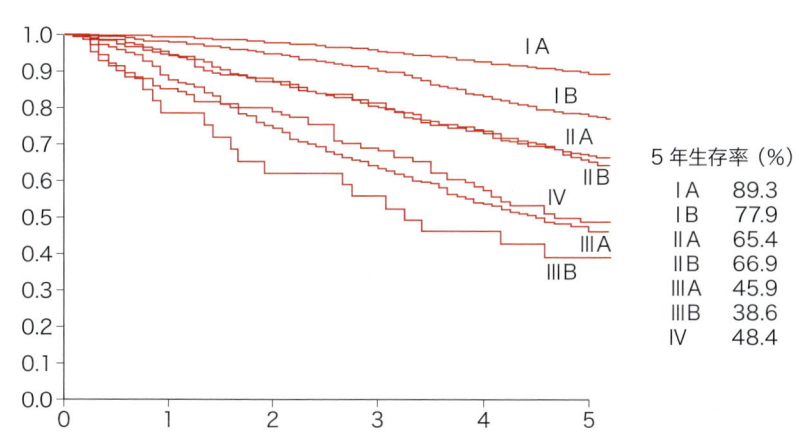

5 年生存率（%）
- IA　　89.3
- IB　　77.9
- IIA　　65.4
- IIB　　66.9
- IIIA　　45.9
- IIIB　　38.6
- IV　　48.4

図 12.5 非小細胞肺癌の病理病期別術後生存曲線. 肺癌登録合同委員会（2010）2002 年の肺癌治療例の全国集計に関する報告, 日呼外会誌 24, 1 より引用.

など重篤でときに致死的となる合併症と，不整脈，肺胞瘻，無気肺，乳び胸のような比較的軽微な合併症がある．
- 肺全摘術と肺葉切除においては死亡率に有意な差があり，肺葉切除は安全に行える術式として認識されている．

➕ Step up

- 肺全摘術，肺葉切除術，葉切未満の肺切除術における手術死亡率は，1994年の我が国の集計ではそれぞれ3.2％，1.2％，0.8％であり，2004年の我が国の集計ではそれぞれ4.1％，0.7％，0.4％であった．
- 間質性肺炎，特に特発性肺線維症には15～20％と高率に肺癌を合併し，間質性肺炎合併肺癌の手術では12.5～22％の頻度で術後急性増悪が生じる．急性増悪の発生予知因子および確実な予防方法はなく，発症した場合にはステロイドや免疫抑制薬が投与されるが，通常は治療に抵抗性で致死率が高い．

1.2.8 小細胞肺癌の外科治療

- 臨床病期Ⅰ期小細胞肺癌では外科切除を含む治療を行うよう勧められる．
- しかし術前にⅠ期の小細胞肺癌として発見される症例は少なく，実際には未確診の肺野孤立性病変を切除して初めて小細胞肺癌と診断される症例がほとんどである．

◆ポイント

- 小細胞肺癌は遠隔転移をきたしやすく，画像診断で遠隔転移を認めていなくても微小転移が全身に広がっている可能性が高いため，術後には追加化学療法が必要である．

➕ Step up

- 臨床病期Ⅰ期の小細胞肺癌は外科切除単独，ないしはこれに化学療法，放射線治療を加えることで，5年生存率40～70％が報告されている．

――――――――――――――――――➕ 中山光男

➕2 転移性肺腫瘍
metastatic pulmonary tumor

2.1 ➕ 概念

- 全身各臓器由来の悪性腫瘍が肺に転移し生じた腫瘍のことである．

◆ポイント

- 肺は全身からの静脈血が流入し，さらにフィルターの機能を持つため，他臓器に発生した悪性腫瘍が血行性転移を起こしやすい．
- 乳癌，胃癌，肺癌などでは癌性リンパ管症を呈することがある．癌性リンパ管症の多くは血行性転移から生じるが，一部では縦隔肺門リンパ節へのリンパ行性転移から逆行性に肺に進展する場合もある．

➕ Step up

- 細気管支肺胞上皮癌（bronchioloalveolar carcinoma: BAC）は，経気道的に肺胞上皮を置換するように転移する．
- 悪性黒色腫や腎癌などでは気管支内腔に転移することがある．

2.2 ➕ 症状

- 転移性肺腫瘍は，悪性腫瘍の経過観察中あるいは全身検索の際に胸部エックス線写真やCTで

発見されることが多く，一般に自覚症状に乏しい．
- 転移性肺腫瘍の多くは末梢肺野に発生し症状がないことが多いが，中枢側に発生した腫瘍では，咳嗽，血痰，無気肺，閉塞性肺炎を生じることがある．

＋Step up
- 癌性リンパ管症では呼吸困難や乾性咳嗽を呈する．進行すると喀痰や血痰を伴うことがある．

2.3 ➕ 身体所見

- 特に末梢肺野病変の腫瘍では，有意な身体所見を欠くものが多い．
- 癌性リンパ管症では fine crackle を聴取する．
- 中枢発生の腫瘍で気道が狭窄した場合は狭窄音を聴取することがある．また，片側性の無気肺が生じると呼吸音は低下する．

2.4 ➕ 検査

- 原発性肺癌や炎症，肉芽腫性病変との鑑別や，腫瘍径，部位，個数の把握には，胸部エックス線写真や CT は不可欠である．

◆ ポイント
- 胸部エックス線：転移性肺腫瘍のスクリーニングとして有用である．
- 胸部 CT：腫瘍の数，大きさ，部位，両側性か片側性か，リンパ節転移や胸水貯留の有無の検索に必要である．
- 転移性肺腫瘍の多くは血行性転移により発生したものであり，典型的には辺縁明瞭な結節影を呈する．
- 原発腫瘍により転移様式にはある程度特徴がある：
  ➢ 多発結節型：肺癌，喉頭癌，乳癌，腎癌，精巣腫瘍，大腸癌，骨肉腫，子宮癌，絨毛癌など
  ➢ 単発結節型：喉頭癌，乳癌，腎癌，大腸癌，

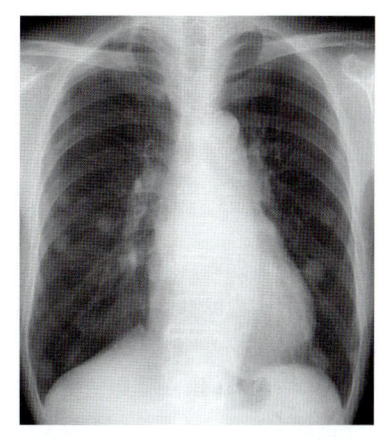

図 12.6 大腸癌肺転移の胸部エックス線写真．辺縁明瞭な結節影が両側肺野に多発性に認められる．

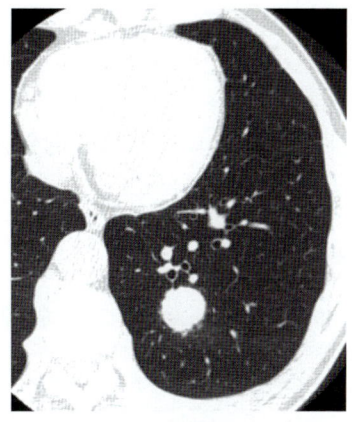

図 12.7 大腸癌肺転移の胸部単純 CT．左肺下葉に辺縁明瞭な結節影を認める．

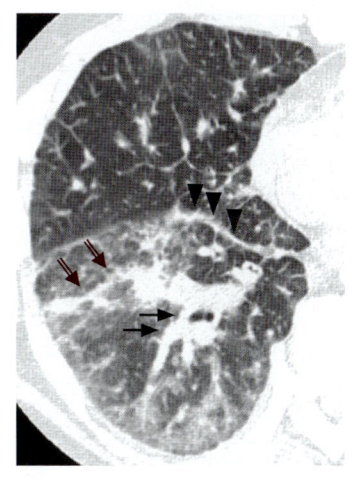

図 12.8 癌性リンパ管症の胸部単純 CT．気管支血管周囲間質の肥厚（→），小葉間隔壁の肥厚（⇒），葉間胸膜の肥厚（▼）を認める．

- 骨肉腫，絨毛癌など
  - 粟粒型：甲状腺癌，前立腺癌，肺癌など
  - 癌性リンパ管症：胃癌，乳癌，肺癌，大腸癌など
- 癌性リンパ管症のCT所見の特徴は次のとおりである：
  - 気管支血管周囲間質の肥厚
  - 小葉間隔壁の肥厚（Kerley lines A, B, C）
  - 葉間胸膜の肥厚
- 気管支鏡：経気管支的に腫瘍組織や細胞を採取し病理学的検索を行う．腫瘍が小型である場合や採取された組織が小さい場合などには，確定診断が得られないことも少なくない．
- CTガイド下生検：胸壁に近い腫瘍では，CTガイド下に生検針により腫瘍の一部を採取し病理学的診断をつけることがある．
- 胸腔鏡下肺生検：胸腔鏡下に肺を部分切除し病理学的診断をつける場合がある．

+Step up

- 乳癌，甲状腺癌，絨毛癌などでは，原発巣の手術後10年以上経過してから胸部エックス線写真やCTで肺転移が見つかることがある．
- 乳癌や膵癌の肺転移は辺縁が比較的不明瞭で，原発性肺癌との鑑別が困難な場合がある．
- 空洞を有する肺転移は少ないが，頭頸部癌，子宮頸癌，大腸癌などの転移では空洞化することがある．
- 転移性肺腫瘍の石灰化は稀ではあるが，骨肉腫や軟骨肉腫の他，乳癌，大腸癌，甲状腺癌などでは石灰化を伴うことがある．
- 原発巣の発見以前に肺転移により見つかる悪性腫瘍も少なくない．その場合には腫瘍マーカーやPET-CTによる全身検索が，原発臓器を類推するうえで有用である．

2.5 治療

- 治療は，手術，化学療法，放射線療法などにより行われる．
- 原発巣の種類，肺転移の部位や個数，進展状況などを考慮したうえで方針を決定する．

◆ポイント

- 肺転移巣の手術の原則は次のとおりである．ただし肝転移を伴う大腸癌などに，適応が拡大される場合がある：
  - 残存肺機能を含め患者が手術に耐えられる状態であること
  - 原発病巣がコントロールされていること
  - 肺以外に転移巣がないこと（あってもコントロールされていること）
  - 肺転移巣が完全切除可能であること
- 肺転移巣に伴う症状がある場合（出血や閉塞性肺炎など）も手術の対象となる．

+Step up

- 手術療法の最もよい適応は大腸癌である．
- 腎癌や骨肉腫の肺転移も手術の適応となる場合がある．
- 精巣癌，絨毛癌などでは化学療法が選択されることが多い．
- 乳癌は，化学療法やホルモン療法の進歩により，生存延長を目的とした外科的切除の意義は少ない．手術が行われるのは，転移が単発で，原発性肺癌との鑑別が困難な場合，化学療法に反応しない場合，薬物を選択するためのサンプル採取が必要な場合などである．
- 末梢肺に生じた転移性肺腫瘍の手術は部分切除が行われることが多い．近年では胸腔鏡が広く用いられるようになった．
- 中枢病変では肺葉切除や区域切除，稀に肺全摘術が選択されることがある．
- 癌腫によっては化学療法施行後に治療抵抗性の部分を切除するなど，集学的治療の一環として手術が行われる場合がある．
- 進行した癌性リンパ管症では対症療法が中心となる．ステロイド薬の投与などが行われることがある．

2.6 予後

- 腫瘍の原発巣によって予後には差異がある．

◆ ポイント

- 一般的に，多発例，両側例，リンパ節転移を有するもの，原発巣切除から肺転移出現までの無再発期間（disease free interval）が短いもの，腫瘍倍増時間（tumor doubling time）が短いものでは予後不良である．
- 大腸癌や腎癌の肺転移巣切除後の5年生存率は，完全切除例で40～50%と比較的予後良好である．

Step up

- 癌性リンパ管症は予後不良であるが，薬物療法の進歩により長期生存例も少ないながら存在する．

坪地宏嘉

3 良性肺腫瘍
benign tumor of lung

3.1 概念

- 肺腫瘍のなかで良性腫瘍の頻度は2～5%と少ない．
- 肺過誤腫と硬化性血管腫以外の良性腫瘍は稀である．
- 臨床的には肺癌や転移性肺腫瘍などの悪性腫瘍，肺結核などの炎症性肺疾患との鑑別が重要である．

3.2 肺過誤腫（pulmonary hamartoma）

3.2.1 概念

- 肺の組織成分が増殖して腫瘍を形成する．上皮性成分と間葉性成分をともに含む．肺の良性腫瘍の半数を占め，頻度が高い．軟骨成分が優勢な軟骨性過誤腫（chondromatous hamartoma）が約80%を占める．

◆ ポイント

- 腫瘍内に必ず上皮性成分を含む．
- 40歳以上の中高年男性に多い．

Step up

- 末梢肺野の発生が圧倒的に多いが，気管支内腔に発生することもある．

3.2.2 症状

- 無症状のことが多く，胸部異常陰影として偶然発見される．

◆ ポイント

- 気管支内腔に発生すると気道刺激症状としての咳嗽，気道閉塞に伴う発熱や呼吸困難などの症状をきたすことがある．

3.2.3 画像所見

- 単発で円形，楕円形の陰影．境界明瞭で分葉状，ときにポップコーン様石灰化像をとる（図12.9）．

◆ ポイント

- 周辺には浸潤像や散布像は見られない．

3.2.4 病理

- 肺胞上皮，気管支上皮などの上皮性成分と，軟

第 12 章 肺腫瘍

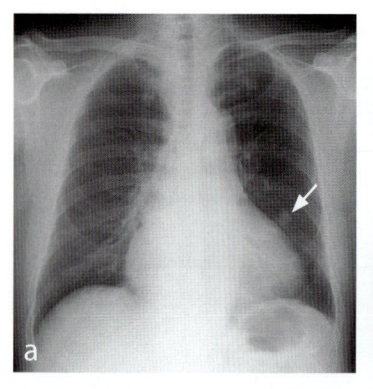

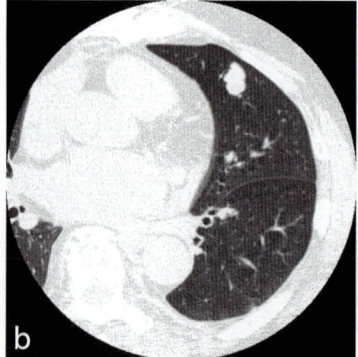

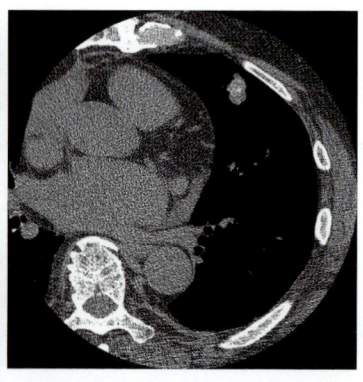

図 12.9 軟骨性過誤腫．**(a)** 左下肺野に境界明瞭な陰影（矢印）が認められる．**(b)** 分葉状で周囲に散布影は見られない．内部に石灰化を認める．

骨，線維組織，脂肪組織，平滑筋などの非上皮性成分が認められる（図 12.10）．

◆ ポイント
- 上皮性成分を含む点で軟骨腫（chondroma）とは組織学的に鑑別される．

3.2.5 診断と鑑別診断
- 肺癌，転移性肺腫瘍，肺結核，その他の良性腫瘍などとの鑑別を要する．

◆ ポイント
- 経気管支肺生検（TBLB）や経皮針生検が試みられるが，腫瘍が硬いため十分な検体が採取できず確定診断に至らないことが多い．

3.2.6 治療
- 術前の確定診断が困難なため，腫瘤の摘出によって診断と治療が同時に行われる．腫瘍核出術，肺部分切除を行う．

◆ ポイント
- 気管支内腔に発生した腫瘍に対しては，気管支鏡下にスネア法による切除やレーザー焼灼を行う．

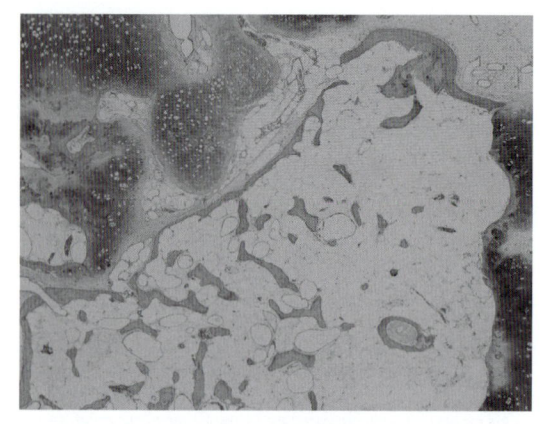

図 12.10 図 12.9 と同一症例の組織像．軟骨組織を主体とし，一部で脂肪組織と上皮組織が認められる．画像は埼玉医科大学国際医療センター病理診断科 安田政実先生，清水禎彦先生のご厚意による．（カラー口絵参照）

> **+ Step up**
> - 過誤腫はきわめて硬いため，手術時に触診で疑診をつけることが可能である．

3.3 硬化性血管腫（sclerosing hemangioma）

3.3.1 概念
- 血液成分の豊富な血管腔様の部分と器質化した硬化部分からなる腫瘤である．

◆ ポイント
- II 型肺胞上皮由来とする説や間葉細胞由来とする説などがある．

> **+Step up**
> - 腫瘍内に出血を呈することが多いため，血管腫の一種と考えられていた．
> - 組織学的特徴が明らかにされ，珍しい疾患ではなくなった．

3.3.2 疫学
◆ ポイント
- 40〜50 歳代の中年女性に好発し，女性における発生が 85% を占める．
- 肺良性腫瘍の約 20% を占める．

3.3.3 病理
◆ ポイント
- 表層を覆う上皮様細胞と内部の充実性部分を認める．
- 腫瘍細胞は充実性あるいは乳頭状に増殖する．
- 結合織の増殖や血管腫様の構造を示す部分もある．

> **+Step up**
> - 確定診断には免疫染色が有用である．

3.3.4 症状
- 70% は無症状であり，胸部異常陰影として発見される．有症状例では血痰，咳嗽，胸痛を訴えることもある．

3.3.5 画像所見
- 発生部位は下葉が多い．胸部エックス線では末梢肺野に単発で境界明瞭な円形の陰影を認める．造影 CT で濃染像が得られることで過誤腫と鑑別され，気管支動脈造影により濃厚に造影されマスクメロンの皮に似た網目状血管網の所見が見られる．

3.3.6 診断と鑑別診断
◆ ポイント
- 臨床的には肺癌との鑑別が困難である．
- 経気管支肺生検（TBLB）が試みられるが，多彩な組織からなる腫瘍であるため，確定診断に至らないことが多い．

3.3.7 治療
- 部分切除もしくは肺葉切除を行い，組織像から確定診断が得られる．

3.3.8 予後
- 稀に再発やリンパ節転移が認められるが，腫瘍死の報告はない．

〔二反田博之〕

第13章

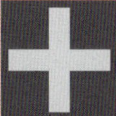

胸膜・縦隔疾患

1. 気胸
2. 胸水, 胸膜炎
3. 胸膜中皮腫
4. 縦隔腫瘍
5. 縦隔気腫
6. 縦隔炎

第13章 胸膜・縦隔疾患

1 気胸 pneumothorax

1.1 ➕ 概念

- 胸腔内に空気が貯留して肺が虚脱した状態である．原因によって以下のように分けられる（表13.1）．

a. 自然気胸（spontaneous pneumothorax）
- 内因性に発症した気胸である．
- 原発性自然気胸：気腫性肺嚢胞（ブラ，ブレブ）の破裂によって発生する．
- 続発性自然気胸：前項以外の呼吸器系基礎疾患が原因で発生する．慢性閉塞性肺疾患（COPD）が最も多く，特発性間質性肺炎，他に肺結核，肺癌などの空洞性病変の穿孔，肺リンパ脈管筋腫症（lymphangioleiomyomatosis: LAM），子宮内膜症，好酸球性肉芽腫症，膠原病などがある．

b. 外傷性気胸
- 外傷に伴う胸壁，肺，気管，気管支の損傷が原因で起こった気胸である．

c. 医原性気胸
- 中心静脈カテーテルや経皮針生検，気管支鏡施行時の肺生検などの医療行為に伴う偶発的な合併症として発生した気胸である．人工呼吸器による気圧外傷（barotrauma）も含む．

◆ ポイント
- 緊張性気胸：胸腔内は陽圧で，心大血管が圧迫される病態であり，呼吸循環機能障害を示す．胸部エックス線で健側への縦隔偏位と患側の横隔膜下降を認め，吸気相にも復位が見られない，あるいは偏位があって頻脈，血圧低下，チアノーゼをきたしている状態をいう．速やかな胸腔ドレナージが必要である（図13.1）．
- 子宮内膜症性気胸（月経随伴性気胸）：臓側胸膜や横隔膜に迷入した子宮内膜が月経時に剥脱して気胸を起こす．好発年齢は30歳代．反復することが多く右側に多い．

➕ Step up
- 人工気胸：胸腔内に空気を注入して気胸を起こす．抗結核薬が開発される以前の結核治療法であった．

1.2 ➕ ブラとブレブ

- 肺胞間隔壁の破壊により肺内で肺胞が癒合拡大したものをブラ，臓側胸膜の肺限界弾力板

表13.1 気胸の分類．

分類		原因
自然気胸	原発性	気腫性肺嚢胞（ブラ，ブレブ）の破裂
	続発性	基礎疾患に伴う（COPD，肺結核，間質性肺炎，肺化膿症，肺癌，肺リンパ脈管筋腫症，子宮内膜症，好酸球性肉芽腫症，膠原病，宮崎肺吸虫症など）
外傷性気胸		胸壁，肺，気管，気管支の損傷
医原性気胸		医療行為に伴う偶発的な合併症
人工気胸		診断，治療の目的で胸腔内に空気を注入

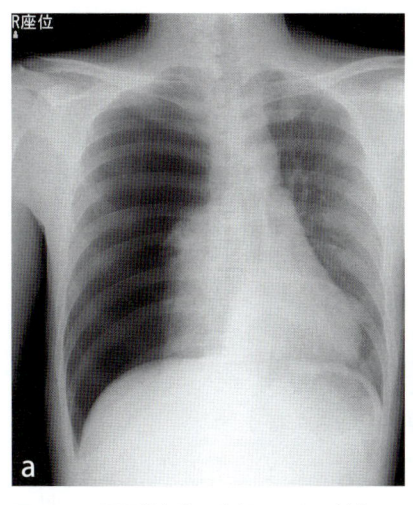

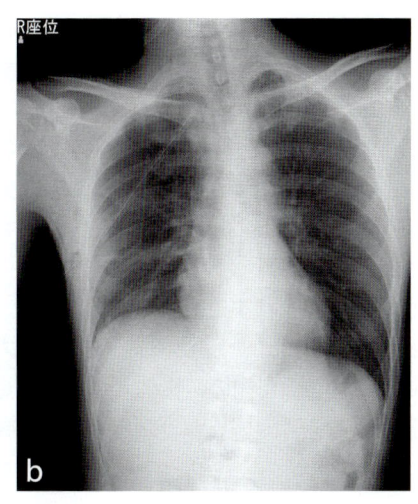

図 13.1 緊張性気胸の胸部エックス線像．**(a)** 縦隔の左側への偏位，右横隔膜の下降を伴っている．**(b)** ドレナージにより肺の再膨張が得られた．

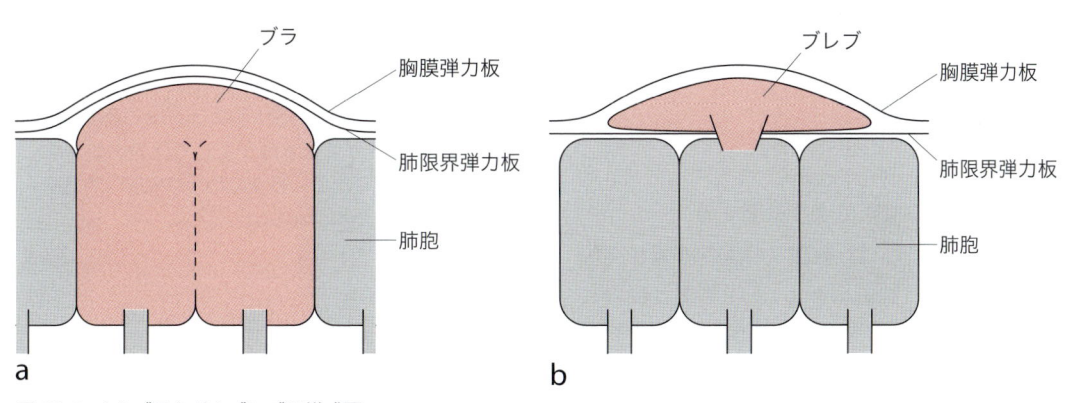

図 13.2 (a) ブラと **(b)** ブレブの模式図．

が破れ胸膜直下にできた異常気腔をブレブという（図 13.2）．胸膜弾力板が破壊されると気胸を起こす．

◆ ポイント
- 気腫性肺嚢胞の発生機序は不明である．細気管支のチェックバルブ機構が原因と考えられる．

+Step up
- ブラとブレブは組織学的に識別可能だが，臨床的に鑑別が必要になることはほとんどない．

1.3 疫学

- 原発性自然気胸は 20 歳前後，長身やせ型の男性に多く，自然気胸の大部分を占める．COPD に伴う続発性自然気胸は 60 歳前後に多く，ほとんどが喫煙者である．

1.4 症状

- 突然の呼吸困難，胸痛，背部痛，咳嗽を呈する．安静時に発症することもある．

◆ ポイント
- 胸痛は突然発症し，鋭い痛みで，側胸部に認め

られ，深呼吸などで痛みが変化する胸膜痛である．

1.5 検査

- 身体所見では患側の呼吸音減弱，打診上の鼓音，触診上の声音振盪減弱を認める．
- 胸部エックス線では肺血管影が見られず，透過性の亢進した所見が認められる．
- 緊張性気胸では健側への縦隔偏位，患側の胸郭過膨張，横隔膜下降が認められる．

◆ ポイント

- 血気胸では鏡面形成が認められる．
- 胸部 CT はブラ，ブレブの位置を確認するのに有用である（図 13.3）．

1.6 診断

- 胸部エックス線撮影により診断する．
- 肺虚脱の程度に応じて軽度（肺尖が鎖骨レベルまたはそれより頭側にある），中等度（軽度と高度の中間程度），高度（全虚脱またはそれに近いもの）に分類する．

1.7 治療

- 胸腔からの空気の排出と肺の再膨張を目的とする．
- 肺虚脱の程度に応じて，①軽度もしくは無症状では安静，②中等度以上では胸腔ドレナージを行う．
- 空気漏れの持続する気胸，再発気胸，緊張性気胸，血気胸，両側気胸は手術の適応となる．胸腔鏡下もしくは開胸下にブラ，ブレブを切除する．

◆ ポイント

- 手術適応がない患者でコントロールが困難な場合は胸膜癒着術を行う．
- 再発率はドレナージのみで治療した場合には約 30 〜 60％ だが，外科手術後では 10％ 以下となる．

+Step up

- 再膨張性肺水腫：胸腔ドレナージ後の急激な肺の再膨張により肺水腫が生じて呼吸困難が増悪する病態である．長期にわたり高度の肺虚脱が続いていた場合が多い．

1.8 巨大気腫性ブラ

- ブラが拡大して片側胸腔の 1/3 以上を占める

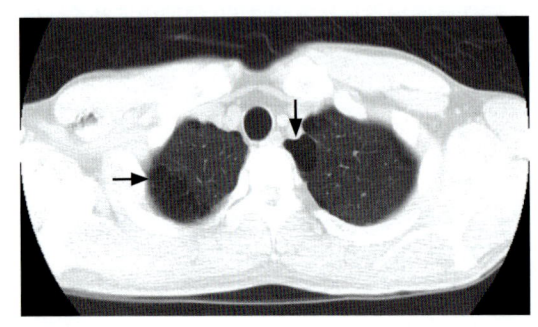

図 13.3 図 13.1 と同一症例の CT 像．両肺にブラ，ブレブを認める（矢印）．

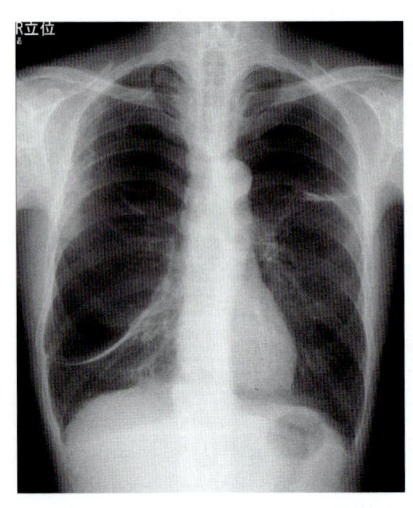

図 13.4 巨大気腫性ブラの胸部エックス線像．両肺野で透亮像の強い部分を認め，肺の圧排像も認める．

気腫性囊胞である．進行性に肺実質を破壊するが気胸の発生は稀である．

◆ ポイント

- 胸部エックス線では肺実質に向かって凸となる（図 13.4）．

> **+ Step up**
> - 胸腔ドレナージを行うと医原性気胸を起こすので注意が必要である．

――二反田博之

+ 2 胸水，胸膜炎
pleural effusion, pleurisy/pleuritis

2.1 + 胸水

2.1.1 病態

- 胸膜腔内は大気（1,013 hPa）より陰圧（-5～-8 cmH$_2$O）に保たれ，通常は 5～10 m*l* の生理的胸水が存在し，臓側胸膜 - 壁側胸膜間の摩擦を和らげ，呼吸を円滑にしている．
- 胸水は主に壁側胸膜より産生・吸収されバランスがとられている．
- 胸水の産生は，①毛細血管透過性，②静水圧，③血漿膠質浸透圧により規定される．①，②の亢進，③の低下によって壁側ないし臓側胸膜からの胸水産生は増し，病的に胸水が貯留する．

2.1.2 分類

- 胸水の性状（Light の基準による）により，滲出性胸水と漏出性胸水に分けられる（表 13.2）．
- 滲出性胸水は主として胸膜の炎症（胸膜炎）に基づく（片側性）．悪性腫瘍，肺炎（細菌性），結核，膠原病等で見られる．
- 漏出性胸水は一般に非炎症性である（両側性のことが多い）．静水圧上昇によるもの（うっ血性心不全，特に左心不全），膠質浸透圧低下によるもの，肝硬変（蛋白産生低下），ネフローゼ症候群（蛋白損失），低栄養などで見られる．

> **+ Step up**
> - 滲出性胸水では，胸膜肺病変によるリンパ液還流量の低下も胸水貯留の原因となる．

表 13.2　滲出性胸水と漏出性胸水の鑑別．

	滲出性	漏出性
総蛋白	胸水蛋白／血清蛋白 > 0.5*	胸水蛋白／血清蛋白 < 0.5
	> 3.0 g/d*l*	< 2.5 g/d*l*
LDH	胸水 LDH／血清 LDH > 0.6*，または > 血性 LDH 正常上限値 × 2/3*	胸水 LDH／血清 LDH < 0.6，または < 血性 LDH 正常上限値 × 2/3
	> 200 単位	< 200 単位
外観	混濁	透明
比重	> 1.018	< 1.015
rivalta 反応	（+）	（-）

*Light の基準：最も一般的に用いられている．3 項目のうち 1 項目以上認めれば滲出性胸水．

2.1.3 症状
- 漏出性胸水では患側胸部圧迫感，労作時息切れや呼吸困難感が見られるが，貯留の程度により自覚症状のない場合もある．
- 滲出性胸水では胸膜炎（本章 2.2 節「胸膜炎」参照）による胸膜刺激症状（疼痛・咳嗽）が加わる．

2.1.4 理学所見
- 胸水貯留部の呼吸音減弱，声音振盪の低下，坐位での濁音界上昇を認める（一定量の貯留がないと理学所見に反映されない）．

2.1.5 胸水貯留の診断
- 胸部エックス線写真：
  - 立位正面：肋骨横隔膜角（cost-phrenic angle: CPA）鈍化，横隔膜面の上昇を認める（図 13.5）．
  - 立位側面：後方 CPA 鈍化を認める．少量胸水は正面像では指摘できない．
  - 患側下側臥位：胸壁に沿った胸水貯留を確認できる（図 13.6）．

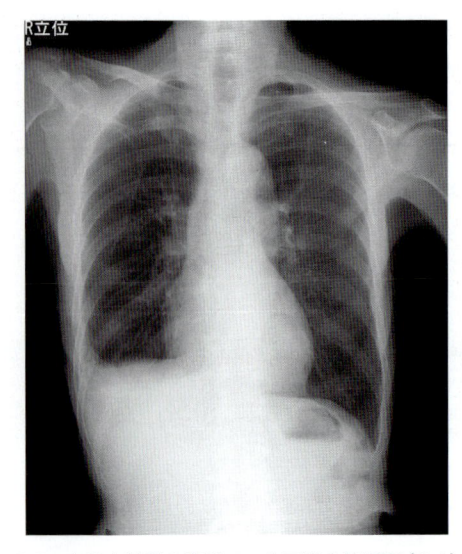

図 13.5 右胸水貯留の胸部エックス線立位正面（P-A）像．右横隔膜が高く，肋骨横隔膜角（CPA）が鈍（dull）であり，胸水貯留が疑われる（非特異的胸膜炎）．

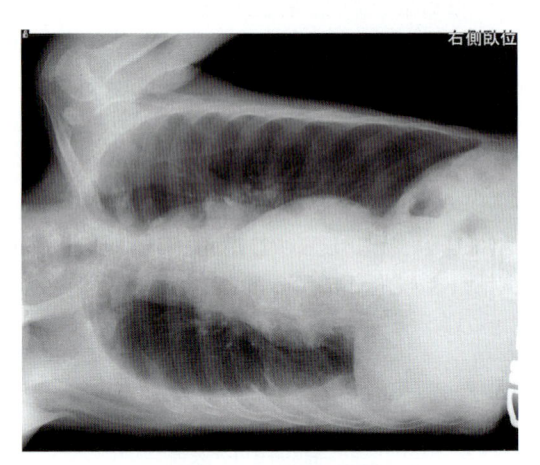

図 13.6 右側臥位胸部エックス線正面像．右側胸壁に沿って胸水貯留を認める．右横隔膜面が明瞭になる．図 13.5 と同一症例（同一日）．

◆ ポイント
- 中等量以上の貯留があると，臥位正面像では患側の肺野全体の透過性が低下する．
- 胸部エックス線写真では 300 ml 以上の胸水貯留で診断が可能とされる．
- 胸部 CT・超音波では少量胸水でも指摘できる（図 13.7，13.8）．

2.1.6 胸水・胸膜炎の原因検索：胸水穿刺
◆ ポイント

a. 穿刺の実際
- 準備：同意の収得，末梢静脈ライン確保が望ましい（pleural shock）．
- 体位：坐位で行う．
- 穿刺部位の確認：第 7～9 肋間中腋窩線－後腋窩線をエコーで確認する．
- 穿刺法：局所麻酔し，肋骨上縁に接して穿刺する（合併症として気胸・出血・感染に注意）．
- 中等量（片側胸腔 1/3～1/2）以上の胸水を全量排液し肺の拡張を促す場合は，チューブを留置して排液する．
- 初回排液量は 1,000 ml（30 分くらいかけて）程度にとどめる．
- 急激な胸水の排出は，血圧低下・再膨張性肺水腫を引き起こす危険性がある．

2. 胸水, 胸膜炎

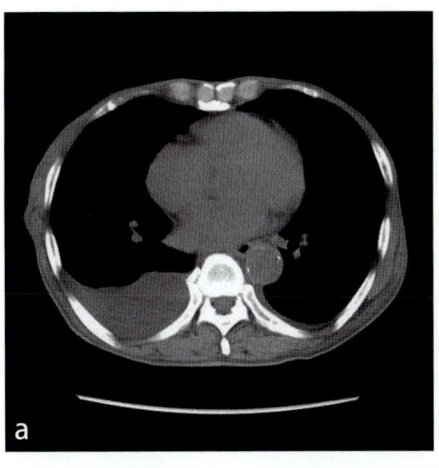

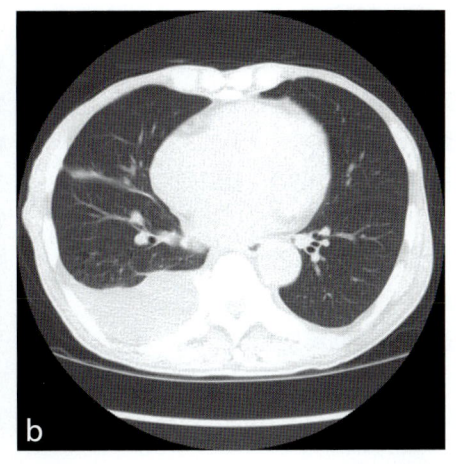

図 13.7　下肺静脈のレベルの胸部単純 CT. **(a)** 縦隔条件, **(b)** 肺野条件. 右背側に胸水貯留を認める. 肺野条件では中下葉間の胸水がわかりやすい. 図 13.5 と同一症例 (同一日).

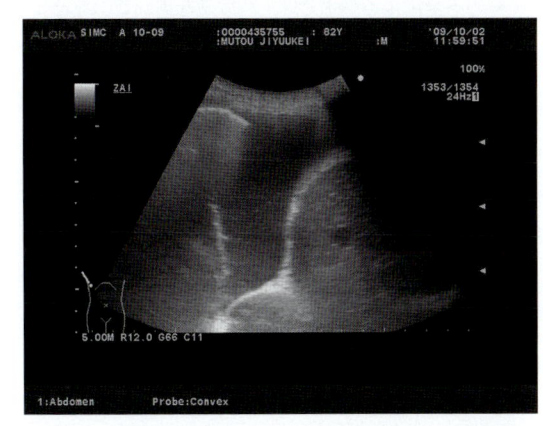

図 13.8　胸部超音波画像 (坐位, 右後腋窩線第 9 肋間操作, 3.5MHz). 画面右が足側. 右に横隔膜と肝臓, 左に肺, 中央低エコー部が貯留胸水を示す. 図 13.5 と同一症例 (同一日).

b. 胸水の性状

- 外観（色等）：
  - 淡黄色透明：漏出性
  - 黄色混濁：細菌性
  - 血性：癌性, 胸膜中皮腫, 外傷, 肺梗塞
  - 乳び：悪性リンパ腫, 外傷, 開胸術後（食道癌, 肺癌), 外傷
- 臭い：腐敗臭：嫌気性菌感染

（注：悪性胸水でも血性でないことがしばしばある.）

c. 胸水の測定項目

- 一般：性状, 比重, pH, 赤血球数, 白血球分析
- 生化学：総蛋白, LDH（乳酸脱水素酵素), アミラーゼ, コレステロール等
- 腫瘍マーカー等：CEA, ヒアルロン酸, ADA（アデノシンデアミナーゼ）
- 細胞診：Papanicolaou 染色, 好中球, リンパ球, 好酸球（乳びの場合は Sudan III 染色）
- 培養：一般細菌（嫌気性菌・真菌を含む), 抗酸菌（塗抹, PCR, 培養）

> **+Step up**
>
> - 蛋白の多い滲出液の場合, 酢酸の添加で蛋白の沈殿物が見られる. これをリバルタ（rivalta）反応という. 蛋白の少ない漏出液ではこの反応が見られない. 現在ではあまり使われない.

2.1.7　胸膜の組織診断

- 経皮的胸膜生検：cope 針で胸水穿刺と同様に肋骨上縁から行う.
- 胸腔鏡下胸膜生検：通常全身麻酔下（分離換気）で行う. 病変部位を確認して大きめの検体が採取できる. 局所麻酔下で胸腔鏡による胸膜生検を行っている施設もある.

2.1.8 胸水・胸膜炎の診断のポイント

- 問診：症状の出現時期，先行症状（感冒，肺炎）の有無，既往肺疾患（心・肝・腎疾患），職業（アスベスト曝露）歴を確認する．
- 過去フィルム（検診等）取り寄せ：経時的に比較する．
- 胸水の細胞診：悪性病変を疑うときは検体量を多く，また繰り返して提出する．悪性疾患での陽性率は60%程度で，3回繰り返すと80%程度となる．
- 胸水で診断がつかないときは早めに胸腔鏡下胸膜生検を行う．
- 肺腺癌では胸水中CEAが上昇し，悪性胸膜中皮腫では胸水中ヒアルロン酸が上昇する．
- 結核性胸膜炎では胸水ADAが上昇する．悪性胸膜中皮腫などは胸水検査では診断がつかないことが多く，積極的に胸膜生検を行う．経皮的にcope針を用いることがあるが，胸腔鏡下胸膜生検のほうが病変を確認して十分な検体が取れるため，確実性が高い．
- 特徴的な性状から：
  - 食物粒子：食道破裂・食道穿孔
  - 胆汁様：胆道瘻
  - ミルク様：乳び胸
  - アンチョビソース様：嫌気性膿胸

◆ ポイント

- 漏出性胸水は両側性（しばしば右優位），滲出性胸水は片側性（原因病変が存在する側）のことが多い．
- 腹水の存在する肝性胸水，腹膜透析に随伴する胸水は，横隔膜交通症と関連することが多く，右に多い．
- 急性膵炎では左に多い．
- 原因不明胸膜炎の90%は胸腔鏡下胸膜生検で診断が可能とされる．
- 胸腔鏡下胸膜生検でも診断のつかない場合がある（一部の胸膜中皮腫，アスベスト胸膜炎，結核性胸膜炎，非特異的胸膜炎）
- 胸水中の白血球分画について：
  - 原因を問わず，急性期には好中球が優位となる．
  - 好中球が優位なものには，肺炎，ウイルス感染，肺梗塞，急性期の結核，良性アスベスト胸膜炎がある．
  - 好酸球性胸水（好酸球が10%以上）には肺炎随伴胸水，結核，薬剤性，良性アスベスト胸膜炎，寄生虫疾患，悪性疾患がある．
  - リンパ球優位なものは，悪性疾患（リンパ腫含む），結核をまず疑う．サルコイドーシス，関節リウマチでも生じる．

＋Step up

- 心不全による胸水では，利尿薬を用いているとLightの基準で滲出性となることがある．
- 胸水pHが膿性で，PH＜7.2はドレナージ適応となることが多い．
  - 胸水pHが低値を示すものには，関節リウマチ，食道破裂，悪性疾患がある．
  - 悪性疾患の胸水pH低値は病変の広がりや予後不良を示す．
- 胸水アミラーゼの上昇が認められる場合は，急性膵炎，食道破裂が考えられる．また，悪性疾患の10%で胸水アミラーゼ高値（血清値比＞1）を示す．

2.2 胸膜炎（pleurisy/pleuritis）

2.2.1 病態・概念

- 胸膜の炎症を総称して胸膜炎とよぶ．胸水の有無により湿性と乾性に分けられる．
- 乾性胸膜炎の多くは，①胸膜炎のきわめて初期像，または②治癒過程の線維性癒着状態である．
- 湿性胸膜炎の胸水は通常滲出性である．

2.2.2 分類・原因

- 原因により表13.3のように分類する．

2.2.3 症状

- 胸膜炎に共通した症状は以下のとおりである：

表 13.3　胸膜炎の分類.

		癌性胸膜炎	結核性胸膜炎	細菌性胸膜炎	膠原病性胸膜炎
病態		悪性病変が胸膜に播種・転移	胸膜下肺の初感染病巣が胸腔に進展	肺内感染病巣から炎症・細菌が胸腔に進展	原疾患の膠原病により胸膜に炎症を惹起
併存肺病巣		肺癌，中皮腫，転移性肺腫瘍	肺結核（肺病巣がはっきりしないことも多い）	肺炎，肺膿瘍	間質性肺炎
胸水の性状	肉眼所見	血性が多い・淡黄色混濁のことも	漿液性，淡黄色透明	漿液性，ときに粘稠，黄白色混濁	漿液性，淡黄色透明
	細胞診	リンパ球，癌細胞	リンパ球	好中球	LE細胞
	培養	−	結核菌（証明されないことが多い），PCR	細菌・真菌	−
	糖低下			しばしば＜20 mg/d*l*	しばしば＜20 mg/d*l*
	特殊検査	腫瘍マーカー	ADA（40 U/*l* 以上）	−	RA因子（＋）
診断のポイント		悪性細胞の証明（細胞診），胸膜生検	リンパ球優位と ADA 高値，QFT陽性	細菌検鏡（グラム染色），培養	膠原病の存在，悪性・感染の除外
治療		抗癌薬，胸腔ドレナージ，胸膜癒着術	抗結核薬，胸腔ドレナージ	抗菌薬，胸腔ドレナージ（膿胸），胸膜剝皮術	原疾患の治療，ステロイド，免疫抑制薬

- 胸痛：胸膜炎の発症時（壁側胸膜の化学的刺激），あるいは癌性胸膜炎で腫瘍が胸膜を越えて肋骨・肋間神経に浸潤したとき．
- 乾性咳嗽：深吸気時に起きやすい．
- 呼吸困難感：胸水貯留による健常肺の圧排・換気不良，胸膜癒着による拘束性障害などによる．

2.3 ✚ 癌性胸膜炎（carcinomatous pleurisy）

2.3.1 病態・発生
- 原発性肺癌の胸膜を越えた進展や，胸膜中皮腫，他臓器からの肺・胸膜転移等により，胸腔内に癌細胞を混じた滲出性胸水が貯留する状態である（図 13.9，13.10）．

◆ ポイント
- 発生機序は，①臓側胸膜下の腫瘍塞栓，②胸膜を越えた癌の直接浸潤，③壁側胸膜への播種，④血行性・リンパ行性胸膜転移，⑤癌細胞によるリンパ管閉塞などである．これらが併発していることが多い．

2.3.2 発生頻度
- 胸膜炎のなかで癌性胸膜炎が最も頻度が高い（滲出性胸水の 45～70％は癌性胸膜炎）．
- 原因となる悪性疾患の頻度は肺癌＞乳癌＞リンパ腫，ついで卵巣癌，消化器癌である．

2.3.3 症状
- 少量の胸水では症状が乏しいことが多い．中等量以上で圧迫感・労作時息切れを生じる．
- 壁側胸膜を越えて浸潤すると胸痛が生ずる．

2.3.4 診断
- 肉眼所見では血性が多い．淡黄色の場合もある．
- 確定診断は悪性細胞の証明が必要である．そのためにも胸水（細胞診）検体は多めに提出する（図 13.11）．
- 数回の検査で初めて診断されることもある（図 13.12，13.13）．

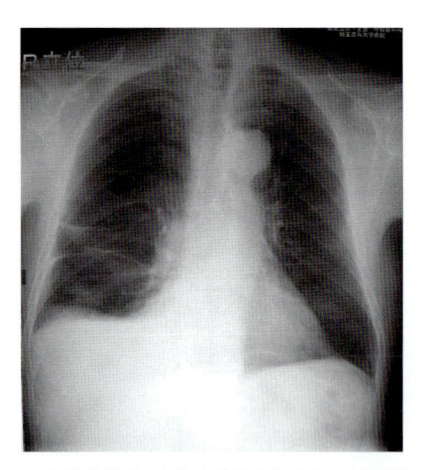

図 13.9　癌性胸膜炎．右胸水貯留を認める．水平裂（minor fissure）の位置から胸水による二次的な下葉の volume loss が疑われる．胸水がさほど多くない場合は肋骨横隔膜角（CPA）が鈍（dull）にならないこともある．

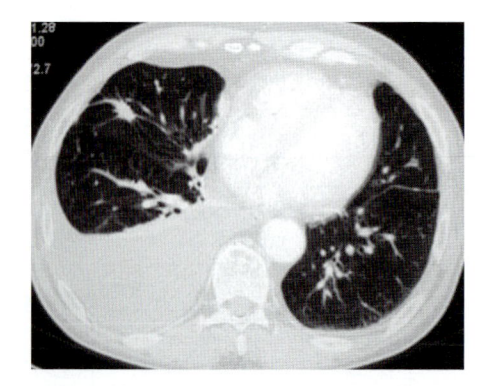

図 13.10　右肺癌による癌性胸膜炎・胸水貯留．右肺中葉 S^4 に 2 cm 大の原発巣を認める．図 13.9 と同一症例．

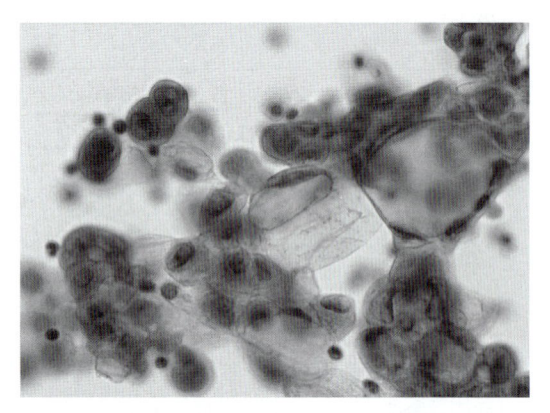

図 13.11　胸水穿刺細胞診（Papanicolau 染色）．背景のリンパ球と比べると数倍大きい核を持つ腫瘍細胞がブドウ房状に集簇している．腫瘍細胞の一部には粘液産生が見られる．腺癌の癌性胸水である．図 13.9 と同一症例．（カラー口絵参照）

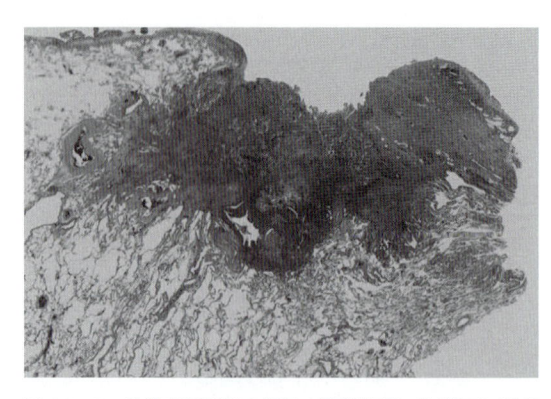

図 13.12　肺腺癌原発巣の弱拡大顕微鏡像．胸膜面に腫瘍が露出している（肺癌取り扱い規約では pl2）．図 13.9 と同一症例．（カラー口絵参照）

- 胸膜中皮腫は診断が容易でないことが多く，経皮的胸膜生検（組織診），胸腔鏡下胸膜生検が確実である．

2.3.5　治療

- 原疾患の治療は，肺癌には抗癌薬，胸膜中皮腫には抗癌薬（＋胸膜肺全摘）を行う．
- 対症療法としては，胸腔ドレーンを挿入し，患側肺を十分拡張させ，肺が十分拡張したら胸水の再貯留を防ぐためにミノサイクリンやピシバニール（OK-432）を用いた胸膜癒着術を行う．
- 胸水のコントロールが十分行われないと抗癌薬の計画的投与が難しくなる．癌性胸膜炎では胸水のコントロールが予後を左右することが多い．

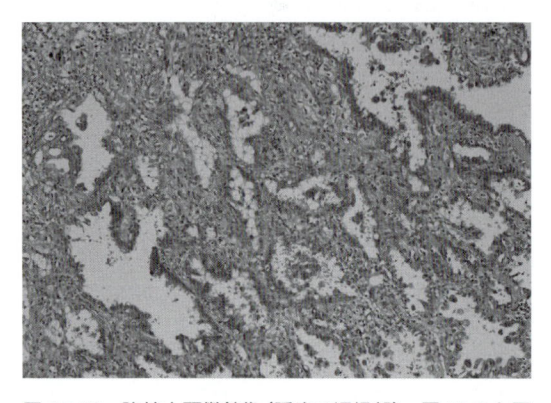

図 13.13　強拡大顕微鏡像（腫瘍の辺縁部）．図 13.9 と同一症例．（カラー口絵参照）

2.4 ✚ 膿胸 (empyema)

2.4.1 病態・発生・分類
- 膿胸は胸膜の炎症により胸腔内に膿性の滲出液（膿）が貯留した病態である（図 13.14）．
- 感染による毛細血管透過性亢進による蛋白等の漏出や，胸膜リンパ系のドレナージ障害により胸水が貯留する．

◆ ポイント
- 膿胸は肺炎，肺膿瘍，肺結核，横隔膜膿瘍など胸膜に近接した感染病巣から胸膜・胸腔に波及するものがほとんどである．
- 発生から3ヵ月までを急性膿胸，3ヵ月以降を慢性膿胸と分ける．

✚ Step up
- 病理学的には，胸水貯留初期の①滲出期（このときは無菌のことが多い）（図 13.15），フィブリンによる隔壁形成や癒着が生じる②線維素膿性期，ピール（醸膿膜）が形成される③慢性器質期（図 13.16）の3つに分ける．
- 肺が圧排されたまま醸膿膜が形成されると，肺の再拡張が制限されて free space が残ってしまう．この場合，肺の再拡張を得るには外科介入が必要となる．

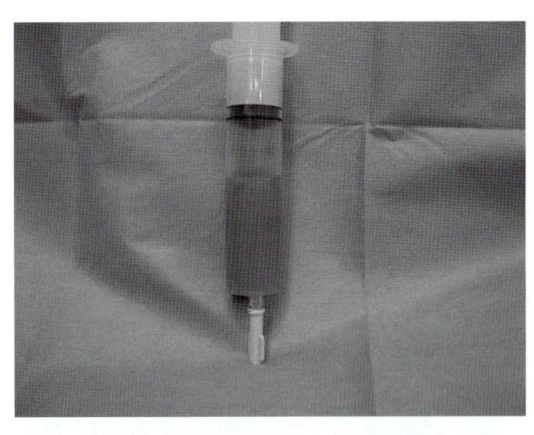

図 13.14 急性膿胸の胸腔内容液．細菌性胸膜炎．発熱より10日目．わずかに白みを混じた褐色混濁液．検体上部にフィブリンの析出を認める．（カラー口絵参照）

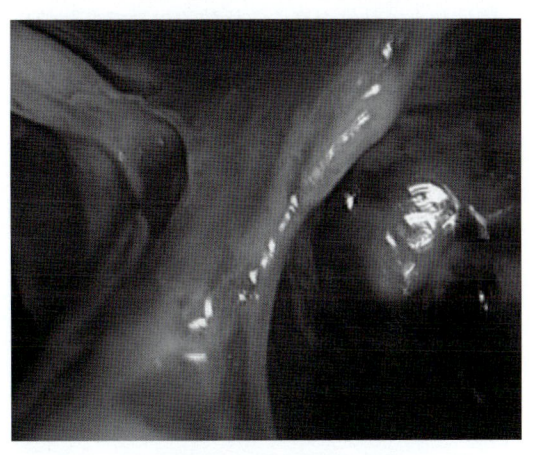

図 13.15 膿胸の胸腔鏡所見（滲出期）．膿胸腔はフィブリン様滲出物により隔壁化されている．（カラー口絵参照）

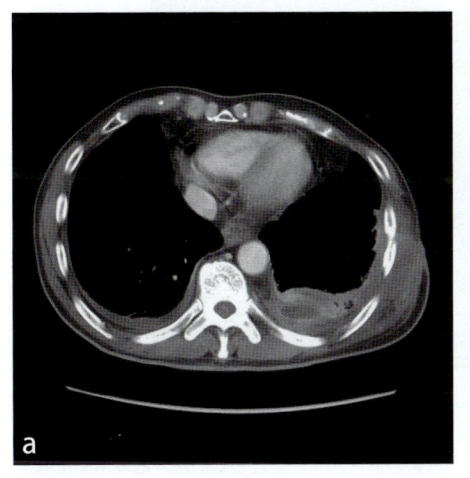

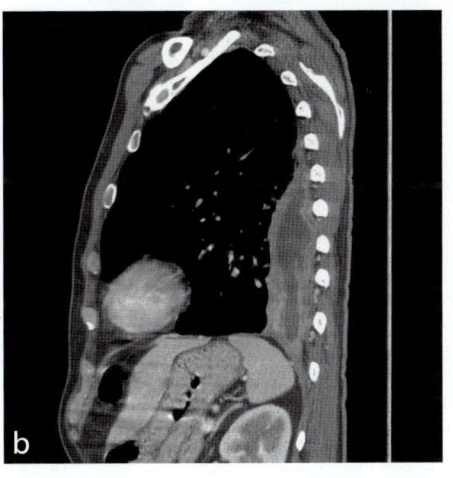

図 13.16 (a) 急性膿胸発症時ドレナージ不良により慢性化した限局性慢性 MRSA 膿胸の造影 CT 像．膿胸内容は胸壁を貫き筋層に入り皮膚瘻を形成していた．(b) 矢状断．

2.4.2 症状
- 発熱（急性感染症としての高熱），胸痛，咳嗽，呼吸困難感が早期より見られる．
- 先行する肺炎や肺膿瘍，手術汚染が原因となる．

2.4.3 診断
- 膿性胸水（混濁，粘稠），嫌気性菌では腐敗臭を認める．
- 細菌学検査を即行う（グラム染色・培養・薬剤感受性）．
- 胸水中白血球（特に好中球）＞1万/μl となる．

◆ ポイント
- 膿性胸水は粘性が高く，比較的少量でも肋骨横隔膜角（cost-phrenic angle: CPA）の鈍化を認める．
- 胸腔穿刺前よりニボーを形成している場合は有瘻性膿胸（気道と胸腔が交通している）という（図 13.17）．
- 側臥位で 1 cm の胸水があれば 200 ml 以上の胸水が存在し，穿刺可能である．穿刺は坐位で，エコーで穿刺部位を確認してから行う．

2.4.4 治療
- 急性膿胸は膿性胸水の確実なドレナージと適切な抗菌薬（嫌気性菌も含めた広域スペクトラムのものを選択）で治癒しうる．
- 胸腔ドレナージの適応：①外観が膿性，②細菌の検出，グラム染色または培養，③ pH ＜ 7.0，④糖＜ 40 mg/dl
- 先行する肺炎，肺膿瘍，医原性汚染等の対応も必要となる．
- 基礎に糖尿病，口腔内感染病変（歯肉炎，う歯）等が存在すればその治療を行う．
- 初期の治療が十分でなく慢性化すると，胸膜剥皮・開窓術等の外科的治療が必要となりえる．

2.5 ➕ 結核性胸膜炎（tuberculous pleurisy）

2.5.1 病態・発生
- 結核の胸腔内への波及により発症する．胸膜表面に白色の結核結節を認める．

◆ ポイント
- 肺外結核の一形態である．初期変化群から連続して発症する場合と，初感染からかなりの時間

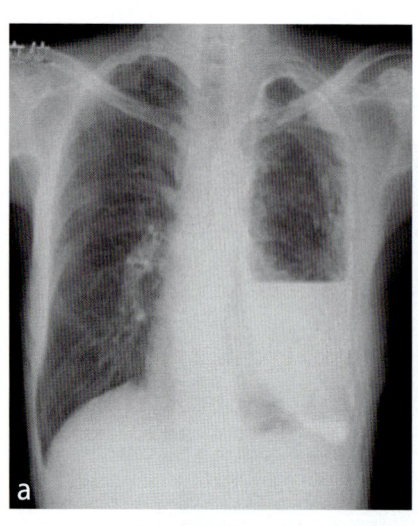

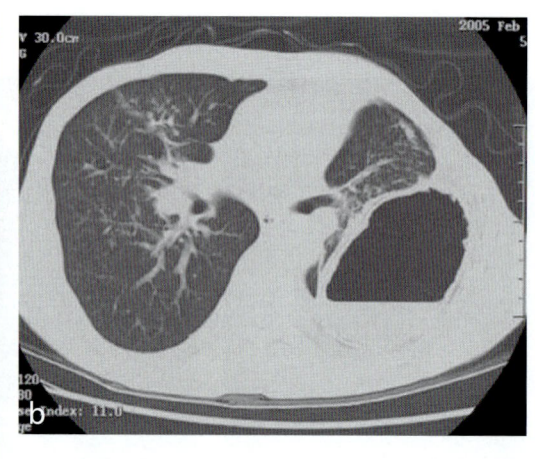

図 13.17 慢性乳び性膿胸（結核人工気胸術後 45 年）．アスペルギルスと細菌の混合感染を起こしていた．右健常肺に膿胸内容物の対側吸引による陰影（肺炎）を認める．(a) 胸部エックス線，(b) 胸部 CT．胸腔ドレーン挿入＋抗真菌薬により病勢をコントロールした後に左胸膜肺全摘術を施行し治癒した．

が経過した後に生存残菌が高齢化・悪性疾患罹患などの生体防御機構の低下により再活性化する，いわゆる二次結核によるものがある．高齢者結核のほとんどは後者による．

2.5.2 症状
- 発熱（微熱のことが多い），乾性咳嗽，胸痛で発症する．寝汗，体重減少，倦怠感を伴う．
- 進行すると呼吸困難感を呈する．症状がはっきりしない場合もある．

2.5.3 診断
- 結核性胸膜炎の胸水での塗抹陽性率は 10 ～ 20％で，培養陽性率は 50％に満たない．
- 胸膜生検による組織検査では 60％に肉芽腫を認め，組織培養と併用すると感度は 90％に達するとされる．
- 塗抹標本は Ziehl-Neelsen（チール・ニールセン）染色を行う（短時間で判定できる）．
- 組織像では乾酪壊死を伴う類上皮肉芽腫，Langerhans 細胞の存在を認める．
- ADA（adenosine deaminase）の上昇が見られる．結核性胸水に特異的でなく，膿胸，悪性胸水，関節リウマチでも上昇するが，結核性では特に高値を示すことが多い．
- ADA ＞ 70 U/l で，胸水の単核球：多核球＝ 3：1 以上ならば結核と診断してよい．ADA が 40 ～ 70 U/l でも単核球優位ならば結核が疑われる．
- 結核感染の診断 QFT（QuantiFERON TB-2G）陽性．

2.5.4 治療
- 診断がついたら抗結核薬を投与する．早急に喀痰（喀痰が出せない場合は胃液採取）の結核菌検査を行う．飛沫感染の可能性の有無で感染の危険度が異なる．

〔坂口浩三〕

3 胸膜中皮腫 malignant pleural mesothelioma

3.1 概念

- びまん性に発育する胸膜中皮由来の悪性腫瘍である．
- 約 70％がアスベスト（石綿）曝露と関連がある．

◆ ポイント
- 胸膜に沿って連続・非連続性に進展し，胸水を伴うことが多い．
- 気道より吸入されたアスベストが肺を経由して胸膜を持続的に刺激し，発症するといわれている．

+Step up
- 初期は胸膜（胸腔内）を進展する．病変が進行すると胸膜を越えて肺・胸壁・心嚢・横隔膜等へ浸潤する．リンパ節転移・遠隔転移も生じる．

3.2 病理

- 組織型から以下の 3 タイプに分類される．半数以上が上皮型である．
  - 上皮型（epithelial type）（図 13.18）：腫瘍細胞が乳頭状・腺管状に増生する．多量の胸水を伴う．治療に比較的反応しやすい．
  - 混合型（mixed type）：上皮型と肉腫型

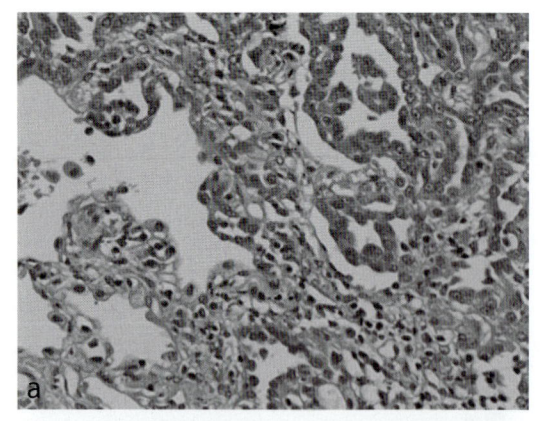

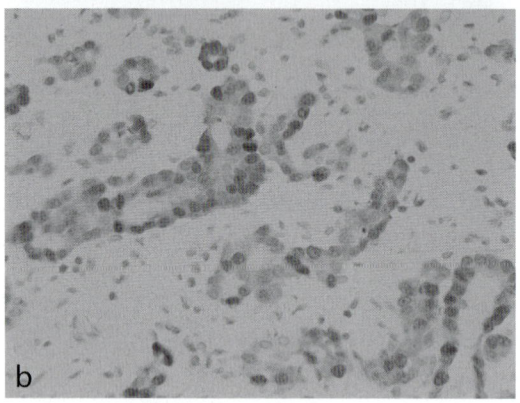

図13.18 上皮型胸膜中皮腫の組織像．**(a)** ヘマトキシリン・エオジン染色，**(b)** カルレチニン染色．細胞質が濃染する上皮様の腫瘍細胞が管状・乳頭状に配列する．中皮由来の細胞はカルレチニンで染まる．（カラー口絵参照）

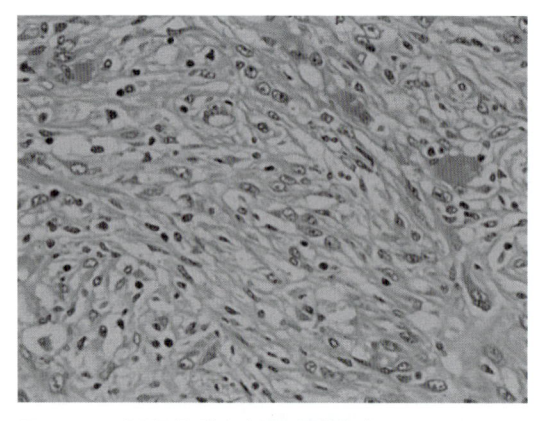

図13.19 肉腫型胸膜中皮腫の組織像（ヘマトキシリン・エオジン染色）．紡錘形で肉腫様の腫瘍細胞が流れるように配列する．（カラー口絵参照）

の混合したタイプ．
> 肉腫型（線維型）（sarcomatous type）（図13.19）：紡錘形肉腫様細胞が密に増生する．胸水を伴わない場合もある．進行が速く浸潤性が強い．治療に反応しにくい．

◆ ポイント

- 上皮型では免疫染色でカルレチニン，WT1，トロンボモジュリンで腫瘍細胞が染まり，CEAは陰性である（図13.18）．
- 人体で中皮の存在するところは，胸膜，腹膜，心膜，精巣鞘膜であり，いずれにも中皮腫は発生しうる．胸膜＞腹膜の順に発生頻度が高い．

3.3 ✚ 疫学

- 中年以降の男性に多く，性差は男：女＝3：1である．肺癌同様に増加傾向にある．
- 日本より欧米に多い（石綿が早くから用いられていたため）．
- 好発年齢は50～70歳である．
- 職業歴（建築・配線・解体・造船業・自動車整備など）でアスベスト曝露の聴取が重要である．
- 石綿関連疾患には中皮腫以外に，肺癌，石綿肺（塵肺の一種），石綿胸水・胸膜炎がある．

◆ ポイント

- 曝露後，発症までに30～40年かかる．
- 石綿は建物の屋根・外壁（石綿セメント等建築材料），柱天井への吹きつけアスベスト，車のブレーキ等に用いられていた．

✚ Step up

- 青石綿・茶石綿は白石綿より発癌性が高い．
- 我が国の石綿使用は1960年代より急増し，1980年代がピークであったが，2004年より石綿使用原則禁止となった．しかし中皮腫は曝露から20～30年を経て発症するため，今後しばらくの間は患者が増え続けると予測される．

3.4 ➕ 症状

- 初期のものは症状はない．胸水貯留による胸部圧迫感，咳嗽，呼吸困難，胸痛を生じる．
- 進行すると上大静脈症候群，心タンポナーデ，反回・横隔神経麻痺，呼吸不全などもきたしてくる．

3.5 ➕ 検査

- 胸部単純エックス線，CT（造影），FDG-PET，（MRI）にて疑わしい場合は，胸水採取，胸膜生検を行う．
- 画像所見では，胸膜のびまん性進行性肥厚（凹凸あり），胸水貯留，胸郭の縮小化を認める（図13.20，13.21，13.22）．

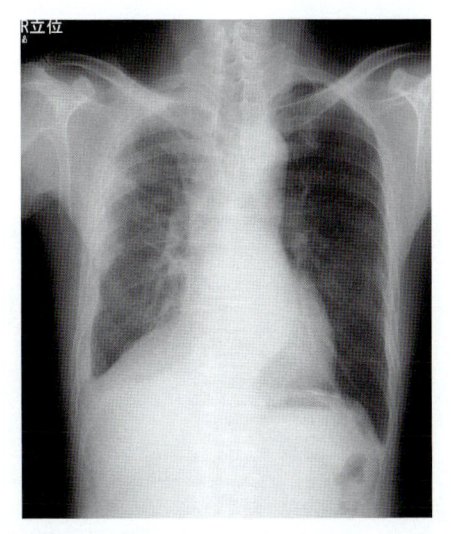

図 13.20　悪性胸水ドレナージ後の胸部エックス線写真．立位正面(P-A)像．右側で肋骨内側の胸膜肥厚，横隔膜挙上，肺野全体の透過性低下を認める．左横隔膜に胸膜斑と思われる白色線状部分を認める．この写真からアスベスト曝露が示唆される．

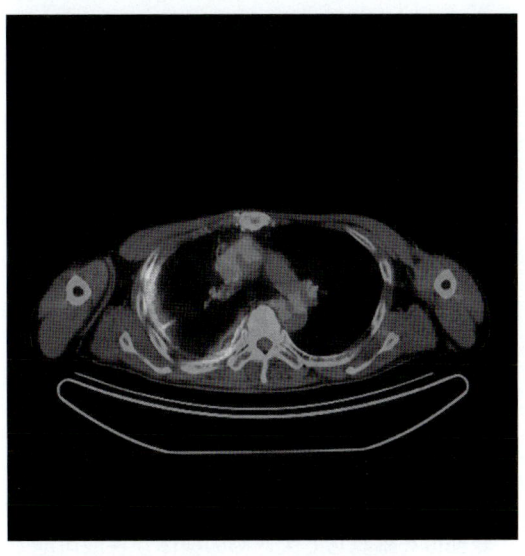

図 13.22　FDG-PET 画像．中皮腫病変部位に FDG の集積（黄色〜赤）を認める．（カラー口絵参照）

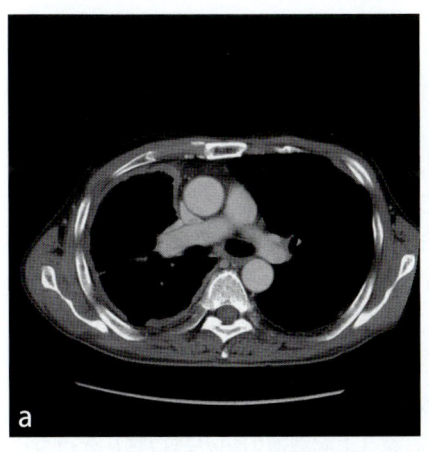

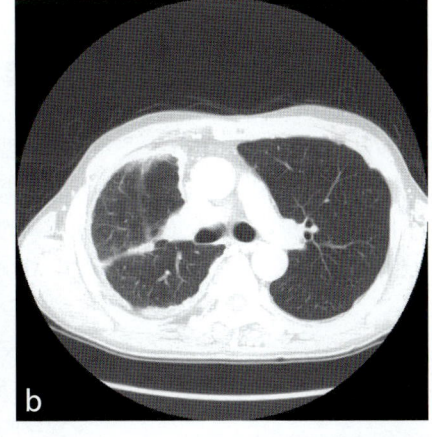

図 13.21　胸部造影 CT．(a) 縦隔条件と (b) 肺野条件（気管分岐部レベル）．右胸膜の不整な肥厚をびまん性に認める．中皮腫病変は右胸腔に限局している．左背側胸膜のわずかな肥厚はアスベスト曝露による反応性のものである（胸膜斑・胸膜胼胝）．左胸郭に比べ右胸郭は一回り小さい．肺野条件では上葉 - 下葉間の葉間胸膜の病変がより明瞭に描出される．

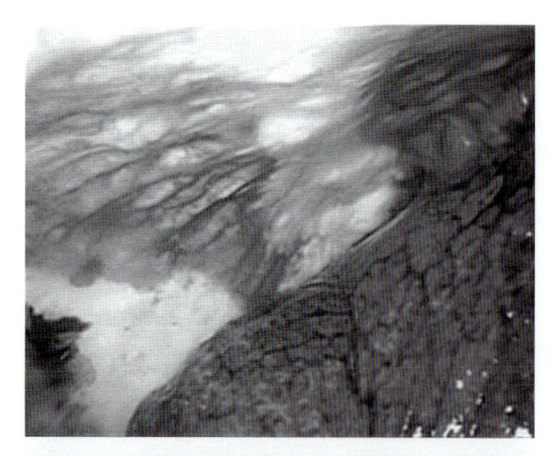

図13.23　胸腔鏡所見（全身麻酔・分離換気下）．敷石状の中皮腫病変（薄ピンク色～灰白色）は臓側胸膜（画面右下）と比べて壁側胸膜面に多い．肺胸膜と胸壁が腫瘍性に癒着しているところ（画面右上部）もある．白色局面は胸膜斑（胸膜肼胝）．（カラー口絵参照）

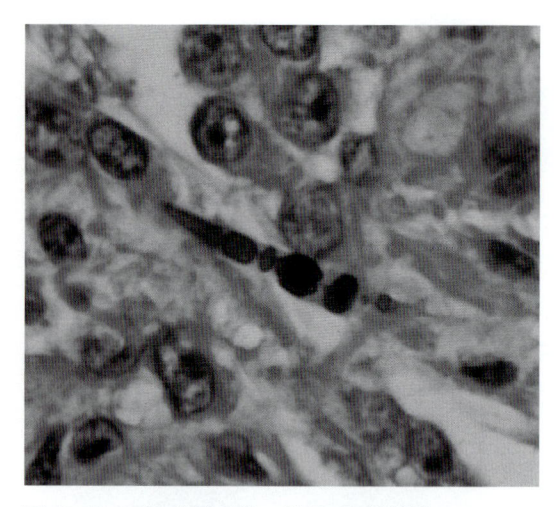

図13.24　アスベスト小体．（カラー口絵参照）

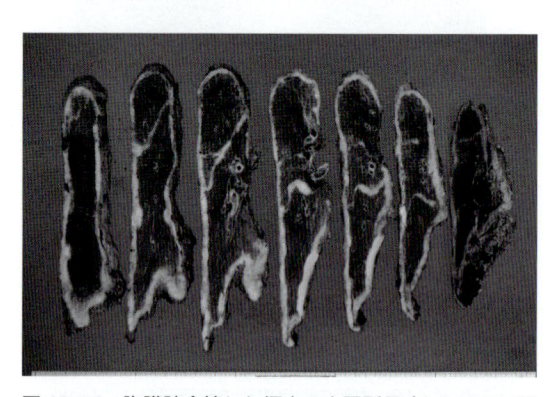

図13.25　胸膜肺全摘した標本の肉眼所見（ホルマリン固定後，前額断）．白色の腫瘍は胸膜に沿ってびまん性に認められる．この症例では胸膜を越えた胸壁への腫瘍浸潤は認められなかった．心膜および横隔膜は合併切除されている．（カラー口絵参照）

- 胸水は滲出性胸水であり血性が多い．ヒアルロン酸，LDHが高値となり胸水細胞診での診断率は低い．
- 確定診断は胸腔鏡下胸膜生検で行う．大きめの検体を採取することが重要である．
- 胸腔鏡下胸膜生検は主に全身麻酔下に行う．病変部位を確認して大きめの検体が採取可能である（図13.23）．
- カルレチニンなどの免疫染色．
- 電子顕微鏡で micro villi 確認（肺腺癌との鑑別に使える）．

◆ ポイント

- 上皮型・混合型は大量胸水を伴いやすい．肉腫型は胸水が少ないか伴わない．
- 組織検体中のアスベスト小体（asbest body）の存在はアスベスト曝露の証明になる（図13.24）．

+Step up

- 局所麻酔下で行う経皮的胸膜生検（cope 針）は病変のある場所が採取されないこともあり，診断率は20～30％といわれている．

3.6 治療

- 上皮型，混合型は治療効果が望めるが，肉腫型は治療効果が少ない．
- 外科的切除（胸膜肺全摘：病変が胸腔内に限局していて耐術可能な場合：図13.25），化学療法（シスプラチン＋ペメトレキセド，他にアドリアマイシン，ゲムシタビン，ビノレルビンなど），放射線照射が行われる．
- 集学的治療（上記治療の組み合わせ）を行うことが多い．
- 予後は不良であり，中間生存期間は5～15カ

月，2年生存は10～30％で完全治癒は稀である．

- 原因不明の胸水貯留，胸膜肥厚像をみたら中皮腫を鑑別診断に入れ，早急に組織診断をつけて治療計画を立てる．

◆ ポイント
- 病変の進行が速いので治療の機会を逃さないことが大切である．

━━━━━ 坂口浩三

4 縦隔腫瘍 mediastinal tumor

4.1 概念

- 縦隔内に発生する腫瘍の総称である．
- 発生母体となる組織の局在で縦隔腫瘍の種類がおおよそ推定できる．これは臨床的に重要である．縦隔を上，前，中，後に区分すると（図13.26），それぞれに局在する頻度の高い縦隔腫瘍は以下の通りである：
  - 上縦隔：甲状腺腫
  - 前縦隔：奇形腫，胸腺腫，胸腺囊胞，リンパ性腫瘍
  - 中縦隔：心膜囊胞，気管支囊胞，食道囊胞
  - 後縦隔：神経原性腫瘍
- 縦隔囊胞（囊腫）は組織学的には腫瘍ではないが，慣例的に縦隔腫瘍に分類される．

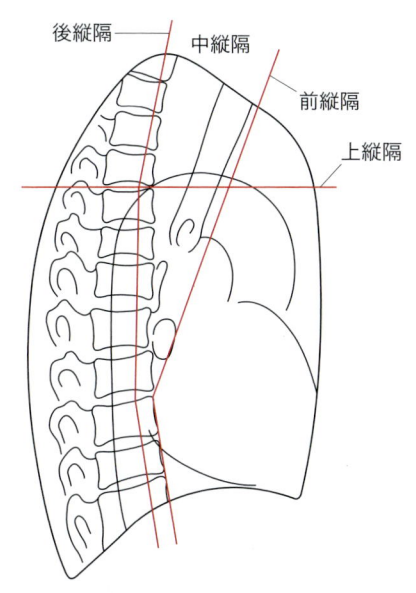

図13.26 縦隔腫瘍の局在の区分．縦隔の区分には諸説あるが，縦隔腫瘍の局在頻度を考慮したFelsonの区分が臨床的には有用である．胸部エックス線側面で気管前縁と心臓後縁を結ぶ線と椎体前面の約1 cm後方の線を利用し，前，中，後縦隔に分類する．また，上縦隔とは胸骨柄下端と第4椎体下端を結ぶ線より上を指すことが多い．

◆ ポイント
- 縦隔内でも気管・気管支原性腫瘍，食道腫瘍，転移性腫瘍および縦隔に浸潤した腫瘍などは含まれない．
- 大部分の縦隔腫瘍は無症状で経過するが，一部の進行例では，発熱，体重減少などの全身症状や，腫瘍増大による圧排または浸潤によって近接する胸腔臓器への影響から症状を生じる．これには咳嗽，嗄声，交感神経圧迫によるHorner症候群（ホルネル）や脊髄圧迫によるしびれ，疼痛，脱力，麻痺，上大静脈症候群，頻脈，呼吸困難などがある．悪性例では転移により症状を起こすこともある．
- 画像診断には胸部単純エックス線写真（図13.27），CT，MRIが有用である．
- 治療は外科的切除が行われる．

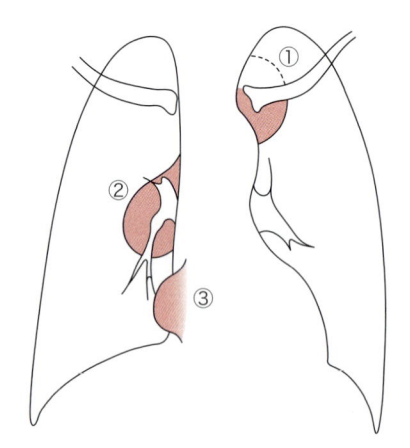

図13.27 胸部エックス線で縦隔腫瘍の診断に有用なサイン．① cervico-thoracic sign：肺尖部で肺は背側にしかないので，前上縦隔の甲状腺腫などの縦隔腫瘍は肺と接しないため辺縁が不明瞭となる．鎖骨より下では肺と接することになるので，腫瘤は明確になる．逆に鎖骨上で明確に見える腫瘍は後縦隔に位置すると推測される．② hilum-overlay sign：肺門の前方または後方に位置し肺紋理に重なる陰影は明らかに血管影を追うことができるが，肺門に腫瘤があると血管影が不明瞭となる．③ extrapleural sign：縦隔側から胸膜を押して胸腔に突出する腫瘍は，縦隔と腫瘍縁の接する角が鈍角となる．縦隔と腫瘍縁が鋭角で接している場合，肺内腫瘍が推測される．

+Step up

- セミノーマ，胸腺腫，悪性リンパ腫，神経芽細胞腫などは放射線や化学療法に対する感受性が高いので，集学的治療が行われることがある．

4.2 ✚ 胸腺腫

- 前縦隔に生じる胸腺上皮由来の腫瘍のなかで，最も頻度が高い．
- 組織学的に良性から中等度の異型度を示す．
- 腫瘍の増殖は一般に緩除であるが，局所への浸潤，播種，転移など，悪性腫瘍としての生物学的特性を備えている．

◆ ポイント

- 胸腺腫は多様な自己免疫疾患を合併し，腫瘍随伴症状を示すことがある．最も頻度が高いのが重症筋無力症であり，胸腺腫の 24.7% に合併するという報告がある．その他に赤芽球癆，低 γ- グロブリン血症，膠原病，腎疾患，甲状腺疾患などに合併することがある．
- 治療法の中心は外科療法である．周辺臓器に直接浸潤や遠隔転移を認める場合は，化学療法や放射線療法を加えた集学的治療が行われる．

+Step up

- 胸腺上皮由来の腫瘍としては他に胸腺カルチノイド，胸腺癌などがあるが，頻度は少ない．
- 胸腺腫の分類としては，臨床病期では正岡の分類が，組織学的分類は 1999 年に WHO が提唱した分類が広く用いられている．

4.3 ✚ 縦隔奇形腫

- 胎生期に縦隔に迷入した原始胚細胞から発生する縦隔胚細胞腫瘍は，そのほとんどが前上縦隔に発生する．縦隔奇形腫はそのうち最も多く，成熟奇形腫，未熟奇形腫，悪性奇形腫に分類される．

◆ ポイント

- 成熟奇形腫は，縦隔胚細胞腫瘍の 60～70% を占める．良性腫瘍で腫瘍内に歯，皮膚，毛髪，軟骨，骨，気管，消化管，膵などに分化した組織を含むことがあり，エックス線上，充実性もしくは嚢胞性の前縦隔腫瘤で内部に歯牙や骨を認める場合，成熟奇形腫が疑われる．大部分は無症状で検診にて発見される．しかし嚢胞成分の感染や，消化管粘膜成分または膵組織成分の分泌酵素が嚢胞の穿孔の原因となり，咳嗽，疼痛や発熱の原因となることがある．
- 未熟奇形腫とは，奇形腫のうち，未熟な細胞を構成要素として含むもので，臨床的には良性腫瘍である．
- 悪性奇形腫とは奇形腫に癌や肉腫，悪性胚細胞成分を含むものをいう．
- 治療は外科的完全切除が行われる．成熟奇形腫の予後は良好である．純粋な未熟奇形腫の予後は小児では良好であるが，成人では再発や転移

をきたすことがある．

> **Step up**
> - 未熟奇形腫の30％以上には悪性胚細胞腫瘍の成分が混在している．
> - その他の縦隔胚細胞腫瘍のうち，悪性胚細胞腫瘍はセミノーマと非セミノーマ（胎児性癌，卵黄嚢腫瘍，絨毛癌，混合胚細胞腫瘍）に分類される．
> - α-フェトプロテイン（AFP），β-ヒト絨毛性ゴナドトロピン（β-human chorionic gonadotropin: βHCG）は縦隔悪性胚細胞腫瘍の鑑別に有用である．非セミノーマでは，一方あるいは両方が高値になる．一方でセミノーマではAFPが高値になることはない．

4.4 縦隔神経原性腫瘍

- 神経原性腫瘍は後縦隔腫瘍のなかで最多であり，その大部分は良性腫瘍である．神経線維由来の神経鞘腫，神経線維腫，悪性神経鞘腫，悪性神経線維腫と神経節由来の神経節細胞腫，神経芽細胞腫，神経節芽細胞腫，褐色細胞腫，副神経節腫に分類される．

◆ ポイント

- 神経節細胞腫は脊髄神経節あるいは交感神経節から発生する．脊髄神経節から発生するものは脊椎椎間孔をまたいで発育し，dumbbell tumorを形成することがある．
- 症状は無症状のものが多いが，腫瘍の局在により交感神経圧迫によるHorner症候群やdumbbell tumorの脊髄圧迫によるしびれ，疼痛，脱力，麻痺なども生じることがある．
- 神経鞘腫は後縦隔神経腫瘍のうち半分を占め，大部分が良性腫瘍で被包化されており神経に浸潤することはない．
- von Recklinghausen病では，皮下や内臓自律神経の神経線維腫が多発し，悪性化（悪性神経線維腫）も認められる．
- 神経芽細胞腫は低年齢層に発生して過剰にカテコラミンを産生し，リンパ節，肝臓，骨に転移をきたすことがある．
- 治療は外科的切除が行われる．

> **Step up**
> - 神経芽細胞腫のうち，乳児で尿中バニリルマンデル酸（VMA）の検査で発見された者は自然退縮率が高く，経過観察される．1歳以上は予後不良であり，進行例には集学的治療がなされる．
> - 神経節芽細胞腫は神経芽細胞腫と神経節細胞腫の成分を持つ稀な腫瘍である．
> - 褐色細胞腫はクロム親和性細胞から発生し，副神経節腫は非クロム親和性細胞から発生する腫瘍であるが，いずれも縦隔腫瘍としては稀である．

4.5 リンパ性腫瘍

- 縦隔リンパ節腫瘍の大部分は悪性リンパ腫である．縦隔悪性リンパ腫は前縦隔，上縦隔，中縦隔に多く，胸腺または縦隔リンパ節から発生する．Hodgkinリンパ腫と非Hodgkinリンパ腫に分類される．

◆ ポイント

- 縦隔悪性リンパ腫は若年成人に多く見られ，我が国では非Hodgkinリンパ腫が多い．全身倦怠感，発熱，咳嗽，呼吸困難，胸痛，上大静脈症候群，表在リンパ節腫脹などの症状をきたすことがある．
- 悪性リンパ腫と，胸腺腫，胸腺癌，胚細胞性腫瘍との画像上の鑑別は必ずしも容易でない．ガリウムシンチグラフィーまたはFDG-PETが診断に有用である．
- 組織学的には電子顕微鏡による観察が有用である．なるべく多くの生検材料が必要であり，少量の検体量での診断は困難なことが多い．
- 悪性リンパ腫の治療は放射線治療と化学療法が主体となる．一般に非Hodgkinリンパ腫のほうが予後不良である．

第13章　胸膜・縦隔疾患

> **+ Step up**
> - その他の縦隔リンパ腫として，稀であるがCastleman病，Letterer-Siwe病，形質細胞腫などがある．

4.6 + 先天性嚢胞（嚢腫 [cyst]）

- 縦隔内の先天性嚢胞としては気管支嚢胞，心膜嚢胞，胸腺嚢胞，食道嚢胞，髄膜嚢胞，胸膜嚢胞などが挙げられる．このうち気管支嚢胞が最も多い．

◆ ポイント

- 嚢胞性疾患では MRI T2 強調画像で内部均一で著明な高信号を示す．
- 大部分は無症状であるが，腫瘤増大により胸痛，咳嗽，呼吸困難，嚥下障害，神経症状などが起こることがある．新生児や乳児では重篤になることがある．
- 治療は外科的切除が行われるが，心膜嚢胞などは内容液穿刺で様子を見ることもある．
- 気管支嚢胞は，前腸からの肺原基の発生過程の異常により生じる．気管分岐部，傍気管，傍食道，肺門などに局在し，嚢胞壁は組織学的に線毛上皮，粘液腺，軟骨などが認められ，内容物は気管支腺分泌物であるためクリーム状であることが多い．
- 心膜嚢胞は，1層の内皮細胞で覆われた薄壁に漿液を内容とする心嚢の形成異常で，心嚢横隔膜角（右＞左）が好発部位である．心嚢とは交通はなく，交通のあるものは心嚢憩室とよばれる．
- 胸腺嚢胞は，頸部から前縦隔に発生する胎生期の咽頭鰓管の遺残と考えられる組織で，単房性または多房性であり，線毛上皮細胞からなる薄壁の嚢胞で，周囲に胸腺組織がある．胸腺腫瘍に分類されることもある．
- 食道嚢胞は，後縦隔（右＞左），椎体または食道に接して存在する嚢胞であるが，食道壁内に存在するものもある．同じ前腸由来であるため気管支嚢胞と区別がつかない場合がある．典型例では嚢胞壁には軟骨が存在せず，食道上皮で被覆されている．骨格等の合併奇形を伴うことが多い．

> **+ Step up**
> - 間葉系嚢胞では，胸膜に発生する胸膜嚢胞がある．

——————————————江口圭介

+ 5 縦隔気腫 pneumomediastinum

5.1 + 概念

- 縦隔に空気が貯留した状態を縦隔気腫という．

5.2 + 病因

- 縦隔への空気の由来として，①肺間質組織，②気管，食道などの縦隔臓器，③頸部，後腹膜腔が挙げられる．

◆ ポイント

a. 特発性縦隔気腫（Hamman 症候群）
- 約半数に動機として喘息，気管支炎などの咳嗽や排便時の怒責などがあり，肺胞破裂→肺血管鞘被膜剥離→肺血管に沿い肺門まで気腫進展→縦隔気腫となる．

- 特発性気胸同様に，やせ型の 10 〜 20 代男性に多く，肺胞壁の先天性脆弱性が疑われる．
- ほとんどが安静で治癒する．新生児（人工蘇生，胎便吸引），小児（喘息，麻疹など）にも好発する．5.3% に再発を認める．

b. 食道，気管，主気管支など縦隔内含気臓器からの漏出

- 内視鏡検査，異物，腫瘍，胸部外傷などによる．外傷は血気胸，骨折など多発外傷を伴うことが多い．ときとして致命的であり，内視鏡や手術など早期治療が必要となる．
- Boerhaave 症候群（ボエルハーベ）（特発性食道破裂）：激しい嘔吐により食道壁全層が裂ける．急性縦隔炎を伴う．裂傷が粘膜にとどまる Mallory-Weiss（マロリー・ワイス）症候群と区別する．

c. 胸郭外に漏出源があるもの

- 頸部や口腔など頭側からの漏出であり，気管切開，扁桃摘出，抜歯，顎骨骨折，甲状腺手術などによる．
- 腹腔内，後腹膜腔など足側からの漏出であり，消化管穿孔，腎生検後，気腹術後などによる．

5.3 症状

- 前胸部痛，頸部痛，呼吸困難（60%），嚥下困難，チアノーゼ，頻脈，低血圧，ショック（静脈還流障害）が生じることがある．

5.4 身体所見

- 心濁音階の不明瞭化，Hamman（ハンマン）徴候（胸骨左縁で聴取される心拍動に同調した雑音），皮下気腫合併（90%），気胸合併を認める．

5.5 胸部エックス線所見（図 13.28）

◆ ポイント
- 以下の所見を認めることがある：

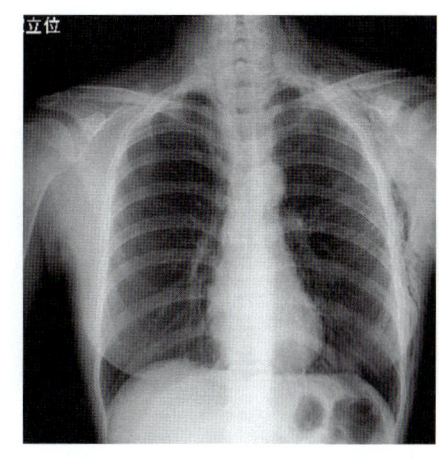

図 13.28 縦隔気腫の胸部エックス線像．

- 縦隔に沿って縦走する線状影
- 軟部組織に皮下気腫
- 両側上部縦隔から心陰影の外側に沿う索状の透亮像
- ring-around-the artery sign：胸部大動脈，肺動脈を取り囲むガス像
- continuous diaphragmatic sign：左右横隔膜の連続性
- Naclerio's V sign：下行大動脈と左横隔膜の輪郭により V 字状に見られるガス像

5.6 CT 所見（図 13.29）

- 皮下気腫と気管から心周囲に及ぶ縦隔気腫を認め，胸部エックス線と比べ少量の気腫でも発見しやすく診断に有用である．

5.7 鑑別疾患

- 狭心症，急性心筋梗塞，心膜炎，気胸，肺血栓塞栓症を鑑別する．

5.8 治療

- 明らかな原因が存在する場合は原因疾患に対する治療を行う．原因がなく，空気の貯留が少

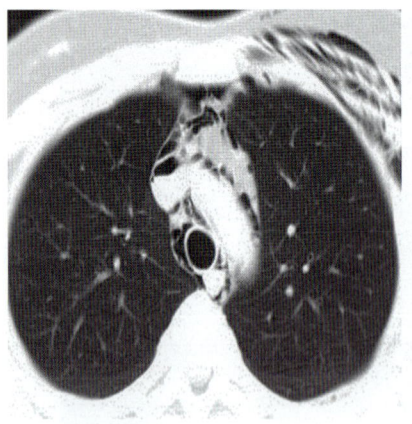

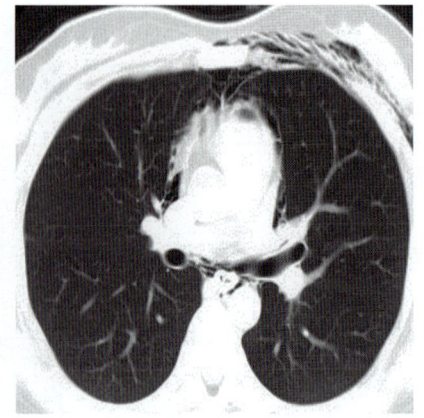

図 13.29　縦隔気腫の胸部 CT 像.

量で増悪がなければ安静のみでよい．増悪し静脈血の還流障害が見られる場合は鎖骨上窩切開，気管切開，縦隔ドレナージ（緊張性縦隔気腫）などを行う．

＋ 山崎 庸弘

+6 mediastinitis 縦隔炎

6.1 ＋ 概念

- 縦隔に生じた炎症のことである．縦隔に原因がある場合の他，近接する部位の炎症が縦隔に波及し発生することもある．

◆ ポイント

- 急性と慢性に区分される．慢性縦隔炎の頻度は少ない．

6.2 ＋ 病因

◆ ポイント

- 急性縦隔炎：開心術や食道癌術後などの手術後や，外傷，内視鏡的処置，悪性腫瘍，特発性食道破裂による食道の穿孔，気管や気管支損傷などにより生じる．
- 慢性縦隔炎：結核菌，真菌，放線菌などの感染による．原因不明の場合もある．

+Step up

- 降下性壊死性縦隔炎：う歯，歯周囲，咽頭，扁桃腺などの感染が頸部から縦隔に波及し発生する．急性縦隔炎に分類される．糖尿病の患者など免疫力の低下に伴い発症することが多いが，健常者にも起こりうる．

6.3 ＋ 症状

◆ ポイント

- 急性縦隔炎：発熱，胸痛，呼吸困難などを認める．重篤な場合ショックに陥ることもある．
- 慢性縦隔炎：無症状のことが多い．ときに胸痛，嗄声，上大静脈症候群などをきたす．

6. 縦隔炎

> **+Step up**
> - 降下性壊死性縦隔炎では頚部の発赤，腫脹，疼痛なども伴う．

6.4 ➕ 画像所見

◆ ポイント

- 胸部エックス線写真：縦隔陰影の拡大や気腫像を呈する．
- 胸部CT（図13.30）：縦隔の液体貯留や気体の存在を認める．胸水や心嚢液を伴うことがある．

> **+Step up**
> - 縦隔内の気体貯留の原因として，食道や気道の穿孔や損傷による空気の流入の他，ガス産生性の細菌感染がある．

6.5 ➕ 治療

◆ ポイント

- 急性縦隔炎ではドレナージと抗菌薬の投与を行う．また原因に対する治療も必要に応じて行う．手術を行うこともある．
- 降下性壊死性縦隔炎では，頚部のドレナージも必要となる．

> **+Step up**
> - 慢性縦隔炎では，結核菌や真菌感染が原因となることがあり，抗結核薬や抗真菌薬の投与，上大静脈症候群に対する治療などが行われる．

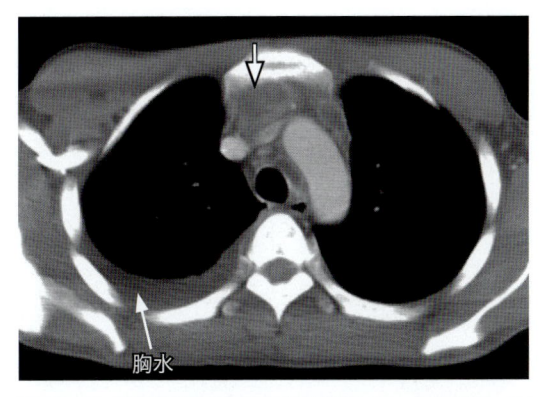

図13.30 降下性壊死性縦隔炎の造影CT．上大静脈，左腕頭静脈，大動脈弓の前方や気管と大動脈弓の間に低吸収域を認める（矢印）．また右胸水も認められる．

6.6 ➕ 予後

◆ ポイント

- 急性縦隔炎では敗血症などを合併し，重篤化すると致死的になる場合がある．
- 降下性壊死性縦隔炎は敗血症を合併するなど重篤化することが多く，致死率は10〜30%に及ぶ．早期に診断し治療を開始することが重要である．

> **+Step up**
> - 慢性縦隔炎の予後は一般に良好である．

➕ 坪地宏嘉

呼吸器疾患に関する主なガイドライン

■ 咳嗽
- 日本呼吸器学会編（2005）咳嗽に関するガイドライン

■ 呼吸機能検査
- 日本呼吸器学会編（2004）呼吸機能検査ガイドライン—スパイロメトリー，フローボリューム曲線，肺拡散能力—，メディカルレビュー社
- 日本呼吸器学会編（2006）呼吸機能検査ガイドラインⅡ—血液ガス，パルスオキシメーター—，メディカルレビュー社
- 日本呼吸器学会，びまん性肺疾患調査研究班編（2008）気管支肺胞洗浄（BAL）法の手引き，克誠堂出版

■ 感染性肺疾患
- 日本呼吸器学会編（2003）成人気道感染症診療の基本的考え方
- 日本小児呼吸器疾患学会，日本小児感染症学会編（2011）小児呼吸器感染症診療ガイドライン2011
- 日本呼吸器学会編（2007）成人市中肺炎診療ガイドライン
- 日本呼吸器学会編（2008）成人院内肺炎診療ガイドライン
- 日本呼吸器学会編（2011）医療・介護関連肺炎（NHCAP）診療ガイドライン
- 日本結核病学会編（2009）結核診療ガイドライン，南江堂
- 日本結核病学会編（2008）肺非結核性抗酸菌症診断に関する指針，結核 83: 525-526
- 日本結核病学会編（2008）肺非結核性抗酸菌症化学療法に関する見解，結核 83: 731-734
- 日本結核病学会編（2008）肺非結核性抗酸菌症に対する外科治療の指針作，結核 83: 527-528
- 効果的な結核対策に関する研究班編（2008）感染症法に基づく結核の接触者健康診断の手引き（改訂第3版）

■ 気道系疾患
- 日本呼吸器学会編（2009）COPD（慢性閉塞性肺疾患）診断と治療のためのガイドライン第3版，メディカルレビュー社
- 日本アレルギー学会編（2009）喘息予防・管理ガイドライン2009，協和企画
- 日本小児アレルギー学会編（2008）小児気管支喘息治療・管理ガイドライン2008，協和企画
- 「家族と専門医が一緒に作った小児ぜんそくハンドブック2008」作成委員会編（2008）家族と専門医が一緒に作った小児ぜんそくハンドブック2008，協和企画

■ びまん性肺疾患
- 日本呼吸器学会編（2010）特発性間質性肺炎 診断と治療の手引き改訂第2版，南江堂
- 日本サルコイドーシス／肉芽腫性疾患学会，日本呼吸器学会，日本心臓病学会，日本眼科学会編（2003）サルコイドーシス治療に関する見解—2003，日サ会誌 23: 105-114
- 日本サルコイドーシス／肉芽腫性疾患学会編（2006）サルコイドーシスの診断基準と診断の手引き—2006 要約，日サ会誌 26: 77-82
- 日本呼吸器学会編（2006）薬剤性肺障害の評価，治療についてのガイドライン，メディカルレビュー社
- 呼吸不全に関する調査研究班編（2008）リンパ脈管筋腫症 lymphangioleiomyomatosis（LAM）診断基準，日本呼吸器学会雑誌 46: 425-427

■ 呼吸不全
- 日本呼吸器学会編（2010）ALI/ARDS診療のためのガイドライン 第2版，学研メディカル秀潤社
- 日本呼吸療法医学会編（2010）急性呼吸不全による人工呼吸患者の栄養管理ガイドライン，人工呼吸 27: 75-118
- 日本呼吸器学会編（2006）NPPV（非侵襲的陽圧換気療法）ガイドライン，南江堂

呼吸器病学

- 日本呼吸器学会，日本呼吸管理学会編（2006）酸素療法ガイドライン，メディカルレビュー社
- 呼吸不全に関する調査研究班編（2009）呼吸不全関連疾患に関する疫学調査診断基準

■ 呼吸機能障害

- 日本循環器学会学術委員会合同研究班編（2010）循環器領域における睡眠呼吸障害の診断・治療に関するガイドライン，Circ J 74(Suppl 2): 963-1084

■ 肺循環障害

- 日本循環器学会学術委員会合同研究班編（2009）肺血栓塞栓症および深部静脈血栓症の診断・治療・予防に関するガイドライン（2009年改訂版）
- 日本循環器学会学術委員会合同研究班編（2006）肺高血圧症治療ガイドライン（2006年改訂版）

■ 肺腫瘍

- 日本肺癌学会（2010）EBMの手法による肺癌診療ガイドライン2010年版
- がん検診の適切な方法とその評価法の確立に関する研究班（2006）有効性評価に基づく肺がん検診ガイドライン

■ 胸膜・縦郭疾患

- 日本気胸・嚢胞性肺疾患学会編（2009）気胸・嚢胞性肺疾患 規約・用語・ガイドライン2009年版，金原出版
- 日本内視鏡外科学会編（2008）気胸に対する胸腔鏡手術のガイドライン，内視鏡外科診療ガイドライン2008年版，金原出版
- 日本内視鏡外科学会（2008）縦隔腫瘍に対する胸腔鏡手術のガイドライン，内視鏡外科診療ガイドライン2008年版，金原出版

■ その他

- 日本循環器学会学術委員会合同研究班編（2010）禁煙ガイドライン（2010年改訂版）
- 日本移植学会編（2008）生体部分肺移植ガイドライン作成機関

索　引

% FEV$_1$	88
% VC	88
β2刺激薬	108
β-D-グルカン	154, 157, 230
β-ラクタマーゼ阻害薬配合ペニシリン系抗菌薬	130, 137, 141, 142
β-ラクタム薬	106
1回換気量	86, 87
I型呼吸不全	96, 249
I型細胞	4
1秒率	88, 177
1秒量	88, 167
II型呼吸不全	96, 175, 242, 249
II型細胞	4
3ボトルシステム	116
IV型コラーゲン	223
18F-FDG	74

A

AaDO$_2$	91, 96
AAH (atypical adenomatous hyperplasia)	285
abnormal breathing	30
ABPA (allergic bronchopulmonary aspergillosis)	228
Acinetobacter baumannii	141
acute bronchitis	128
acute respiratory failure	242
ADA (adenosine deaminase)	148, 311
ADC (apparent diffusion coefficient)	71
A-DROP system	135
AEP (acute eosinophilic pneumonia)	225
AHI (apnea-hypopnea index)	254
AIA (aspirin-intolerant asthma)	165
AIP (acute interstitial pneumonia)	202
air bronchogram	53, 146, 236, 285
air crescent sign	157
airway hyperreactivity test	101
ALI (acute lung injury)	245
allergic and granulomatous angitis	230
alveolar hypoventilation syndrome	259
alveolar microlithiasis	237
APRV (airway pressure release ventilation)	248
APTE (acute pulmonary thromboembolism)	72, 264
ARDS (acute respiratory distress syndrome)	92, 189, 242, 245
Arthus型皮内反応	228
Aspergillus fumigatus	156
atelectasis	189
A群β溶連菌	129

B

BAC (bronchioloalveolar carcinoma)	292
Bacteroides	142
Bacteroides fragilis	141
BAL (bronchoalveolar lavage)	80, 197, 208, 211, 213, 216, 220, 226, 233
BCG	112
BCYE培地	138
benign tumor of lung	295
BHL (bilateral hilar lymphadenopathy)	212
BI (Brinkman index)	282
biopsy	85
Biot呼吸	31
blood gas analysis	94
bloody sputum	24
BO (bronchiolitis obliterans)	180
Boerhaave症候群	319
BOOP (bronchiolitis obliterans organizing pneumonia)	183, 202
bronchial asthma	162
bronchial atresia	192
bronchiectasis	184

C

C-ANCA	230
caudalization	64
CD8陽性Tリンパ球	173
CEA	284
CEP (chronic eosinophilic pneumonia)	225
cephalization	65
cervico-thoracic sign	47, 316
chest pain	27
chest wall	11
Cheyne-Stokes呼吸	31
Chlamydophila pneumoniae	138
Chlamydophila psittaci	138
chronic respiratory failure	249
Churg-Strauss症候群	225, 230
Chvostek徴候	31

CO₂ ナルコーシス	180, 243, 250
coarse crackles	36
cold syndrome	128
continuous diaphragmatic sign	319
COP(cryptogenic organizing pneumonia)	183, 202, 226
COPD(chronic obstructive pulmonary disease)	20, 25, 108, 110, 172, 300
cough	20
Coxiella burnetii	138
CPA(cost-phrenic angle)	304, 310
CPAP(continuous positive airway pressure)	244
CPTE(chronic pulmonary thromboembolism)	264
crazy-paving appearance	236
Cryptococcus neoformans	158
CTEPH(chronic thromboembolic pulmonary hypertension)	72, 264
CVA(cough variant asthma)	166
cyanosis	32
CYFRA	284

D

DAD(diffuse alveolar damage)	196, 202, 207, 217
deep sulcus sign	67
Diff-Quick 染色	155
DIP(desquamative interstitial pneumonia)	197
$D_{L_{CO}}$	92
DLST(drug lymphocyte stimu-lation test)	218
DNA ワクチン	113
DPB(diffuse panbronchiolitis)	180
drug-induced lung diseases	216
DSA(digital subtraction angiography)	267
dumbbell tumor	317
DVT(deep vein thrombosis)	264
dyspnea	29
D-ダイマー	266

E

Eaton-Lambert 症候群	284
EBUS(endobronchial ultrasonography)	82
ED(extensive disease)	285
EIA(exercise induced asthma)	166
EIB(exercise induced broncho-spasm)	166
Ellis-Damoiseau 曲線	36
empyema	141
EP(eosinophilic pneumonia)	217, 225
Epstein-Barr ウイルス	129
equalization	65
ERV	87
extrapleural sign	47, 67, 316

F

FDG-PET	43, 285
FEV_1	88, 167
$FEV_1\%$	88, 177
fine crackle	22, 36, 199, 293
F_IO_2	97
Fletcher-Hugh-Jones の分類	29, 175
FRC	87, 168
fungus ball	157
Fusobacterium	142
FVC	88

G

Gaffky 号数	77, 149
GGO(ground glass opacity)	281
Giemsa 染色	155
GnRH 療法	235
Golden S sign	56
Goodpasture 症候群	223
Graham-Steell 雑音	272
Grocott 染色	78, 155

H

Haemophilus influenzae	137
halo sign	157
Hamman-Rich 症候群	202
Hamman 症候群	318
Hamman 徴候	319
Hampton's hump	267
hemoptysis	24
Henderson-nHasselbalch の式	98
HHT(hereditary hemorrhagic telangiectasia)	276
Hib ワクチン	137
hilum convergence sign	64
hilum-overlay sign	64, 316
HIV 感染	154, 159
Hodgkin リンパ腫	317
honeycomb lung	54
Horner 症候群	282, 315, 317
HOT(home oxygen therapy)	179, 250
hot tub lung	152
HPAH(heritable pulmonary arterial hyper-tension)	271
HRCT(high resolution CT)	41, 176
hypersensitivity pneumonitis	210
hyperventilation syndrome	257

I

iatrogenic pulmonary disease	216
IC	87
IFN-γ	149
IgE 抗体	162
IIPs (idiopathic interstitial pneumonias)	196
Immotile cilia 症候群	184
IPAH (idiopathic pulmonary arterial hypertension)	271
IPF (idiopathic pulmonary fibrosis)	110, 199, 203
I-ROAD system	135
IRV	87

J

juxtaphrenic peak sign	56

K

Kartagener 症候群	184
Kerley 線	53, 226
KL-6	155
Klebsiella pneumoniae	139, 142
Knuckle 徴候	267
Kohn 孔	4, 52, 55, 192
K-ras 遺伝子変異	282
Kussmaul 呼吸	31

L

LABA (long acting beta 2 agonist)	108, 170
Lambert 管	52, 56, 192
LAM (lymphangioleiomyomatosis)	123, 234, 300
LAM 細胞	234
Langerhans 細胞	233, 311
Langerhans 細胞肉芽腫症	233
large cell carcinoma	280
LD (limited disease)	285
Legionella pneumophila	138
lipid pneumonia	192
LIP (lymphocytic interstitial pneumonia)	197, 207
LTRA (leukotriene-receptor antagonist)	170
lung abscess	141
lung cancer	280
lung segments	7

M

MAC (*M. avium* complex) 症	108, 151
malignant pleural mesothelioma	311
M. avium	151
MBP (major basic protein)	165
MDRP 感染症	121
mediastinal tumor	315
mediastinitis	320
mediastinum	11
metastatic pulmonary tumor	292
M. intracellulare	151
M. kansasii	151
Moraxella catarrhalis	137
MPO-ANCA	232
MRA (MR angiography)	70
MRI	68
MRSA	121, 139, 143
Mycoplasma pneumoniae	137

N

Naclerio's V sign	319
nasal CPAP	256, 260
NIPPV (non-invasive positive pressure ventilation)	172, 180, 245
non-tuberculous mycobacteriosis	151
NSAIDs	163
NSCLC (non-small cell lung cancer)	280
NSE	282
NSIP (nonspecific interstitial pneumonia)	199, 207

O

O_2 解離曲線	94
oncologic emergency	282
OP (organizing pneumonia)	207, 217
orticopulmonary [A-P] window	49

P

$PaCO_2$	96, 257
P-ANCA	232
Pancoast 腫瘍	69
Pancoast 症候群	282
PaO_2	96
Papanicolaou 染色	78, 284
paraaortic line	48
paraspinal line	49
PAS (periodic acid-Schiff) 染色	78, 236
PCO_2	94
PCPS (percutaneous cardio pulmonary support)	269
PCR 法	77
PCV (pressure control ventilation)	244
PDA 培地	158
PEEP (positive end-expiratory pres-sure)	191, 244
PEF	167
pencil sign	130

Peptostreptococcus	141, 142
PET	74
P/F 値	246
photographic negative shadow of pulmonary edema	58
Pickwickian 症候群	261
P_IO_2	94
pleural cavity	11
pleural effusion	303
pleurisy/pleuritis	303
pneumoconiosis	221
Pneumocystis jiroveci	154
pneumomediastinum	318
pneumomycosis	154
pneumonia	133
pneumothorax	300
PO_2	94
post-infectious cough	20
potato dextrose 寒天培地	158
PPE (parapneumonic pleural effusion)	143
PPH (primary pulmonary hypertension)	271
PPLO 寒天培地	137
PR3-ANCA	230
ProGRP	282
provocation test	101
Pseudomonas aeruginosa	138
PS (performance status)	114, 287, 289
PSV (pressure support ventilation)	244
PTE (pulmonary thromboembolism)	264
pulmonary alveolar proteinosis	236
pulmonary arteriovenous fistula	276
pulmonary embolism	264
pulmonary eosinophilic granuloma	233
pulmonary function test	86, 91
pulmonary hamartoma	295
pulmonary sequestration	186
pulmonary tuberculosis	145
pyothorax	141

Q
QFT	149
Q 熱	138

R
radiation pneumonitis	219
RAST 法	167
RB-ILD	197
Rendu-Osler-Weber 症候群	276
respiratory muscle	15
retrosternal band	50
retrotracheal stripe	50
Reye 症候群	132
rhonchus/rhonchi	36
right paraesophageal line	48
right paratracheal stripe	48
ring-around-the artery sign	319
RPGN (rapidly progressive glomerulonephritis)	223
RS ウイルス	128, 129
Runyon 分類	151
RV	87, 168

S
SABA (short acting beta 2 agonist)	108, 170
sarcoidosis	212
SARS (severe acute respiratory syndrome)	120
SCC	284
SCLC (small cell lung cancer)	280
sclerosing hemangioma	296
SIMV (synchronized intermittent mandatory ventilation)	244
Skoda 鼓音界	36
SLC34A2	238
sleep apnea syndrome	254
SLX	284
small cell carcinoma	280
SPECT	72
spicula	284
SpO_2	96
sputum	24
sputum examination	75
squamous cell carcinoma	280
squawk	36
Staphylococcus aureus	139, 142, 143
Starling の式	245
Streptococcus milleri	141, 142, 143
Streptococcus pneumoniae	136
ST 合剤	108, 155

T
T1 強調画像	41
T2 強調画像	41
tapering edge	47
TBAC (transbronchial aspiration cytology)	82, 284
TBB (transbronchial biopsy)	85, 284
TBLB (transbronchial lung biopsy)	85, 208, 211, 213, 216, 220, 233, 284
TBNA (transbronchial needle aspiration)	82

TGF-β	164
Th2系サイトカイン	166
Th2細胞	162
third mogul sign	47
thumb sign	130
tidal breathing法	102
tip of iceberg sign	47
TLC	87
TNM分類	285
tracheoesophageal stripe	50
tram line	185
tree-in-bud	146
Trousseau徴候	31
TTA(transtracheal aspiration)	76

U
UIP(usual interstitial pneumonia)	196, 207

V
V̇A	91, 93, 96, 98
VALI(ventilator associated lung injury)	248
VAP(ventilator associated pneumonia)	134, 141
VATS(video-assisted thoracoscopic surgery)	116, 290
VATS生検	86
VC	87
VCV(volume control ventilation)	244
Virchowの三徴	264
von Recklinghausen病	317
V̇Q	93
V_T	86, 87
VTE(venous thromboembolism)	264

W
Wegener肉芽腫	224, 230
Westermark徴候	267
wheezes	36
WHO肺高血圧症機能分類	275
WYOα培地	138

Z
Ziehl-Neelsen染色	26, 77, 149, 311

ア
悪性奇形腫	316
アザチオプリン	110
アシネトバクター	141
アストグラフ法	102, 168
アスピリン喘息	101, 163, 165
アスピリン負荷試験	101
アスベスト	221, 311
アスベスト小体	223, 314
アスベスト肺癌	221
アスペルギルス	78, 107, 228, 230
アスペルギルスガラクトマンナン	156
アスペルギルス属	156
アセチルコリン	101, 168
アゾール系抗真菌薬	160
圧支持換気	244
圧調節式換気	244
圧迫性無気肺	189
アデノウイルス	128
アデノシンデアミナーゼ	148
アトピー咳嗽	21
アドレナリン自己注射システム	111
アナフィラキシー	111
アミノグリコシド	106
網目状血管網	285, 297
アムホテリシンB	107
アレルギー性気管支肺アスペルギルス症	228
アレルギー性喘息	101
アレルギー性肉芽腫性血管炎	230
アレルギー性鼻炎	111, 169
アレルゲン免疫療法	111, 171
アンジオテンシン変換酵素(ACE)阻害薬	20
アンジオテンシン変換酵素活性	213
アンチプロテアーゼ	173
鞍鼻	230

イ
異型腺腫様過形成	285
医原性気胸	300
医原性肺疾患	216
異常呼吸	30
異常動脈	186
胃食道逆流	20
異所性ホルモン	283
石綿	221, 312
イセチオン酸ペンタミジン	155
位相差MRA	71
イソニアジド	108
一次型肺結核症	146
一側肺動脈閉塞試験	115
遺伝性出血性毛細血管拡張症	276
遺伝性肺動脈性肺高血圧症	271
イトラコナゾール	108
イリノテカン	112

医療・介護関連肺炎 ……………………………… 133
インターフェロンγ ……………………………… 149
インターベンショナルラジオロジー ………… 71
咽頭炎 …………………………………………… 129
咽頭結膜熱 ……………………………………… 129
院内感染 ………………………………………… 138
院内肺炎 ………………………………………… 133
インフルエンザ ……………………… 107, 114, 131
インフルエンザウイルス ……………………… 131
インフルエンザウイルス性肺炎 ………… 242, 247
インフルエンザ桿菌 …………………… 129, 137
インフルエンザ治療薬 ………………………… 107
インフルエンザ脳症 …………………………… 132

ウ

ウイルス性肺炎 ………………………………… 138
右上葉気管支口 ………………………………… 49
右心不全 ……………………………… 260, 265, 271
右中間気管支幹後壁 …………………………… 50
右傍気管線 ……………………………………… 48
右傍気管リンパ節 ……………………………… 48
右傍食道線 ……………………………………… 48
右迷走神経 ……………………………………… 13
運動誘発気管支攣縮 …………………………… 166
運動誘発試験 …………………………………… 101
運動誘発喘息 ……………………… 101, 163, 166

エ

エコノミークラス症候群 ……………………… 264
エタンブトール ………………………………… 108
エトポシド ……………………………………… 112
エリスロマイシン ……………………………… 106
エルロチニブ …………………………………… 287
円形無気肺 ……………………………………… 189
嚥下性肺炎 …………………………… 134, 141
炎症性偽腫瘍 …………………………………… 285
延髄中枢化学受容野 …………………………… 11
エンドセリン受容体拮抗薬 …………………… 275

オ

横隔胸膜 ………………………………………… 13
横隔神経 ………………………………………… 13
横隔膜 …………………………………… 15, 49, 65
横隔膜ヘルニア ………………………………… 187
黄色ブドウ球菌 ……………………… 142, 143
黄色ブドウ球菌肺炎 …………………………… 139
オウム病 ………………………………………… 138
オセルタミビル ………………………………… 107

オマリズマブ …………………………………… 111

カ

開胸肺生検 …………………………… 86, 284
塊状陰影 ………………………………………… 222
外傷性気胸 ……………………………………… 300
咳嗽 ……………………………………………… 20
咳嗽反射 ………………………………………… 11
外腹斜筋 ………………………………………… 17
解剖学的死腔 ………………………………… 86, 92
解剖学的シャント ……………………………… 92
解離性大動脈瘤 ………………………………… 28
外肋間筋 ……………………………………… 11, 15
過換気症候群 ………………………………… 31, 257
下気道 …………………………………………… 4
過共鳴音 ………………………………………… 35
拡散 ……………………………………………… 91
拡散強調画像 …………………………………… 42
拡散障害 ……………………………… 91, 242, 249
核磁気共鳴 ……………………………………… 68
拡大手術 ………………………………………… 290
喀痰 ……………………………………… 20, 24
喀痰検査 ………………………………………… 75
喀痰細胞診 …………………………………… 78, 284
喀痰塗抹標本 …………………………………… 75
喀痰培養 ………………………………………… 75
寡呼吸 …………………………………………… 30
過呼吸 ………………………………………… 30, 243
過誤腫 …………………………………………… 285
ガス拡散 ………………………………………… 98
ガス希釈法 ……………………………………… 88
ガス交換 ……………………………………… 91, 93
ガス交換機能 …………………………………… 94
ガス交換率 ……………………………………… 95
ガストリン放出ペプチド前駆体 ……………… 282
ガス輸送 ………………………………………… 95
かぜ症候群 ……………………………………… 128
下大静脈フィルター …………………………… 271
カタル性炎症 …………………………………… 128
喀血 ……………………………………………… 24
カテーテル塞栓術 ……………………………… 278
過敏性肺炎 …………………………… 101, 217
可溶性IL-2受容体 ……………………………… 213
カルチノイド …………………………………… 285
カルチノイド症候群 …………………………… 285
カルバペネム系抗菌薬 …………… 106, 139, 142
カルバミノ化合物 ……………………………… 99
カルボプラチン ………………………………… 112

カルレチニン 312
ガレノキサシン 107
換気 91, 95
換気機能 94
換気血流比 93, 174, 181
換気血流比不均等 91, 242, 249, 265
換気血流ミスマッチ 43, 268
換気障害 88
環境アレルゲン 163
還元型ヘモグロビン 32
ガンシクロビル 108
カンジダ 78, 107
間質性肺炎 54, 58, 92, 93, 110, 133, 189, 196, 207, 210, 174, 217
間質性肺水腫 245
乾性咳嗽 20, 135, 166
乾性胸膜炎 306
癌性胸膜炎 307
癌性ニューロパチー 284
癌性リンパ管症 54, 59, 292
肝肺症候群 74
乾酪性肺炎 146

キ

奇異性呼吸 176
奇異性脳梗塞 277
気管 4
気管後部帯 50
気管呼吸音 36
気管支 4
気管支炎 25
気管支拡張症 20, 21, 184
気管支拡張薬 108, 235
気管支含気像 146, 236, 285
気管支鏡下穿刺吸引針 284
気管支腔内超音波断層法 82
気管支血管束肥厚 212
気管支原性嚢胞 48
気管支呼吸音 36
気管支洗浄 80
気管支喘息 29, 101, 162, 225, 228, 232
気管支中心性肉芽腫症 229
気管支動脈 9
気管支透瞭像 52, 53
気管支内視鏡 79
気管支嚢胞 69, 318
気管支肺炎 137
気管支肺前腸奇形 188

気管支肺胞洗浄 80, 197, 208, 211, 213, 216, 226, 233
気管支閉鎖症 192
気管腫瘍 285
気管食道線 50
気管支漏 26
気胸 65, 116, 208, 234, 248, 300
起坐呼吸 30
器質化肺炎 58, 207, 217
気腫性嚢胞 177, 300
奇静脈 15
季節性インフルエンザ 132
喫煙指数 282
気道 4
気道異物 61
気道炎症 162, 169
気道可逆性試験 89
気道過敏性 20, 101, 162
気道過敏性検査 101
気道感染 20
気道収縮反応 101
気道上皮 4
気道内圧解除換気 248
気道分泌腺 24
気道リモデリング 162, 164
機能的残気量 87, 168
逆蝶形陰影 58
去痰薬 109
吸気時断続性ラ音 199
急性咳嗽 20
急性間質性肺炎 202, 247
急性冠症候群 27
急性気管支炎 128, 129
急性好酸球性肺炎 225, 247
急性喉頭蓋炎 129
急性呼吸促(窮)迫症候群 92, 189, 242, 245
急性呼吸不全 242
急性細気管支炎 129
急性縦隔炎 319, 320
急性上気道炎 20
急性心膜炎 28
急性膿胸 143
急性肺血栓塞栓症 71, 72, 264
急性肺損傷 245
吸息筋 15
急速進行性糸球体腎炎 223, 230
吸入気 O_2 濃度 97
吸入気 O_2 分圧 94
吸入ステロイド薬 170, 179

呼吸器病学	
吸入誘発検査	101
狭域スペクトル抗菌薬	133, 141
胸郭	12
胸郭形態異常	34
胸管	15
胸腔	11
胸腔鏡	79
胸腔鏡下胸膜生検	305, 308, 314
胸腔鏡下肺生検	208, 284
胸腔鏡下肺部分切除	116
胸腔鏡下肺葉切除	116
胸腔鏡手術	116
胸腔鏡補助下手術	290
胸腔穿刺	143
胸腔ドレナージ	116, 302
胸腔内圧	13
胸骨	11
胸骨角	12
胸骨後部帯	50
胸鎖乳突筋	17
狭心症	27
胸水	65, 116, 143, 147, 222, 234, 267, 303, 311
胸水穿刺	304
胸腺腫	316
胸腺嚢胞	318
胸椎	11
胸痛	27
胸部大動脈	12
胸壁	11, 12
胸膜炎	27, 207, 303, 306
胸膜外サイン	47, 67
胸膜陥入	284
胸膜腔	13
胸膜生検	86
莢膜多糖体	159
胸膜弾力板	301
胸膜中皮腫	221, 307, 311
胸膜頂	13
胸膜剥皮術	144
胸膜肥厚	221
胸膜摩擦音	36, 135
胸膜癒着術	302, 308
巨大気腫性ブラ	302
去痰薬	26
気瘤	61
気流制限	162
気流閉塞	172
菌球	157
緊張性気胸	300

ク

区域性血流分布欠損	268
区域性分布	52
区域切除	290
空間占有図	7
空気とらえ込み	58, 61, 180, 183
空洞	53, 61, 146, 152, 284
空洞形成	139
空洞性結節	230
腔内線維化	202
クォンティフェロン TB-2G	149, 152
口すぼめ呼吸	175
クラミジア	107, 138
クラミドフィラ	138
グラム染色	26, 76
グリコペプチド系抗菌薬	139
クリプトコックス	78, 158
クループ	129
グルクロノキシロマンナン	160
クレオラ体	164
クレブシエラ	139, 142
クロライドシフト	99

ケ

経気管支吸引細胞診	82
経気管支擦過細胞診	82, 284
経気管支針吸引	82
経気管支肺生検	85, 208, 211, 213, 216, 233, 284
経気管の吸引	76
頸胸サイン	47
蛍光気管支内視鏡	82
形質細胞肉芽腫	285
頸静脈怒張	272
系統的リンパ節郭清	290
頸動脈体	11
珪肺	221
珪肺結節	223
経皮的胸膜生検	305, 308
経鼻的持続陽圧呼吸療法	256, 260
経皮的縦隔生検	86
経皮的針生検	284
経皮的心肺補助装置	269
経皮的肺生検	85
外科的肺生検	86, 197, 208, 233
血液ガス	94
結核	24, 58, 108, 120

結核菌	77, 145	好酸球性肺炎	58, 217
結核腫	69, 146	好酸球性肺疾患	225
結核性胸膜炎	147, 310	好酸球性白血病	227
結核性肺炎	146	好酸球増多	225, 228
血管造影検査	71	抗酸菌	151
月経随伴性気胸	300	抗腫瘍薬	112
血漿交換	225	甲状腺腫	49
血清リゾチーム	214	抗真菌薬	107, 158, 230
結節陰影	52, 53, 146, 152, 159, 223, 230, 232	抗線維化薬	110
結節性硬化症	234	拘束性換気障害	88
結節性紅斑	146	高炭酸ガス血症	243
血栓溶解療法	270	好中球	165, 173
血痰	24	喉頭炎	129
結核	112	広背筋	11
ゲフィチニブ	112, 287	広範型	285
ゲムシタビン	112	高分解能 CT	41, 197
原因回避	227	誤嚥性肺炎	21, 134
限局型	285	鼓音	35
剣状突起	12	呼気延長	175
腱中心	17	呼気終末陽圧	244
原発性線毛運動不全症	184	呼気終末陽圧換気療法	191
原発性肺癌	280, 289, 307	呼吸運動	15
原発性肺高血圧症	271	呼吸細気管支	4
原発性肺胞低換気症候群	260	呼吸機能検査	86, 91
		呼吸筋	15
コ		呼吸困難	29, 166, 243, 246
抗 GBM 抗体	223	呼吸細気管支炎関連間質性肺疾患	197
抗 GM-CSF 抗体	236	呼吸性アシドーシス	99, 260, 181
抗 HMB45 抗体	235	呼吸性アルカローシス	99, 243, 246, 257, 266
抗 IgE 抗体	111	呼吸不全	96, 175, 242, 249
抗 IgE 抗体療法	170	コクサッキーウイルス	129
抗 α- 平滑筋アクチン（SMA）抗体	235	呼息筋	17
広域スペクトル抗菌薬	133, 141	コロナウイルス	128
抗エストロゲン受容体抗体	235	コンソリデーション	51, 53, 221
抗炎症薬	110	コントラスト心エコー法	278
口蓋扁桃炎	129	コンプライアンス	87
降下性壊死性縦隔炎	320		
硬化性血管腫	285, 296	**サ**	
抗基底膜抗体	223	サーファクタント	4
抗凝固療法	269	細気管支炎	58, 61, 174
抗菌薬	106	細気管支周囲線維化	174
抗結核薬	108	細気管支肺胞上皮癌	25, 281, 285, 292
抗原回避	210	細気管支病変	137
抗原吸入誘発試験	101	細菌性肺炎	133
膠原病	207	最大吸気量	87
抗抗酸菌抗体検査	152	在宅酸素療法	179, 250
抗コリン薬	109	サイトメガロウイルス性肺炎	108, 247
好酸球	162	最内肋間筋	11

細胞性細気管支炎	211
細胞性非特異性間質性肺炎	202
再膨張性肺水腫	302
細葉	6
牽引性気管支拡張	199
索状陰影	53, 277
鎖骨下動脈	12
左主気管支	49
嗄声	282, 315
ザナミビル	107
サブローデキストロース寒天	78
左迷走神経	15
サルコイドーシス	58, 59, 122, 212, 239
サルブタモール	108
サルメテロール	109
酸塩基調節	99
酸塩基平衡機能	94
残気量	87, 168
酸素の滝	96
酸素マスク	244
酸素療法	243, 247, 260
残存肺拡散能	115

シ

子宮内膜症性気胸	300
死腔	92
シクロスポリン	110
シクロホスファミド	110
視診	34
シスプラチン	112
自然気胸	27, 300
持続吸引器	116
持続的陽圧気道換気	244
市中肺炎	133
湿性咳嗽	20, 135
湿性胸膜炎	306
斜角筋	17
シャント	9, 91, 242, 249
シャント率測定	278
縦隔	11
縦隔悪性リンパ腫	317
縦隔炎	320
縦隔奇形腫	316
縦隔気腫	208, 318
縦隔鏡	79
縦隔胸膜	13
縦隔腫瘍	84, 315
縦隔胚細胞腫瘍	316
縦隔リンパ節	10
縦隔リンパ節腫脹	147
重症急性呼吸器症候群	120
磁気共鳴画像	68
縮小手術	290
術後残存肺機能	115
術後肺機能	74
術後補助化学療法	291
術前化学放射線療法	291
腫瘤影	53, 157, 187, 193, 277
準呼吸不全	242
上気道	4
小胸筋	11
小細胞肺癌	112, 280, 292
硝子膜形成	202
小水疱性結膜炎	146
上大静脈症候群	282
小児型肺結核症	146
上皮細胞増殖因子受容体遺伝子変異	282
静脈血混合様効果	92
静脈血栓塞栓症	264
小葉間隔壁肥厚	226, 236
小粒状影	211
初感染型肺結核症	146
初期変化群	10, 145
職業性肺癌	282
触診	34
食道奇静脈陥凹	48
食道嚢胞	318
食道裂孔	17
植物アルカロイド	112
徐呼吸	30, 243
徐放性テオフィリン	170
シルエットサイン	38, 47, 189
心因性咳嗽	20
新型インフルエンザ	133
心筋梗塞	28
神経芽細胞腫	317
神経鞘腫	317
神経節細胞腫	317
神経線維腫	317
神経特異エノラーゼ	282
神経内分泌細胞	282
心原性肺水腫	245, 247
人工気胸	86, 300
人工呼吸器関連肺炎	134, 141
人工呼吸器関連肺傷害	248
人工呼吸療法	244, 247

索 引

心サルコイドーシス ……………………………… 212
侵襲性肺アスペルギルス症 …………………… 156
滲出性胸水 ……………………………… 303, 314
浸潤影 ………… 53, 146, 203, 221, 226, 228, 232, 236, 246
人畜共通感染症 …………………………………… 131
塵肺 ……………………………………… 58, 119, 221
深部静脈血栓症 …………………………………… 264
心膜囊胞 …………………………………………… 318

ス

水泡音 ……………………………………… 36, 135
睡眠時無呼吸症候群 ……………………… 31, 254
スクウォーク ………………………………………… 36
ステロイド全身投与 …………………………… 110
ステロイド・パルス療法 ……………………… 205
ストレプトマイシン ……………………………… 108
砂嵐様陰影 ………………………………………… 238
スパイログラム …………………………………… 87
スパイロメトリー …………………………… 87, 177
すりガラス様陰影 …… 51, 53, 137, 155, 199, 202, 203, 211,
　　212, 221, 224, 226, 236, 246
スルファメトキサゾール・トリメトプリム合剤 …… 155

セ

清音 ………………………………………………… 35
声音振盪 …………………………………………… 34
声音伝導 …………………………………………… 36
生検 ………………………………………………… 85
成熟奇形腫 ……………………………………… 316
成人型肺結核症 ………………………………… 145
静水圧性肺水腫 ………………………………… 245
静肺コンプライアンス ………………………… 174
生理学的死腔 …………………………………… 92
生理学的シャント ………………………………… 10
咳受容体 ………………………………………… 21
咳喘息 ……………………………………… 101, 166
咳中枢 …………………………………………… 21
舌区症候群 ……………………………… 186, 189
セフェム系抗菌薬 ………………… 106, 130, 137, 139
セミノーマ ………………………………………… 317
線維化陰影 ……………………………………… 212
線維芽細胞巣 …………………………………… 199
線維化性非特異性間質性肺炎 ……………… 202
遷延性咳嗽 ……………………………………… 20
腺癌 ……………………………………………… 280
前鋸筋 …………………………………………… 11
潜在性結核感染症 …………………………… 150
前斜角筋リンパ節生検 ……………………… 214

前縦隔腫瘍 ……………………………………… 47
線状影 ……………………………………… 52, 53
全身拡散強調像 ………………………………… 71
全身性ステロイド薬 …………………………… 172
喘息 ……………………………… 108, 110, 111, 162
先天性気管支閉鎖症 ………………………… 192
全肺気量 ………………………………………… 87
喘鳴 ……………………………………… 29, 162, 166
線毛細胞 …………………………………………… 4
腺様囊胞癌 ……………………………………… 285

ソ

造影CT …………………………………………… 41
造影MRA ………………………………………… 70
叢状病変 ………………………………………… 271
臓側胸膜 …………………………………… 13, 303
僧帽筋 …………………………………………… 11
即時型気道反応 ………………………………… 103
即時型皮膚反応 ………………………………… 228
粟粒結核 …………………………………… 146, 239
粟粒大結節 ……………………………………… 53

タ

第3の丘サイン ………………………………… 47
体位ドレナージ ………………………………… 191
大胸筋 …………………………………………… 11
大凝集ヒト血清アルブミン ………………… 43, 71
代謝拮抗薬 ……………………………………… 112
代謝性アシドーシス ……………………… 31, 99
代謝性アルカローシス ………………………… 99
体循環系 …………………………………………… 9
大静脈孔 ………………………………………… 17
大動脈体 ………………………………………… 11
大動脈肺動脈窓 ………………………………… 49
大動脈裂孔 ……………………………………… 17
体表投影図 ………………………………………… 7
体プレスチモグラフ ……………………………… 88
大葉性肺炎 ……………………………… 135, 136, 139
大菱形筋 ………………………………………… 11
濁音 ……………………………………………… 35
多血症 …………………………………………… 260
多呼吸 …………………………………………… 30
多剤耐性菌 ……………………………………… 134
多剤耐性結核菌 ……………………………… 149
多剤耐性緑膿菌 ……………………………… 139
打診 ……………………………………………… 35
タバコ煙 ………………………………………… 172
多発性単神経炎 ……………………………… 232

呼吸器病学

短時間作用型 $β_2$ 刺激薬 …………………… 108, 170
弾性力 …………………………………………… 87
断続性ラ音 …………………………………… 22, 25
担鉄細胞 ……………………………………… 224

チ
チアノーゼ ………………………… 32, 243, 260
チェックバルブ機構 ……………… 61, 180, 301
チオトロピウム ……………………………… 109
遅発型気道反応 ……………………………… 103
中心性チアノーゼ …………………………… 32
中枢型肺癌 ……………………………… 25, 280
中枢性気管支拡張 …………………………… 228
中枢性睡眠時無呼吸症候群 ………………… 254
中皮腫 ………………………………………… 84
中葉症候群 ……………………………… 186, 189
蝶形陰影 ……………………………………… 58
蝶形分布 ………………………………… 52, 246
長時間作用型 $β_2$ 刺激薬 ………… 108, 170, 179
長時間作用型抗コリン薬 …………………… 179
聴診 …………………………………………… 36
聴診三角 ……………………………………… 12
チョコレート寒天培地 ……………………… 137
チロシンキナーゼ阻害薬 …………………… 287
鎮咳薬 ………………………………………… 109

ツ
通常型間質性肺炎 ……………………… 196, 207
ツベルクリン反応 ……………………… 148, 213

テ
低呼吸 …………………………………… 30, 243, 254
低酸素血症 …………………… 91, 243, 245, 254, 259
低用量マクロライド療法 …………………… 180
デエスカレーション・システム ……… 133, 141
テオフィリン薬 ………………………… 109, 170
滴状心 ………………………………………… 176
テタニー ……………………………………… 257
テトラサイクリン系抗菌薬 …………… 106, 138
転移性肺腫瘍 …………………………… 239, 292
伝染性単核球症 ……………………………… 129

ト
透過性肺水腫 ………………………………… 245
同調性間欠的強制換気 ……………………… 244
動的肺過膨張 ………………………………… 174
動脈管索リンパ節 …………………………… 49
動脈血ガス分析 ……………………………… 94

動脈血二酸化炭素分圧 ……………………… 257
特発性間質性肺炎 ………………… 122, 196, 300
特発性器質化肺炎 ……………………… 202, 226
特発性縦隔気腫 ……………………………… 318
特発性食道破裂 ……………………………… 319
特発性肺線維症 …………………… 58, 110, 199, 292
特発性肺動脈性肺高血圧症 ………………… 271
ドセタキセル ………………………………… 112
トリアゾール系抗真菌薬 …………………… 160
鳥インフルエンザ …………………………… 120
鳥飼病 ………………………………………… 210
トリコスポロン ……………………………… 210
努力呼気曲線 ………………………………… 88
努力肺活量 …………………………………… 88
トルイジンブルー染色 ……………………… 155
ドレナージ …………………………………… 144

ナ
内因性再燃 …………………………………… 146
内胸静脈 ……………………………………… 12
内胸動脈 ……………………………………… 12
内視鏡検査 …………………………………… 79
内腹斜筋 ……………………………………… 17
内肋間筋 ………………………………… 11, 15
夏型過敏性肺炎 ……………………………… 210
軟骨性過誤腫 ………………………………… 295

ニ
肉芽腫 …………………………………… 211, 233
肉芽腫性壊死性血管炎 ………………… 230, 232
二次型肺結核症 ……………………………… 145
二次小葉 ……………………………………… 6
ニボー ………………………………………… 142
日本アレルギー学会標準法 ……… 101, 103, 168
ニューキノロン系抗菌薬 ………… 106, 138, 139
ニューモシスチス肺炎 ……… 78, 108, 242, 247
二葉切除術 …………………………………… 290
尿中抗原検査 …………………………… 77, 136

ネ
粘液栓 ………………………………………… 192
粘液栓子 ……………………………………… 228
粘液栓塞 ……………………………………… 167
粘液線毛輸送 ………………………………… 4
粘液瘤 ………………………………………… 192
粘着性無気肺 ………………………………… 189
捻髪音 …………………………………… 36, 199
粘表皮癌 ……………………………………… 285

ノ

ノイラミニダーゼ阻害薬	107, 132
膿胸	141, 309
嚢腫	318
嚢胞	61, 234
嚢胞状腺腫様奇形	187
嚢胞性線維症	185

ハ

肺アスペルギルス症	156
肺炎	106, 133, 247
肺炎桿菌	139, 142
肺炎球菌	76, 107, 113, 129, 134, 136
肺炎球菌性肺炎	242
肺炎球菌ワクチン	137
肺炎クラミジア	129
肺炎マイコプラズマ	129
肺下胸水	65
肺過誤腫	295
肺活量	87
肺化膿症	141, 284
肺癌	24, 112, 205, 280, 300
肺換気・血流シンチグラフィー	184
肺換気シンチグラフィー	43, 72, 268
肺肝境界	35
肺間質	196
肺気腫	58, 61, 92, 93, 172
肺機能	115
肺気量	87
肺区域	7
肺クリプトコックス症	158
肺結核	92, 145, 300
肺結核後遺症	250
肺血管炎症候群	25
肺血管造影	278
肺血栓塞栓症	27, 64, 92
肺血流シンチグラフィー	43, 71, 268
肺限界弾力板	300
肺高血圧	175, 199, 207, 260, 265, 271
肺高血圧症	9, 64
肺好酸球性肉芽腫症	233
肺コンプライアンス	92
肺サーファクタント	236
杯細胞	4, 24
肺実質	196
肺循環系	9
肺小葉	6
肺真菌症	154
肺水腫	30, 54, 58, 217
肺性心	175, 181
肺切除術	290
肺線維化	199
肺洗浄	236
肺全摘術	290
肺尖部	51
肺塞栓症	264
肺弾性収縮力	175
肺底動脈大動脈起始症	188
肺動静脈瘻	71, 74, 276
肺動脈性肺高血圧症	122
肺動脈造影	267
肺内リンパ節	10
肺年齢	178
肺膿瘍	141
肺表面投影図	7
肺分画症	186
肺胞	4
肺胞過換気	98
肺胞換気	96, 98, 257
肺胞換気式	91, 98
肺胞換気量	91
肺胞気	91
肺胞気式	98
肺胞気－動脈血酸素分圧較差	91, 96
肺胞共鳴音	35
肺胞呼吸音	36
肺胞死腔	92
肺胞出血	25, 207, 223
肺胞性肺水腫	245
肺胞蛋白症	236
肺胞低換気	91, 98, 181
肺胞低換気症候群	259
肺胞微石症	237
肺保護的換気	248
肺門	15
肺門型肺癌	55, 61, 280
肺門部	51, 62
肺紋理	64
肺門リンパ節	10, 145
肺門リンパ節結核	147
肺門リンパ節腫脹	147
肺野	51
肺葉	7
肺葉切除	188, 278
肺葉切除術	290
肺葉内肺分画症	186

呼吸器病学

肺リクルートメント 248
肺リンパ脈管筋腫症 123, 234, 300
剥離性間質性肺炎 197
パクリタキセル 112
ばち指 34, 199, 282
初感染 145
白金化合物 112
鳩胸 34
パラインフルエンザウイルス 128
反回神経 15
反回神経麻痺 282
半奇静脈 15
バンコマイシン耐性黄色ブドウ球菌（VRSA）感染症 121
瘢痕性無気肺 189
斑状陰影 53
斑状分布 52

ヒ

非 Hodgkin リンパ腫 317
ビア樽状胸郭 34, 175
非アレルギー性喘息 162
ピークフロー 89, 167, 178
ピークフロー・メーター 172
鼻炎 128
皮下気腫 319
鼻カニューラ 244
非乾酪性類上皮細胞肉芽腫 212
非結核性抗酸菌 77, 186
非結核性抗酸菌症 25, 108, 151
非小細胞肺癌 112, 280, 289
非侵襲的陽圧換気 172, 180, 245
ヒスタミン 165, 168
非ステロイド性抗炎症薬 163
微石 237
非セミノーマ 317
非定型肺炎 133
非特異性間質性肺炎 199, 207
飛蚊症 213
非閉塞性無気肺 55
飛沫核 145
びまん性間質性肺炎 199
びまん性肺疾患 196
びまん性肺胞障害 196, 207, 217
びまん性汎細気管支炎 20, 25, 180
びまん性粒状影 146
肥満低換気症候群 261
ヒメネス染色 76, 138
百日咳 129

氷山の尖端サイン 47
表面活性物質 4
日和見感染症 154, 159
ピラジナミド 108
ピルフェニドン 110
頻呼吸 30, 135, 243, 246

フ

不安定狭心症 27
ブースター現象 148
プール熱 129
腹横筋 17
副雑音 36
副腎皮質ステロイド 110, 205, 209, 212, 218, 221, 225, 227, 229, 231, 232, 234
腹直筋 17
副鼻腔炎 128
副鼻腔気管支症候群 180, 185
腹膜気腫 49
吹雪様陰影 238
部分切除 290
ブラ 61, 177, 300
プラチナ 112
ブランハメラ・カタラーリス肺炎 137
プリックテスト 167
ブレブ 61, 300
フロー・ボリューム曲線 89, 177
プロカルシトニン 136
プロゲステロン療法 235
プロスタグランジン 165
プロスタサイクリン 275
プロテアーゼ 173
ブロンコレア 26
分画肺 186
分画肺切除 188
分岐部リンパ節 48
分時換気量 86
分子標的治療薬 112, 287
粉塵 221

ヘ

平滑筋様細胞 234
閉塞性換気障害 88, 89, 180, 183, 234
閉塞性細気管支炎 180, 202
閉塞性細気管支炎を伴う器質化肺炎 183
閉塞性睡眠時無呼吸症候群 254
閉塞性無気肺 55, 189
ペーパーバッグ法 258

索引

壁側胸膜 ………………………………………… 13, 303
ペニシリン系抗菌薬 …………………… 106, 130, 137
ペニシリン耐性肺炎球菌 ……………………… 137
ペニシリン耐性肺炎球菌（PRSP）感染症 …… 121
ペメトレキセド ………………………………… 112
ヘモグロビン …………………………………… 94
ベルクロ・ラ音 ………………………………… 36
ヘルパンギーナ ………………………………… 129
ペンタミジン …………………………………… 108
ベンチュリーマスク …………………………… 244
扁平上皮癌 ………………………………… 25, 280

ホ
胞隔炎 ………………………………… 199, 202, 211
放射線肺炎 ………………………………… 189, 219
傍腫瘍性神経症候群 …………………………… 284
傍脊椎線 ………………………………………… 49
蜂巣肺 ……………………………………… 54, 199
傍大動脈線 ……………………………………… 48
補助呼吸筋 ………………………………… 34, 175
ポップコーン様石灰化像 ………………… 285, 295
ボリコナゾール ………………………………… 107
ポリソムノグラフィー ………………………… 256
ホルモテロール ………………………………… 109
ホルモン療法 …………………………………… 235

マ
マイコプラズマ ……………………………… 134, 137
マイコプラズマ肺炎 ………………………… 242, 247
マクロファージ ………………………………… 173
マクロライド系抗菌薬 …… 106, 130, 137, 138, 153, 182
マスト細胞 ……………………………………… 162
末梢型肺癌 ……………………………………… 280
末梢性チアノーゼ ……………………………… 32
慢性咳嗽 ………………………………………… 20
慢性型肺結核症 ………………………………… 145
慢性気管支炎 …………………………………… 173
慢性肺血栓塞栓症 ……………………………… 264
慢性好酸球性肺炎 ……………………………… 225
慢性呼吸不全 ………………………… 199, 237, 242, 249
慢性縦隔炎 ……………………………………… 320
慢性膿胸 ………………………………………… 143
慢性肺アスペルギルス症 ……………………… 156
慢性肺血栓塞栓性肺高血圧症 …………… 72, 122, 264
慢性副鼻腔炎 ……………………………… 20, 180, 185
慢性閉塞性肺疾患 …………… 20, 25, 108, 172, 300

ミ
ミカファンギン ………………………………… 107
右-左シャント ………………………………… 74
未熟奇形腫 ……………………………………… 316
ミスマッチ欠損 ………………………………… 72

ム
無気肺 ……………………… 54, 58, 61, 147, 189, 281
無呼吸 …………………………………………… 254
無呼吸・低呼吸指数 ……………………… 251, 254
霧視 ……………………………………………… 213

メ
メサコリン ………………………………… 101, 102, 168
メチシリン耐性黄色ブドウ球菌（MRSA）…… 139, 143
メトヘモグロビン血症 ………………………… 32
メニスカス ……………………………………… 65
メロンの皮様 …………………………………… 236
免疫抑制薬 ………………………………… 110, 205, 230
綿花状陰影 ……………………………………… 212

モ
網状影 ………………… 52, 54, 199, 202, 221, 232, 234, 236
毛髪線 …………………………………………… 67
モキシフロキサシン …………………………… 107
モラキセラ・カタラーリス ……………… 129, 137

ヤ
夜間喘息 ………………………………………… 167
薬剤性肺障害 …………………………………… 216

ユ
誘導気管支 ……………………………………… 146
有瘻性膿胸 ……………………………………… 310

ヨ
葉間胸膜 ……………………………………… 7, 65
予備吸気量 ……………………………………… 87
予備呼気量 ……………………………………… 87

ラ
ライノウイルス ………………………………… 128
卵殻状陰影 ……………………………………… 222

リ
リケッチア ……………………………………… 138
リザーバーつきマスク ………………………… 244
リゾチーム ……………………………………… 213

リバルタ反応 ･････････････････････････････････ 305
リファンピシン ･･･････････････････････ 108, 138
リポソーム化アムホテリシンB ･･････････ 107
リモデリング ･････････････････････････････････ 25
粒状陰影 ･･･････････ 52, 53, 146, 181, 212, 222, 238
良性石綿胸水 ･･･････････････････････････････ 221
良性肺腫瘍 ･････････････････････････････････ 295
両側肺門リンパ節腫脹 ･････････････････････ 212
量調節式換気 ･････････････････････････････ 244
緑膿菌 ･･････････････････････････ 76, 107, 138
輪状影 ･･･････････････････････････････ 185, 199
臨床腫瘍学的緊急症 ･･･････････････････････ 282
リンパ球刺激試験 ･････････････････････････ 218
リンパ球性間質性肺炎 ･･･････････････ 197, 207
リンパ球増殖試験 ･････････････････････････ 212
リンパ腫 ･････････････････････････････････････ 59
リンパ性腫瘍 ･････････････････････････････ 317

ル
類上皮肉芽腫 ････････････････････････････ 311

レ
レジオネラ菌 ･････････････････････････ 76, 138
レジオネラ肺炎 ･････････････････････ 107, 242
連続性ラ音 ･･･････････････････････････ 29, 167

ロ
ロイコトリエン ･･･････････････････ 164, 165, 166
ロイコトリエン受容体拮抗薬 ･･････････ 111, 170
漏出性胸水 ･･･････････････････････････････ 303
漏斗胸 ･･･････････････････････････････････････ 34
肋軟骨 ･･･････････････････････････････････････ 11
肋間静脈 ･･･････････････････････････････････ 12
肋間神経 ･･･････････････････････････････････ 12
肋間動脈 ･･･････････････････････････････････ 12
肋骨 ･･･ 11
肋骨横隔膜角 ･･･････････････････････ 304, 310
肋骨胸膜 ･･･････････････････････････････････ 13

● 編　者

金澤　實（かなざわ　みのる）

1973 年	慶應義塾大学医学部卒業
1979～1981 年	英国オックスフォード大学留学
1986 年	慶應義塾大学医学部専任講師 呼吸器内科学
1998 年	埼玉県立循環器・呼吸器病センター副病院長
2003 年	埼玉医科大学呼吸器病センター長，呼吸器内科教授
2007 年	埼玉医科大学病院 副院長（医療安全，院内感染担当）

永田　真（ながた　まこと）

1983 年	埼玉医科大学医学部卒業
1992～1995 年	ウィスコンシン大学留学（Post doctoral fellow）
1997 年	埼玉医科大学第二内科講師
2001 年	埼玉医科大学呼吸器内科助教授
2005 年	埼玉医科大学呼吸器内科教授
2009 年	埼玉医科大学アレルギーセンター　センター長兼任

前野敏孝（まえの　としたか）

1993 年	群馬大学医学部卒業
2003～2006 年	ハーバード大学医学部ブリガム・ウィメンズ病院留学
2006 年	群馬大学附属病院呼吸器・アレルギー内科助手
2007 年	群馬大学附属病院臓器病態内科学助教
2009 年	埼玉医科大学呼吸器内科講師
2011 年	群馬大学附属病院呼吸器・アレルギー内科講師

医学スーパーラーニングシリーズ　呼吸器病学
平成 24 年 5 月 30 日　発　行

編　者　　金澤　實／永田　真／前野敏孝

編　集　　シュプリンガー・ジャパン株式会社

発行者　　池　田　和　博

発行所　　丸善出版株式会社
　　　　　〒101-0051　東京都千代田区神田神保町二丁目17番
　　　　　編集：電話(03)3512-3261／FAX(03)3512-3272
　　　　　営業：電話(03)3512-5256／FAX(03)3512-3270
　　　　　http://pub.maruzen.co.jp/

© Maruzen Publishing Co., Ltd., 2012
印刷・製本／株式会社 加藤文明社
ISBN978-4-621-06531-0　C 3047　　　　　Printed in Japan

JCOPY 〈(社)出版者著作権管理機構　委託出版物〉
本書の無断複写は著作権法上での例外を除き禁じられています．複写される場合は，そのつど事前に，(社)出版者著作権管理機構（電話03-3513-6969，FAX03-3513-6979，e-mail:info@jcopy.or.jp）の許諾を得てください．